U0339035

中医经典养生文库

常见病草药偏方

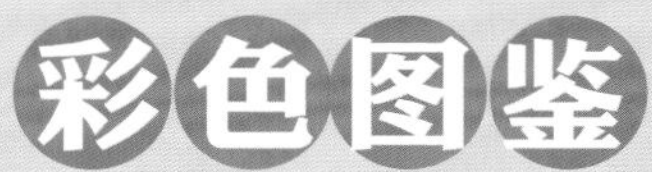

谢　宇　主编

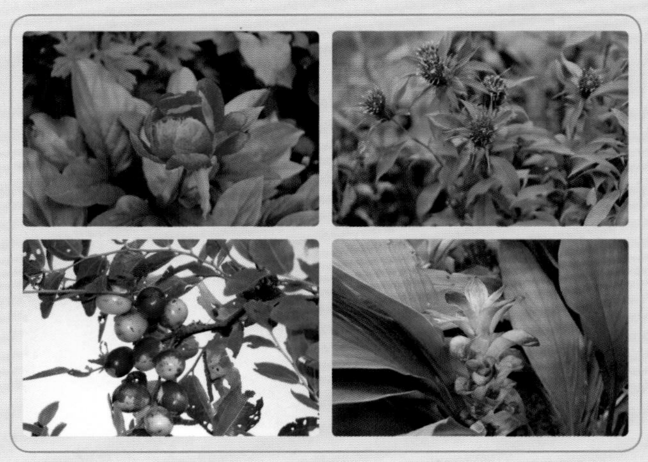

湖南科学技术出版社

编委会名单

PREFACE 前言

人吃五谷杂粮，难免会生病。生病后，一些人会到医院寻医问药，一些人会尝试用一些偏方来治疗。实际上，很多偏方的疗效还不错，特别是对不少疑难杂症，它的疗效甚至超过了一些市面上销售的成品药的疗效，这不能不令人称道。

偏方又称土方，指在民间流传、不见于古典医学著作的中医方。它是中医学的重要组成部分，也是中医学文化中的一朵奇葩。偏方流传已有数千年历史，经久不衰，而且得到广大百姓的青睐，这是由其自身的特点决定的。第一，生病求医在古代不是一件容易的事，可能要走出去数里地才能请到医生，来来往往十分不便，而一些偏方用药简单，药材易寻，掌握它们就可以省去求医的烦恼，自己动手就能把病给治了。第二，求医问药的费用一般来说是较高的，特别是在当代，感冒之类的小病去医院就诊一次，所花费用也让许多人咋舌，而找一些偏方治病，往往是“花小钱办大事”。第三，一些疑难杂症，如牛皮癣、白癜风等，现代的医疗技术依然无法治愈，而一些偏方在治疗这些疾病方面往往会收到意想不到的效果，因此有“偏方治大病”之说。总之，偏方具有药源易得、使用方便、价格低廉、疗效显著、易学易用易推广等“亲民”的特点，可谓老百姓身边的医生！

当然，对于偏方的质疑声也一直存在，一些人认为它不能治病，尤其是在医学发达的今天。对这种质疑，我们应该审慎地公正看待。偏方治病与否，科学不科学，一切须看疗效。有句话说得好：“实践是检验真理的唯一标准。”偏方来自民间，有的传承了数十年、上百年，而有的则传承了上千年，它经过大量的实践检验，如果它是一种“伪科学”，应该早就消亡了。至于为什么会有质疑声，这是因为偏方的疗效会因时令、地域和各人的身体状况不同而异，并且用药“失之毫厘，差之千里”！

为了让偏方这一独特的中医学文化更好地造福人民，也为了传承中华传统文化，我们特别聘请在中医学领域颇有造诣的医学专家组成编委会，搜集整理出散见于民间的数千种偏方，辑为《常见病草药偏方彩色图鉴》这本书。本书根据人体组织结构的呼吸系统、循环系统、消化系统、内分泌系统、神经系统、运动系统等来分门别类，把各种常见病归入其中，然后列出医治的偏方，分类科学清晰，一目了然，便于读者查阅。

中医学是一门十分严谨的、系统的学问，从阴阳五行入手，有“阴阳、表里、虚实、寒热”等八纲之理，讲究明辨细微，对症施治。为了贯彻这一宗旨，专家组在编纂本书的过程中，对每种常见疾病在开篇时都有一个简洁的论述，指出其发病机制、疾病表现症状、治疗原则等，使人们对每种疾病了然于胸，进而为下一步正确选方下药提供指导。每种疾病的偏方少则数种，多则不下二三十种，从组成、制法、用法、功效、适用5个方面来介绍，如此细致入微是非常有必要的。我们都知道，即使是同一种疾病，也因人而异，情况千差万别。就拿感冒来说，有风寒感冒、风热感冒、暑湿感冒等之分，有发热的，也有不发热的，小儿感冒和成年人感冒也不相同。只有明辨病因，选对偏方，才能药到病除，否则药白吃不说，极可能耽误病情，引起疾病的恶化。

此外，本书还特别设置“养生知识”这样的小栏目，内容多为疾病的护理常识、注意事项等，体现了中医“防病于未然”“科学调养”等治病思想。这些知识点活跃了版面，调节读者的阅读情趣，实用性非常强。

期望本书给人们的健康带来更多的益处，为人类的健康事业做出贡献！同时，因为本书编著者水平有限，希望广大读者能够对书中的疏漏错误之处批评指正。

本书编委会

于北京

CONTENTS 目 录

第一章 消化系统疾病的防治偏方秘方

第二章 循环系统疾病的防治偏方秘方

第三章　神经系统疾病的防治偏方秘方

第四章　运动系统疾病的防治偏方秘方

第五章　感觉器官疾病的防治偏方秘方

第六章　内分泌系统疾病的防治偏方秘方

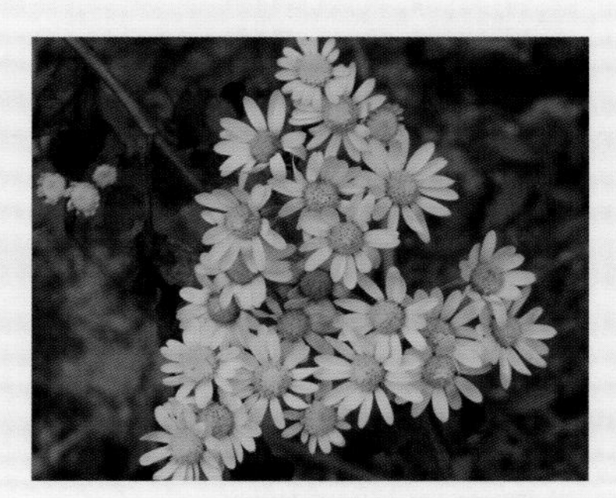

第七章　泌尿生殖系统疾病的防治偏方秘方

第八章　呼吸系统疾病的防治偏方秘方

第一章
消化系统疾病的防治偏方秘方

消化系统由消化管和消化腺两部分构成。消化管包括口腔、咽、食管、胃、小肠和大肠，能产生运动，对食物进行机械性消化；消化腺包括唾液腺、肝、胰及消化管壁的小腺体，能生成和分泌消化液，对食物进行化学性消化。消化系统的主要功能是消化食物、吸收营养物质及排出食物残渣。

消化管

口腔：消化管的起始部，分为口腔前庭和固有口腔。口腔前庭的外界为两唇和颊，内界为牙和牙龈，上界和下界为唇、颊和牙龈的转折处黏膜。固有口腔的前界和两侧界为牙和牙龈，向后借咽峡与咽分界，顶为硬腭和软腭，底为封闭口底的肌肉、黏膜和舌。人类的一生有两套牙齿。乳齿一般在6个月开始萌出，2岁左右出齐。乳齿共20颗，每侧上下颌各有门齿2颗、犬齿1颗、臼齿2颗。恒齿一般在6岁开始萌出，25岁左右出齐，共有32颗（有些人只有28颗），上下颌每侧各有门齿2颗、犬齿1颗、前臼齿2颗、臼齿3颗。门齿用于切断、衔咬食物；犬齿用于撕碎食物；前臼齿和臼齿用于研磨、粉碎食物。舌是肌性器官，可分为舌体、舌根和舌尖三部分，其表面有味蕾，具有协助搅拌和吞咽食物、辅助发音、感受味觉的功能。

咽：咽为前后略扁的漏斗形肌性管道，长约12厘米，可分为鼻部、口部和喉部。

食管：连接咽和胃的肌性管道，上起于咽的喉部，下与胃的贲门相连，长约25厘米，可分为颈段、胸段和腹段。

胃：消化管的膨大部分，有受纳和消化食物的功能。胃有前壁和后壁；其上缘为胃小弯；下缘为胃大弯；入口与食管相连，称为贲门；出口与十二指肠相连，称为幽门。胃可分为贲门部、胃底、胃体和幽门部4个部分。

小肠：消化管中最长的部分，上起于胃的幽门，下接于大肠，长5～7米，可分为无系膜的十二指肠和有系膜的空肠及回肠3个部分。小肠有对食物进行机械消化和化学消化并吸收营养物质的作用。

大肠：消化管的下段，长约1.5米，上接回肠，末端终于肛门，可分为盲肠、结肠和直肠3个部分。其中盲肠带有阑尾；结肠又可分为升结肠、横结肠、降结肠和乙状结肠。大肠的主要作用是吸收食物残渣中剩余的水分。

消化腺

唾液腺：口腔的大唾液腺包括腮腺、下颌下腺和舌下腺。唾液腺的主要功能是分泌唾液。唾液有湿润口腔黏膜、杀菌、混合食物及对淀粉进行初步消化的作用。

胰：人体中重要的消化腺，同时又是内分泌腺。胰位于胃的后方，横贴于腹后壁，呈长条形，分为头、体、尾三部分。胰的外分泌物称为胰液，含有胰淀粉酶、胰蛋白酶、胰脂肪酶等，能对糖类、蛋白质和脂肪进行化学消化。

肝：人体内最大的消化腺，也是人体内物质代谢和解毒的场所。肝所分泌的胆汁参与脂肪的消化。肝呈楔形，分为膈面和脏面。肝镰状韧带将肝分为较大的右叶和较小的左叶。肝的基本结构单位为肝小叶。

消化不良

消化不良是由胃动力障碍引起的疾病。临床上主要症状表现为上腹痛、早饱、腹胀、嗳气。上腹痛多无规律，只有部分患者与进食有关，表现为饱痛，进食后缓解，或餐后半小时又出现疼痛。早饱是进食后不久即有饱腹感，使人再也吃不下去食物。腹胀多发生于餐后，或呈持续性，进餐后加重，同时伴有嗳气。另外，一些功能性消化不良的人还会出现失眠、焦虑、抑郁等精神方面的症状。本病的防治偏方秘方如下。

橘枣饮

橘皮10克（可换干品3克），大枣10枚。先将大枣放锅内炒焦，然后与橘皮同放入杯中，加沸水冲泡10分钟即成。饭后代茶饮。调中醒胃。适用于消化不良。

无花果饮

干无花果2个，白糖适量。将无花果切碎并捣烂，煎炒至半焦，加入白糖冲沏。代茶饮用。开胃助消化。适用于脾胃虚弱导致的消化不良。

山楂丸

山楂、山药各250克，白糖100克。将山楂、山药晒干，研成碎末，与白糖混合，炼蜜为丸，每丸重15克。每次1丸，每日3次，以温开水送服。补中化积，开胃健脾。适用于脾胃虚弱导致的消化不良。

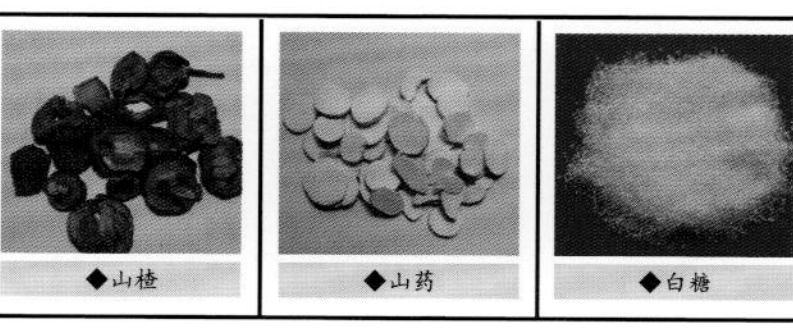
◆山楂 ◆山药 ◆白糖

消痞汤

半夏、黄芩、党参各6克，甘草、黄连、陈皮各3克，大枣9克。水煎取药汁。每日1剂，分2次服用；1.5岁以下剂量减半；3日为1个疗程。和中健胃。适用于小儿运动紊乱样消化不良，症见小儿每餐进食一半即腹部饱胀不适、上腹部稍膨隆、肠鸣音减弱、舌质淡红、苔薄黄。

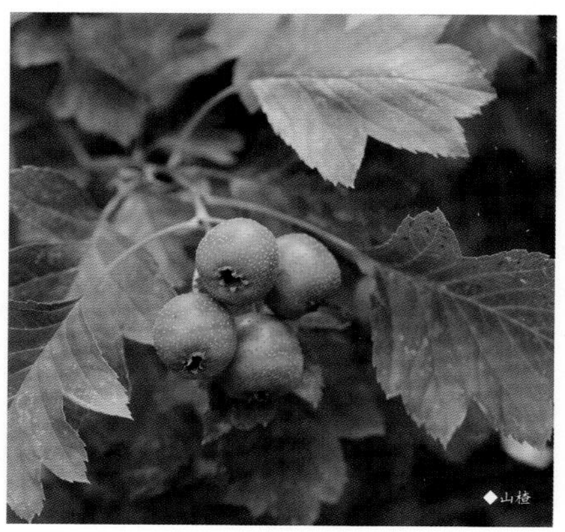
◆山楂

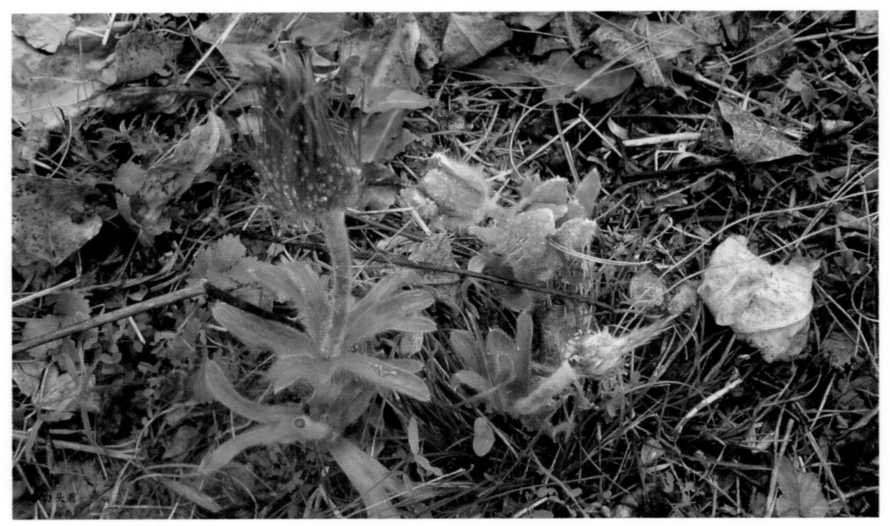

清肠消导汤

白头翁、山楂各6克，砂仁、炙甘草各1克，香附4克，焦神曲8克，苍术炭、茯苓各5克。上药加水，浓煎200毫升。每日分多次服用。清肠助运，消导化滞。适用于小儿消化不良。

干姜茱萸方

干姜、吴茱萸各30克。上药共研细末，装瓶备用。每次取药末6克，温开水送下。健胃消食。适用于消化不良，症见伤食吐酸水。

车前止泻汤

车前子6克，泽泻、茯苓、山药各5克，甘草3克。水煎取药汁。口服，每日1剂。健脾养胃，利湿止泻。适用于婴幼儿单纯性消化不良。

绿茶干橘方

蜜橘1个，绿茶10克。将蜜橘挖一孔，塞入茶叶，晒干后食用。成人每次1个，小儿酌减。理气解郁。适用于肝气不疏所致的消化不良。

槟榔焦三仙

槟榔10克，焦山楂、焦神曲、焦麦芽各15克。将槟榔洗净，与另3味加水煎汁。代茶饮。健胃消食。适用于消化不良。

陈茶胡椒方

陈茶叶1撮，胡椒10粒，盐适量。胡椒捣烂，与陈茶叶一起用沸水冲泡，调入盐即成。饮服，每日1～2次。温中散寒。适用于虚寒性消化不良。

健脾和胃汤

炒苍术、鸡内金、车前子（包煎）、泽泻、茯苓、山楂炭各6克，砂仁、炙甘草各3克，木香、槟榔各4.5克，罂粟壳2克。上药加水，浓煎为200毫升。每日1剂，分次频服。健脾胃，涩肠止泻。适用于婴幼儿消化不良，症见泄泻、呕吐、发热等。

砂仁酒

砂仁30克，黄酒500毫升。砂仁研为细末，装入纱布缝制的小袋中，浸泡入酒内，密封4日即成。每次饮药酒30～40毫升，每日3次。化湿行气。适用于消化不良。

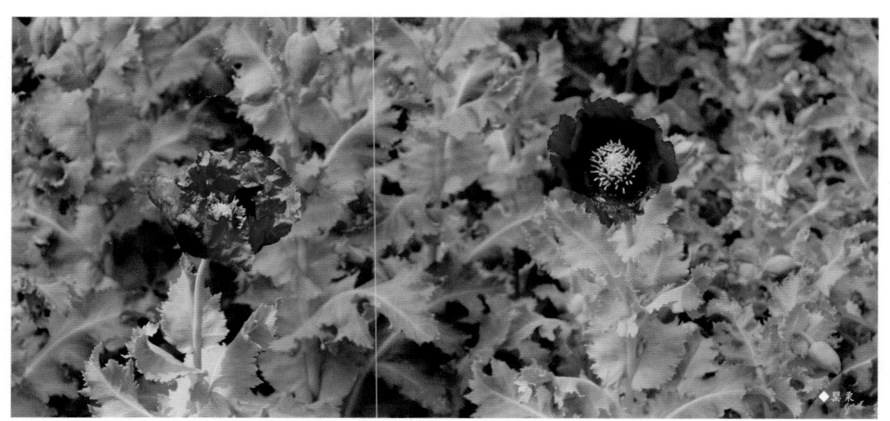
◆罂粟

养生知识

小儿消化不良的预防方法

小儿消化不良的预防方法是：尽量用母乳喂养孩子，母乳中营养成分丰富，可以提高孩子的免疫力；喂奶时间一定要有规律，一次不可喂得太多，两次喂奶中间让孩子喝点白开水；等到孩子可以吃东西时，应尽量让孩子喝些米汤、菜汤等易消化的食物；不要在夏季让孩子断奶；断奶后重视孩子的饮食卫生，不让孩子吃剩饭菜、不洁的食物；夏天晚上睡觉时，给孩子盖好肚子，防止受凉。

呃逆

呃逆就是人们常说的打嗝，西医称为膈肌痉挛。当膈肌、膈神经、迷走神经或中枢神经等受到刺激后，一侧或双侧膈肌常发生阵发性的痉挛，于是发生打嗝现象。如果膈肌持续痉挛超过48小时未停止者，称为顽固性呃逆。呃逆除了让患者感到不适外，还会影响到周围的人。如果患者有心肺方面的疾患，则会影响到呼吸功能，危害性更大。本病的防治偏方秘方如下。

竹叶石膏汤

淡竹叶适量，炙甘草、人参各65克，石膏（先煎）50克，粳米75克，麦冬（去心）100克，半夏（洗）80克。上药加水煎煮，取500毫升，滤去渣，放入粳米煮熟，捞去米不用，取汤。每次温服50毫升，每日3次。清热除烦，止呃逆。适用于打嗝。

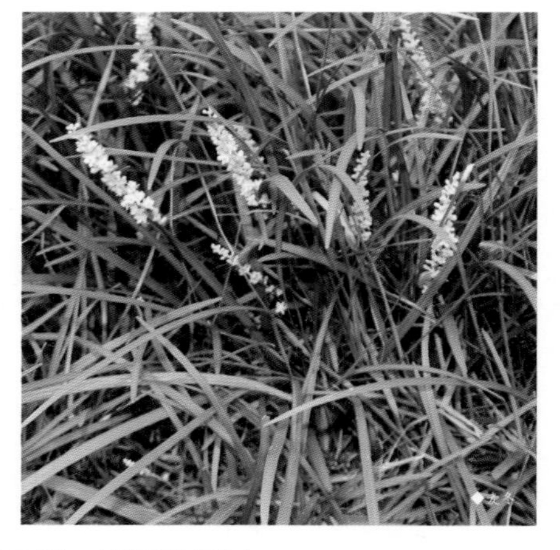

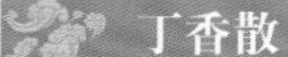

丁香散

丁香、柿蒂、高良姜、甘草各10克。上药共研细末，装瓶备用。用时，取1克，用沸水冲服，每日2～3次。祛寒止呃。适用于打嗝。

黄连生石膏饮

生石膏（先煎）、竹茹各20克，柿蒂、黄连各10克，橘皮、炒栀子各15克。上药加水，用大火煎沸，改用小火沸煎15分钟，滤出药液，再加水煎20分钟，去渣取汁；混合两煎所得药汁。每日1剂，分次服用。清热止呃。适用于打嗝。

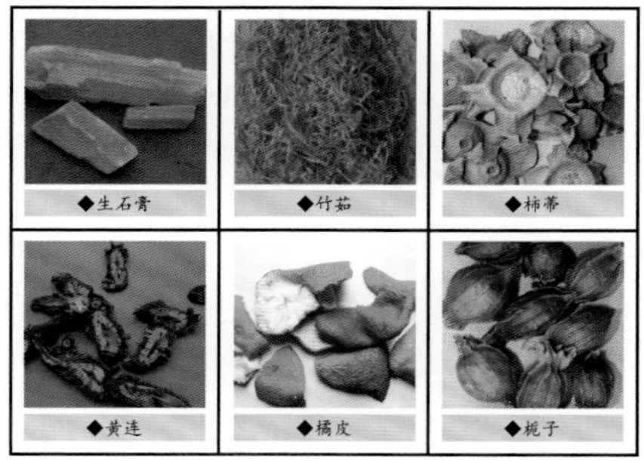

◆生石膏 ◆竹茹 ◆柿蒂
◆黄连 ◆橘皮 ◆栀子

猪胆赤豆散

猪胆1个，赤小豆7克。将赤小豆放入猪胆内，然后将猪胆挂于房檐下阴干，研成细末备用。每次1克，以白开水冲服，每日2次。健脾利湿。适用于顽固性呃逆。

顺气消滞汤

陈皮、半夏（姜炒）、神曲（炒）、香附各6克，白茯苓（去皮）9克，白术4.5克，丁香0.9克，柿蒂2个，竹茹12克，黄连（姜炒）0.6克，甘草2.4克，生姜5片。上药除生姜外，锉碎，加入姜片煮汤。口服。顺气消滞，降逆和胃。适用于食后气滞呃逆、打嗝不止。

活血散寒止呃方

赤芍、桃仁、红花各9克，川芎4克，葱3根，生姜2片，大枣7枚，麝香（吞服）0.5克。水煎取药汁。每日1剂。活血化瘀，散寒止呃。适用于中焦寒凉所致的打嗝。

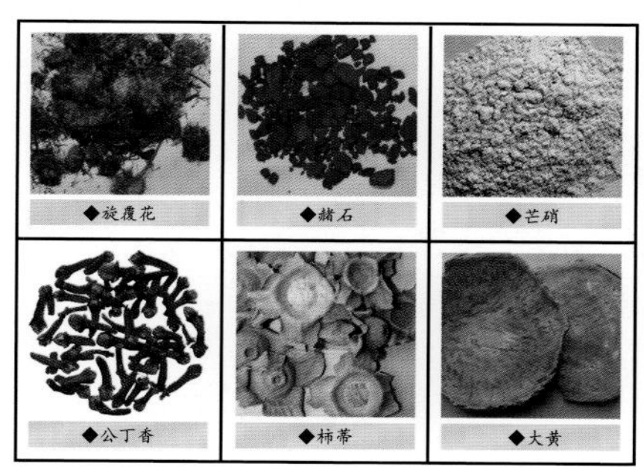

◆旋覆花 ◆赭石 ◆芒硝 ◆公丁香 ◆柿蒂 ◆大黄

止呃方

旋覆花、赭石、芒硝各9克，公丁香3克，柿蒂5个，大黄6克。上药加水煎2次，混合两煎所得药液。每日1剂，口服。降逆止呃。适用于打嗝不止。

养生知识

治疗打嗝的小方法

日常生活中，有一些快速止嗝的小方，吃糖就是其中之一。打嗝发作时，吞一勺糖在嘴里，不配水。这种方法很有效。为什么糖会止嗝，原因是糖阻挠了膈肌的间歇性收缩，让膈肌安静下来。

弯腰喝水也能止嗝。打嗝时，取一大杯水，身体向前弯曲，然后从杯子里喝水，效果甚佳。还可以尝试憋气或吐气的方法。短暂闭住呼吸，或做缓慢地吐气。

喝醋也能止嗝。嗝声连连时，取一勺醋喝下，能立刻见效。

呕吐

呕吐是临床常见的症状，胃脏的内容物反流入食管，经口吐出的一种反射动作。呕吐之前，多有恶心、干呕等先兆，所以一个呕吐动作可分为3个阶段，即恶心、干呕和呕吐。呕吐为人体本能的保护作用，能够将胃脏内的有害物质吐出，但是持续剧烈的呕吐则会对人体产生伤害。

许多疾病都可导致呕吐，如中毒、醉酒、胃炎、感冒发热等。本病的防治偏方秘方如下。

醋渍胡椒丸

胡椒、米醋各适量。醋浸胡椒，晒干，再浸，再晒，如此反复数次，然后研为细末，以醋为丸，如梧桐子大。每服10丸。和胃止呕。适用于呕吐反胃。

和降止呕方

半夏、黄芩、党参、藿香、川朴、炙甘草各10克，干姜6克，生姜3克。水煎取药汁。口服，每日1剂。和胃止呕。适用于呕吐伴头晕胸闷。

半夏胡椒丸

半夏（汤洗数次）、胡椒各等份，姜汁适量。半夏、胡椒共研细末，姜汁为丸，如梧桐子大。每服3～5丸，姜汤送服。止呕和胃。适用于反胃呕吐、不思饮食。

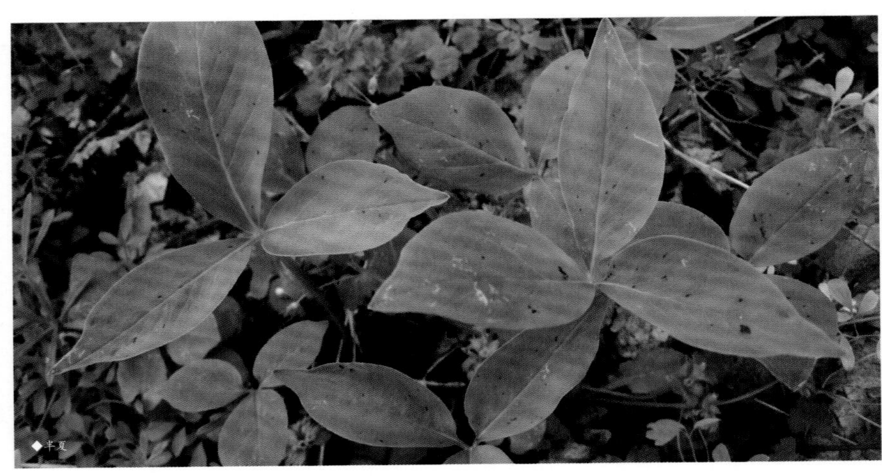
◆半夏

鬼针草洗方

鬼针草3～5株。将鬼针草洗净，加水煎取浓汁，连渣放在桶内，备用。趁热熏洗患儿双足，一般熏洗3～4次，每次约5分钟；1～5岁小儿熏洗脚心，6～15岁儿童熏洗到脚面，腹泻严重者熏洗部位可适当上升至小腿。清热解毒，祛风活血。适用于小儿单纯性消化不良引起的泄泻、呕吐。

橘皮汤

橘皮6克，生姜12克。上药加水700毫升，煮至300毫升。每次100毫升，每日3次。行滞，止呕。适用于干呕、手足厥冷。

竹茹芦根姜汤

竹茹、芦根各30克，生姜3片。水煎取药汁。代茶饮。清胃热。适用于胃热呃逆、呕吐诸证。

姜汁丁香丸

丁香15个，鲜姜、甘蔗各适量。鲜姜、甘蔗分别捣成汁，取等量，与丁香和为丸，如莲子大。口服，每次4～5丸。止呕止痛。适用于呕吐、胃炎。

鸡内金香橼皮汤

鸡内金15克，香橼皮10克。将鸡内金炒成焦黄，然后研为细末，备用。以香橼皮煎汤，送服鸡内金末。健脾消滞，理气降逆。适用于呕吐。

丁夏汤

丁香、半夏各9克，生姜少许。上药加水同煎。饮汤，温服。温中降逆。适用于呃逆呕吐、脾胃虚寒。

青橘散

青橘皮（汤浸后去白）、甘草（锉）各30克，白芷7.5克，枳壳（去瓤后麸炒）、木香、桂枝（去粗皮）各15克。先将甘草炒至微黄色，然后将诸药同炒至褐色，捣为细末，装瓶备用。用时取药末3克，入盐于沸汤中，然后饮汤。和胃。适用于干呕。

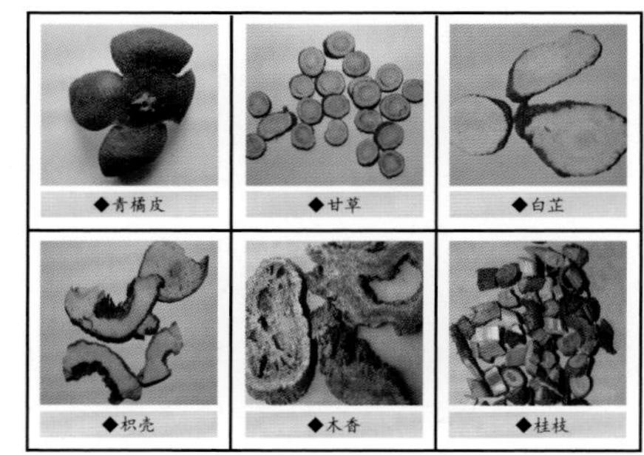
◆青橘皮 ◆甘草 ◆白芷 ◆枳壳 ◆木香 ◆桂枝

保安丹

炒白术、炒苍术、茯苓各15克，陈皮、吴茱萸各10克，丁香、泽泻各3克，白胡椒2克，草果5克。上药共研细末，备用；每次取药末2～5克，用水调成药糊状，备用。将药糊敷于脐部，然后用消毒纱布覆盖，再用胶布固定，热水袋熨之，每日用药1次。健脾止泻，降逆止呕。适用于小儿脾虚所致的吐泻不止。

生姜汁

生姜适量。将生姜捣汁。以开水冲服姜汁。和胃止呕。适用于呕吐反胃。

人参白术茯苓汤

人参、白术、茯苓、炙甘草各9克，丁香3克，沉香2克。水煎取药汁。代茶饮。养胃温脾。适用于小儿呕吐。

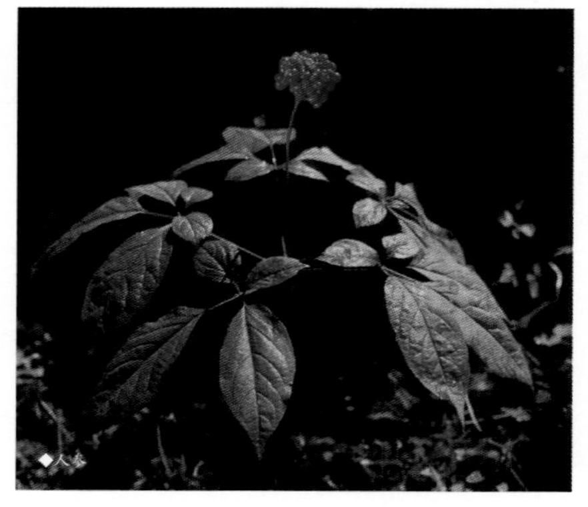
◆人参

双皮汤

陈皮10克，青皮6克，竹茹3克，姜半夏8克。水煎取药汁。口服。理气和胃。适用于呕吐。

藿香安胃散

藿香、丁香、人参各7.5克，橘红15克。上药共研细末，装瓶备用；取6克药末，加水350毫升，生姜1片，共煎，煎至250毫升。空腹时冷服。安胃止呕。适用于脾胃虚弱、食即呕吐。

蜂蜜姜汁

鲜姜、蜂蜜各适量。鲜姜捣汁，与蜂蜜混合，加水适量，放入锅中蒸熟即可。待药汁晾温后顿服。和胃止呕。适用于反胃呕吐。

温经回阳方

附子6克，干姜、炙甘草各3克，西党参、茯苓各9克，淮小麦30克，大枣6枚。水煎取药汁。口服，每日1剂。温经，回阳，止吐。适用于恶心呕吐、胃脘痛。

地龙白糖方

地龙数条，白糖、面粉各适量。将地龙洗净，撒上白糖，顷刻化为糊状，再加面粉适量，调和成药饼，备用。贴敷于患儿足心涌泉穴，外用消毒纱布覆盖。清热止呕。适用于小儿胃热呕吐。

茴香葱姜饼

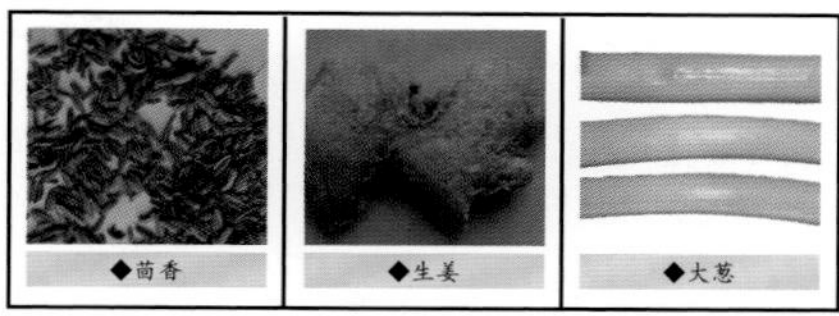
◆茴香 ◆生姜 ◆大葱

茴香粉、生姜各15克，大葱1根。将大葱、生姜一同捣烂，再加入茴香粉，混匀，炒热，用消毒纱布包好，备用。敷于脐部，每日1～2次，以愈为度。温中散寒，通阳理脾。适用于小儿受寒引起的脘腹冷痛、呕吐泄泻。

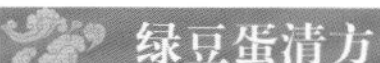

绿豆蛋清方

绿豆粉60克，鸡蛋清2个。用以上2味一同调均匀，备用。贴敷于患儿足心涌泉穴，外用消毒纱布覆盖。清热解毒，消暑利水。适用于小儿胃热呕吐。

黄连紫苏汤

黄连、紫苏梗各10克。水煎取药汁。每日1剂，频饮。清热泻火，理气宽中。适用于呕吐。

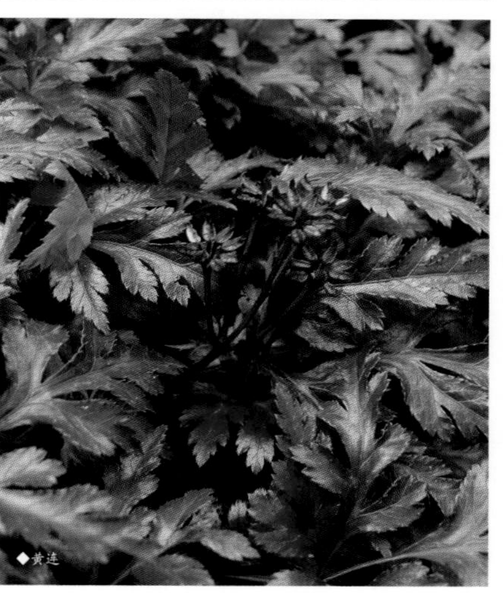
◆黄连

养生知识

小儿呕吐的注意事项

小儿发生呕吐是很常见的事。孩子呕吐时，家长要注意以下几方面。

1. 让宝宝坐起，脑袋偏向一边，防止呕吐物呛入气管。

2. 呕吐完后，给宝宝用温开水漱口，清除口腔内余物和异物。

3. 给宝宝勤喂水，不让宝宝身体缺水。宝宝失水过多极可能发生脱水危险，所以必须及时给宝宝补水。

4. 注意饮食，不要吃得太多，尽量少食多餐，也不要吃油腻难消化的食物。

5. 尽量让宝宝安静下来、卧床休息，避免再次呕吐。

胃炎

胃炎是胃黏膜炎症的统称，可分为急性和慢性两种。

急性胃炎是指由于各种原因引起的胃黏膜的一种急性炎症反应。急性胃炎患者常伴有上腹疼痛、嗳气、恶心、呕吐及食欲减退等。其临床表现常为轻重不等，但发病均急骤，大都有比较明显的致病因素，如暴饮暴食、大量饮酒或误食不洁食物、受凉、服用药物等。由药物和应激因素引起的胃炎，可表现为呕血和黑便，一般为少量，呈间歇性，可自止，但也可发生大出血。

慢性胃炎是以胃黏膜的非特异性慢性炎症为主要病理变化的慢性胃病，病变可局限于胃的一部分，也可弥漫到整个胃部，临床常有胃酸减少、食欲下降、上腹不适和疼痛、消化不良等。慢性胃炎无特异性，一般可表现为食欲减退，上腹部有饱胀憋闷感及疼痛感、恶心、嗳气、消瘦、腹泻等。治疗时宜清热利湿、运脾和胃、疏肝健脾、理气活血、益气温中、养阴生津、通络止痛。本病的防治偏方秘方如下。

葛根黄芩黄连汤

葛根、金银花、黄芩、木香各15克，黄连、厚朴各10克，神曲、麦芽、山楂各30克，甘草3克。水煎取药汁。每日1剂，分2次服用。清利湿热。适用于急性胃炎之胃肠湿热证，症见脘腹痞胀、呕恶纳呆、大便溏泻或腹泻如注、小便欠利、发热口渴、身重体倦、舌红苔黄腻、脉滑数。

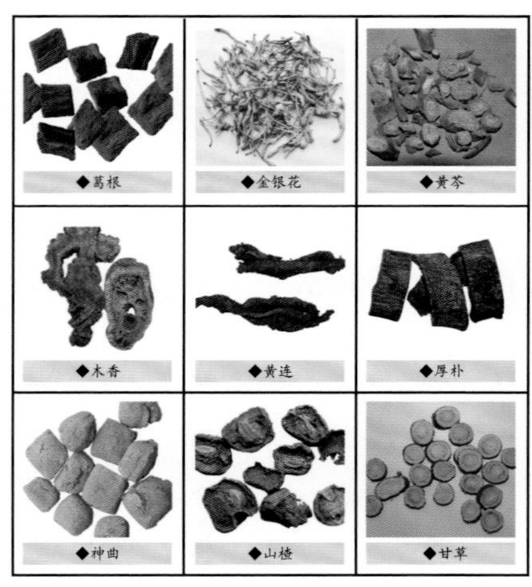

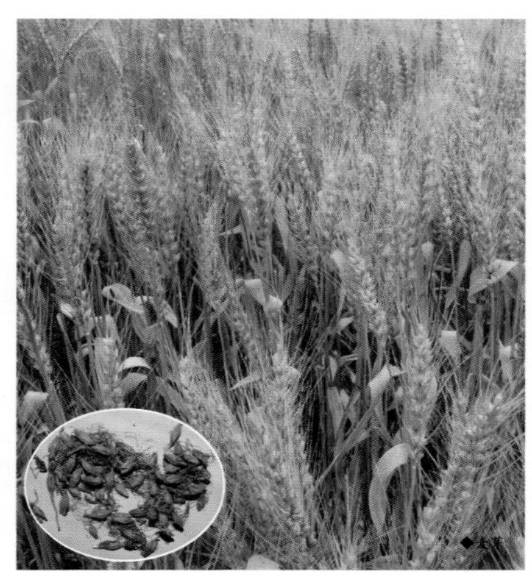

镇逆汤

赭石20克，青黛、吴茱萸各6克，半夏12克，白芍15克，龙胆、党参各9克，生姜3片。取上药浓煎取汁250毫升。每日1剂，分3次服用，连续服药30日为1个疗程。清热和胃，降逆止呕。适用于胆汁反流性胃炎。

蒲黄解毒汤

黄芪100克，蒲公英、紫花地丁各30克，赭石、丹参、百合、白芍各20克，酒大黄50克，乌药、甘草各10克。水煎取药汁。每日1剂，分2次服用。益气健脾，清热解毒，理气通降。适用于急性糜烂性胃炎。

失笑散

炒蒲黄、延胡索、五灵脂、党参、炒白术、茯苓、石斛各15克，山药30克，三七10克，甘草5克。水煎取药汁。每日1剂，分2次服用。化瘀，和胃，止血。适用于急性胃炎之瘀滞胃肠证，症见脘腹刺痛、呕血、便血色暗、舌有瘀斑点、脉弦涩。

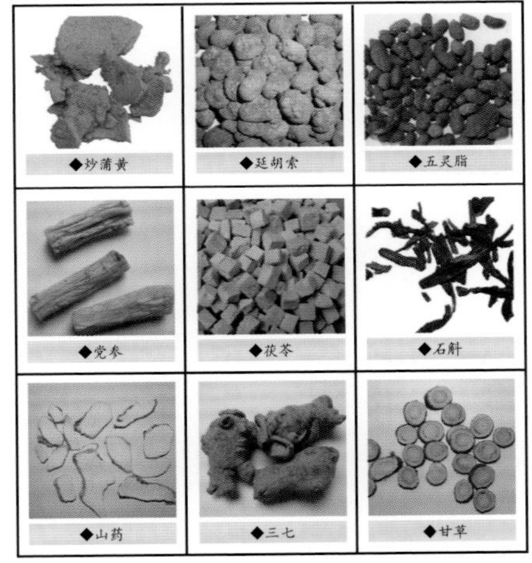
◆炒蒲黄 ◆延胡索 ◆五灵脂
◆党参 ◆茯苓 ◆石斛
◆山药 ◆三七 ◆甘草

健脾调胃汤

党参、黄芪各30克，赭石、白术、山药各15克，当归、炮姜、白芍、吴茱萸各12克，木香、乌梅炭、山楂炭、川芎、半夏各9克，黄连、甘草各6克。上药浓煎取汁250毫升。每日1剂，分3次内服，连服20剂为1个疗程。健脾益气，和中降逆，理气止痛，养血生肌。适用于慢性胃炎。

益气化瘀汤

炙黄芪、徐长卿各30克，丹参、莪术、当归、赤芍、延胡索、炙木瓜各10克，砂仁3克。水煎取药汁。每日1剂，分2次服用，4周为1个疗程。益气化瘀。适用于萎缩性胃炎伴不典型增生、肠上皮化生。

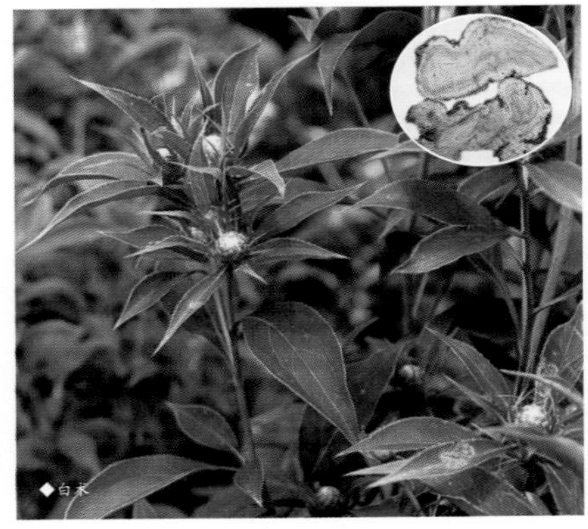
◆白术

益气化瘀汤

制半夏、紫苏梗、党参、川楝子各10克，赭石30克，大腹皮12克。水煎取药汁。每日1剂，分2次服用，15剂为1个疗程。降逆和胃，健脾理气。适用于胆汁反流性胃炎。

疏肝降逆汤

柴胡、枳实、白术、郁金、陈皮、半夏各12克，白芍18克，黄连、栀子各9克，茯苓15克，赭石30克，甘草6克。水煎取汁400～500毫升。每日1剂，分2次服用。抑肝健脾，清热解毒。适用于胆汁反流性胃炎。

保和丸

山楂20克，神曲、茯苓、连翘、枳实、莱菔子各15克，谷芽、麦芽各30克，鸡内金、半夏各10克。水煎取药汁。每日1剂，分2次服用。消食导滞。适用于急性胃炎之食滞胃肠证，症见脘腹痞胀痛、厌食、嗳腐吞酸，或呕吐馊食、肠鸣大气、泻下不爽、臭如败卵、苔厚腻、脉滑或沉实。

脂胡郁黄汤

五灵脂（包煎）、延胡索、郁金各10克，大黄、甘草各6克，砂仁、厚朴各8克。水煎取药汁。每日1剂，分2次服用，7日为1个疗程。活血，化瘀，解毒。适用于胆汁反流性胃炎。

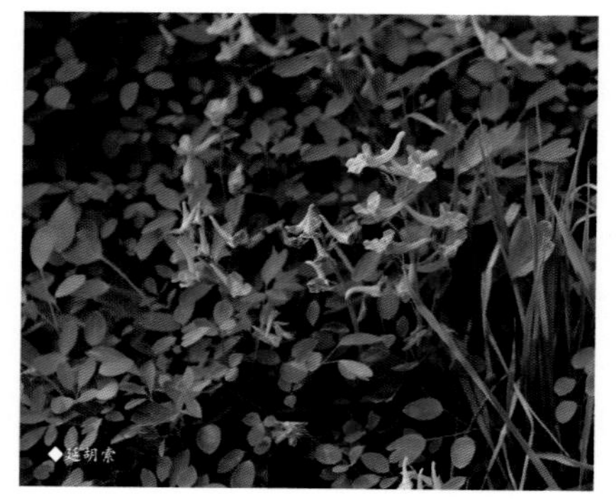
◆延胡索

养生知识

胃炎患者要对症下“食”

胃炎患者七分在养，三分在治。养的话，就要从饮食方面来休养。日常饮食要规律，定时定量，避免暴饮暴食，减轻胃肠负担。注重平时营养的补充，如热量摄入不足，可用干稀搭配的加餐办法补充。宜多吃一些高蛋白、高维生素食物，如鱼、瘦肉、绿叶蔬菜、番茄、大枣等，保证机体营养摄入充分，防止贫血和营养不良。

注意食物酸碱平衡。当胃酸分泌过多时，可喝牛奶、豆浆，吃馒头或面包来中和胃酸；当胃酸分泌减少时，可用浓缩的肉汤、带酸味的水果或果汁等来刺激胃液的分泌，帮助消化。

另外，健胃的食品也宜常吃，如木耳、牛蒡、木瓜等。

补肾复萎汤

仙茅、巴戟天、肉苁蓉各15～30克，北沙参、鳖甲、麦冬、石斛、党参、黄芪、炒白术、茯苓、山药各12～30克，柴胡、白芍、枳实、延胡索各10～15克，淫羊藿12克，甘草8克。用上药浓煎取汁250毫升。每日1剂，分3次内服，连续服药45日为1个疗程。温肾活血，健脾养胃。适用于胆汁反流性胃炎。

英黄砂苓汤

蒲公英15克，大黄（后下）10克，茯苓12克，砂仁6克。水煎取药汁。每日1剂，分2次服用，15日为1个疗程。清胃化瘀，理气健胃，消炎止痛。适用于浅表性胃炎。

化瘀和胃汤

三棱、广木香、丹参、厚朴、白芍各10克，生甘草6克。水煎取药汁。每日1剂，分2次服用，7日为1个疗程。活血化瘀，和胃。适用于慢性浅表性胃炎。

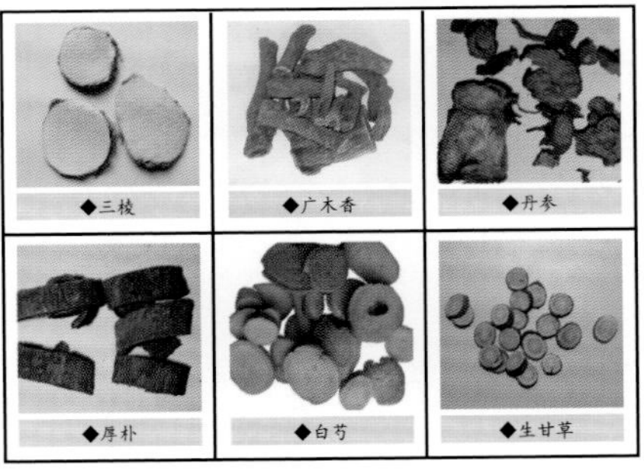
◆三棱 ◆广木香 ◆丹参 ◆厚朴 ◆白芍 ◆生甘草

芪术蔻仁汤

黄芪30克，白术、党参、白芍、乌贼骨各15克，豆蔻、厚朴、白及、木香、石斛各10克，枳实20克，炙甘草、三七粉各5克。水煎取药汁。每日1剂，分3次服用，3个月为1个疗程。清热消瘀，健脾温阳，扶正祛邪。适用于慢性浅表性胃炎。

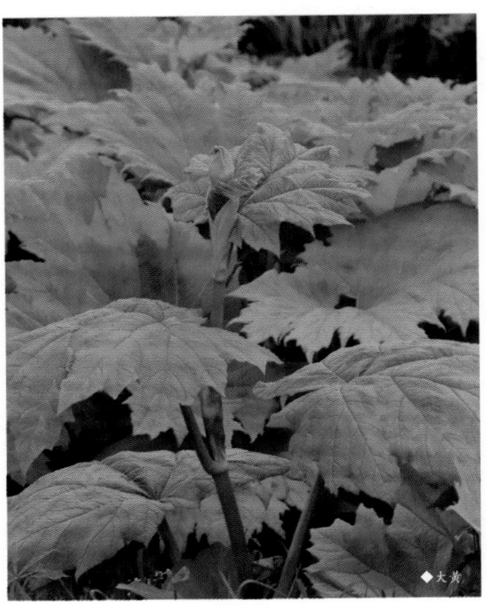
◆大黄

利胆通降汤

大黄10～30克，莱菔子、赭石、麦芽各30克，金钱草、白芍各24克，白术、藿香各15克，枳壳、厚朴、砂仁各10克，甘草6克。水煎取药汁。每日1剂，分2次服用，1个月为1个疗程。利胆，通降，和胃。适用于胆汁反流性胃炎。

疏理通降汤

炒柴胡、延胡索、广郁金、草豆蔻、制半夏、枳壳、川楝子各10克，蒲公英20克，生大黄、生甘草各3克。水煎取药汁。每日1剂，分2次服用。疏肝胆，通腑气，和中降逆。适用于胆汁反流性胃炎。

健胃和肠丸

党参、黄芩、炒白芍各12克，蒲公英、煅牡蛎各15克，白花蛇舌草20克，徐长卿、云木香各6克，郁金、丹参各10克，炙甘草5克。用上药中徐长卿、煅牡蛎、云木香研末，余药加姜、枣等煎液收膏，与药末混匀，60℃～80℃干燥成细小颗粒，水泛成丸。每次6克，每日2～3次，8周为1个疗程。健胃，祛邪，和肠。适用于慢性胃炎。

一贯煎加味方

北沙参、枸杞子各24克，麦冬、生地黄、白芍各15克，当归、川楝子各10克，石斛12克。水煎取药汁。每日1剂，分2次服用，半个月为1个疗程，连服2～3个月；服药期间忌辛辣油炸的食物。养胃阴，清肝热。适用于慢性萎缩性胃炎。

养胃汤

党参15克，白术、枳壳、白芍、炙甘草、制香附、木香、红花各10克，三七粉（冲服）5克。水煎取药汁。每日1剂，饭前半小时服，4周为1个疗程。补中益气，活血化瘀。适用于慢性胃炎。

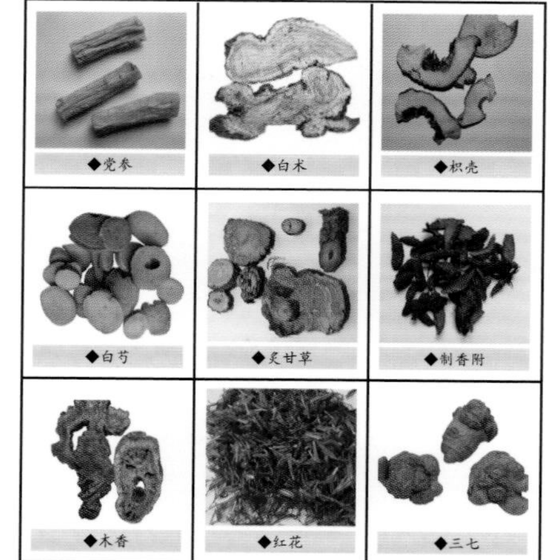

参脂理胃散

人参15克，五灵脂、延胡索、草豆蔻、没药、白及、木蝴蝶各10克。水煎取药汁。饭前半小时温服，每日1剂，分2次服用，3个月为1个疗程。理气活血，祛瘀止痛，温中燥湿，收敛生肌。适用于慢性萎缩性胃炎。

良姜百合汤

高良姜、制香附各6～10克，百合、丹参各30克，乌药9～12克，檀香6

克，砂仁3克。上药浓煎取汁250毫升。每日1剂，分3次内服，连续服药2周。宣畅气机，和胃止痛。适用于慢性胃炎。

参芪养胃汤

党参、黄芪、丹参各30克，蒲公英、白花蛇舌草、瓦楞子、赤芍、鱼腥草、大枣各20克，乌梅、桂枝、甘草各10克。水煎取药汁。每日1剂，分3次服用，4周为1个疗程。健脾养胃，活血化瘀。适用于慢性胃炎。

灭幽汤

黄连6克，蒲公英24克，丹参、延胡索、白及各15克，百合、鸡屎藤各30克，佛手12克，吴茱萸、九香虫各5克，甘草3克。上药浓煎，取汁250毫升。每日1剂，分3次内服，连续服药2～6周。清热抗菌，健脾护胃。适用于慢性胃炎、消化性溃疡。

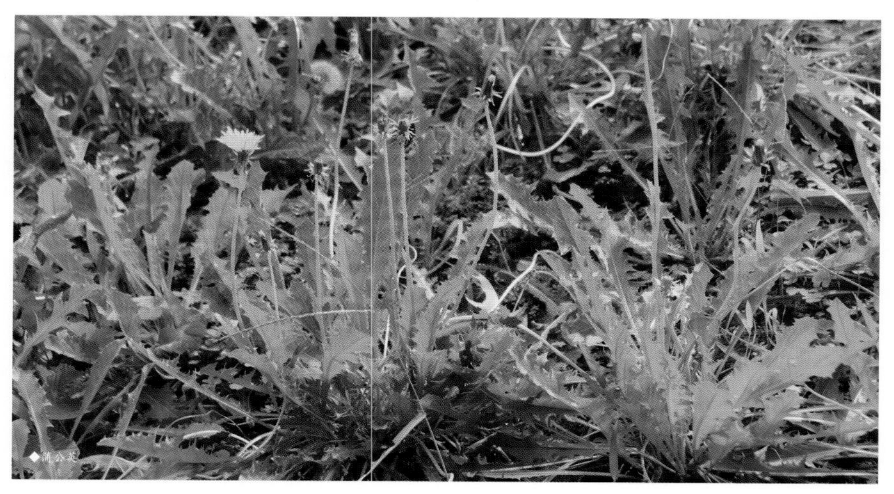

◆蒲公英

养生知识

吸烟诱发慢性胃炎

慢性胃炎的发病率居胃病之首，研究发现，很大一部分慢性胃炎是由吸烟导致的。香烟中含有尼古丁，它会使胃黏膜下血管收缩、痉挛，致黏膜缺血、缺氧，胃黏膜血流量减少是破坏胃黏膜完整性的重要因素之一；尼古丁还会刺激胆汁反流至胃内，胆汁是酸性的，能够破坏胃黏膜屏障，造成黏膜糜烂、炎症。吸烟还会刺激胃肠蠕动和胃酸分泌，过多的胃酸会不利于胃黏膜修复。

胃和十二指肠溃疡

胃和十二指肠溃疡是指胃或十二指肠的黏膜局部被腐蚀，发生糜烂，又称消化性溃疡。本病发病人群主要为20～50岁的青壮年，男性患者人数多于女性，十二指肠溃疡又远多于胃溃疡。其主要症状为胃脘疼痛，痛点在上腹部正中或略偏左侧，痛如刀割或针刺，而且疼痛与进食有着直接关系。同时，患者还伴有嗳气、泛酸等症状。另外，消化性溃疡具有一定的季节性，晚秋、冬季、初春三时节发病明显多于其他时节。

消化性溃疡属于中医胃痛、胃脘痛的范畴，认为与人无规律饮食、暴饮暴食、嗜酒过度，或忧思过度、肝气失调而横逆犯胃有关。治疗原则为：补气健脾，活血化瘀，解郁疏肝，理气通络。胃和十二指肠溃疡的防治偏方秘方如下。

清幽消痈汤

蒲公英20克，金银花、茯苓、鸡内金各15克，炙甘草、木香（后下）各10克，黄连、大黄（后下）各6克，升麻3克。上药加水煎2次，每次加水500毫升，煎至200毫升，两煎所得药液共400毫升。每日1剂，分2次服，4周为1个疗程。清胃肠积热，行气消滞。适用于胃热型溃疡，症见胃痛、胃中有灼热感。

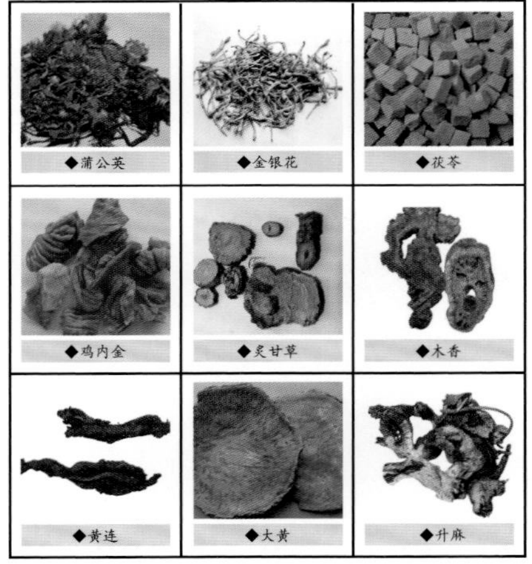

炙草黄芪胶炭汤

炙甘草30克，生地黄20克，黄芪、皂角刺、阿胶（烊化）、仙鹤草、海底柏、台乌药、苍术各15克，蒲黄炭、茜草炭各10克。上药加水浸泡30分钟，然后煎2次，混合两煎所得药汁。每日1剂，分上午、下午空腹服，4周为1个疗程。补气健脾，散瘀止痛，祛腐生新。适用于胃和十二指肠溃疡，症见胃痛、腹胀、嗳气频繁、泛酸等。

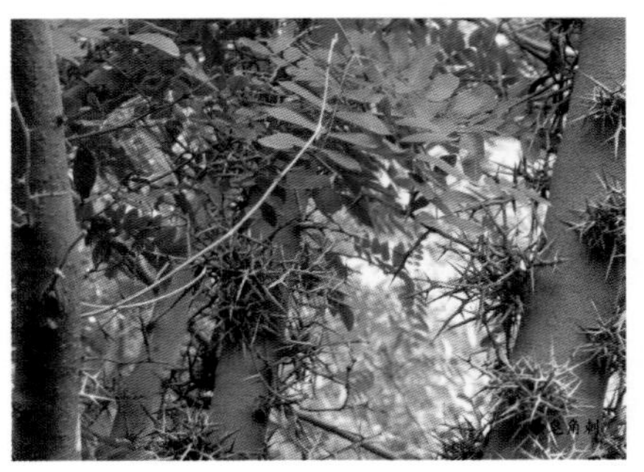

清胃散

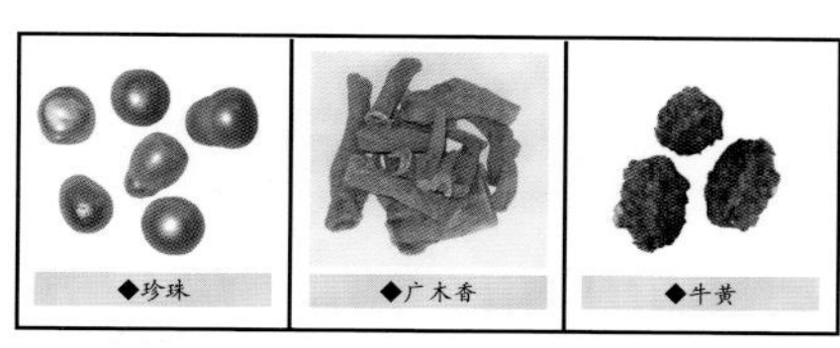
◆珍珠 ◆广木香 ◆牛黄

珍珠粉、广木香各50克，人工牛黄粉10克。上药研为极细末，装入胶囊中，每粒装0.5克，备服。饭前1小时用温开水送服，每次2粒，每日3次，4周为1个疗程。清热解毒，理气解痉，除腐生新。适用于胃和十二指肠溃疡。

胃灵汤

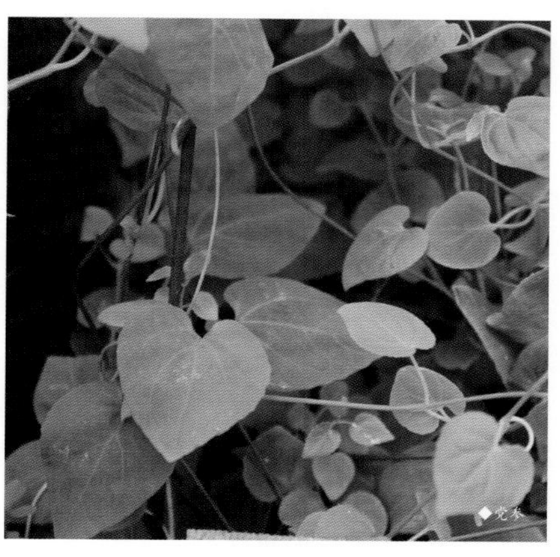
◆党参

党参、白术、茯苓、七叶一枝花各15克，制半夏、陈皮、香附（后下）各10克，砂仁（打、后下）5克。上药加水煎2次，混合两煎所得药汁。每日1剂，分2次服用，20日为1个疗程。振奋中焦，行气解郁。适用于胃溃疡。

两和镇痛饮

柴胡、枳壳、厚朴、佛手各12克，白芍、炒香附、炒建曲各15克，甘草5克。水煎取药汁。每日1剂，分2次服用。疏肝和胃，行滞镇痛。适用于肝胃不和所致的胃溃疡。

养阴平肝消炎汤

沙参、当归、石斛各9克，白术、鸡内金、黄连、陈皮、枳壳、麦冬各6克，山药12克，焦三仙、川牛膝各10克，白豆蔻、半夏各5克，白芍15克，甘草3克。水煎取药汁。每日1剂，分2次服用。滋养胃阴，平肝补中。适用于胃阴不足所致的胃溃疡。

良附苏陈汤

高良姜、香橼皮、炒川楝子、煅瓦楞子、乌贼骨、香附、紫苏梗各10克，陈皮、佛手、延胡索、马尾连各5克。水煎取药汁。每日1剂，分2次服用。温中散寒，宣通阳气。适用于寒邪犯胃所致的十二指肠溃疡。

乌附白及方

白及30克，肉桂、干姜、广木香、佛手、乌附片、甘草各6克，煅瓦楞子15

克，白糖适量。上药加水500毫升，浓煎至100毫升，加糖调匀即成。空腹服，每次50毫升，每日2次。散寒温中，活血生肌。适用于中焦虚寒所致的十二指肠溃疡。

健脾化瘀汤

白芍、蒲公英各30克，党参、茜草、墨旱莲、茯苓、大枣各15克，枳实、白及、炙甘草各10克，桂枝6克，莪术5克。上药加水1500毫升，浸泡半小时，先用大火煮沸，再用小火浓煎药液至600毫升，滤渣取汁。每日1剂，早、晚空腹分服，30日为1个疗程。健脾和胃，疏肝解郁，祛瘀生新。适用于胃溃疡，症见胃脘疼痛，痛势剧烈，伴嗳气、泛酸等。

芪乳四君子汤

黄芪、党参各20克，白术、茯苓各15克，炙甘草、乳香、没药各10克。上药加水煎2次，混合两煎所得药汁。每日1剂，分上午、下午服，15日为1个疗程。补气健脾，行气活血，宣通脏腑。适用于胃和十二指肠溃疡，症见胃痛、遇寒加重、嗳气、泛酸、喜热喜按等。

芪芍及草汤

黄芪30克，白芍15克，白及、甘松、鹿角胶（冲）、延胡索各12克，海螵蛸20克，甘草6克。水煎取药汁。每日1剂，分2次服用。健脾益气，活血止痛，抑酸止血。适用于脾胃虚弱导致的胃溃疡。

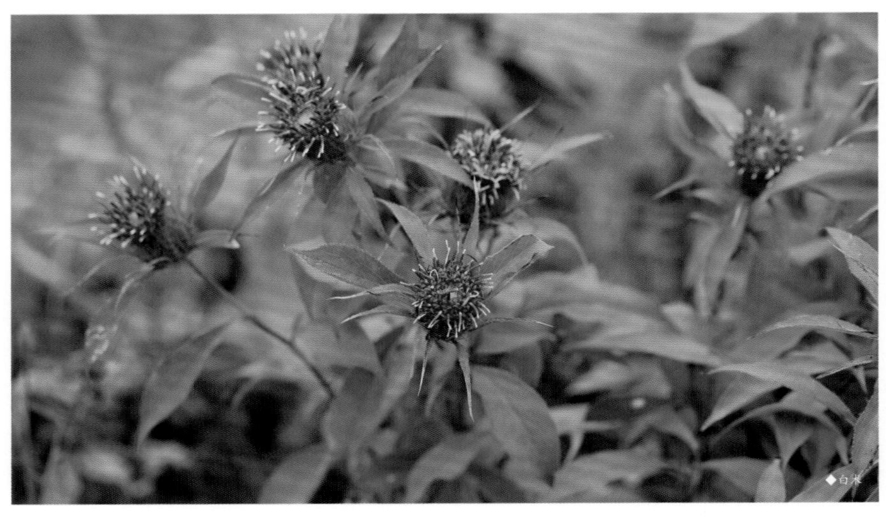
◆白术

甘麦乌贝散

乌贼12克，生麦芽31克，川楝子、浙贝母、延胡索、甘松各9克，草豆蔻6克，生甘草5克。水煎取药汁。每日1剂，分3次服用。温养脾胃，止血化瘀，理气生肌，软坚。适用于脾胃阳虚所致的十二指肠溃疡。

疏肝和胃饮

薤白、当归、柴胡、瓜蒌、半夏、煅瓦楞子、蒲公英各10克，枳实6克，陈皮5克，白芍15克，甘草3克。水煎取药汁。每日1剂，分2次服用。疏肝和胃，抑酸止痛。适用于肝胃不和所致的十二指肠溃疡。

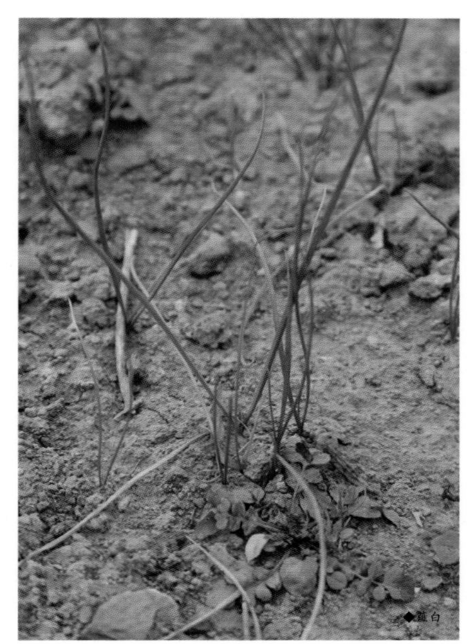
◆薤白

养生知识

胃溃疡饮食调理

胃溃疡患者多是由于吃饭不规律、嗜食生冷食物所导致的，所以治病先要改变日常饮食的不良习惯。按规律进食，少量多餐，吃易消化的软性食物，尽量少吃煎炸、生拌、熏制、盐腌的食物。胃溃疡会给患者带来腹痛、反酸等诸多不适，导致患者没有什么食欲，所以，患者的进食速度很重要，一定要慢下来，细嚼慢咽。食物只有经过牙齿反复切磨才会变得柔和，进入胃后才不至于刺激溃疡面过于剧烈。

食物最好富含维生素、蛋白质。脂肪不宜进食，它难以消化，而且会刺激胆囊收缩素的分泌，抑制胃排空，不利于溃疡的愈合。

胃下垂

胃下垂是人体内脏下垂中最常见的一种疾病。正常的胃脏呈牛角形，位于腹腔上部。胃如果由牛角形变成鱼钩形垂向腹腔下部，且人出现食欲减退、饭后腹胀等消化系统症状，即可确诊为胃下垂。

胃下垂是胃体下降至生理最低线以下的位置，这种疾病多是由于人长期饮食失节，或劳倦过度，致中气下降、升降失常所致。患者感到腹胀（食后加重、平卧减轻）、恶心、嗳气、胃痛（无周期性及节律性、疼痛性质与程度变化很大），偶有便秘、腹泻，或交替性腹泻与便秘。患此种疾病的人，多数为瘦长体型，可伴有眩晕、乏力、直立性低血压、昏厥、体乏无力、食后胀满、嗳气、头晕、心悸等症状。治疗时宜益气升陷，健脾和胃。

胃下垂患者平时要积极参加体育锻炼，运动量可由小到大。避免暴饮暴食，选用的食品应富有营养，容易消化，体积要小。高能量、高蛋白、高脂肪食品摄入量应适当多于蔬菜水果，以求增加腹部脂肪而托住胃体。同时，患者还要减少食量，少吃多餐，减轻胃的负担。卧床时，宜头低脚高。本病的防治偏方秘方如下。

复元升提汤

生黄芪、煨葛根各30克，党参、覆盆子、金樱子、山药、茯苓各15克，莲子10克，升麻6克，鸡内金12克，芡实24克。水煎取药汁。每日1剂，分2次服用。益肾健脾，益气升阳。适用于胃下垂。

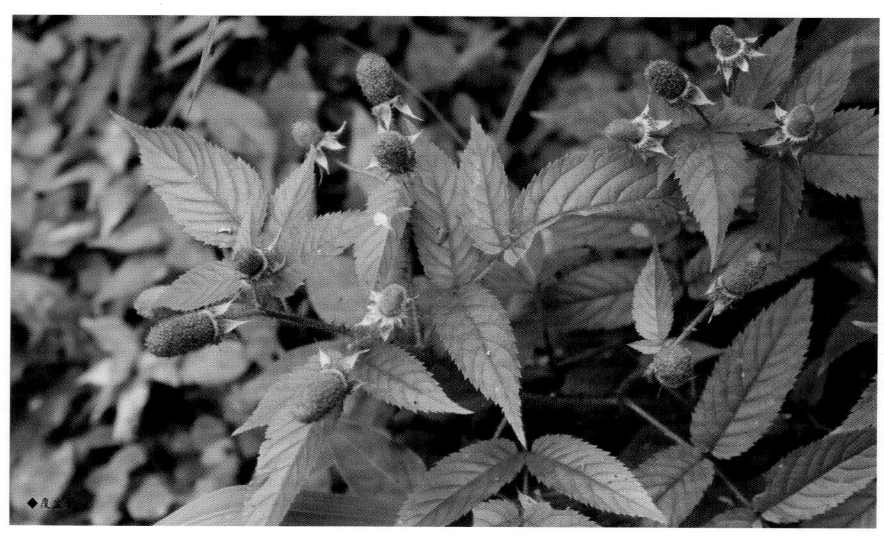
◆覆盆子

益气养阴汤

党参、茯苓、莲子肉、黄芪、麦冬各10克，炙甘草、五味子各5克。上药加水500毫升，煎至药汁250毫升。每日1剂，分3次温服，连续服药30日为1个疗程。益气养阴。适用于胃下垂。

补气养胃汤

黄芪20克，炙黄精、制何首乌、党参、焦白术各15克，当归、佛手、红木香、甘草各9克，炙升麻6克。水煎取药汁。每日1剂，分3次温服，42剂为1个疗程。补气养胃，健脾温阳。适用于胃下垂。

益气和中汤

黄芪30克，党参15克，炒白术、煨葛根、炒白芍、炒枳壳各12克，柴胡9克，陈皮、紫苏梗各10克，炙甘草6克。上药加水500毫升，煎取药汁250毫升。每日1剂，分3次服用，连续服药13～27剂。疏肝，健脾，和胃。适用于胃下垂。

益气化瘀汤

黄芪、升麻各20克，云茯苓、麦芽、党参各15克，山楂12克，鸡内金、白术、枳实、三棱、莪术、川芎、柴胡各10克，红花9克。水煎取药汁。每日1剂，分2次服用。益气化瘀。适用于胃下垂。

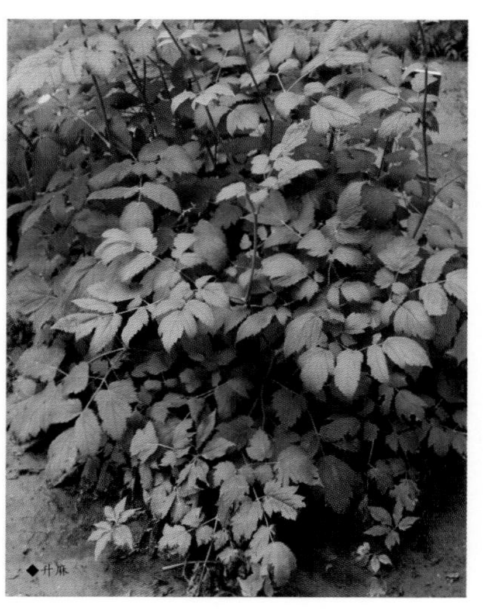
◆升麻

芪术升胃汤

太子参、黄芪各10～30克，砂仁、白术各10克，陈皮10～15克，升麻6～9克，柴胡9～12克，枳壳10～18克，大黄（后下）3～12克，制马钱子2～4克，甘草3～6克。水煎取药汁。每日1剂，分2次服用。升清阳，降胃浊。适用于胃下垂。

健脾祛浊汤

党参15克，白术、枳实各12克，山药、枳壳、半夏、柴胡各10克，大黄6～12克，陈皮9克，炙甘草6克。水煎取药汁。每日1剂，分2次服用。健脾祛浊。适用于胃下垂。

木香调气汤

木香、厚朴、大腹皮、槟榔片、枳壳、莱菔子各30克，乌药25克。水煎取药汁。每日1剂，分2次服用，24日为1个疗程。和胃健脾。适用于胃下垂。

加味半夏泻心汤

半夏、升麻各10克，党参30克，黄连6克，干姜2克，炙甘草、川三七各3克。水煎取药汁。饭前服，每日1剂，分3次服用，4周为1个疗程。补中益气，升阳举陷。适用于胃下垂。

升提益胃汤

党参40克，炙黄芪50克，枳实、白术、附子各10克，山茱萸15克，升麻15克。水煎取药汁。每日1剂，分2次服用，30日为1个疗程。健中益气，升阳举陷。适用于胃下垂。

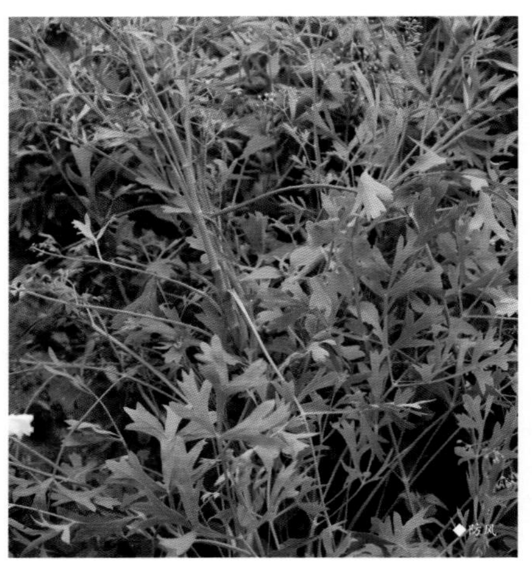
◆防风

升胃丸

人参30克，黄芪100克，炒枳壳、升麻各60克，鸡内金40克，防风20克，炙甘草18克。上药共研细末，炼蜜为丸，如梧桐子大。温开水送服，每次9克，每日2次。益气补胃，升举清阳。适用于胃下垂，症见脘腹胀满、隐隐作痛、体倦乏力、饮食无味等。

养生知识

胃下垂的绿色疗法

胃下垂采取运动疗法，可免去吃药的烦恼。方法是：在早晨起床和晚上临睡前，仰卧床上，双脚伸直，全身放松，闭嘴用鼻慢慢吸气3～5秒。吸气过程中，有意识地将腹肌缓慢向上提缩，之后缓慢地呼气，使腹肌缓慢还原。重复此动作20次。一吸一呼之间，腹肌张力就可以得到锻炼。

另外，还要做丹田按摩运动。饭后，先静坐20分钟，然后平躺到床上，闭上眼睛，冥想垂胃慢慢地回缩。之后，将手掌放脐下丹田处，以逆时针方向向腹部上方缓慢、轻柔地摩腹半小时。

这一套运动疗法只要长期坚持，胃下垂是可以治愈的。

胰腺炎

急性胰腺炎是常见的急腹症之一，多见于青壮年，发病率女性高于男性（约2：1），仅低于急性阑尾炎、肠梗阻、急性胆囊炎胆石症。它是因为胰管阻塞、胰管内压力骤然增高和胰腺血液淋巴循环障碍等引起胰腺消化酶对其自身消化的一种急性炎症。

胰腺炎有急性和慢性两种。急性胰腺炎是胰腺酶消化胰腺本身所引起的急性炎症。多由胰管梗阻、感染或饮酒引起，当胰腺消化液由胰管壁及腺泡逸出后，即对胰腺组织及主管发生消化作用；慢性胰腺炎是指胰腺持续性炎症，并在反复发作的情况下呈局灶性坏死和广泛纤维化病变。急性胰腺炎主要症状是上腹部突然剧烈疼痛、恶心呕吐、黄疸，严重者可发生休克，或并发腹膜炎（高热，腹肌强直、拒按）。慢性胰腺炎常有腹痛、腹部包块、黄疸、脂肪泻出现。急性发作往往由饱餐高脂肪食物或大量饮酒引起。

中医认为，胰腺炎治疗时宜清热解毒、活血化瘀、调理升降、通腑泄浊。本病的防治偏方秘方如下。

大黄汤

大黄50克。将大黄煎水200毫升。轻者每日1剂，分2次服用。活血化瘀，清热解毒，通里攻下。适用于急性胰腺炎。

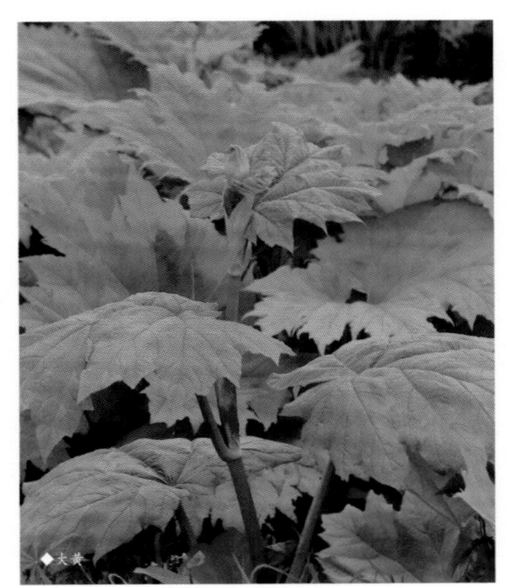
◆大黄

大承气汤

大黄、厚朴、黄芩、黄柏、柴胡各12克，芒硝、枳壳各10克。上药加水煎取药汁500毫升。每6小时服250毫升药汁，每日2剂。荡涤实热，消痞除满。适用于急性胰腺炎。

胰胆合剂

柴胡、枳实、生大黄各10克，蒲公英、丹参各30克，黄芩、赤白芍、香附、郁金、生甘草各12克。水煎取药汁。每日1剂，分3次服用。清热通腑。适用于急性水肿型胰腺炎。

清胰汤

栀子、牡丹皮、木香、厚朴、延胡索各25克，大黄、赤芍各40克，芒硝15

克。上药加水800毫升，煎取药汁约500毫升。轻者每日1剂，分2次服用。清热解毒，理气活血，通里攻下。适用于急性胰腺炎。

番泻叶饮

番泻叶适量。每次取番泻叶5～10克，泡水300～500毫升。频服，首次大便后，改为每日服2～3次，每次取番泻叶浸液5克，保持大便每日3～5次。泻下通便，消炎止痛。适用于急性水肿型胰腺炎。

通胰汤

柴胡、郁金、厚朴各15克，黄连、半夏、枳实、木香、芒硝（冲服）各10克，大黄（后下）20克，蒲公英30克。水煎取药汁。轻者每日1剂，分2次服用。清热化湿，通里攻下，理气止痛。适用于急性胰腺炎。

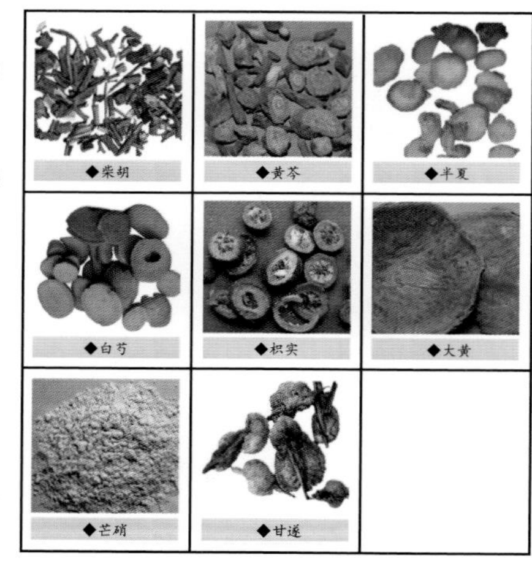
◆柴胡 ◆黄芩 ◆半夏 ◆白芍 ◆枳实 ◆大黄 ◆芒硝 ◆甘遂

柴胡黄芩汤

柴胡、黄芩、半夏各9克，白芍15克，枳实、大黄各10克，芒硝12克，甘遂3克。水煎取药汁。病轻者每日1剂，分2次服；病重者每日2剂，各煎2次，分3～4次服用。和解通下，清热逐水。适用于急性胰腺炎。

养生知识

胰腺炎饮食宜忌

胰腺炎患者的饮食应遵循低脂肪、高蛋白、高维生素、高糖类和无刺激性、易消化等原则。急性发作期应禁食1～3日，可静脉补充营养，以免引起对胰腺的刺激；缓解后可给予无脂肪低蛋白的流质，如果汁、米汤、藕粉、面汤、蜂蜜水、番茄汁、西瓜汁、绿豆汤等；病情稳定后，可给低脂肪半流质食物，如鱼、虾、鸡、鸭、瘦肉、豆及豆制品和含维生素丰富的新鲜蔬菜水果。饮食始终要坚持少吃多餐原则。胰腺炎患者要绝对禁酒，因乙醇能引起十二指肠内胰腺管乳头部水肿和胆道括约肌痉挛，导致胰管堵塞和胆汁、胰液逆流或外溢而诱发胰腺炎；忌油炸食品和高脂肪、辛辣食物，因为这些都能对胆囊和胰腺产生不良刺激，如油条、肥肉、花生、芝麻、油酥点心，皆不宜进食。

胆囊炎

胆囊炎是胆囊发生的炎症病变，有急性和慢性之分。症状主要表现为：右上腹疼痛，急性且疼痛剧烈者可放射至肩部；腹痛发生12～24小时后会产生不同程度的黄疸；患者胃口差，食欲不振，尤其是不喜食油腻之物；急性胆囊炎会发热，体温在38.5℃以上。

引起胆囊炎的主要原因是人体内有结石，结石嵌于胆囊颈部或胆囊管内，使胆囊胀大，里面浓缩的胆汁排不出去，这种浓胆汁对胆囊壁产生强烈的化学刺激，继而引起胆囊壁水肿、发炎。急性胆囊炎发病多与饱食、吃油腻食物、劳累及精神等因素有关，常突然发病，一开始就出现有上腹绞痛，呈阵发性加剧，并向右肩或胸背部放射，伴有恶心及呕吐。临床治疗多以清热解毒、祛湿泄浊、疏肝利胆、活血消积、通腑导滞等法为主。内外合治，中西结合，对改善病情和配合手术治疗有较好疗效。本病的防治偏方秘方如下。

加减柴胡汤

柴胡、黄芩、大黄、海金沙各15克，白芍、丹参各20克，枳实、海浮石、鸡内金各12克，金钱草40克。水煎取药汁400毫升。每日1剂，分2次服用。疏肝，理气，止痛，清热，利胆，排石。适用于急性胆道感染、胆石症。

大柴胡合剂

柴胡、黄芩各15克，芍药、半夏各12克，枳实10克，大黄9克，大枣10枚，生姜3片。水煎取药汁。每日1剂，分2次服用。和解少阳，缓急止痛。适用于胆囊炎引起的胆绞痛。

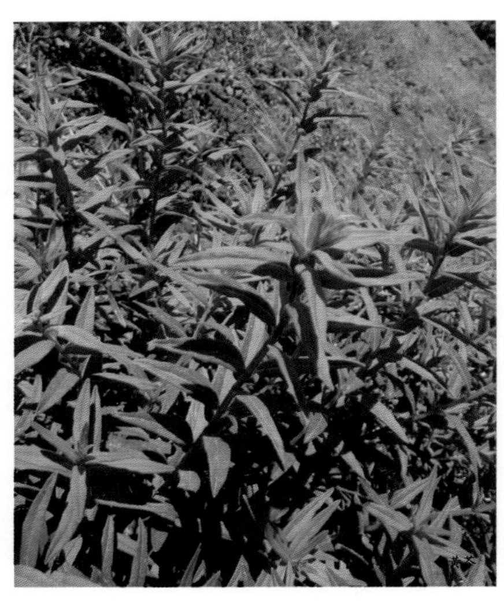

二金公茵胆汁汤

茵陈、金银花各60克，蒲公英、连翘各40克，赤芍30克，柴胡、鸡内金、黄芩、大黄、姜半夏、生甘草各10克，猪胆汁2毫升。水煎服。每日1剂，分2次服用。清热解毒，降逆和胃，疏肝利胆，通腑利湿。适用于急性胆囊炎。

清胆解毒汤

败酱草30克，枳实、郁金、木香各10克，黄芩15克，黄连5克，全瓜蒌20克。水煎取药汁。每日1剂，分2次服用。清热解毒，活血化瘀，行气止痛，利胆杀菌。适用于急性胆囊炎。

柴胡芩芍汤

柴胡、黄芩各15克，大黄、芍药、法半夏、芒硝各10克，金钱草、虎杖各30克，枳实12克，生姜2片，大枣3枚。水煎取药汁。每日2剂，分4次服用。通里攻下，和解少阳。适用于急性胆囊炎。

胆囊消炎汤

金钱草、炒薏苡仁各40克，黄芩、青皮、陈皮、枳壳、木香、紫苏梗各10克，槟榔、大黄、郁金、炒白芍各15克，川芎、罂粟壳各6克，川楝子、延胡索各12克，炙甘草8克。水煎3次，取药汁混合。每日1剂，分3次服用。服药后患者排便次数每日1～2次。疏肝行气，化瘀止痛，清热利湿。适用于急、慢性胆囊炎。

桃核承气汤加减方

大黄、黄芩、黄连、枳实各6克，桃仁20克，桂枝15克，甘草6克。上药加水煎2次，取药汁混合。每日1剂，分2次服用，急性者每6小时服1次。活血化瘀，利胆导滞。适用于急、慢性胆囊炎。

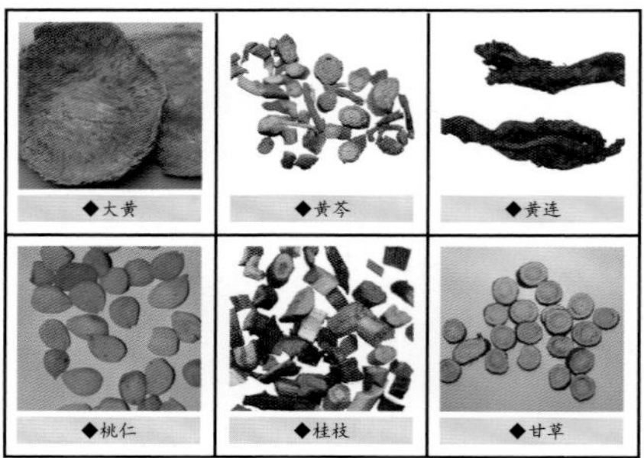
◆大黄 ◆黄芩 ◆黄连 ◆桃仁 ◆桂枝 ◆甘草

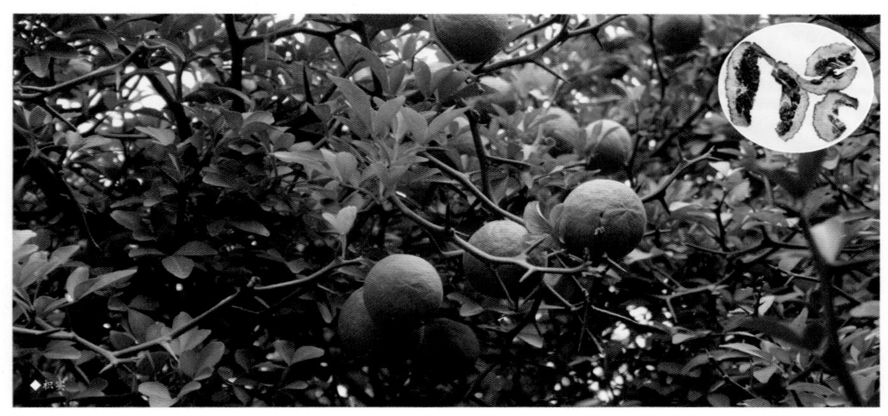
◆枳实

利胆止痛汤

醋炒白芍、炙甘草各60～120克，藕节15～30克，白矾10～15克。上药加水800毫升，煎取药汁500毫升。每日1剂，分2次服用。疏利肝胆，缓急止痛。适用于急、慢性胆囊炎。

清热利胆汤

金银花、连翘、茵陈、赤芍各30克，柴胡、黄芩、姜半夏、大黄各10克，生甘草9克，蒲公英30～50克。水煎取药汁。每日1剂，分2次服用。清热利胆，活血祛瘀，通腑泄浊。适用于急性胆囊炎。

茵陈银花散

茵陈、七叶一枝花、金银花各30克，郁金、皂角刺、牛大黄各15克，黄芩、牛乳香、生没药、青皮、青木香各12克，柴胡、龙胆各10克。取上药共研粗末，用冷水浸泡数小时，每取400毫升，头煎（边煮边搅拌）不宜久煎，加水2500毫升，煎取1500毫升，2煎加水2000毫升，煎取1500毫升，灌装玻璃瓶内250毫升备用。灌肠，每次250毫升，每日2～3次。清热利湿，疏肝，和胆，止痛。适用于急性胆囊炎。

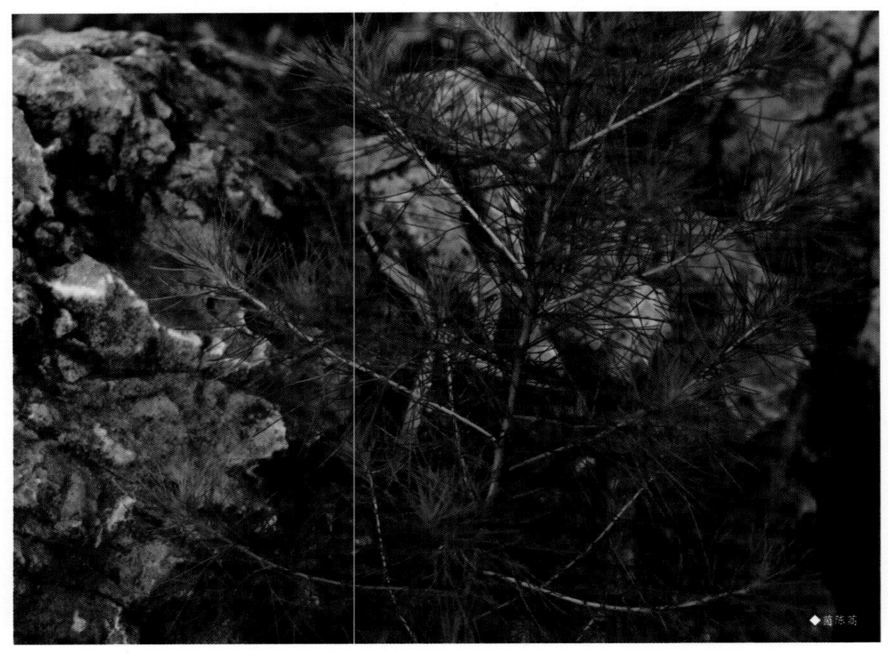
◆茵陈蒿

大黄雪金汤

生大黄、郁金各10克，积雪草（又称落得打）20克，川楝子、山楂各12克。水煎取药汁。每日1剂，分2次服用。清热利湿，理气通降。适用于急性胆囊炎。

三金六君子汤

金钱草30克，柴胡、陈皮、白术、鸡内金、郁金、枳壳、姜半夏、茯苓、木香（后下）各10克，黄芪、党参各20克，炙甘草6克。上药加水煎2次，以小火煎，混合两煎所得药汁。每日1剂，上午、下午分服，30日为1个疗程。清热祛湿，振运中焦。适用于慢性胆囊炎。

柴胡通胆汤

大黄9克（后入），柴胡、半夏、紫花地丁各15克，黄芩、连翘各12克，生牡蛎45克，金钱草30克，川楝子10克，生麦芽18克。上药加水煎取400毫升药汁。每日1剂，早、晚2次温服。疏肝利胆，通腑散结，清泄湿热。适用于急性胆囊炎。

通胆汤

金钱草30克，白术、白芍、柴胡各15克，炙甘草、鸡内金、枳实、黄芩、延胡索、陈皮、大黄（后下）各10克。上药加水煎2次，以小火煎，混合两煎所得药汁。每日1剂，上午、下午分服，7日为1个疗程。清热祛湿，疏肝利胆，泻下通腑，理气止痛。适用于慢性胆囊炎、胆结石。

养生知识

胆囊炎须忌食的几种食物

肥猪肉性味甘平，含油脂特别多，是胆囊炎患者忌口的关键食物。吃肥猪肉太多，会引起胆囊收缩而产生疼痛。

胡椒性味辛热，而胆囊炎多属中医的实证热证，食之会助火性，不利于胆囊炎的治疗。另外，胡椒刺激性强，易引起胆囊强烈收缩，从而诱发胆绞痛。

羊肉为温补性食物，而胆囊炎患者多胆经湿热偏盛，再吃羊肉温补的话，极可能让病情恶化。

鸡肉性味甘温，为肥腻壅滞之物，患有胆囊炎的人忌食，以免刺激胆囊，引发胆绞痛。

鸡蛋性味甘平，含胆固醇非常高，特别是蛋黄。胆囊炎多与胆结石有关，而胆固醇是构成胆结石的重要成分，所以胆囊炎患者吃鸡蛋是大忌。除鸡蛋外，鸭蛋、鹅蛋、鹌鹑蛋等蛋类也不宜多食。

胆结石

胆结石是沉积在胆囊中的结晶状物，它们可大可小，可坚硬也可柔软，数量可能是一个，也可能是数个。一般情况下，胆结石没有什么症状，它只有游离到胆囊管，阻塞胆汁流动时，才会引起人的不适。胆石症典型的症状是腹痛，可伴有恶心、消化不良和发热。疼痛起因于胆囊收缩，常在进餐1小时之内或是在半夜发生。

结石也可梗阻在将胆汁引流入小肠的胆总管。一旦这种情况发生，那么往往会引起炎症或不适。持续时间长了，就会出现肝脏损害和肝衰竭，还可以引起胰腺炎。

胆结石的发病率有“重女轻男”的现象，女性患者远远高于男性。另外，这种病还常见于40岁以上的肥胖者。本病的防治偏方秘方如下。

三仁汤

豆蔻6克，杏仁12克，薏苡仁、大腹皮各20克，淡竹叶10克，通草5克，半夏15克，滑石30克。水煎取药汁。口服，每日1剂。利尿祛湿，行气排石。适用于胆结石，症见右胁下郁闷不舒、头痛身重、胸痞不饥、舌白不渴、脉濡。

小柴胡汤

柴胡12克，黄芩、半夏、生姜各9克，人参6克，炙甘草5克，大枣4枚。水煎取药汁。口服，每日1剂。和解少阳，利胆排石。适用于胆结石，症见胸胁胀满疼痛、心烦喜呕、往来寒热、口苦咽干、不思饮食、目眩、脉弦。

逍遥散

柴胡、白术、茯苓各10克，当归12克，白芍15克，炙甘草、煨姜各5克，薄荷3克。水煎取药汁。口服，每日1剂。疏肝解郁，养血健脾。适用于胆结石。

舒肝解毒汤

柴胡、陈皮、青皮、石斛各20克，黄芩、三棱各10克，金钱草、金银花、蒲公英各25克，白芍、连翘各15克。水煎取药汁。每日1剂，分2次服用。疏肝，解毒，化石。适用于肝胆气郁、湿热蕴结导致的胆结石。

胆道排石汤

黄连、木香、黄柏、黄芩各6～12克，茵陈12～24克，金钱草30克，猫爪草9～24克，甘草6克，大黄5～20克，郁金、西党参、法半夏各12克。水煎取药汁。每日1剂，每日2次。清热疏肝，理气通里。适用于肝郁气滞、湿热蕴结导致的胆结石。

四逆散

柴胡、枳实、炙甘草各6克，白芍9克。水煎取药汁。口服，每日1剂。疏肝理脾，透热利胆。适用于胆结石合并慢性胆囊炎，症见胸胁胀痛不适、腹痛、小便不利。

三金汤

金钱草、海金沙、鸡内金各15克，柴胡、枳实、半夏、大黄、白芍各10克，甘草5克。上药加水煎15分钟，滤出药液；再加水煎20分钟，去渣，混合两煎所得药液。口服，每日1剂。消石止痛。适用于胆结石，症见胸胁苦满、厌食油腻、尿黄。

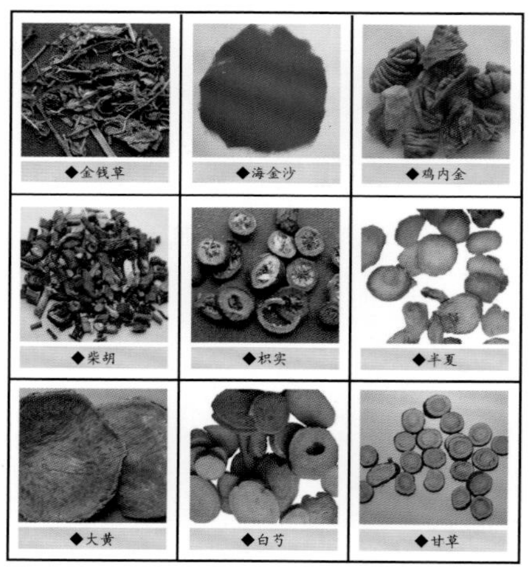
◆金钱草 ◆海金沙 ◆鸡内金 ◆柴胡 ◆枳实 ◆半夏 ◆大黄 ◆白芍 ◆甘草

利胆二金散

郁金12克，半边莲、海金沙、石韦各15克，鸡内金6克。上药共研极细粉末，过100目筛，去粗渣，药末装瓶备用。每日中、晚饭后开水送服药末3克，坚持服用1～3个月。利胆排石。适用于胆结石、慢性胆囊炎，症见胁肋胀满作痛、腹胀口苦、厌油纳差等。

虎杖金钱草饮

虎杖、金钱草、海金沙、广郁金、鸡内金各15克。水煎取药汁。口服，每日1剂。解毒清热，利胆除湿，化瘀止痛。适用于胆道结石。

甘露消毒丹

滑石45克，石菖蒲18克，茵陈35克，川贝母、木通各15克，黄芩30克，藿香、射干、连翘、薄荷、豆蔻各12克。上药共研细末。开水冲服，每次9克，每日2次。清热解毒，利湿清浊。适用于胆结石合并急性胆囊炎症，症见右胁下胀闷痛、胸腹膨胀、皮肤黄染、口渴呕吐、小便短赤。

仙方活命饮

金银花、陈皮各9克，制乳香、制没药各15克，天花粉6克，穿山甲、皂角刺各5克，赤芍、当归尾各10克，防风、贝母、白芷各3克。水煎取药汁。口服，每日1剂。清热解毒，活血止痛，攻坚散结。适用于邪热内结、血瘀气结导致的胆结石。

金钱柴胡汤

金钱草30克，浙贝母、枳实、白芍、柴胡、郁金、乌贼骨各9克，炙甘草3克。水煎取药汁。口服，每日1剂。疏肝利胆，解郁止痛，清热化石。适用于胆结石，症见上腹间歇性疼痛，右胁尤剧，或呕吐苦水，或恶心泛酸。

桃核承气汤

桃仁、大黄各12克，芒硝（冲服）9克，桂枝、炙甘草各6克。水煎取药汁。口服，每日1剂。破血下瘀。适用于胆结石并发胆囊炎，症见腹部胀痛、烦躁不安，或夜间发热。

活络效灵丹

当归、丹参、生乳香、生没药各15克。水煎取药汁。口服，每日1剂。活血化瘀，舒经通络。适用于气血凝滞导致的胆结石，症见右胁下痛如针刺，舌质紫黯、脉弦数。

蒿芩清胆汤

青蒿、滑石、淡竹叶、赤茯苓各10克，黄芩9克，仙半夏、青黛各6克，枳壳、陈皮、甘草各5克。水煎取药汁。口服，每日1剂。清胆和胃，利湿化痰。适用于胆结石合并急性胆囊炎症。

养生知识

喝茶可预防胆结石

胆结石患者宜饮一些绿茶。绿茶沏水喝，不仅具有提神清心、清热解暑、止痢除湿等药理作用，还具有降低胆结石形成的作用。美国的一项调查显示，妇女每日至少喝1杯茶，胆结石形成的风险降低到27%。绿茶虽好，但是不能沏得太浓，否则适得其反。

溃疡性结肠炎

溃疡性结肠炎又称慢性非特异性溃疡性结肠炎，是一种原因不明的慢性结肠炎。病变主要限于结肠的黏膜，亦可累及直肠，主要表现为肠黏膜的糜烂与溃疡。本病可发生于任何年龄段，但以20～40岁最为多见。本病治疗时宜清化湿热，温中清肠，温肾运脾，调气和血。本病的防治偏方秘方如下。

三黄活血汤

大黄8克，黄芩、黄连、红花各10克，丹参、郁金各15克。上药加水浓煎，煎取药汁100毫升。下午或晚上临睡前排空大便后，以药汁灌肠，药汁温度以35℃为宜，每日1次，12日为1个疗程；便血较多者加槐花10克；黏液较多者加白头翁15克。祛除湿热，疏通气血。适用于溃疡性结肠炎。

祛风胜湿汤

防风、葛根、芍药、徐长卿、白及、茯苓各15克，白芷、升麻、木香各10克。上药加水煎取药汁250毫升。每日1剂，分早、晚饭前温服，病重者可每日2剂，3个月为1个疗程。祛风胜湿。适用于溃疡性结肠炎。

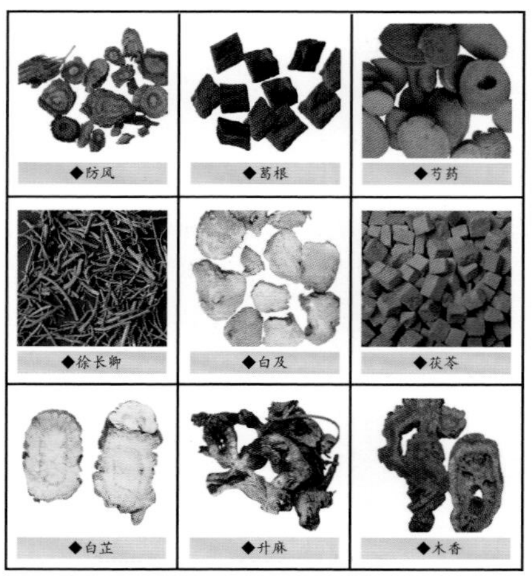
◆防风 ◆葛根 ◆芍药
◆徐长卿 ◆白及 ◆茯苓
◆白芷 ◆升麻 ◆木香

当归补血汤

黄芪50克，当归、川芎各10克，橄榄果、绞股蓝、香菇各20克，丹参30克。水煎取药汁。每日1剂，分2次服用，2个月为1个疗程。托脓排毒，养血生肌。适用于溃疡性结肠炎。

肠舒散

黄芪、山药、赤石脂各3克，白术2克，肉桂、木香、乳香、没药各1克，白芍、诃子各1.5克，炙甘草、黄连、石榴皮各0.6克。上药共研细末，混匀，分成小包，每包重8克。冲服，每次1包，每日3次，20日为1个疗程。健脾益气，涩肠止泻，缓急止痛，解毒消肿，活血生肌。适用于溃疡性结肠炎。

解毒生肌汤

苦参、地榆、煅牡蛎各30克，制乳香、制没药各6～10克，甘草6克。水煎取药汁。每日1剂，分2次服用，2周为1个疗程。解毒生肌。适用于溃疡性结肠炎。

茵陈白芷汤

茵陈30克，白芷、秦皮、茯苓皮各15克，黄柏、藿香各10克。水煎取药汁。每日1剂，分2次服用，15日为1个疗程。和中平胃，健脾止泻，清热利湿。适用于溃疡性结肠炎。

益肠汤

南蛇藤15克，郁金、白芍、白术、陈皮、防风各9克，木香、甘草各6克，乌梅3克。上药加水3煎，混合三煎所得药汁。每日1剂，分3次温服，4周为1个疗程。利湿清热，解郁，调和肝脾。适用于溃疡性结肠炎。

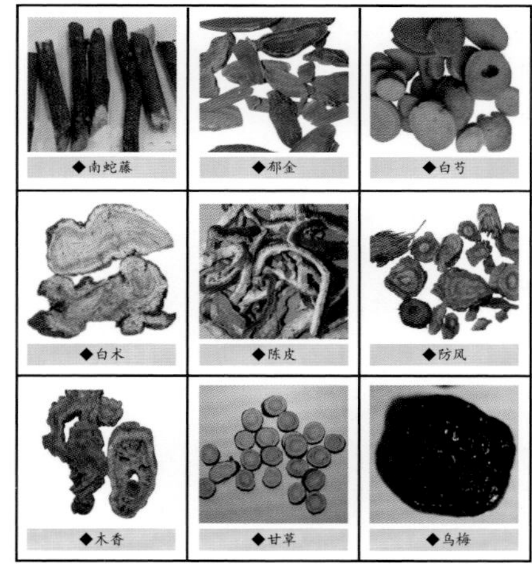

芪术参脂汤

黄芪50克，炒白术、焦山楂、党参各30克，赤石脂、白芍各20克，乌梅、诃子、补骨脂各15克，煨肉豆蔻、云茯苓、黄连各10克，甘草5克。水煎取药汁。每日1剂，分2次温服，20日为1个疗程。温补脾肾，活血生肌。适用于溃疡性结肠炎。

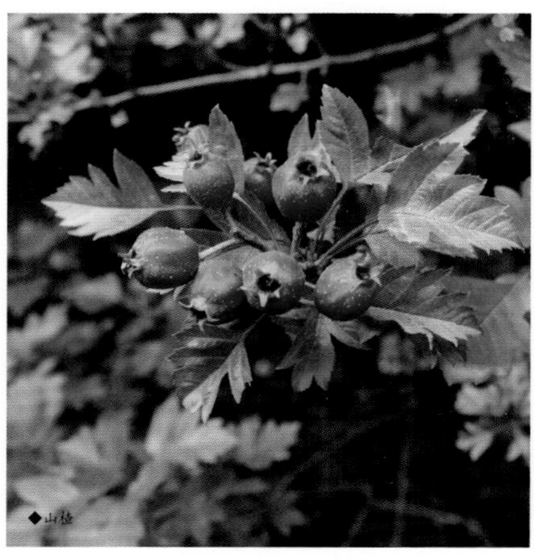
◆山楂

扶正降结汤

山楂30克，党参、黄芪、白术、白茯苓、干姜、秦皮、白芍、阿胶各12克，黄连、木香、丹参各10克，红花6克。上药加水浓煎，煎取药汁250毫升。每日1剂，分3次内服，15日为1个疗程。扶正健脾，行气活血，解毒止痢。适用于溃疡性结肠炎。

白药灌肠汤

锡类散、云南白药各2克。上药加温水80毫升。药温保持在35℃，灌肠，每日1次，2周为1个疗程。活血化瘀止血，解毒化腐生肌。适用于溃疡性结肠炎。

秦艽苍术汤

秦艽、防风、陈皮、苍术各9克，泽泻、当归、升麻、槟榔、黄柏各12克。水煎取药汁。每日1剂，分2次服用，10日为1个疗程。燥湿化滞，调气和血。适用于溃疡性结肠炎。

养脏止泻汤

白芍、白术、罂粟壳各12克，当归、党参、肉桂、肉豆蔻、甘草、木香各9克，附子4片。上药加水浓煎，煎取药汁250毫升。每日1剂，分3次内服，15日为1个疗程。温肾健脾，涩肠止泻。适用于溃疡性结肠炎、过敏性结肠炎。

通腑汤

黄芪30克，当归、生地黄各15克，木香、大黄、陈皮、肉苁蓉各10克，败酱草20克，川牛膝12克。上药加水浓煎，煎取药汁250毫升。每日1剂，分3次内服，连续服药4周为1个疗程。补气血，温肾阳，润肠通便，调畅气机。适用于溃疡性结肠炎。

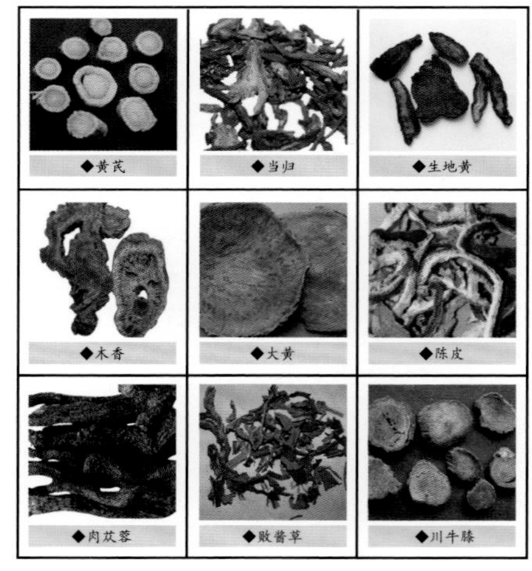
◆黄芪 ◆当归 ◆生地黄
◆木香 ◆大黄 ◆陈皮
◆肉苁蓉 ◆败酱草 ◆川牛膝

健脾温化汤

黄芪15～30克，党参12～15克，苍术（或白术）、半夏、茯苓各9～12克，炮姜、陈皮各6～9克，砂仁3～6克，肉桂3克。水煎取药汁。每日1剂，分2次服用，2个月为1个疗程。益气健脾，温中化湿。适用于溃疡性结肠炎。

白茶汤

白头翁、黄柏、地榆、儿茶（另包）各16克。上药加水500毫升，煎取药汁150毫升。每日1剂，药温保持在35℃，灌肠，病重者早、晚各灌1次，病轻者每晚1次，15日为1个疗程。清热解毒。适用于溃疡性结肠炎。

疏肝理脾汤

柴胡、白芍、煨葛根、枳壳、陈皮、炒白术、山药各15克，炒薏苡仁20克，炙甘草5克。水煎取药汁。每日1剂，分2次服用，4周为1个疗程。疏肝调气，健脾止泻。适用于溃疡性结肠炎。

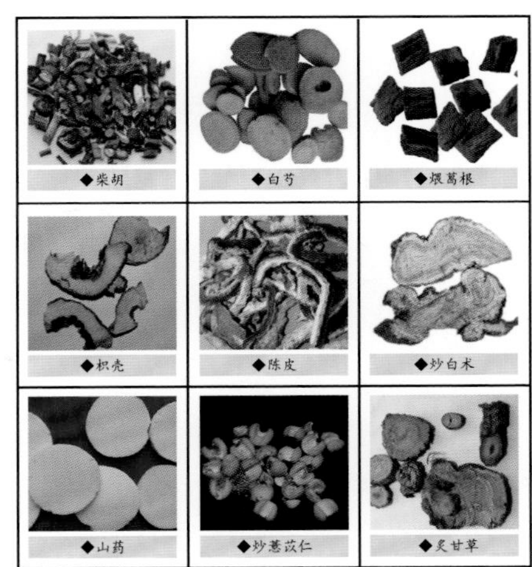
◆柴胡 ◆白芍 ◆煨葛根 ◆枳壳 ◆陈皮 ◆炒白术 ◆山药 ◆炒薏苡仁 ◆炙甘草

抑肝扶脾汤

炒白术、白芍各30～45克，防风15～30克，陈皮15～20克，茯苓、山药各20克，郁金15克，柴胡20～30克，木香9克。上药加水浓煎，煎取药汁250毫升。每日1剂，分3次内服，30日为1个疗程。泻肝补脾，调和气机。适用于溃疡性结肠炎。

鸦胆子灌肠汤

鸦胆子、防风、黄柏各10克，蒲公英、地榆炭、紫花地丁、白蔹各20克，白及40克。上药加水浓煎，煎取药汁50～80毫升。每日1剂，每晚睡前用药汁灌肠，药汁温度以35℃为宜，14日为1个疗程。清热解毒，敛疮生肌。适用于溃疡性结肠炎。

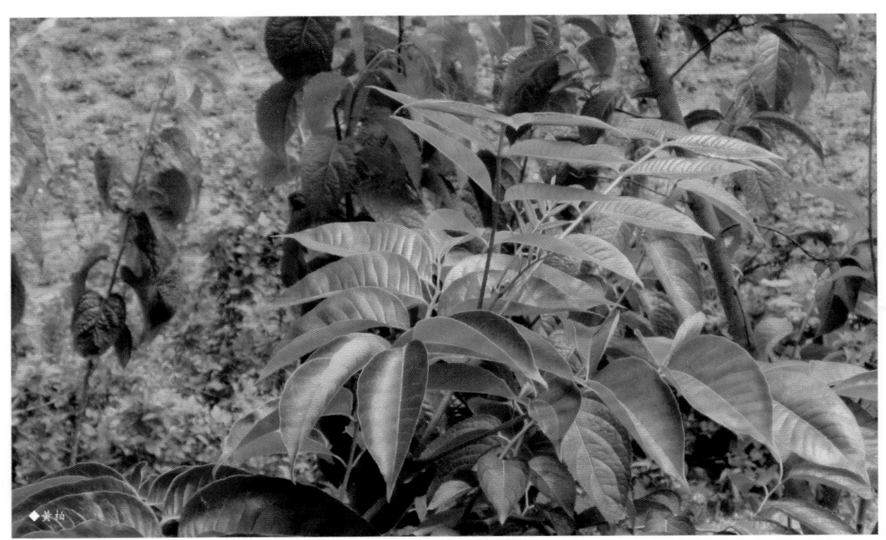
◆黄柏

公英苦参汤

蒲公英、苦参各30克，石榴皮、草豆蔻各9克，生黄芪15克，桂皮6克。上药加水浓煎，煎取药汁100～150毫升。每日1剂，每晚睡前以药汁灌肠1次，药汁温度以35℃为宜，连续治疗30日为1个疗程。清热燥湿，涩肠生肌。适用于溃疡性结肠炎。

益气活血汤

黄芪30克，红参6克，当归、赤芍、白芍、扁豆、川芎、延胡索各10克，炒白术12克，炮姜9克。上药加水浓煎，煎取药汁250毫升。每日1剂，分3次内服，30日为1个疗程。益气活血。适用于溃疡性结肠炎。

和血生新汤

生蒲黄、煅龙骨、生牡蛎、赤石脂各10克，仙鹤草、败酱草、丹参各15克，乳香、没药各6克。上药加水，煎取药汁200毫升。每晚睡前灌肠，每日1剂，药液温度以35℃为宜，15日为1个疗程。和血通络。适用于溃疡性结肠炎。

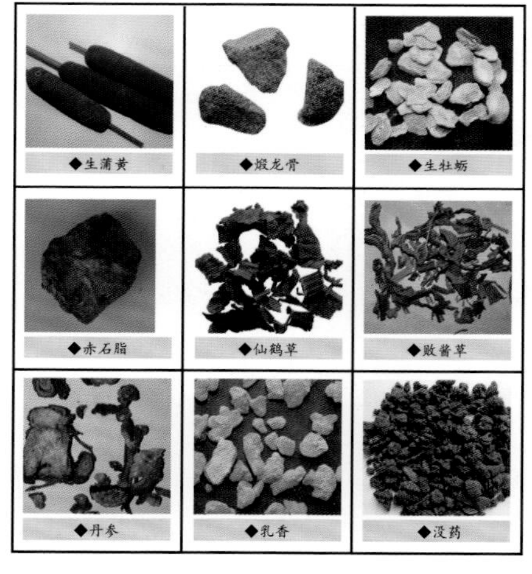
◆生蒲黄 ◆煅龙骨 ◆生牡蛎
◆赤石脂 ◆仙鹤草 ◆败酱草
◆丹参 ◆乳香 ◆没药

健脾温肾汤

党参、白术、山药各15克，茯苓、附子、炮姜、升麻、吴茱萸、肉豆蔻各10克，黄芪、薏苡仁、地榆炭各30克，甘草5克，禹余粮、补骨脂各12克。水煎取药汁。每日1剂，分2次服用，28日为1个疗程。温补脾肾，固涩止泻。适用于溃疡性结肠炎。

养生知识

结肠炎吃什么对身体好

结肠炎发病后，饮食结构需要调整。饮食宜清淡，易消化，适当增加瘦肉、鱼、蛋等，但不要太多、太油腻，增加荤食时慢慢增加，用不着担心消化不良等。少吃纤维素多的蔬菜，如韭菜、芹菜、竹笋等；忌吃产气的食物，如大豆、蚕豆、红薯等；忌食蜂蜜等润肠通便的食物，否则会加重腹泻。

细菌性痢疾

人们日常所说的痢疾指的是细菌性痢疾，是由志贺菌属（痢疾杆菌）引起的急性肠道传染病，以腹痛、大便有赤白脓血为主症，同时伴有全身中毒表现，如发热、血常规增高、周身不适等。

小儿是痢疾的高发人群，发病多在夏、秋两季。苍蝇常是重要的传播媒介，苍蝇叮了带有志贺菌属的粪便再叮食物后，就将病原体带到食物上，小儿吃进了受污染的食物而得病。本病的防治偏方秘方如下。

苦辛利湿方

藿香梗、杏仁、茵陈各6克，炒黄芩、泽泻、通草各3克，黄连、炒黄柏各2.4克，炒苍术、厚朴、大腹皮各4.5克，滑石9克，木香1.5克。水煎取药汁。口服，每日1剂。行气和胃，化湿止痢。适用于慢性痢疾。

黄连红曲汤

黄芩、黄连（姜汁炒）、白芍、炙甘草、橘红、红曲、麸炒枳壳、建莲（去皮）各3克，生麻（炒）0.6克。水煎取药汁。每日1剂，分2次服用。清热燥湿，行气止痢。适用于细菌性痢疾。

解毒宽肠汤

当归、杭白芍各12克，酒炒黄连、莱菔子、木香各9克，薤白15克。水煎取药汁。口服，每日1剂。解毒宽肠。适用于细菌性痢疾。

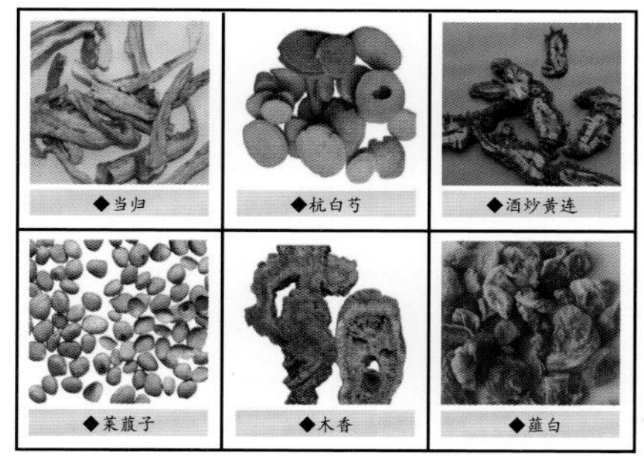
◆当归　◆杭白芍　◆酒炒黄连
◆莱菔子　◆木香　◆薤白

黄连乌梅丸

乌梅（炒）、黄连（去须）各120克。上药共研细末，炼蜜为丸，如梧桐子大。每次20丸，每日2次，用温米汤送服。清热止痢。适用于细菌性痢疾。

诃藜勒散

诃子（煨）500克。上药研细末。每次取9克药末，每日3次，用米汤送服。收涩止痢。适用于痢疾不止、放屁多。

乌龙煎剂

乌梅30克，地榆12克，山楂20克，龙胆15克。水煎取药汁。每日1剂，分2次服用。清热燥湿，导滞凉血，收敛止泻。适用于细菌性痢疾。

十味止痢汤

川连3～6克，黄芩、黄柏、苦参、椿根皮各10克，煨木香、炒白芍、乌梅炭各6克，金银花炭、地榆炭各15克。上药加水，煎汁150～200毫升。每日1剂，频频饮服。清热利湿，调气和血，解毒止痢。适用于小儿急性细菌性痢疾。

三黄止痢汤

生大黄、黄柏、槟榔、木香、焦山楂、枳壳各10克，黄连3克。上药加水煎2次，混合两煎所得药汁共200～300毫升。每日1剂，分次频服，服药期间忌食生冷、油腻的食物。通腑滑肠，止痢。适用于小儿急性细菌性痢疾。

菌痢汤

黄连20克，金银花、白头翁、秦皮、炒地榆、乌梅、仙鹤草、山楂各50克，大黄30克。上药加水浸泡30分钟，然后煎2次，每次取煎汁250毫升，共取煎汁500毫升，置灌肠器中备用。灌肠，每次灌入150～250毫升，药液温度在37℃左右为宜，保留30分钟，每日2次，3日为1个疗程。清热解毒，凉血止痢。适用于细菌性痢疾。

◆黄连 ◆金银花 ◆白头翁
◆秦皮 ◆炒地榆 ◆乌梅
◆仙鹤草 ◆山楂 ◆大黄

参蛎三荷汤

党参、生牡蛎各31克，荷叶、荷梗、荷叶蒂各15克。水煎取药汁。每日1剂，分2次服用。清热利湿，解暑止痢。适用于细菌性痢疾。

卫生汤

白术、山药、扁豆各9克，升麻2.5克，泽泻、人参各4.5克，茯苓6克，黄连、木香各3克，甘草2克。水煎取药汁。每日1剂，分3次温服。补脾健运，除湿止痢。适用于细菌性痢疾。

三黄秦艿汤

黄连6克，黄芩、白芍、秦皮、当归各10克，大黄、甘草、广木香各5克，白头翁12克。上药加水，煎取药汁250毫升。每日1剂，分3次灌肠。清热解毒，调气行血。适用于小儿急性细菌性痢疾。

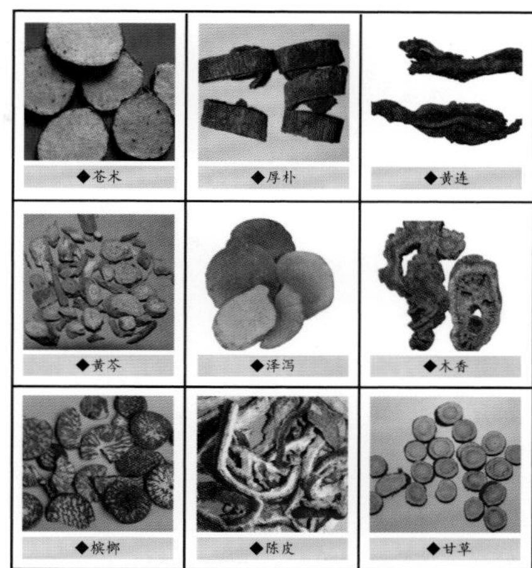
◆苍术 ◆厚朴 ◆黄连 ◆黄芩 ◆泽泻 ◆木香 ◆槟榔 ◆陈皮 ◆甘草

加味平胃散

苍术（炒）、厚朴（制）、黄连、黄芩、泽泻、木香、槟榔、陈皮、甘草各45克。上药共研细末，装瓶备用。用时，取药末9克，用米汤煎，去渣，温服，每日2～3次。清热祛湿。适用于细菌性痢疾。

养生知识

痢疾的饮食治疗原则

重症痢疾患者应禁食，以使肠道得到休息。病情减轻后，宜进食一些清淡的流质饮食。患病期间一定不能忘记补充水分，可每日喝3～4杯浓茶。茶叶泡水具有抑菌收敛作用，有利于疾病的康复。

在身体恢复阶段，应吃营养全面的低脂肪的软饭食物，忌食生冷和强烈刺激的食物，如生黄瓜、辣椒等。

患病期间，应限制盐的摄入量，以每日不超过5克为宜。吃得太咸，会影响消化。

便秘

粪便在肠道内滞留时间过长，粪便内所含的水分被过度吸收，以致粪便过于干燥、坚硬，排出困难，正常排便规律被打乱，每2～3日甚至更长时间才排便1次，严重者排出的粪便形状像羊屎或兔屎样，呈球状，就称为便秘。

便秘致病原因有许多种，主要原因是：生活、工作的紧张，环境的改变，排便习惯和规律被破坏；食欲结构的变异，高热量、高营养、高吸收物质摄入过多，粗纤维食物减少，导致排便次数减少或无规律；滥用泻药或依赖药物排便，如此恶性循环导致肠蠕动无力和肠道干燥；等等。总之，治疗便秘时宜清热泻火，顺气导滞，益气养血润肠。另外，患者平日应多食新鲜蔬菜、水果，保持精神愉快，养成定时排便的习惯。本病的防治偏方秘方如下。

升润汤

黄芪、当归、炙甘草各20克，升麻、防风各10克。水煎取药汁。每日1剂，分2次服用。升阳润燥，补气益血。适用于虚证便秘。

补气宣肺汤

炙麻黄、杏仁、党参、白术、生地黄、炙甘草各10克，当归、桃仁、火麻仁各12克，生黄芪24克，麦冬15克，生石膏20克。上药浓煎取汁250毫升。每日1剂，分2次服用，连续服药3日。补气宣肺，润肠通便。适用于功能性便秘。

锁阳桑椹饮

锁阳、桑椹各15克，蜂蜜30毫升。将锁阳（切片）与桑椹水煎取汁，入蜂蜜搅匀。每日1剂，分2次服用。补肾益气。适用于气虚之便秘。

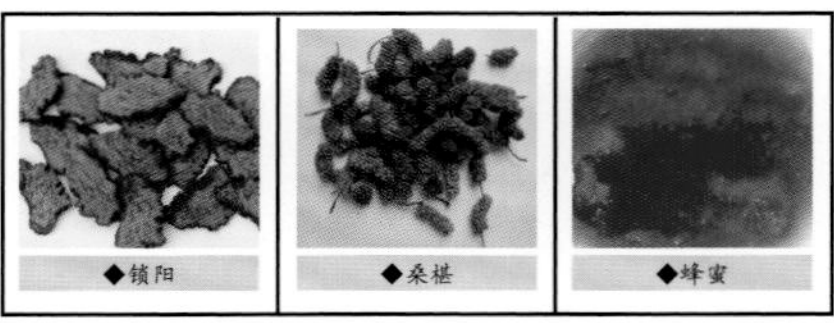
◆锁阳 ◆桑椹 ◆蜂蜜

番泻叶饮

番泻叶3～5克。上药用开水浸泡。代茶饮。清热消导。适用于热结性便秘。

芦荟通便胶丸

芦荟6克。将芦荟研成细末，分别装入6个空心胶囊内。成人每次吞服2～3粒，小儿每次1粒。清热通便。适用于习惯性便秘、热结便秘。

调脾通便汤

白术50克，枳壳、生地黄各15克，黄芪20克，当归、升麻各10克。上药用适量清水浸泡30分钟，然后煎2次，每次慢火煎约1小时，将两次煎得的药汁混合。每日1剂，温服，服药后多饮水。补气，健脾，助运。适用于便秘。

加味黄芪建中汤

黄芪、女贞子各20克，桔梗9克，甘草、桂枝各6克，白芍、当归各15克，大枣12枚，生姜3片，饴糖（烊化）适量。水煎取药汁。每日1剂，分2次服用，连服10日为1个疗程，一般服1～2个疗程。补气养血。适用于虚证便秘。

硝黄散

大黄5克，芒硝20克，黄酒适量。大黄、芒硝共研细末，用黄酒调和，备用。将药糊敷于脐部，上盖纱布，再用胶布固定，取用热水袋热敷10分钟。通便润肠。适用于便秘。

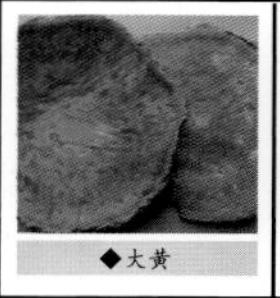
◆大黄

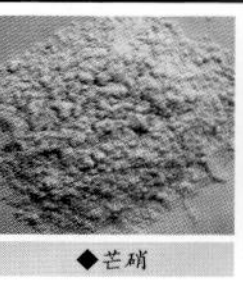
◆芒硝

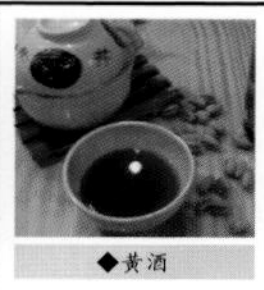
◆黄酒

益气活血通秘汤

党参、茯苓、锁阳、当归、桃仁、生地黄、熟地黄各15克，白术、赤芍、红花、火麻仁各10克，山药20克，肉桂、升麻各6克。水煎取药汁。每日1剂，分3次口服，7日为1个疗程。补气活血通便。适用于老年性便秘。

惯秘方

清半夏、藿香、郁李仁、厚朴、当归、炒枳壳、桔梗、杏仁泥、桃仁泥各10克，豆蔻6克。上药水煎取汁。药汁分3次服，每2日服1剂。温通中阳，宣利湿热，通畅气机。适用于习惯性便秘。

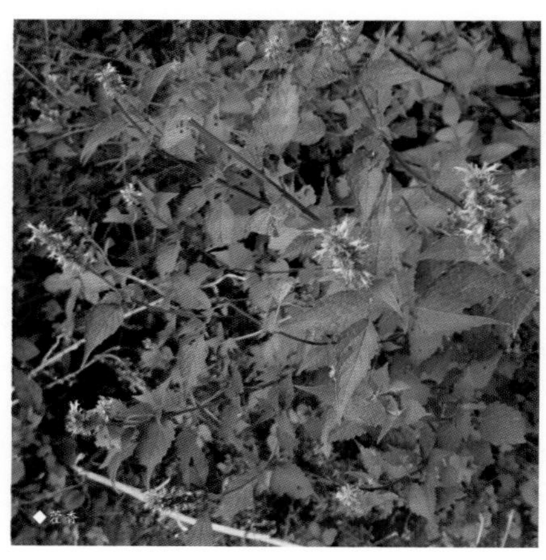
◆藿香

虚秘通

蜂蜜、麻油各250毫升，肉苁蓉、锁阳、生晒参各20克，亚麻子100克，砂仁10克。将肉苁蓉、锁阳、生晒参、亚麻子、砂仁共研细末，然后与蜂蜜、麻油混合拌匀，略加热即成。每晨空腹服15～30克。补肾益阴，润燥滑肠。适用于老年性便秘。

芪术地黄汤

熟地黄、黄芪、白术各15克，山茱萸、山药、茯苓、麦冬、肉苁蓉各10克，泽泻、牡丹皮、枳壳各6克，升麻3克。水煎取药汁。每日1剂，分2次服用。益气养阴，泻下通便，畅通气机。适用于老年性便秘。

通便利水方

鲜芦根30克，清半夏、生赭石、知母、旋覆花（包煎）、杏仁泥各9克，嫩桑枝24克，大腹皮、川朴花、广陈皮各4.5克，莱菔子12克，清宁片（开水泡兑）3克，元明粉（冲入）2.1克，苏合香丸1粒。水煎取药汁。口服，每日1剂。通便利水。适用于大便燥秘、腹胀如鼓。

调气润肠通便汤

白术60克，甘草、升麻各3克，生地黄、火麻仁各30克，当归、槟榔各10克，肉苁蓉、生何首乌各15克，酒大黄5克。上药浓煎取汁250毫升。每日1剂，分3次服用。补虚泻实，润肠通便，升降调和。适用于手术后便秘。

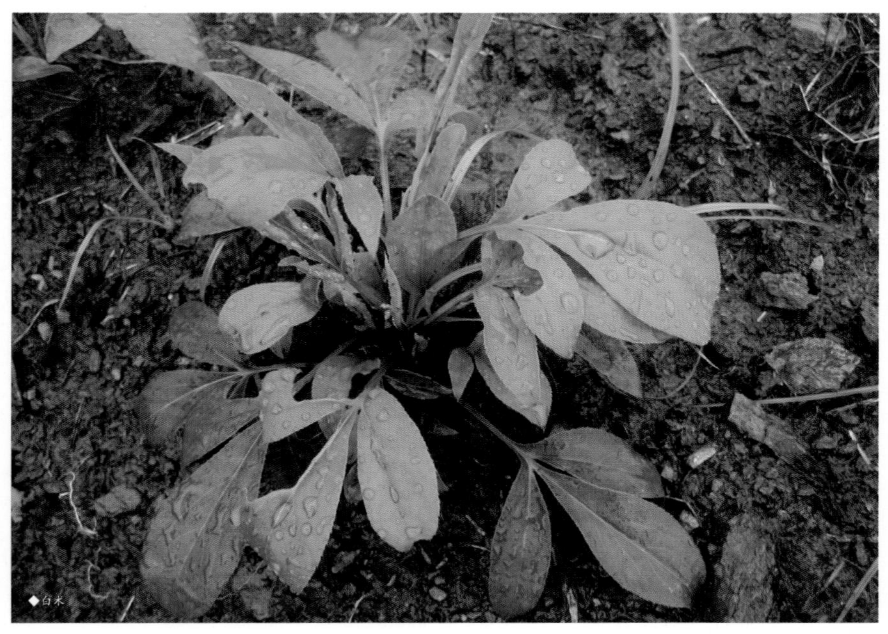

◆白术

滋肝扶脾通便汤

白芍45～60克，甘草25～30克，前胡、枇杷叶各15～20克。水煎取药汁。每日1剂，分2次服用；儿童服用，可适当减少各味药材的用量。滋肝扶脾，益阴敛液，宣肃肺气，调畅气机。适用于药物性便秘。

大黄藿香苏子饮

大黄3克，藿香6克，紫苏子5克。水煎取药汁。每日1剂，分2次服用。理气通便。适用于小儿便秘。

通便汤

茯苓、橘红、伏龙肝、钩藤各9克，炙甘草6克。水煎取药汁。口服，每日1剂。理气和胃。适用于便秘。

通幽汤

枳实、郁李仁、玉竹各10克，木香、麦冬、酒大黄各7.5克，皂角、玄参各5克，槟榔15克。水煎取药汁。口服，每日1剂。下气润燥，通腑降浊。适用于小儿巨结肠症所致的便秘。

通便饼

大葱10克，生姜6克，豆豉、盐各9克。上药共捣烂，做成药饼，备用。将药饼烤热敷于脐部，然后用消毒纱布扎紧，1～2小时见效。通利二便。适用于小儿大便不通。

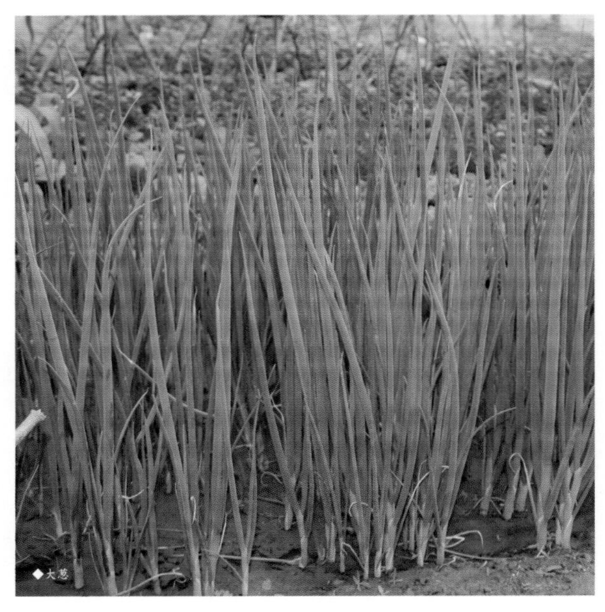
◆大葱

大腹皮人参饮

大腹皮、厚朴、茯苓、陈皮、人参各1克。水煎取药汁。每日1剂，分2次服用。通便。适用于小儿便秘。

葱酒通便方

葱白2根，酒糟10克。取以上2味共捣烂，炒热备用。趁温热敷于脐部，外用消毒纱布固定。温里通便。适用于里寒内积所致的大便秘结、小便不利。

瓜蒌甘草饮

瓜蒌9克，甘草3克，蜂蜜60毫升。水煎前2药，去渣取汁，调入蜂蜜。每日1剂，分2次服用。益气补血润肠。适用于肠燥便秘。

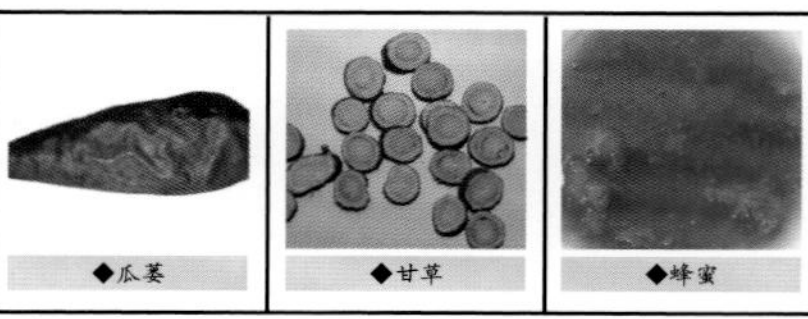
◆瓜蒌　◆甘草　◆蜂蜜

养生知识

熟透的香蕉才治便秘

人们都知道一个治疗便秘的食疗方法，那就是吃香蕉。其实，这种认识是知其一而不知其二也。

香蕉，味甘、性寒，具有清肠热、滑便通利的作用，可促进肠胃蠕动，加快排泄人体内产生的废物。这一点药性认识早在《本草纲目》中就已作论述：清脾滑肠。但是，香蕉通便的作用仅限于吃熟香蕉，吃生香蕉反而会致便秘。

没有熟的香蕉，吃起来有股青涩的口感，涩味的起因是香蕉中含有大量的鞣酸成分。鞣酸进入人体后，会发生很强的收敛作用，使大肠内的粪便脱水，硬化、硬结，从而造成便秘。所以要想治疗大便干结或者便秘，香蕉只能吃熟不能吃生。

如何判断一只香蕉是否成熟了呢？从香蕉皮上判断。像许多水果一样，香蕉成熟程度是在皮上能够显示出来的。人们在水果摊上买香蕉，大多数香蕉的皮都是青绿中泛着些许的黄色，这就是生香蕉，青绿色越重，越生；随着香蕉皮颜色转黄，香蕉会一点点变熟；直到香蕉皮表面出现些许黑色斑点，香蕉才算真正熟了。黑色斑点越多，香蕉也就越熟，其药用价值也就相应地越高。

痔疮

人体直肠末端黏膜下和肛管皮肤下静脉丛发生扩张和屈曲所形成的柔软静脉团，称为痔，又称痔疮、痔核等。以20～40岁的人为多见，并随着年龄的增长而逐渐加重。痔疮包括内痔、外痔、混合痔，是肛门直肠底部及肛门黏膜的静脉丛发生曲张而形成的一个或多个柔软的静脉团的一种慢性疾病。

中医临床上将痔疮分为风伤肠络、湿热下注、气滞血瘀、脾胃虚弱4个证型。治疗时应以行气活血，逐瘀通络为主。

另外，妇女在围生期也易发生痔疮疾患。孕妇大便时出血，或伴有块物脱出，血色鲜红，或觉肛门坠胀、瘙痒，或大便秘结，或小便困难，严重时局部肿痛，甚至面色苍白、倦怠乏力。这种痔疮有个专用名词，称为“围生期痔疾”。此病需要孕妇平时注意饮食，多食水果蔬菜，不吃刺激性食物，保持大便通畅。本病的防治偏方秘方如下。

地榆槐花饮

地榆炭、槐花各30克，蜂蜜20毫升。将地榆炭、槐花洗净，入锅，加适量水，大火煮沸，改小火煎煮30分钟，去渣取汁，待药汁转温后调入蜂蜜，拌匀即成。上午、下午分别服用。清热凉血，止血。适用于热伤肠络型痔疮，对痔疮便血者尤为适宜。

蒲公英汤

鲜蒲公英100～200克。水煎取药汁。每日1剂，分2次服用。消炎止血。适用于气滞血瘀型痔疮，症见便血色红、肛门滴血或喷射。

归芎益母饮

益母草50克，当归30克，川芎10克。将益母草、当归、川芎放入锅中，加水煎汤，去渣取汁即成。代茶频频饮用。行气活血，调经止痛。适用于气血瘀滞型痔疮，对痔疮患者肛门坠胀疼痛明显及兼有月经不调、闭经、痛经者尤为适宜。

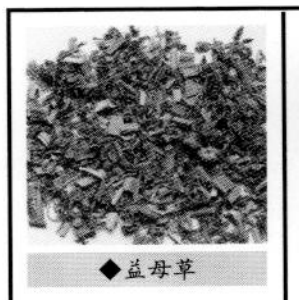
◆益母草

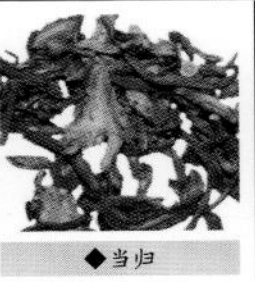
◆当归

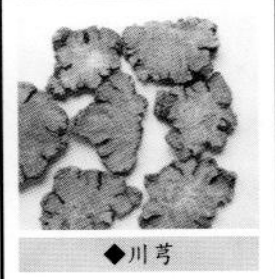
◆川芎

鱼腥草生山楂饮

鱼腥草20克，生山楂、白糖各10克。将鱼腥草、生山楂洗净，入锅，加适量水煎煮30分钟，去渣取汁，待药汁转温后调入蜂蜜，搅匀即成。代茶饮。清热解毒，凉血止血。适用于热伤血络型痔疮，对痔疮患者肛门肿痛明显者尤为适宜。

仙鹤草猪大肠煎

仙鹤草鲜根100克，猪大肠200克，盐少许。将仙鹤草鲜根、猪大肠分别洗净，放入锅内，加入凉水2500毫升，而后放入少量盐，沸后用小火炖，直到猪大肠炖熟，锅内留水约500毫升。早、晚2次连汤一起服完，每日1剂。消炎止血。适用于内痔、混合痔，证属风伤肠络型，大便带血，血色鲜红，无明显肿痛。

木瓜牛奶

木瓜（1/4个）、冰块各100克，鸡蛋黄1个，白砂糖35克，牛奶220毫升。将木瓜去皮、籽后，切成小块。木瓜、鸡蛋黄、白砂糖、牛奶一起放入粉碎机中，一边粉碎，一边倒入冰块，约1分钟即成。上午、下午分别服用。清热利湿，益气健脾。适用于湿热下注型直肠脱垂，对伴体质虚弱者尤为适宜。

马齿苋黄连饮

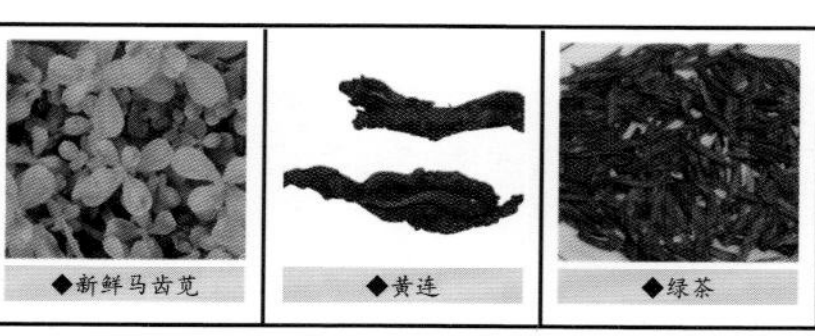
◆新鲜马齿苋　◆黄连　◆绿茶

新鲜马齿苋100克，黄连5克，绿茶10克。将新鲜马齿苋拣去杂质后洗净，切成小段，与黄连一同放入纱布袋中，扎住袋口，再与绿茶同入沙锅，加水浓煎2次，每次20分钟，合并两次煎液即成。代茶，频频饮用。清热化湿，解毒止血。适用于湿热下注型痔疮便血。

知柏败酱草蜜饮

知母、黄柏各10克，败酱草20克，蜂蜜30毫升。将知母、黄柏、败酱草洗净，入锅，加适量水，大火煮沸，小火煎煮30分钟，去渣取汁，待药汁转温后调入蜂蜜，搅匀即成。上午、下午分别服用。清热化湿，凉血解毒。适用于湿热下注型直肠脱垂。

参芪升麻大枣饮

党参15克，黄芪30克，升麻10克，大枣10枚。将党参、黄芪、升麻、大枣洗净，入锅，加适量水，大火煮沸，改小火煮沸40分钟，去渣取汁即成。上午、下午分别服用。补中益气，升提固脱。适用于脾虚气陷型直肠脱垂。

马齿苋车前草蜜汁

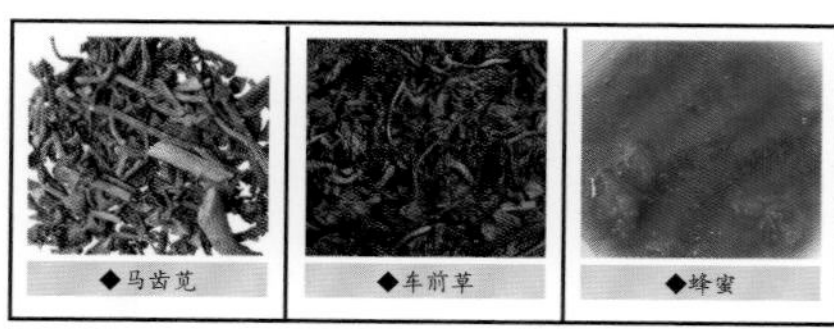
◆马齿苋 ◆车前草 ◆蜂蜜

马齿苋60克，车前草30克，蜂蜜20毫升。将马齿苋、车前草洗净，入锅，加适量水，煎煮30分钟，去渣取汁，待药汁转温后调入蜂蜜，搅匀即成。上午、下午分别服用。清热化湿。适用于湿热下注型痔疮。

润肠消痔汤

槐角、黄柏、赤芍、泽泻各9克，地榆、知母、瓜蒌子各10克（打碎），生地黄12克，防风4.5克。水煎取药汁。口服，每日1剂。清热利湿，润肠消痔。适用于湿热下注型围生期痔疾。

云南白药方

云南白药、75％乙醇各适量。取以上2味调和成均匀糊状，备用。敷于患处，每日用药1次。止血止痛。适用于血栓外痔。

四物汤

当归、地榆、白芍各9克，生地黄15克，何首乌12克，杜仲、桑寄生各10克。水煎取药汁。口服，每日1剂。理气和血，润肠消痔。适用于气血阻滞型围生期痔疾。

黄芪汤

黄芪30克，党参20克，升麻10克。水煎取药汁。每日1剂，分2次服用。益气固脱。适用于小儿直肠脱垂，属虚证，肛门坠胀疼痛不显。

归尾赤芍蜜饮

当归尾、川芎各10克，赤芍12克，白芍、皂角刺15克，蜂蜜20毫升。将当归尾、赤芍、白芍、川芎、皂角刺洗净，入锅，加水煎煮2次，每次30分钟，合并滤液，待滤液转温后调入蜂蜜，搅匀即成。上午、下午分别服用。行气活血，化瘀通络。适用于气血瘀滞型痔疮，对痔疮患者便血、肛门坠胀疼痛者尤为适宜。

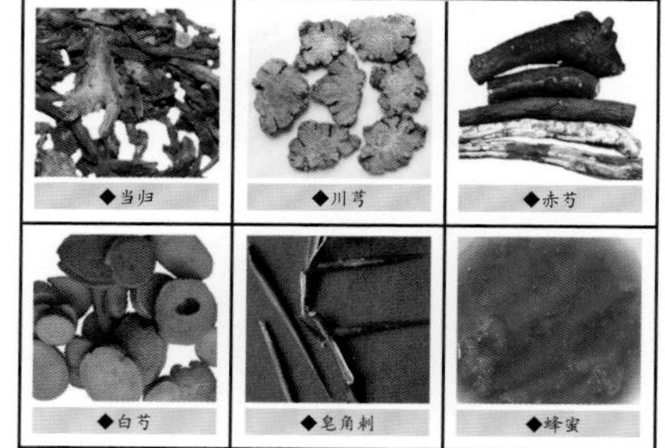
◆当归 ◆川芎 ◆赤芍 ◆白芍 ◆皂角刺 ◆蜂蜜

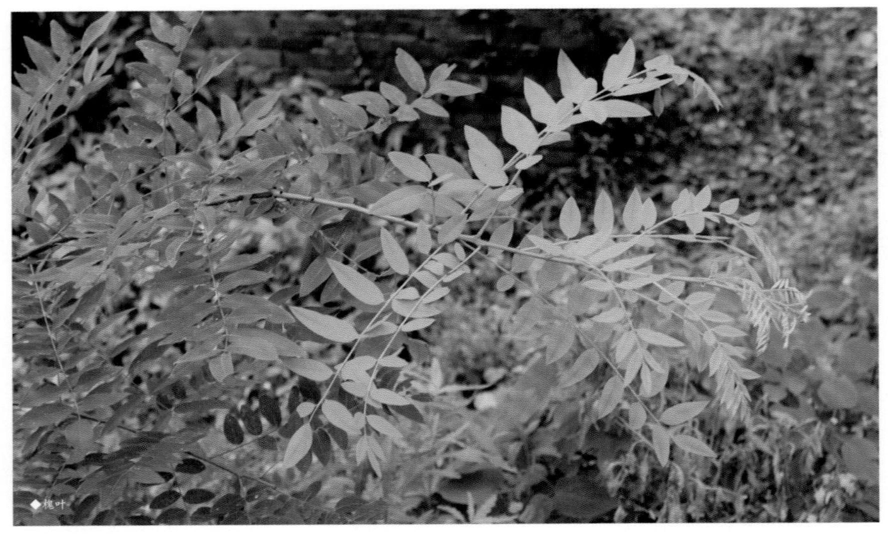
◆槐叶

槐叶饮

槐叶15克。取嫩槐叶蒸熟，晒干；用沸水冲泡。代茶饮，每服15克，每日1剂。清热凉血，止血。适用于围生期痔疾。

二黄槐角饮

槐角15克，黄芩12克，黄柏10克。水煎取药汁。代茶饮，每日1剂。清热利湿，活血祛风，润燥。适用于湿热之围生期痔疾。

木槿花饮

鲜木槿花60克（干品9克）。木槿花加水煎汤，去渣取汁。不拘时代茶饮，每日1剂。清热利湿凉血。适用于围生期痔疾。

金针菜糖饮

金针菜100克，红糖适量。将以上2味加水煎汤，去渣取汁。每日早晨代茶饮，连用数日。清热利尿，养血平肝。适用于围生期痔疾。

木耳芝麻饮

黑木耳、黑芝麻各60克。取以上2味，1份炒熟，1份生用；每次取生熟混合物共15克，沸水冲泡15分钟。代茶频饮，每日1～2剂。凉血止血，润肠通便。适用于围生期痔疾。

胶艾四物汤

阿胶（烊冲）、当归、六神曲各9克，艾叶、火麻仁各6克，白芍、地榆各10克，熟地黄、何首乌各12克，炙甘草3克。水煎取药汁。口服，每日1剂。养血润肠，通便消痔。适用于血虚肠燥型围生期痔疾。

八珍汤

党参、地榆、茯苓、菟丝子各12克，黄芪15克，白术、当归、白芍、熟地黄、阿胶（烊冲）、瓜蒌仁（打碎）、补骨脂、杜仲各10克。水煎取药汁。口服，每日1剂。补气养血，通便消痔。适用于气血虚弱型围生期痔疾。

鸡冠花地榆饮

鸡冠花、地榆各15克，仙鹤草6克。水煎取药汁。代茶饮，每日1剂。活血润燥。适用于围生期痔疾。

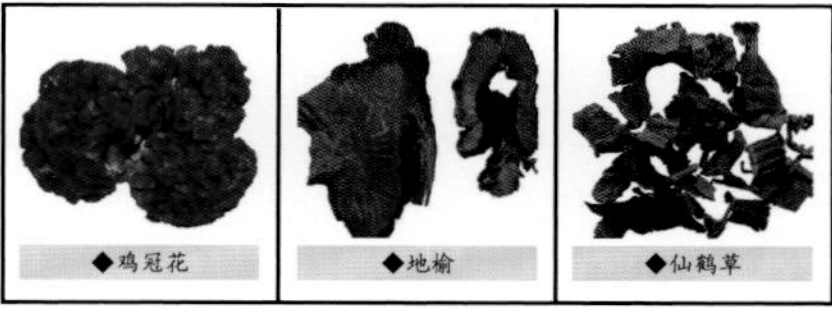
◆鸡冠花 ◆地榆 ◆仙鹤草

养生知识

痔疮有哪些危害

痔疮的危害主要体现在以下5点：

1. 痔疮发病到一定程度，或者在特殊情况下，易出血，患者会出现便血，长期便血可导致贫血。

2. 便血或者肛周坠胀是痔疮的症状，但它们也是一些肠道肿瘤的特征，所以，一些人容易把肠道肿瘤误认为是痔疮，麻痹大意，延误肠道肿瘤的最佳治疗时机。

3. 痔疮痔核露在肛门外，分泌物增多，诱发肛门瘙痒症或肛门湿疹，女性患者甚至还会引起妇科疾病。

4. 痔疮是长在肛门外的球状物，堵塞肛门，大肠道内的气体排出不通畅，容易使废气憋在人体肠道里面，从而导致小腹胀气。

5. 便秘是诱发痔疮的重要原因，可是痔疮反过来，也会加重便秘症状。

肛裂

肛裂是因为强行排硬便而造成的肛门外伤。其原因主要是粪便干结，硬性通过肛管时擦伤肛管皮肤，撕裂肛管造成的。肛门上皮与直肠黏膜不同，伸缩性小，大便干燥，排便时容易受刺激，被擦伤。它是一种常见的肛肠疾病，约占肛肠病的15%，好发于青壮年，女性多于男性。肛裂的典型症状是疼痛与便血。早期的肛裂只需要改善日常生活习惯就能治愈。但因为是在排便通道口肛门处受伤所以排便时容易使伤口扩大，伤口也就不容易愈合了。再加上持续便秘，大便干燥，致使最初很浅的伤口渐渐加深。本病的常见防治偏方秘方如下。

四物火麻仁蜜饮

当归、熟地黄各15克，生地黄12克，火麻仁30克，蜂蜜适量。将当归、生地黄、熟地黄、火麻仁洗净，同入锅中，加适量水，煎煮2次，每次30分钟，合并滤液，待药汁转温后，调入蜂蜜，搅匀即成。上午、下午分别服用，对大便干燥者尤为适宜。养血润肠通便。适用于血亏肠燥型肛裂。

生地槐花饮

生地黄15克，槐花10克，地榆炭12克，蜂蜜适量。将生地黄、槐花、地榆炭洗净，入锅，加适量水，煎煮2次，每次30分钟，合并滤液，待滤液转温后调入蜂蜜即成。上午、下午分别服用。清热凉血，止血润肠。适用于热结肠燥型肛裂，对肛裂便血明显者尤为适宜。

生首乌蜂蜜饮

生何首乌30克，蜂蜜20毫升。将生何首乌洗净后晒干（或烘干），研末，调入蜂蜜，拌和均匀即成。上午、下午分别服用。养血，润肠，通便。适用于血亏肠燥型肛裂。

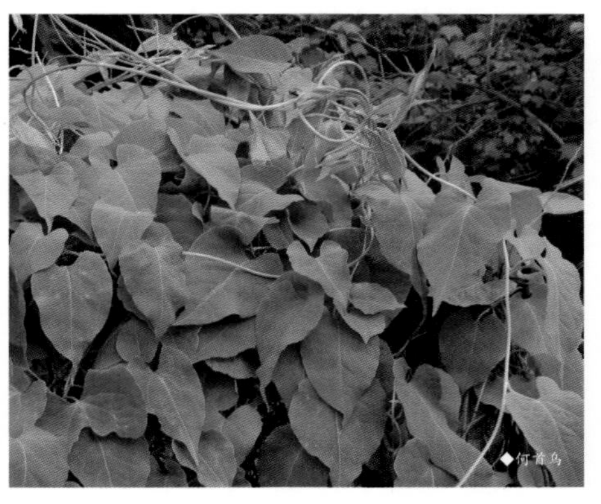
◆何首乌

归地黄芩鸡冠花饮

生地黄12克，当归、黄芩、鸡冠花各10克，蜂蜜20毫升。将当归、生地黄、黄芩、鸡冠花同入锅中，加适量水，煎煮2次，每次30分钟，合并滤汁，待滤汁转温后调入蜂蜜即成。上午、下午分别服用。清热凉血，止血润肠。适用于热结肠燥型肛裂。

忍冬藤连翘汤

忍冬藤、天冬、麦冬、玄参、生栀子、生地黄各9克，连翘12克，黄连、生甘草、莲子心各1.5克，灯心草3克，绿豆30克。上药加水，浸泡40分钟，然后煎2次，混合两煎所得药汁，再加火浓缩至100毫升，备用。每次30毫升，每日2～3次。清热解毒，润肠通络。适用于肛裂。

白及蜂蜜膏

白及150克，蜂蜜10毫升。白及加水煎煮，煮至药汁浓稠，除去白及，将药汁以小火煮至膏状，离火，再加入煮沸的蜂蜜，调匀，装瓶备用。将药膏搽涂患处，每日1次。泻火凉血，活血化瘀。适用于肛裂。

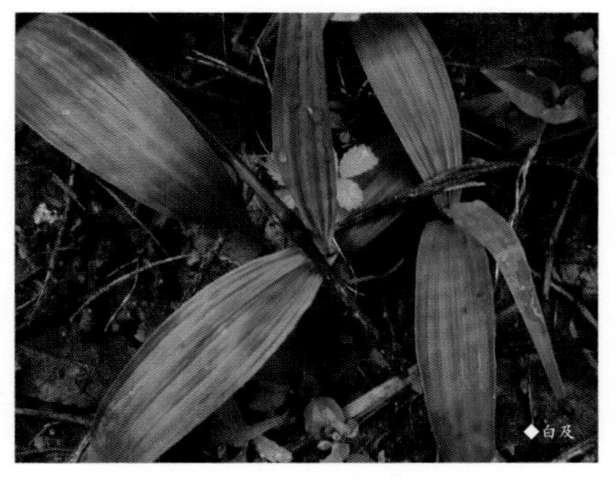
◆白及

决明子黄连饮

决明子30克，黄连3克，绿茶2克。将决明子、黄连洗净，与绿茶一道放入大号杯中，用沸水冲泡，加盖闷10分钟即成。代茶频用，可冲泡3～5次，当日饮完。清热凉血，止血润肠。适用于热结肠燥型肛裂。

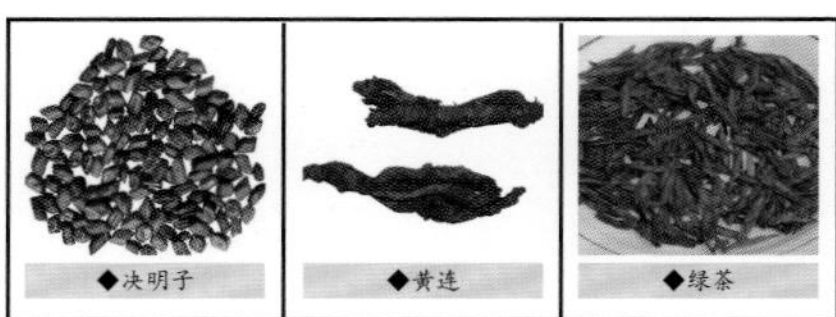
◆决明子 ◆黄连 ◆绿茶

养生知识

预防肛裂该怎么办

预防肛裂，首要的任务是保持大便通畅，不便秘。预防便秘最简单的方法就是多喝水，每日喝水至少要在1500毫升，夏天、干重体力活时则更要多喝一些。

一些人如厕排便时喜欢看书看报，无形中会导致下蹲和排便时间延长，容易造成肛门直肠内瘀血而诱发疾病。这种坏习惯一定要改正。

排便时一定不要用力过猛，这样容易使直肠肛门和盆底肌肉增加不必要的负担，会导致局部瘀血，从而导致肛裂的发生。

肛 瘘

肛瘘为肛周与肛管或直肠相通的慢性瘘管，又称肛门直肠瘘，多为肛腺感染化脓后所遗留的腔道。肛瘘以肛周流脓水、肿痛、瘙痒为主要临床表现，继发感染时，可出现恶寒发热、口渴便秘等全身症状；肛周局部常可见有一个或多个溃口，并可触及索状或大片硬结组织。本病治疗以手术为主，食疗等自我治疗方法对肛瘘有辅助治疗作用，可改善流脓水、肿痛、瘙痒临床症状及协助控制肛瘘继发感染。

本病的防治偏方秘方如下。

蒲公英苦参蜜饮

蒲公英30克，苦参、地榆各15克，川芎10克，蜂蜜适量。将蒲公英、苦参、地榆、川芎洗净，入锅，加适量水煎煮40分钟，去渣取汁，待药汁转温后调入蜂蜜，即成。上午、下午分别服用。清热解毒，利湿消肿。适用于湿毒内蕴型肛瘘。

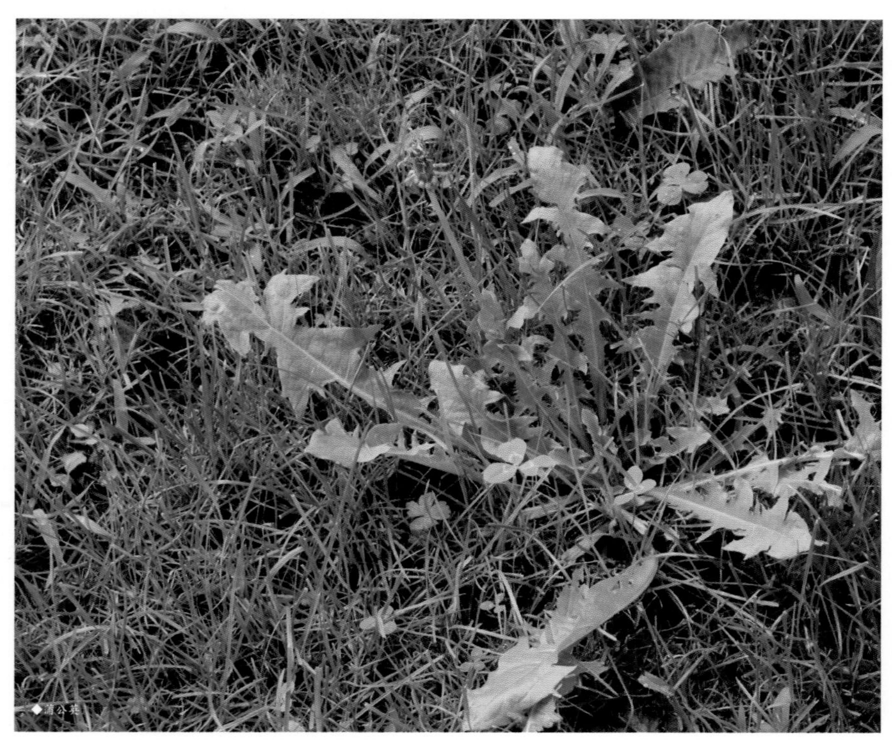

◆蒲公英

百合银花饮

百合30克，金银花20克，冰糖适量。将百合、金银花、冰糖同放入沙锅中，加水1000毫升，煎沸5分钟，凉后取汁即成。代茶频频饮用。清热利湿，养阴托毒。适用于阴液亏虚型肛瘘，对口干口渴、舌红少津明显者尤为适宜。

女贞桑椹煎

女贞子、制何首乌各12克，桑椹15克，墨旱莲10克。将女贞子、桑椹、制何首乌、墨旱莲洗净，放入沙锅中，加适量水，大火煎沸，然后改用小火煎30分钟，滤汁；再将药渣加适量水，煎煮25分钟，滤取汁液，合并两次汁液。上午、下午分别服用。养阴清热，利湿托毒。适用于阴液亏虚型肛瘘。

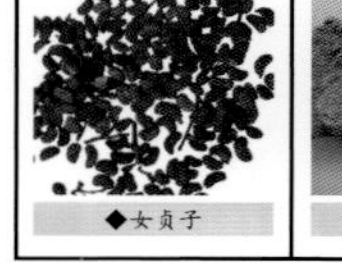
◆女贞子

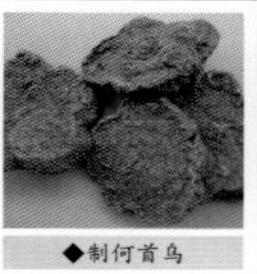
◆制何首乌

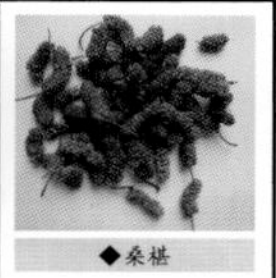
◆桑椹

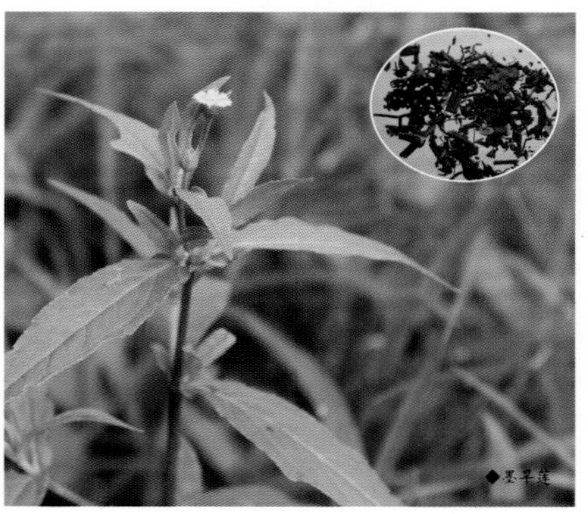
◆墨旱莲

生黄芪煎

生黄芪60～150克。水煎取药汁。每日1剂，分2次服用。益气托毒。适用于气血不足型肛瘘，症见病程较长、外口皮色暗淡、脓液清稀、形瘦乏力。

养生知识

肛瘘患者的饮食宜忌

肛瘘的发生多是湿热郁结所致，所以油腻生湿热的食物应有所节制，而清淡并含有丰富维生素的食物宜多食，如冬瓜、丝瓜、绿豆、萝卜等。

肛瘘长久不愈，必然会影响体质，导致身体发虚，所以患者在日常饮食中宜吃富含蛋白质类的食品，如牛肉、瘦猪肉、蘑菇等。

酒、葱、辣椒等辛辣刺激性的食物，肛瘘患者一定要忌食。鱼、虾、蟹等发物也应忌食。

脂肪肝

脂肪肝是因脂质在肝内的堆积所致。根据肝细胞内脂滴大小不同，又可分为大泡型脂肪肝和小泡型脂肪肝两大类。造成脂肪肝的原因很多，肥胖是一个重要原因，营养素摄入不足也会引起脂肪肝。酗酒、糖尿病、肝炎患者吃糖过多等原因都会引起脂肪肝。临床主要症状为短期内体重迅速增加，食欲亢进，肢体沉重，大便溏，甚则黏滞不爽，脉沉或沉滑，舌质偏暗，苔多见白腻。治疗时宜清热利湿、行气活血、化痰降浊，疏肝利胆。本病的防治偏方秘方如下。

参芪茵陈汤

丹参、黄芪、茵陈各30克，柴胡、当归、鸡血藤各15克，白术、牛膝、泽泻、山楂、枸杞子、淫羊藿、枳壳、黄皮各10克，生大黄（后下）9克。水煎取药汁。每日1剂，分2次服用，连服2～4个月。健脾补肾，活血通络，行气化湿。适用于脂肪肝。

降脂益肝汤

泽泻20～30克，生何首乌、草决明、丹参、黄精各15～20克，生山楂30克，虎杖12～15克，大荷叶15克。水煎取药汁。每日1剂，分2次服用，连服4个月为1个疗程。清热利湿，活血化瘀。适用于脂肪肝。

人参枸杞子饮

人参2克，枸杞子30克，粟米100克。将人参晒干或烘干，研成极细末，备用。将粟米和枸杞子淘洗干净，放入沙锅，加适量水，先用大火煮沸，再改用小火煨煮40分钟，待粟米粥将熟时调入人参细末，搅匀即成。代茶饮，可连续冲泡3～5次，当日饮完。降脂降压。适用于肝肾阴虚型脂肪肝。

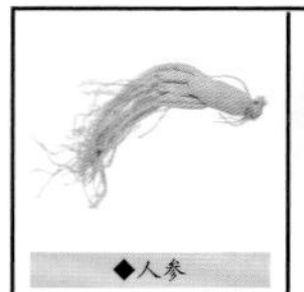
◆人参

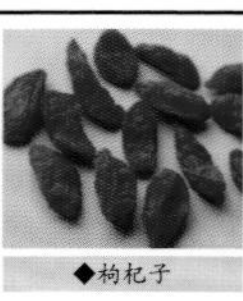
◆枸杞子

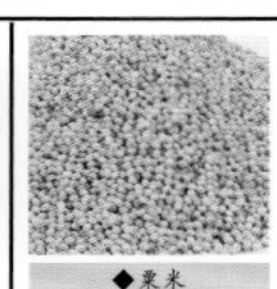
◆粟米

祛湿化痰复肝汤

茵陈、豆蔻、厚朴花、泽兰叶、郁金、金钱草、草决明、生槐花各15克，土茯苓20克，生薏苡仁、山楂肉、丹参各30克。水煎30分钟，去渣取药汁。每日1剂，分2次服用。祛湿化痰，平肝活血。适用于脂肪肝。

平肝活血复肝汤

山楂肉、草决明各30克，丹参20克，乌梅、夏枯草、生槐花、板蓝根各15克，赤芍、当归、郁金、苦参、半枝莲、枯白矾各10克，土茯苓、连翘各12克，青黛6克。水煎40分钟，去渣取药汁。每日1剂，分2次服用。平肝解郁，活血消瘕。适用于脂肪肝。

青皮红花饮

青皮、红花各10克。将青皮、红花去杂质，洗净，青皮晾干后切成丝，与红花同入沙锅，加水浸泡30分钟，煎煮30分钟，用洁净纱布过滤，去渣取汁即成。代茶饮，可连续冲泡3～5次，当日饮完。疏肝解郁，行气活血。适用于肝郁气滞型脂肪肝。

陈皮决明子饮

陈皮10克，决明子20克。将陈皮拣去杂质，洗净后晾干或烘干，切碎，备用。将决明子洗净，敲碎，与切碎的陈皮同放入沙锅，加水浓煎2次，每次20分钟，过滤，合并2次滤汁，再用小火煨煮至300毫升即成。代茶饮，可连续冲泡3～5次，当日饮完。燥湿化痰，清肝降脂。适用于肝郁气滞型脂肪肝。

决明降脂饮

生草决明子、茯苓、忍冬藤、薏苡仁各10～15克，荷叶、菊花、泽泻各10～12克，玉米须10克。上药共置沙锅内，加适量清水置中火上煎煮，取400毫升药汁。代茶饮。每日1剂，每日2次，连服1～12个月。降脂化瘀。适用于脂肪肝。

绞股蓝银杏叶饮

绞股蓝10克，银杏叶12克。将绞股蓝、银杏叶分别洗净，晒干或烘干，共研细末，一分为二，装入绵纸袋中，封口挂线，备用。每袋可冲泡3～5次。每日2次，每次1袋，冲泡代茶饮用。降脂活血。适用于脂肪肝。

泽泻虎杖饮

泽泻、虎杖各10克，大枣10枚，蜂蜜适量。将大枣用温水浸泡30分钟，去核后连浸泡水同放入大碗中，备用。将泽泻、虎杖洗净后入锅，煎煮2次，每次30分钟，合并两次滤汁，倒入沙锅，加入大枣及其浸泡液，用小火煨煮15分钟，煎液至300毫升，兑入蜂蜜，拌匀即成。代茶饮，可连续冲泡3～5次，当日饮完。化痰除湿，清热降脂。适用于痰湿内阻型脂肪肝。

丹参山楂饮

丹参、山楂各15克。将丹参、山楂洗净，晒干或烘干，研成粗末，充分混匀后一分为二，装入绵纸袋中，封口挂线，备用。代茶饮，每日2次，每次1袋，放入杯中，用沸水冲泡，加盖闷15分钟即可频频饮用，一般每袋可连续冲泡3～5次。活血化瘀，护肝降脂。适用于气滞血瘀型脂肪肝。

姜黄陈皮绿饮

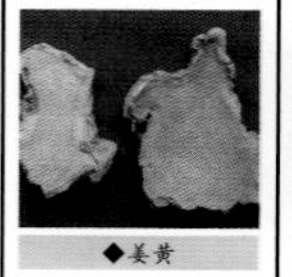
◆姜黄

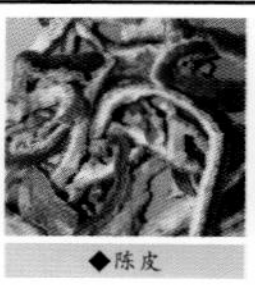
◆陈皮

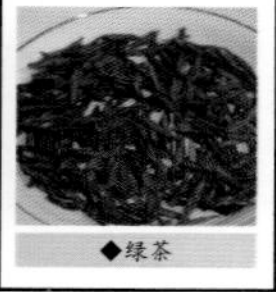
◆绿茶

姜黄、陈皮各10克，绿茶3克。将姜黄、陈皮洗净，晒干或烘干，姜黄切成饮片，陈皮切碎，与绿茶共研粗末，一分为二，装入绵纸袋中，封口挂线，备用。代茶饮，每次取1袋，放入杯中，用沸水冲泡，加盖闷15分钟即可频频饮用，一般每袋可连续泡3～5次，当日饮完。活血行气，散瘀降脂。适用于气滞血瘀型脂肪肝。

养生知识

预防脂肪肝

随着人们生活水平的提高，脂肪肝的发病率也越来越高，平均发病率超过20%。那么该如何预防脂肪肝呢？请注意以下几点。

1. 吃得科学。日常少吃高热量、高脂肪、高胆固醇的食物，如甜食、鸡蛋黄、肥肉、动物内脏、鱿鱼等；可选择性地多吃一些蔬菜和水果，如冬瓜、萝卜、菠菜、芹菜、茄子、苦瓜、白菜、西瓜、苹果、香蕉等。

2. 禁酒或少饮酒。乙醇需要在肝脏中分解，酒足饭饱是产生脂肪肝的重要原因之一。对患有脂肪肝的人来说，应该禁酒。

3. 多运动。人体脂肪代谢过少，脂肪肝就易形成，消耗人体脂肪的最佳方式就是运动，如跑步、散步、打球等。

4. 控制体重。大部分脂肪肝患者的体重都超标，所以这些人应该减肥。

5. 形成良好的生活习惯。好习惯是健康的基础。例如，饭后切忌马上躺倒，也忌坐着不动。

病毒性肝炎

肝炎即指肝脏发炎。病因不同，肝炎的类型也不同。日常生活中，人们最常见的肝炎类型为病毒性肝炎，简称肝炎。病毒性肝炎是由肝炎病毒引起，可分为甲、乙、丙、丁、戊5型，传染性较强，传播途径复杂，发病率较高。其中，乙、丙、丁3型病毒性肝炎易演变成慢性，或发展为肝硬化，并可能发展至癌变。

乙型病毒性肝炎简称乙肝，指人体的肝脏感染乙型肝炎病毒（HBV），并在肝细胞内进行复制，造成肝细胞的损伤，使肝脏失去正常功能。主要症状是肝脏肿大，肝区胀痛、隐痛、恶心、呕吐、厌油腻、食欲不振、体倦乏力、尿黄、眼黄（黄疸）。我国是世界上乙肝高发国家，而广东省又是我国发病率最高的地区。

根据病情发展的快慢，病毒性肝炎还可以分为急性和慢性两种。急性病毒性肝炎发病较急，患者持续几日以上出现乏力、食欲减退、恶心等症状，肝大并有压痛、肝区叩击痛，部分患者可有轻度脾大。根据患者黄疸的有无、病情的轻重，临床上分为急性黄疸型肝炎和急性无黄疸型肝炎两种。急性肝炎病程超过半年以上，通常会转为慢性肝炎。

病毒性肝炎属于中医“黄疸”“胁痛”“郁证”等范畴，治疗时宜清热利湿，调理气血，健脾和胃。本病的防治偏方秘方如下。

茵陈栀子汤

枳实、竹茹、茯苓各12克，半夏、栀子各9克，陈皮、甘草各6克，板蓝根、丹参各20克，茵陈24克。水煎取药汁。每日1剂，分2次服用。清热利湿，解毒化瘀。适用于急性病毒性肝炎，湿热中阻型。

解毒化瘀保肝汤

蒲公英、白花蛇舌草各20克，板蓝根、丹参各15克，红花5克，郁金、茜草、栀子各10克。水煎取药汁。每日1剂，分2次服用。清热解毒，活血化瘀。适用于急性黄疸型肝炎及急性无黄疸型肝炎，瘀毒蕴结型。

茵陈平胃汤

茵陈50克，栀子、黄柏、苍术、茯苓、陈皮、川厚朴、炒麦芽各15克，生甘草5克。上药加水煎2次，滤液合并，浓缩至150毫升。每日1剂，分2次服用，每次服用75克，小儿酌减。清热利湿，利胆退黄，健脾和胃。适用于急性黄疸型肝炎，湿热熏蒸、损伤脾胃型。

阳黄茜草汤

茵陈20～150克，栀子、茜草各5～20克，枳壳、白茅根各10～15克，鸡内金5～15克，金银花10～30克，茯苓15～20克。上药加水煎2次，每煎取药汁150毫升，共取药汁300毫升。每日1剂，分2次服用。清热解毒，利湿退黄，理气化瘀。适用于急性黄疸型肝炎。

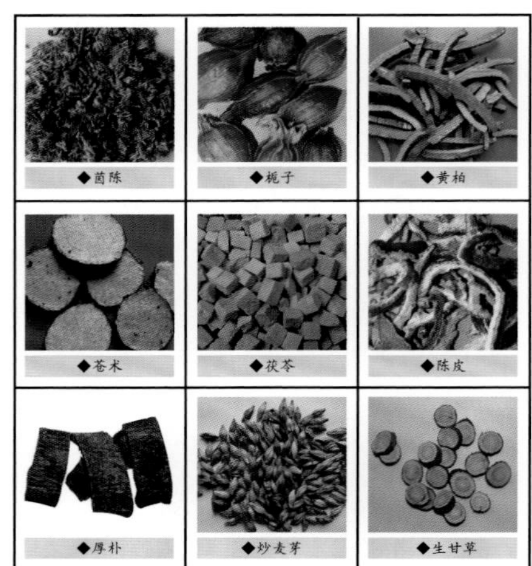
◆茵陈 ◆栀子 ◆黄柏 ◆苍术 ◆茯苓 ◆陈皮 ◆厚朴 ◆炒麦芽 ◆生甘草

茵陈柴金汤

茵陈、白花蛇舌草各30克，柴胡9克，云茯苓、猪苓、郁金、厚朴各12克。水煎取药汁。每日1剂，分2次服用。清热利湿，疏肝利胆。适用于急性病毒性肝炎，湿热交蒸、熏蒸肝胆型。

柔肝健脾汤

黄芪、茯苓各20克，党参、当归、白芍、五味子、虎杖、白术、白花蛇舌草各15克，柴胡、木香（后下）、炙甘草各10克，生薏苡仁30克。上药加水煎2次，混合两煎所得药汁。每日1剂，分早、晚服用，1个月为1个疗程。扶正祛邪，健脾柔肝，清热解毒。适用于乙肝“大三阳”，症见胁痛、肝区压痛、纳差、恶心、全身乏力、尿黄，或出现黄疸。

茵陈败酱草汤

茵陈、败酱草各30～90克，板蓝根20克，焦白术12克，猪茯苓、紫丹参、车前子各15克，泽泻10克，炒麦芽30克，大黄5克。水煎取药汁。每日1剂，分2次服用。清热解毒，利胆退黄。适用于急性肝炎，湿热蕴结型。

赤芍茵黄汤

赤芍60克，大黄（后下）、金钱草各30克，茵陈15克，川厚朴、枳壳各12克，当归、甘草各9克。上药（大黄除外）加水500毫升，煎至一半，下大黄。每日1剂，饭后顿服。清热解毒退黄。适用于黄疸型肝炎，湿热中阻型。

清热利湿退黄汤

茵陈、板蓝根、丹参、七叶一枝花各30克，栀子、郁金、连翘、泽兰叶、豆蔻、藿香、佩兰叶各10克，黄柏20克，白茅根、车前子各15克。上药大火沸煎20分钟，去渣取药汁。每日1剂，分2次服用。清热利湿。适用于急性黄疸型肝炎、中毒性肝炎。

黄贯虎金汤

黄芪、蒲公英、山楂各30克，虎杖25克，党参、丹参各20克，当归、白术、郁金各15克，贯众、柴胡、大黄（后下）各10克，炙甘草6克，三七粉（冲）3克。上药加水煎2次，混合两煎所得药汁。每日1剂，分上午、下午服用，3个月为1个疗程。扶正，解毒，祛湿。适用于慢性迁延性乙肝、慢性活动性乙肝。

茵陈黄花汤

茵陈30克，黄花、丹参各20克，白茅根、牡丹皮、五味子、当归各15克，鸡内金、云茯苓、川楝子、郁金、甘草各10克。水煎取药汁。每日1剂，分2次服用，小儿用量酌减。益气化湿，疏肝活血。适用于病毒性肝炎，肝郁脾虚、湿热内蕴、血瘀内阻型。

柴胡三石解毒汤

柴胡、淡竹叶、黄芩各10克，茵陈、土茯苓、滑石、凤尾草各12克，七叶一枝花、寒水石、生石膏、金银花各6克。水煎取药汁。每日1剂，分2次服用。清热利湿解毒。适用于急、慢性肝炎，证属湿毒凝结不开。

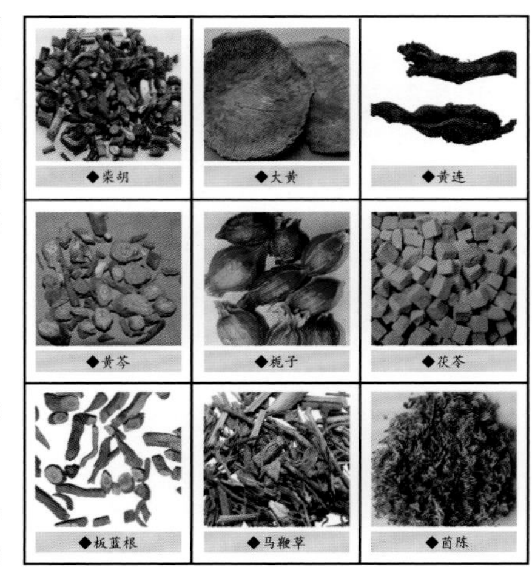
◆柴胡 ◆大黄 ◆黄连 ◆黄芩 ◆栀子 ◆茯苓 ◆板蓝根 ◆马鞭草 ◆茵陈

银菊茵陈汤

金银花、滑石、菊花、茵陈各30克，连翘20克，金钱草50克，栀子、大黄、柴胡、龙胆、淡竹叶、生甘草各10克。水煎取药汁。每日1剂，分2次服用。清热利湿退黄。适用于急性黄疸型肝炎，湿热并重型。

清解化利汤

金钱草、板蓝根、丹参、生山楂、赤芍、泽泻各15～30克，陈皮、云茯苓、车前子各10～15克，红花、甘草各6～10克。水煎取药汁。每日1剂，分3次服用。清热解毒，利湿退黄，活血化瘀。适用于急性黄疸型肝炎，湿热内蕴型。

茵陈板蒲黄汤

茵陈30克，栀子、大黄、柴胡、枳壳、半夏、郁金、车前子各12克，板蓝根、蒲公英各24克。水煎取药汁。每日1剂，分2次服用。清热利湿，疏利肝胆。适用于甲型肝炎，湿热蕴蒸、肝胆郁滞型。

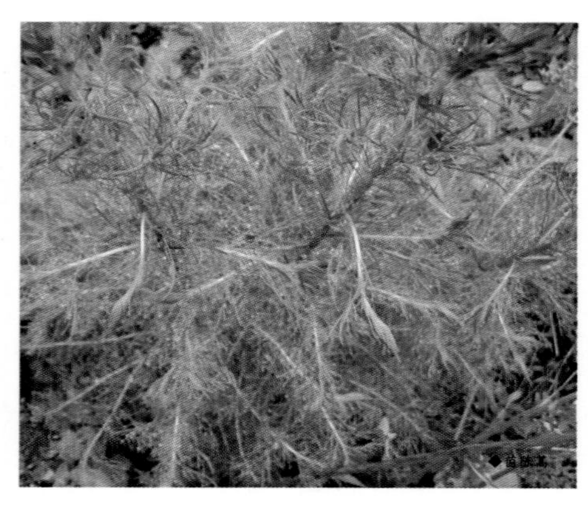

六草四虫汤

败酱草50克，白花蛇舌草、夏枯草、金钱草、车前草各30克，龙胆6克，蜈蚣3条，水蛭、土鳖虫各12克，鳖甲（先煎）15克。上药3煎，混合三煎所得药汁。每日1剂，分早、中、晚服用，3个月为1个疗程。清热解毒祛湿，通络化痰消瘀。适用于乙型病毒性肝炎，症见肝功能及乙肝“两对半”均不正常。

清利滋补肝肾汤

茵陈、丹参各30克，郁金、七叶一枝花、黄柏各10克，豆蔻、山药、女贞子各9克，板蓝根、川续断、菟丝子各15克。上药加水沸煎35分钟，去渣取药汁。每日1剂，分2次服用。清利湿热，滋补肝肾。适用于急性黄疸型肝炎。

健脾泻浊汤

土茯苓、丹参、麦芽各30克，虎杖20克，七叶一枝花、薏苡仁、茯苓、山药各15克，郁金10克，制大黄（后下）6克。上药加水煎2次，混合两煎所得药汁。每日1剂，分上午、下午服用，2个月为1个疗程。健脾解郁，活血化瘀，清热解毒。适用于乙型病毒性肝炎。

柴芩茵陈汤

柴胡、大黄、黄连、黄芩、栀子、茯苓各10克，板蓝根、马鞭草各15克，茵陈30克。水煎取药汁。每日1剂，分2次服用，18日为1个疗程。清热解毒，除湿退黄，健脾益气。适用于急性黄疸型肝炎，湿热蕴结、肝郁胆阻型。

转阴汤

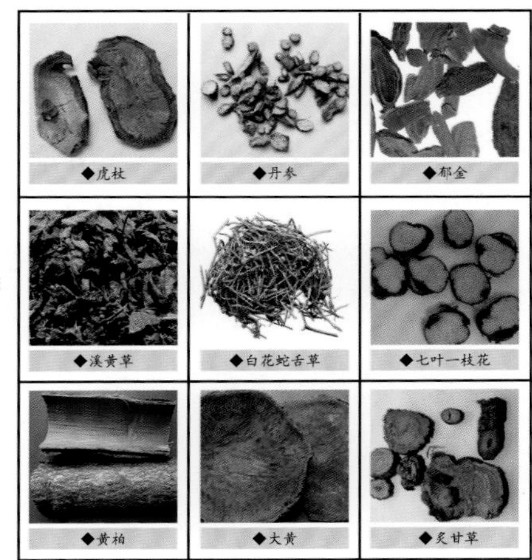

虎杖、丹参、郁金各20克，溪黄草、白花蛇舌草、七叶一枝花各15克，黄柏10克，大黄（后下）、炙甘草各6克。上药加水煎2次，混合两煎所得药汁。每日1剂，分上午、下午服用，2个月为1个疗程。清热解毒，活血祛瘀，健脾和胃。适用于乙型病毒性肝炎HBsAg阳性。

茵陈丹参汤

茵陈、丹参、牡蛎（先煎）、蒲公英各30克，栀子、郁金、柴胡各12克，秦艽20克，山楂15克，大黄、甘草各6克。水煎取药汁。每日1剂，分2次服用。清热利湿，化瘀散结。适用于急性黄疸型肝炎，湿热内蕴、热重于湿型。

扶正祛毒汤

黄芪、党参各25克，猪苓、板蓝根、丹参各20克，白术、鸡内金、淫羊藿各15克，红花12克，苦参10克。上药加水煎2次，混合两煎所得药汁。每日1剂，分上午、下午服用，1个月为1个疗程。扶正祛邪，解毒祛湿。适用于乙型病毒性肝炎，症见肝功能、乙肝五项指标不正常者。

养生知识

为春季预防肝炎支招

春季是肝炎病毒活跃期，这时要特别做好肝炎的预防工作。平时应锻炼身体，增强体质，提高身体的免疫力。注意饮食平衡和卫生，不吃不洁的食物，尤其是熟肉制品、海鲜，吃饭前后要洗手，不喝生水，不吃霉变的食物，防止“病从口入”。另外，还要忌烟、忌酒。与肝炎患者接触后，应该用肥皂和流动水洗手，保护好自己。对于家庭成员中有肝炎患者，餐具一定要消毒，消毒可用84消毒液，也可以用煮沸的方法，沸煮时间在5分钟以上才能杀死肝炎病毒；对不能煮沸或用84消毒液消毒的物品，需要拿到太阳下暴晒4小时以上。另外，也不要与肝炎患者共用毛巾、牙刷、剃须刀等生活用品。现在已有甲肝减毒活疫苗、乙肝疫苗，如果条件允许，应该注射疫苗。

肝硬化

肝硬化是一种常见的由不同病因引起的慢性进行性、弥漫性肝脏疾病。其病理特征为肝细胞变性、坏死、结节性再生，纤维组织增生，假小叶形成，肝结构紊乱，以致影响肝内正常血流，使血液循环瘀滞。治疗时要分清气滞、血瘀、湿热及寒湿的偏盛，分别采取行气活血、破瘀逐水、清热化湿、温化寒湿及健脾利水等法，同时还需注意攻补兼施。本病的防治偏方秘方如下。

黄芪丹参黄精汤

黄芪、丹参各20～30克，黄精、鸡内金（研末冲服）、板蓝根、连翘、败酱草各15～20克，白术、茯苓、郁金、当归、女贞子各12～15克，紫河车（装胶囊吞服）2～5克。水煎取药汁，每日1剂，分2次服用。益气养阴，解毒消积。适用于早期肝硬化。

理气通络利水汤

茵陈20克，丹参、郁金、木通、地龙、七叶一枝花、连翘、白术、柴胡各10克，板蓝根、厚朴各15克，生黄芪、白茅根、王不留行各30克，熟大黄6克。水煎30分钟，去渣取药汁。每日1剂，分2次服用。理气活血，通络利水。适用于肝硬化腹水。

软肝利水汤

丹参、白茅根各60克，猪苓、茯苓各20克，木通、大腹皮、陈皮、莱菔子各10克，茵陈15克，木香6克，甘草3克。上药水煎3次，混合三煎所得药汁，共取浓缩药汁250毫升。每日1剂，分2次服用。行气疏肝，利水活血。适用于肝硬化腹水。

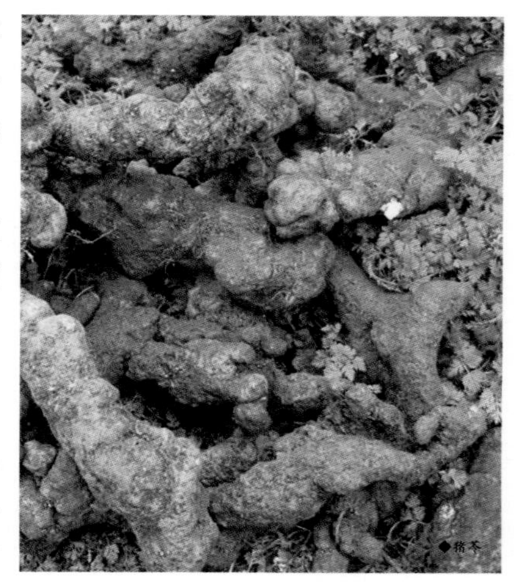
◆猪苓

清热利胆退黄汤

茵陈50克，金钱草、白茅根各30克，郁金、丹参、栀子、大黄、木通各10克，黄柏20克，滑石粉15克。先煮茵陈15分钟，去渣取药汁，再合煮其他的药材30分钟，去渣取药汁；将分煎的药汁混合。每日1剂，分2次服用。清热祛湿，利胆退黄。适用于胆汁性肝硬化。

滋补肝肾治臌汤

生地黄、郁金各10克，山药12克，丹参、石斛各30克，牡丹皮、泽泻、女贞子各9克，楮实子20克，白茅根、车前子、冬瓜皮、山茱萸各15克。水煎60分钟，去渣取药汁。每日1剂，分2次服用。滋补肝肾，利水消臌。适用于肝硬化腹水。

理气除胀治臌汤

柴胡、枳壳、郁金、大腹皮各9克，木香、沉香各6克，丹参、连翘、车前子各15克，厚朴12克，白术、白芍各10克。水煎20分钟，去渣取药汁。每日1剂，分2次服用。疏肝理气，除湿散满。适用于门静脉性肝硬化。

补肾养血汤

盐枸杞子、制巴戟天、制续断、当归、酒白芍、炒枳壳、泽泻、木瓜、萆薢各9克，川厚朴6克，汉防己、云茯苓各12克，北黄芪15克，竹茹30克。水煎取药汁。每日1剂，分2次服用。补肝肾，养气血。适用于肝硬化腹水恢复期。

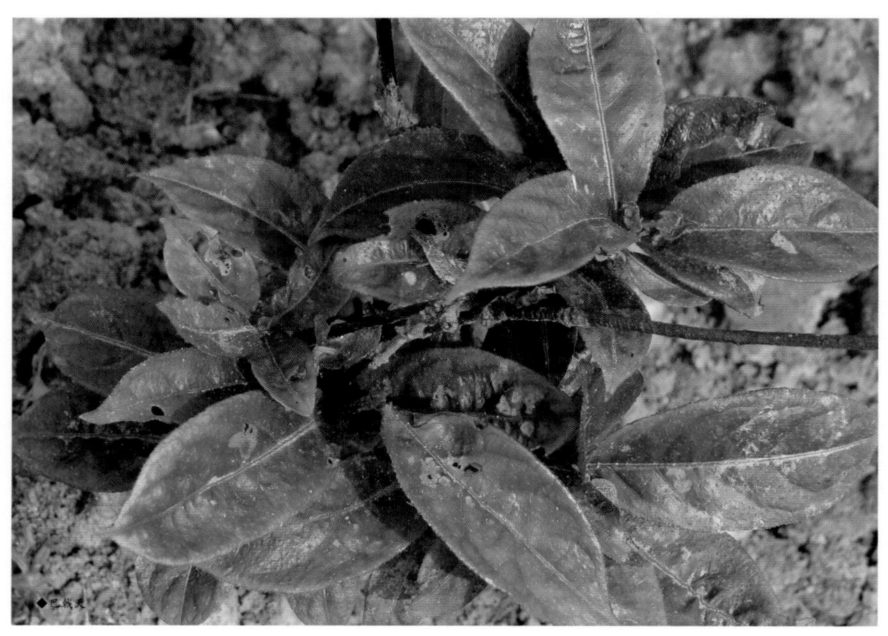
◆巴戟天

苍牛防己汤

苍术、白术、川牛膝、牛膝、防己、大腹皮各30克。上药先用冷水浸泡2小时，浸透后煎煮；煎时以水淹没全药为度，小火煎煮2次，首煎50分钟，煎成后两煎混匀，总量以250～300毫升为宜。饭后2小时服，每日1剂，分2次服用；腹胀严重，不能多进饮食，药后腹满加重者，可少量多次分服，分为4～5次服亦可，但需在每日内服完1剂。健脾疏肝，活血行水。适用于肝硬化腹水。

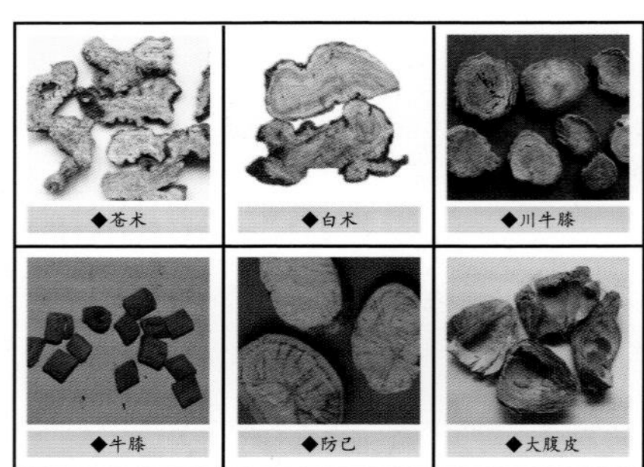
◆苍术 ◆白术 ◆川牛膝
◆牛膝 ◆防己 ◆大腹皮

养生知识

肝硬化患者的禁忌

肝硬化患者在日常生活中需要多休息，才能有利于肝细胞的再生及病情的稳定。但是，肝硬化患者还有许多禁忌，必须牢记于心。

1. 忌滥服药物。肝硬化时，肝功能大大降低，药物在肝内的解毒过程减缓，在体内产生蓄积。凡药三分毒，所以要尽量少用药。

2. 忌酒烟。乙醇对肝细胞有直接伤害，更何况肝脏已经发病。所以，要绝对忌酒。香烟中的尼古丁有收缩血管作用，长期吸烟会使肝脏供血减少，影响肝脏的营养吸收，不利于肝病的稳定。

3. 忌食太多的蛋白质。肝硬化患者补充蛋白质，有利于肝组织恢复和再生。但是，补充蛋白质应有度，切忌太多，不能每日三餐都补，否则会适得其反，产生不良反应。因为过量的蛋白质在体内产生大量的氨，受损肝脏不能及时将氨转化为无毒物质并排出，最终结果可导致肝性脑病。

4. 忌大量吃糖。肝硬化患者若大量地进食糖，会出现肝性糖尿病和脂肪肝，给肝硬化的治疗带来麻烦。

5. 忌食辛辣和太咸的食物。肝硬化常并发胃黏膜糜烂和溃疡病，辛辣食物会使本已受伤的胃黏膜受到刺激，极易造成上消化道出血。食入太多的盐分，容易造成腹水或水肿，因此肝硬化患者必须严格控制盐的摄入量。

6. 忌情绪悲观。悲观的情绪会使人体免疫功能失调，不利于肝硬化的治疗。

食管癌

食管癌是指发生于食管黏膜上基底细胞的恶性肿瘤，为消化道的常见恶性肿瘤之一。食管癌最常见的症状为吞咽困难，早期症状多不明显，有时仅感吞咽食物时不适，有食物停滞感或有噎塞感，随病情发展而发生进行性吞咽困难。中晚期患者伴有前胸后背持续性疼痛，胸骨后有烧灼感，伴发纵隔炎、肺炎，消瘦明显，体重下降，大便秘结，呕吐涎沫，声音嘶哑等症状。食管癌应争取早期发现，早期诊断，早期治疗。现代医学对本病的治疗手段主要有外科手术、放射治疗和化学药物治疗。外科手术切除对早期食管癌疗效较好，术后5年生存率达90%左右。晚期食管癌不宜手术而常采取放射治疗。术后治疗可结合放射治疗、化学药物治疗和中医药综合治疗，可延长患者生存期，缓解临床症状。本病属中医“噎膈”“反胃”“关格”等范畴。本病的防治偏方秘方如下。

地黄茱萸泽泻汤

生地黄15克，山茱萸、泽泻、牡丹皮、山药、白茯苓、牛膝、薏苡仁、鸡内金、麦冬、金石斛各10克，生牡蛎30克。水煎取药汁。每日1剂，分2次服用。养阴补肾，消肿散结。适用于食管癌。

斑蝥蜈蚣红娘散

斑蝥1只，蜈蚣2条，红娘子30克，乌梅、木香、轻粉、土鳖虫各10克，山豆根15克，大枣10枚，黄连6克。上药共研细末。口服，每次6克，每日2次。解毒散结，消肿止痛。适用于食管癌。

白花蛇舌草抗癌汤

白花蛇舌草30克，蒲公英80克，半枝莲12克，山豆根15克，山慈菇、鸦胆子、黄药子、露蜂房各10克，三七参9克，斑蝥（去头足）1克，蟾酥0.5克。水煎取药汁。每日1剂，分2次服用。清热解毒，活血祛瘀，抗癌散结。适用于瘀毒内结型食管癌。

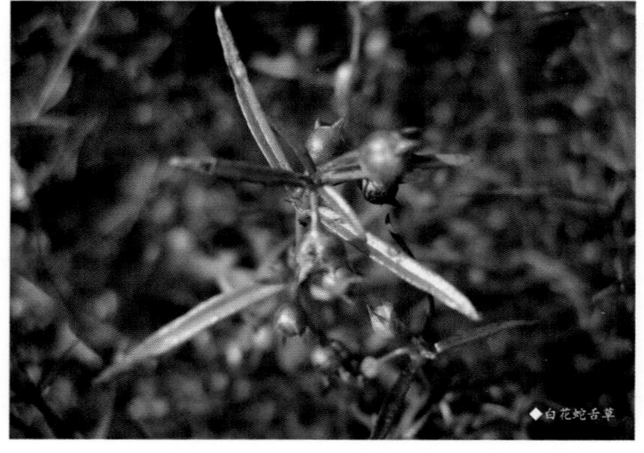
◆白花蛇舌草

硇砂海藻昆布汤

硇砂2.7克，海藻、昆布各15克，草豆蔻9克，乌梅3个，白花蛇舌草20克，半枝莲60克。水煎取药汁。每日1剂，分2次服用。解毒，软坚散结。适用于食管癌。

四汁莲藤汤

韭菜汁、生姜汁、蜂蜜汁、梨汁各适量，鲜竹沥1支，半枝莲、半边莲、藤梨根各30克，旋覆花（包）12克，赭石（先煎）15克，姜半夏、陈皮、佛手、薤白头各10克。水煎取药汁。每日1剂，分2次服用，30剂为1个疗程。降逆和胃，理气化痰。适用于痰湿交阻型食管癌。

僵蚕玄参夏枯草汤

僵蚕、金银花各15克，玄参、麦冬、夏枯草各30克，大枣150克，壁虎5条，甘草、莪术各10克。水煎取药汁。每日1剂，分2次服用。扶正解毒。适用于食管癌。

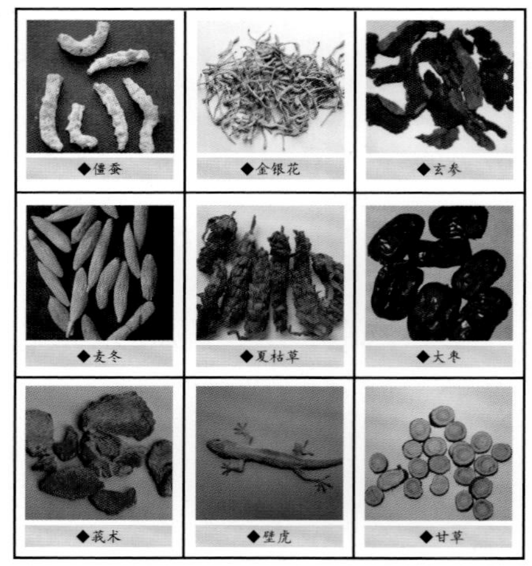

党参双冬山药汤

党参12克，麦冬、天冬、山药各15克，赭石31克，知母、花粉、当归、法半夏、枸杞子、瓜蒌子、土鳖虫各10克。水煎取药汁。每日1剂，分2次服用。益气，化痰，活血。适用于食管癌。

半枝莲丹参汤

半枝莲、赭石（先煎）、白花蛇舌草、刘寄奴各30克，金佛草、柴胡、香附、郁金、炒枳壳、沙参、麦冬、玄参、清半夏、丹参各10克。水煎取药汁。每日1剂，分2次服用。益气活血，解毒化痰。适用于食管癌。

土鳖虫蜈蚣汤

土鳖虫15克，蜈蚣2条，山慈菇、半枝莲、党参各20克，半夏10克。水煎取药汁。每日1剂，分2次服用，7剂为1个疗程。益气活血，解毒化痰。适用于食管癌咽下困难症。

参芪白芍山药汤

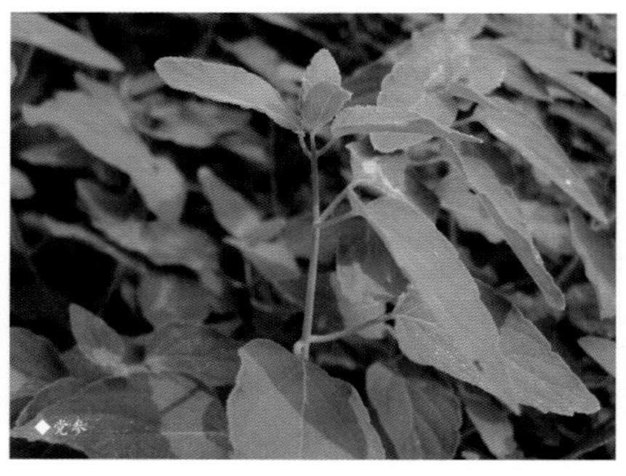
◆党参

黄芪30克，党参、白芍各15克，白术9克，山药37克，熟地黄20克，当归11克，赤芍12克，白花蛇舌草40克，焦三仙各9克，急性子、生甘草各6克。水煎取药汁。每日1剂，分2次服用。益气养血扶正，化瘀解毒祛邪。适用于气虚血虚、瘀毒内结型食管癌。

陈皮半夏木香汤

陈皮、黄连、清半夏、枳壳、木香、厚朴各12克，丹参、七叶一枝花各30克，三棱、莪术各13克，大黄、白芷各7克，砂仁6克，吴茱萸、甘草各5克。水煎取药汁。每日1剂，分2次服用。理气化痰，活血散结。适用于食管癌。

菱角紫藤诃子饮

菱角、紫藤、诃子、薏苡仁各10克。将菱角、紫藤、诃子、薏苡仁放入沙锅中，加水煎汤。上午、下午分别服用。解热健脾，防癌抗癌。适用于食管癌。

参芪白术姜枣汤

党参12克，黄芪、白术、茯苓各15克，陈皮、半夏各9克，砂仁、甘草各6克，生姜3片，大枣5枚。水煎取药汁。每日1剂，分2次服用。温补脾肾，益气回阳。适用于食管癌，气虚阳微型。

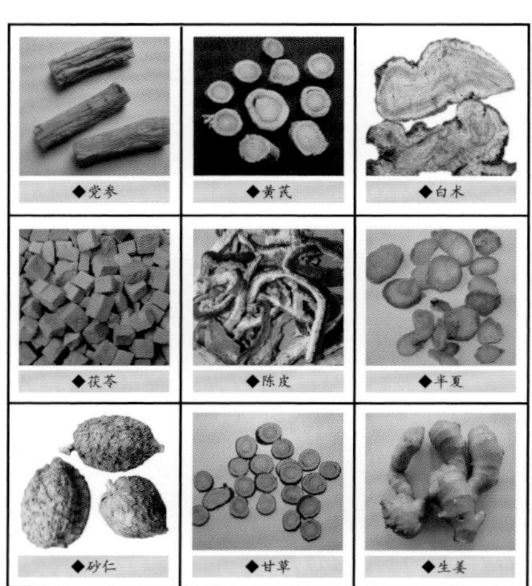
◆党参 ◆黄芪 ◆白术
◆茯苓 ◆陈皮 ◆半夏
◆砂仁 ◆甘草 ◆生姜

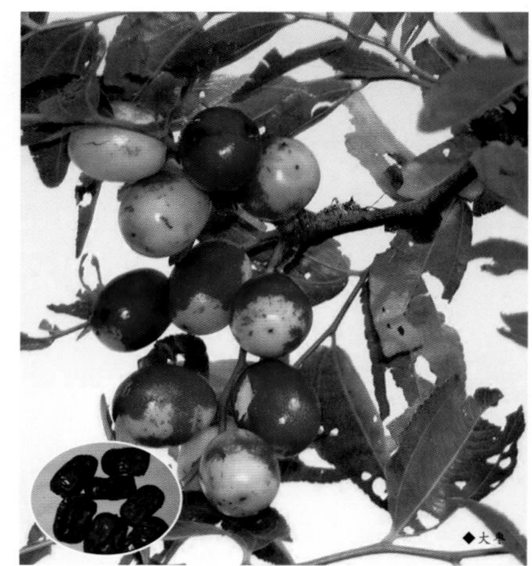
◆大枣

养生知识

常吃酸菜易诱发食管癌

调查发现，中国食管癌高发区的人们都有吃酸菜的习惯，常吃酸菜的人比不常吃酸菜的人患食管癌的概率要高很多。为什么酸菜会诱发食管癌呢？酸菜是用酸渍法保存的一种蔬菜，腌制过程中，酸菜缸内常有一层白色的霉苔，这种白色的霉苔中含有一种对食管有致癌作用的真菌。

酸菜中含有的硝酸盐成分相对较多，其可还原成亚硝酸盐。亚硝酸盐一旦大量进入人体，就能与血红蛋白结合成高铁血红蛋白，让人体出现发绀等缺氧症状。亚硝酸盐还易与体内的仲胺合成亚硝胺类物质，对人体产生危害。另外，酸菜中的致癌物质还包括苯并芘和其他多环芳烃类化合物。

因此，为了保护身体健康，人们吃酸菜要适量而止。特别是霉烂的酸菜，一定不要吃，尽早扔掉。

当归红花桃仁汤

当归20克，红花、柿霜、干蟾皮、桃仁、穿山甲、大黄各10克，党参、天冬、半枝莲、赭石各30克，天冬、莪术、半夏、知母各15克。水煎取药汁。每日1剂，分2次服用。活血化瘀，清热解毒。适用于食管癌。

半夏党参丁香汤

半夏、党参各12克，龙葵30克，丁香3克，赭石24克，桔梗、旋覆花、竹茹、白芷、蛇莓、半枝莲各15克。水煎取药汁。每日1剂，分2次服用。降气化痰，解毒散结。适用于食管癌。

八角金盘石见穿汤

八角金盘、泽兰、青皮、丹参各10克，石见穿、半边莲、生山楂各15克，八月札30克。水煎取药汁。每日1剂，分2次服用。清热解毒，活血化瘀。适用于食管癌。

当归杭芍柴胡汤

当归、杭白芍、茯苓各15克，柴胡、焦白术、七叶一枝花、白芥子、僵蚕、土鳖虫、旋覆花各10克，郁金12克，夏枯草、赭石各30克。水煎取药汁。每日1剂，分2次服用。疏肝理气，软坚散结。适用于食管癌。

南星半夏瓜蒌汤

生胆南星、赭石、石见穿、急性子、生半夏各30克，瓜蒌20克，黄药子、旋覆花各10克，天龙、蜈蚣各3克。水煎取药汁。每日1剂，分2次服用。消痰燥湿，开关降逆。适用于食管癌。

槟榔甘草红花汤

槟榔、仙鹤草、紫草、生地黄、熟地黄各15克，炙甘草、红花各3克，升麻、桃仁、赭石（先煎）、当归各30克，旋覆花（包）10克，水蛭60克。水煎取药汁。每日1剂，分2次服用。活血解毒。适用于食管癌。

生地赤芍丹皮汤

生地黄、猪苓、地骨皮、玄参、知母、石斛、赤芍、牡丹皮各15克，枸杞子、白花蛇舌草、半枝莲各30克，花粉20克，山茱萸、干蟾皮各10克。水煎取药汁。每日1剂，分2次服用。滋阴清热，扶正解毒。适用于热毒伤阴型食管癌。

旋覆花威灵仙汤

旋覆花、菝葜、威灵仙各15克，姜半夏、刀豆子、急性子、姜竹茹、五灵脂各9克，赭石30克。水煎取药汁。每日1剂，分2次服用。降逆化痰，解毒散结。适用于食管癌。

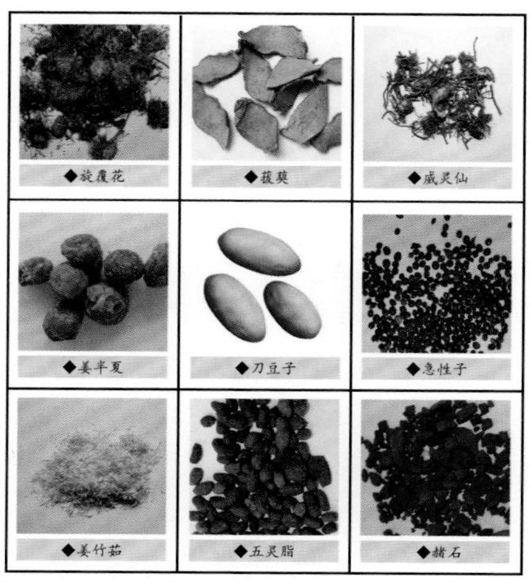
◆旋覆花 ◆菝葜 ◆威灵仙
◆姜半夏 ◆刀豆子 ◆急性子
◆姜竹茹 ◆五灵脂 ◆赭石

沙参百合贝母汤

北沙参、金石斛、百合、白花蛇舌草、山药各30克，川贝母、赤丹参、云茯苓、杭麦冬、赭石、半枝莲各15克，川郁金、旋覆花（另包）各9克。水煎取药汁。每日1剂，分2次服用。润燥解郁，滋阴养胃。适用于食管癌。

黄芪人参蟾皮汤

生炙黄芪、半枝莲各30克，人参、白芥子、干蟾皮、甘草、酒大黄、枳壳、槟榔、降香各10克，硇砂1.5克，当归、半夏各15克。水煎取药汁。每日1剂，分2次服用。健脾益气，涤痰解毒。适用于脾虚痰湿型食管癌。

地黄当归半夏汤

生地黄、熟地黄、当归、制半夏、白花蛇舌草、七叶一枝花各30克，桃仁、厚朴、枳实各15克，红花、炙甘草、升麻、大黄各10克。上药加水，浓煎成200毫升药液，然后加入生姜汁、韭菜汁各6毫升。每日1剂，分6～8次服用。活血养阴，解毒化痰。适用于食管癌。

生地当归郁金汤

生地黄、白术、当归、麦冬各15克，白芍、石斛、天花粉、茯苓各12克，法半夏、郁金各9克，竹茹6克，甘草10克。水煎取药汁。每日1剂，分2次服用。滋阴养血，健脾化痰。适用于食管癌。

瓜蒌贝母半夏汤

瓜蒌、浙贝母、清半夏、橘红各30克，半枝莲、七叶一枝花、白术各20克，生薏苡仁、露蜂房、砂仁、酒大黄各10克，黄连6克，胆南星、旋覆花各15克。水煎取药汁。每日1剂，分2次服用。消痰利湿，软坚化结。适用于食管癌。

七叶一枝花竹茹汤

七叶一枝花15克，大黄6克，半夏、竹茹、浙贝母、胆南星各10克，沙参、丹参、郁金、败酱草、白花蛇舌草各30克。水煎取药汁。每日1剂，分2次服用。清热解毒，化瘀散结。适用于食管癌。

芦根鱼腥草汤

芦根、金荞麦根各30克，生薏苡仁、野菊花、鱼腥草各20克，桃仁、浙贝母、桔梗各10克，甘草9克。水煎取药汁。每日1剂，分2次服用。清热解毒，化痰排脓。适用于食管癌。

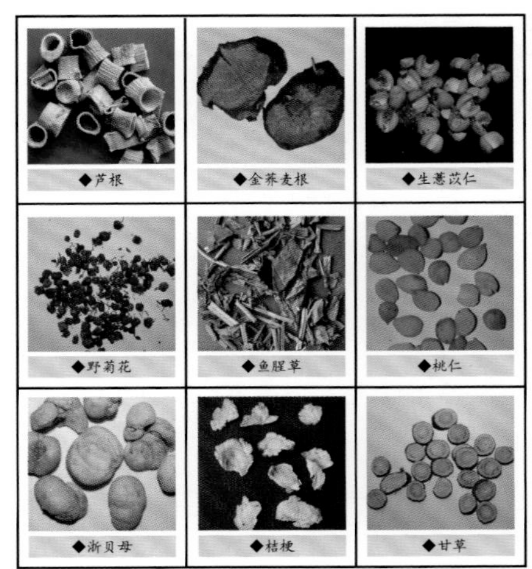
◆芦根 ◆金荞麦根 ◆生薏苡仁
◆野菊花 ◆鱼腥草 ◆桃仁
◆浙贝母 ◆桔梗 ◆甘草

黄芪水蛭汤

黄芪45克，水蛭3条，七叶一枝花30克，黄药子15克，土鳖虫、穿山甲各12克，天竺黄、莱菔子各10克，甘草9克。水煎取药汁。每日1剂，分2次服用。益气活血，化瘀散结。适用于食管癌。

刘寄奴半枝莲汤

刘寄奴、半枝莲、赭石、白花蛇舌草各30克，丹参15克，金佛草、柴胡、郁金、沙参、麦冬、玄参、川贝母各10克。水煎取药汁。每日1剂，分2次服用。清热解毒，滋阴降逆。适用于食管癌。

丹参石见穿汤

丹参、生山楂、石见穿、蒲公英、半边莲各15克，八角金盘12克，八月札30克，枳壳10克。水煎取药汁。每日1剂，分2次服用。清热解毒，理气化瘀。适用于食管癌。

养生知识

食管癌的罪魁祸首——饮食习惯

你知道吗，不良的饮食习惯竟是食管癌的罪魁祸首。许多食管癌患者有食粗、糊食物或进食过快、喜吃烫食的习惯，这些习惯会在食管上皮，增加致癌物的敏感性。多数研究表明，热食是食管癌的发病因素之一。在我国食管癌高发区中，许多居民和食管癌患者都有好吃热食习惯。研究者测量了高发区居民进食时碗内食物的温度，发现可高达70℃～80℃，最高为80℃～88℃。有报道用75℃热水灌饲小鼠，即可发现上皮细胞变性，黏膜炎症和细胞核酸代谢受影响，所以长期反复的热刺激，有可能促使食管发生癌变。也有报道认为进食过快、食物粗糙、蹲位进食及好饮浓茶、三餐不定时等与食管癌有关。

哈萨克族人爱嚼刺激性很强含有烟草的“那斯”。在日本，喜吃烫粥烫茶的人群均有较高的发病率。长期过量饮烈性酒及大量吸烟在欧美国家中可能是诱发食管癌的重要原因。

猕猴桃蜜饮

猕猴桃2个，蜂蜜30毫升。将新鲜采摘的猕猴桃用冷盐开水浸泡片刻，洗净，剥开，取其果肉，切碎，捣烂，研成细糊状，加冷开水搅拌，调成黏稠汁液，兑入蜂蜜，加冷开水至300毫升，混匀即成。每日早、晚分饮。清热解毒，滋补抗癌。适用于食管癌、胃癌、大肠癌等。

豆蔻砂仁荷叶饮

豆蔻、砂仁各2克，荷叶半张。将荷叶洗净，切碎，与洗净的豆蔻、砂仁同放入沙锅，加足量水，大火煮沸，改用小火煨煮20分钟，用洁净纱布过滤，取汁。代茶，每日分2次服用，服食时视需要可温服。行气开胃，缓解噎膈。适用于食管癌。

韭菜姜乳饮

韭菜汁300毫升，姜汁、牛乳各150毫升。将韭菜汁、姜汁、牛乳混合均匀即成。频频饮汁，温服。行气止呃，温中和胃。适用于气滞型食管癌呃逆不止。

降香乌梅陈皮汤

降香24克，乌梅、夏枯草各15克，陈皮、粉防己、旋覆花、半夏各10克，佩兰12克，炮穿山甲6克，山慈菇20克，半枝莲30克。水煎取药汁。每日1剂，分2次服用。理气降逆，消肿散结。适用于食管癌吞咽困难。

箬竹嫩叶饮

箬竹嫩叶15克。将收来的箬竹嫩叶洗净，晒干或烘干，放入有盖的杯中，用沸水冲泡，加盖闷15分钟即可。代茶频频饮用，一般可冲泡3～5次。抗癌解毒，利肺清热。适用于食管癌等。

人参雪梨汁

人参、甘蔗、雪梨各30克，牛乳300毫升，蜂蜜适量。将甘蔗、雪梨榨汁备用。人参放入沙锅中，加水400毫升，煮至100毫升，与牛乳、甘蔗汁、梨汁和匀，调入蜂蜜即成。不时频频饮服。补气养阴，安胃润燥。适用于晚期食管癌。

茯苓薏苡仁汤

茯苓、薏苡仁、炒山药各15克，藿香、车前子、扁豆、厚朴、清半夏、生甘草各10克。上药水煎以药汁。每日1剂，分2次服用。健脾止泻。适用于食管癌、贲门癌术后腹泻。

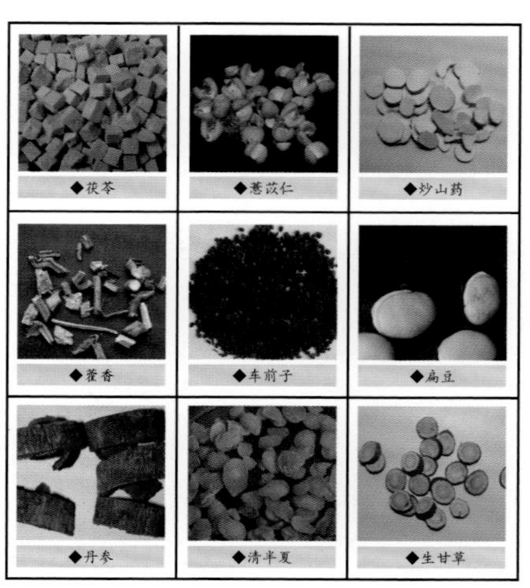

罗勒草甘蔗饮

鲜罗勒30克，甘蔗汁适量。将新鲜罗勒草洗净，放入温开水中浸泡10分钟，捣烂取汁，与甘蔗汁混合均匀即成。上午、下午分别服用。解毒抗癌，养阴生津。适用于热毒型食管癌。

雪梨莲藕乳汁

雪梨1个，莲藕、韭菜各适量，牛乳250毫升，生姜汁少许。将雪梨去皮，莲藕洗净，一同榨取鲜汁50毫升，韭菜捣汁10毫升；此三汁与牛乳混匀，小火煮沸，再加入生姜汁。频频喂饮，不计顿次，每日2剂，5～7日为1个疗程。健脾和胃，启膈止呕。适用于食管癌放射治疗、化学治疗后呕吐、饮食不香、恶心呕吐等。

芦根乳蜜饮

人乳、牛乳、芦根、人参、梨汁、桂圆肉、甘蔗各等份，生姜少许，蜂蜜适量。芦根、人参、龙眼肉可等量用水同煮，熬成汁；梨、甘蔗、生姜可分别榨成汁；将乳汁与诸汁和匀放入碗中，隔汤炖成膏，再加入蜂蜜少许。不拘时频频食用。补气养阴，生津润燥。适用于气阴两虚型食管癌。

抗癌梨汁饮

梨汁、韭菜汁、生姜汁各20毫升，鲜竹沥1支，蜂蜜适量，半枝莲、半边莲、藤梨根各30克，旋覆花（包）12克，赭石（先煎）15克，姜半夏、陈皮、佛手、薤白头各10克。将赭石下锅，加适量水煎煮，再加入半枝莲、半边莲、藤梨根、旋覆花、姜半夏、陈皮、佛手、薤白头，一同煎汤，去渣取汁，兑入梨汁、韭菜汁、生姜汁、鲜竹沥和蜂蜜，调匀即成。每日1剂，30剂为1个疗程。降逆和胃，理气化痰。适用于痰湿交阻型食管癌。

杏仁茯苓干姜饮

杏仁4克，茯苓5克，干姜、甘草各2克。将以上4味洗净，同入锅中，加水适量煎煮2次，每次30分钟，合并滤汁即成。佐餐食用，上午、下午分别服用。化痰祛湿，和中抗癌。适用于痰湿型食管癌。

急性子荷蒂蜜饮

急性子20克，荷蒂30克，蜂蜜适量。将急性子、荷蒂分别拣杂，洗净，晾干后将荷蒂切碎，与急性子同放入纱布袋，扎紧袋口，放入沙锅，用适量清水浸泡片刻，浓煎30分钟，取出药袋，滤尽药汁，离火，待其温热时兑入蜂蜜，拌匀即成。早、晚2次分服。抗癌，解毒，化瘀。适用于食管癌等。

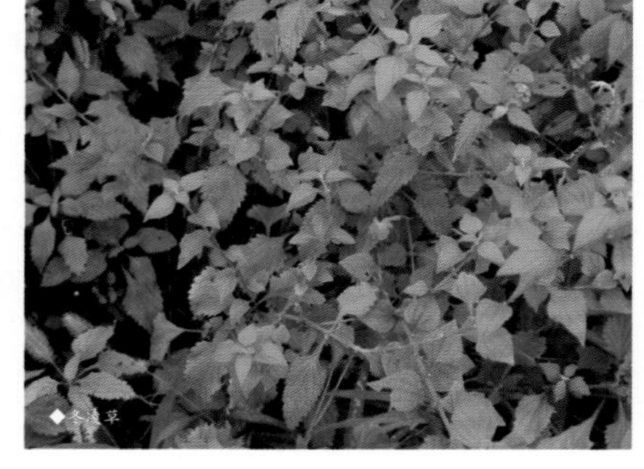
◆冬凌草

鱼腥草连翘蜜饮

鱼腥草、白茅根各30克，连翘15克，蜂蜜20毫升。取连翘洗净、切碎，放入纱布袋，扎口备用。鱼腥草洗净，切碎，白茅根洗净，切成段；两者同入沙锅，加清水适量，浸泡30分钟，放入连翘袋，加清水适量，先以大火煮沸，再改用小火煎煮30分钟，取出药袋，停火，趁温热加入蜂蜜，调匀即成。早、晚2次分服。清热解毒，清肺化痰。适用于食管癌放射治疗后引起放射性肺炎，症见咳嗽、胸痛、痰少、色黄质稠等。

天冬银花蜜饮

天冬、金银花各30克，蜂蜜20毫升。将天冬、金银花洗净，入锅，加水适量，煎煮30分钟，去渣取汁，待药汁转温后调入蜂蜜即成。代茶频饮，每日1剂。养阴润燥，清热解毒。适用于食管癌放射治疗后引起的放射性食管炎。

棉花根半枝莲饮

棉花根、半枝莲各50克。将棉花根、半枝莲洗净，入锅加水适量，蒸煮40分钟，去渣取汁即成。上午、下午分别服用。清热解毒，扶正抗癌。适用于热毒型食管癌等。

冬凌草蜜饮

冬凌草50克，蜂蜜30毫升。将冬凌草拣杂，洗净，晾干后切成碎小段，放入沙锅，加水适量，煎煮2次，每次15分钟，合并两次滤汁，放入容器，趁温热时兑入蜂蜜，调拌均匀即成。早、晚2次分服。抗癌，清热解毒。适用于食管癌、胃癌等。

厚朴二皮蜜饮

厚朴、桃仁各5克，青皮、陈皮各15克，蜂蜜20毫升。将以上4味洗净，入锅，加水适量，煎煮2次，每次20分钟，合并滤液，待药汁转温后调入蜂蜜，搅匀即成。每日1剂，上午、下午分服。理气化痰，活血抗癌。适用于气滞型食管癌等。

苏叶姜蜜饮

紫苏叶60克，蜂蜜、姜汁各500毫升。将紫苏叶洗净，入锅，加水适量，煎约15分钟，去渣取汁，加入姜汁，待药汁转温后兑入蜂蜜即成。上、下午分别服用。理气降逆，润燥止呕。适用于气滞型食管癌呕吐、饮食难下等。

胃癌

胃癌是指发生在贲门、胃体、幽门部胃黏膜上皮及肠化上皮恶性肿瘤，在我国占各部位恶性肿瘤死因的第1位。胃癌的主要症状：早期的胃癌没有什么症状，或者没有什么特殊的症状，随着癌肿的发展可以出现一系列的变化。例如上腹饱胀、上腹不适，或感到隐痛，也可剧痛，胃纳减退、消化不良。癌症较严重时，会出现消瘦、乏力、精神不振、贫血、呕血、胃穿孔等，同时可伴有低热。如果患者身体较消瘦，他自己甚至还可在上腹部摸到肿块。

为什么会得胃癌？很重要会一条原因就是饮食习惯。一些人比较常吃重口味的食物，如腌制食物、辛辣食物、盐渍食品、熏制食物、含亚硝胺类化合物类食物等，这些都增加了胃癌发病的概率。进食霉变的食物，也会诱发胃癌。除饮食条件外，遗传因素、环境因素、个人的免疫因素也与胃癌有关。总之，胃癌的发病原因比较复杂。

胃癌患者在治疗过程中，可遵医嘱配合食物疗法更显效果。改变不良的饮食习惯，多吃新鲜蔬菜、水果，多饮新鲜牛奶，提倡饮茶，食物冰箱储藏等。不吃烫食，不暴饮暴食，不过快进食，避免进食粗糙食物，不在情绪欠佳时进食，不酗酒，不吸烟。此外，还应切实做到高度重视胃部慢性疾病的治疗，防患于未然。本病的防治偏方秘方如下。

白及乌贼骨散

白及180克，乌贼骨、枯矾各120克，牵牛子、小苏打各240克，蛤蜊粉、瓦楞子各90克，陈皮、香附各60克。上药共研细末。每日饭前服用12～18克，分2～3次服。抗肿瘤。适用于溃疡性胃癌。

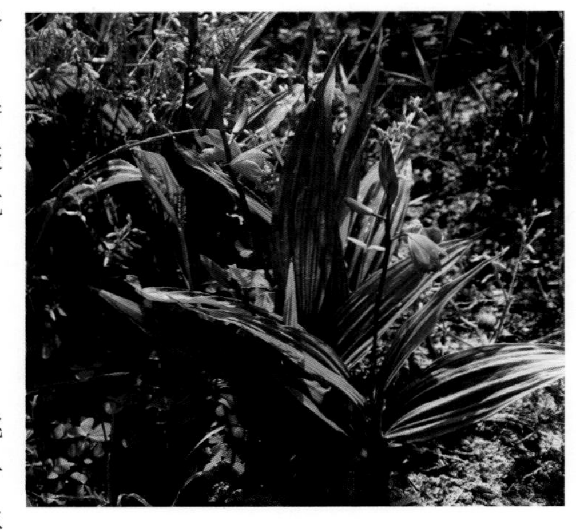

石菖蒲土鳖虫汤

石菖蒲3克，土鳖虫、丹参、豆蔻各9克，大金钱草、接骨仙桃草、棉花根、铁树叶各15克，鬼针草30克，甘松、仙茅各4.5克。水煎取药汁。每日1剂，分2次服用。活血化瘀，消积散结。适用于胃癌。

参苓芪术当归汤

生党参、生黄芪各15克，茯苓、生白芍各12克，醋青皮9克，炒白术、香谷芽、炒当归、广郁金、炒莪术、三棱各10克，绿萼梅6克。水煎取药汁。每日1剂，分2次服用。益气养血，化瘀散结。适用于胃癌。

参芪白术菝葜汤

党参、黄芪各15～20克，白术15克，生薏苡仁、菝葜各30克，生半夏12～15克，狼毒3～4.5克，陈皮6克，甘草3克。水煎取药汁。每日1剂，分2次服用，3个月为1个疗程。健脾散结。适用于晚期胃癌。

乌蛇鹿角霜散

乌蛇、鹿角霜、螃蟹各60克。将以上3味晒干碾细末，装瓶备用。每次5克，每日3次。破瘀消积，通络止痛。适用于气滞血瘀型胃癌。

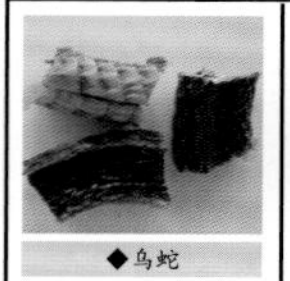
◆乌蛇

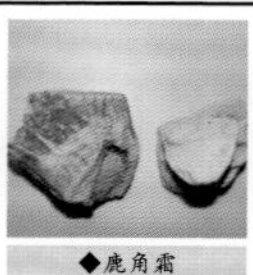
◆鹿角霜

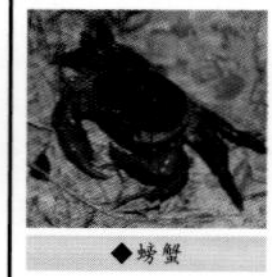
◆螃蟹

参芪鸡血藤汤

生黄芪、太子参、鸡血藤各30克，白术、茯苓各10克，枸杞子、女贞子、菟丝子各15克。水煎取药汁。每日1剂，分2次服用。益气养阴，健脾益肾。适用于胃癌。

山豆根莪术汤

山豆根、山慈菇、土茯苓、金银花、连翘、虎杖、焦栀子、半枝莲、浙贝母、三棱、莪术、丹参、赤芍、穿山甲、土鳖虫、党参、黄芪、焦三仙各10克。水煎取药汁。每日1剂，分2次服用。益气活血，解毒散结。适用于胃癌。

附子人参良姜汤

附子、沉香各4.5克，人参7.5克，高良姜4克，姜半夏9克，木香3克。水煎取药汁。每日1剂，分2次服用。温阳暖胃，理气化瘀。适用于胃癌寒证。

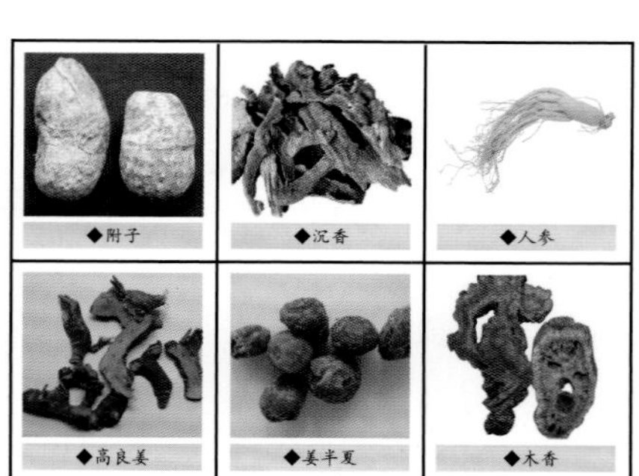
◆附子 ◆沉香 ◆人参
◆高良姜 ◆姜半夏 ◆木香

参术茯苓枸杞汤

党参、生黄芪、芡实、莲子肉、熟

地黄各15克，白术、茯苓、黄精各12克，甘草3克，白毛藤、白花蛇舌草各30克，三七1.5克（研冲），大枣6枚，沙参10克，枸杞子9克。水煎取药汁。每日1剂，分3次服用；术前、术后或化学药物治疗中均可服用。扶正培本，健脾和胃，理气消导，消瘀化结。适用于胃癌。

生大黄散

生大黄80克，蜂蜜100毫升。将生大黄晒干或烘干，研成细粉，瓶装备用。每日3次，用蜂蜜水送服3克。泻热通便，活血化瘀，凉血止血，抗癌。适用于热毒壅滞型胃癌出血。

参术半枝莲汤

党参、白花蛇舌草、半枝莲各30克，白术15克，茯苓12克，陈皮、胆南星、炒大黄（研粉吞）各10克，沉香4克，豆蔻（后下）6克。水煎取药汁。每日1剂，分2次服用。益气健脾，降气和胃，化瘀抗癌。适用于晚期胃癌便血者。

蜈蚣全蝎乳没散

炙蜈蚣、全蝎各10克，乳香、没药各15克。将炙蜈蚣、全蝎、乳香、没药分别拣杂，洗净，晒干或烘干，炙蜈蚣、全蝎切碎，乳香、没药敲碎，共研成细末，分成9包，瓶装，防潮，备用。每日3次，每次1包，温开水送服。活血止痛，解毒散结。适用于瘀血凝滞、气滞血瘀型癌症疼痛。

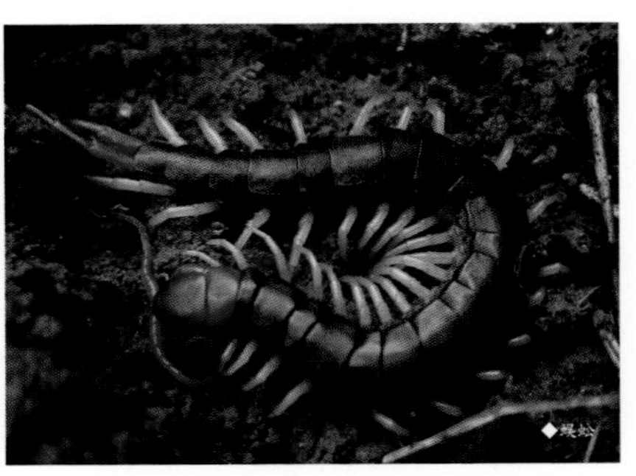
◆蜈蚣

蜈蚣乌蛇散

蜈蚣40条，乌蛇120克，土鳖虫、血竭各60克，白术、枳壳各100克。将以上6味晒干或烘干，共研成细粉，瓶装备用。每次服用药末3克，每日3次。解毒化瘀，抗癌。适用于瘀毒内阻型胃癌。

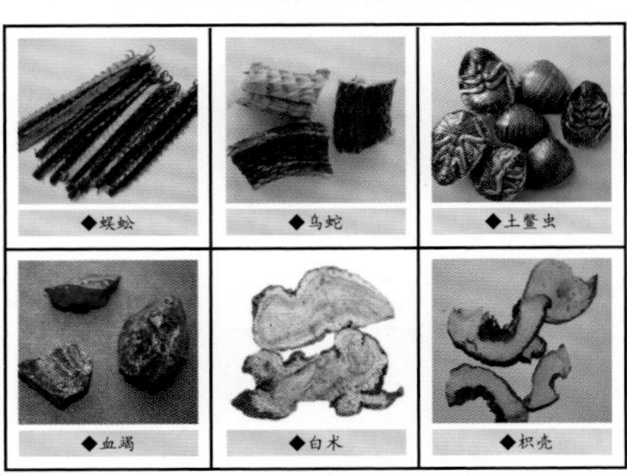
◆蜈蚣 ◆乌蛇 ◆土鳖虫
◆血竭 ◆白术 ◆枳壳

参芪藤梨根汤

生黄芪、七叶一枝花各15克，党参、神曲、山楂、茯苓各12克，薏苡仁30克，白术、赤芍、白芍、炒谷麦芽、枳壳、陈皮各10克，藤梨根60克。水煎取药汁。每日1剂，分2次服用。益气养血，健脾理气，清热解毒，软坚散结，活血祛瘀，扶正祛邪。适用于中、晚期胃癌术后调理。

牡蛎石决明汤

牡蛎、石决明、海浮石、海蒿子、昆布、蛤蜊粉、紫菜各25克。把以上7味洗净，同入锅中，加适量水，大火煮沸，改小火煎煮50分钟，去渣取汁即成。每日1剂，分2次服用。软坚散结，活血止痛。适用于胃癌。

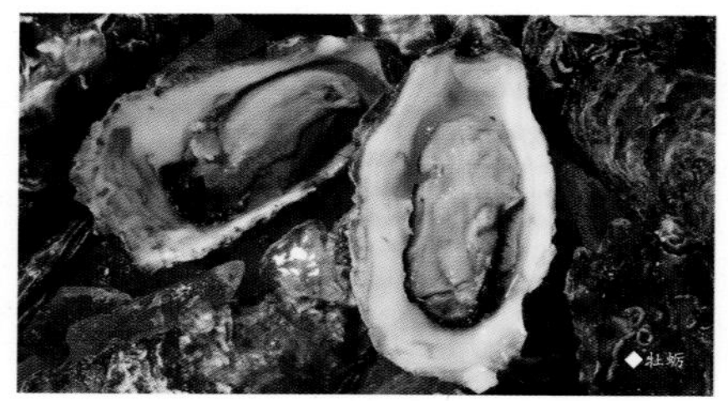
◆牡蛎

养生知识

预防胃癌

预防胃癌，需要注意以下六点：第一，注意饮食，少吃刺激性食物，多吃易消化食物；第二，尽量少吃油炸、油煎的食物，不吃过烫的食物；第三，不吃发霉、变质的食物，多吃新鲜果蔬；第四，有胃溃疡病的人，应积极治疗，定期做胃镜检查，以防溃疡癌变；第五，患有萎缩性胃炎的人，如果发生胃息肉，特别是其直径大于2厘米以上者，应定期做胃镜检查；第六，在胃癌高发地区，人们应定期进行胃部检查，防患于未然。

党参半夏僵蚕汤

党参、半夏、僵蚕、炒白术、九香虫、茯苓各10克，炙甘草、陈皮各6克，生薏苡仁30克，壁虎2条。水煎取药汁。每日1剂，分2次服用，连续服药3～4个月；症状好转稳定后隔日1剂，间断坚持服药1～2年。健脾和胃，抗癌散结。适用于晚期胃癌术后者。

橘络半夏南星汤

橘络、炮姜、水蛭、全蝎、蚕茧各3克，生半夏、生胆南星、炒鱼鳔、炒白术各9克，补骨脂、淫羊藿、茯苓各12克，生牡蛎30克，人参、土鳖虫各6克。水煎取药汁。每日1剂，分2次服用。清热解毒，化瘀散结。适用于晚期胃癌。

二乌槟榔香附汤

乌药、枳壳各6克，乌贼骨30克，槟榔、香附、炒莱菔子各15克，陈皮、半夏、三棱、莪术、桃仁、红花、木香、高良姜、佛手、木鳖子各9克。水煎取药汁。隔日1剂，分2次服用。散结抗癌。适用于胃癌。

吴茱萸白术汤

吴茱萸9克，炒白术、制半夏各15克，姜黄连、母丁香各6克，赭石、党参各30克，茯苓20克，金石斛12克，炙甘草10克。水煎取药汁。每日1剂，分2次服用。平肝降逆，健脾和胃。适用于胃癌术后呃逆不止。

附片桂枝汤

附片、桂枝尖、薤白、降香、川厚朴、广木香、炒枳壳、橙皮各6克，川干姜3克，黄药子、鸡内金各10克。水煎取药汁。每日1剂，分2次服用。温中健脾，和胃止呕。适用于胃癌。

旋覆花代赭石汤

旋覆花、威灵仙、菝葜各15克，赭石30克，姜半夏、刀豆子、急性子、姜竹茹、山慈菇、五灵脂各9克。水煎取药汁。每日1剂，分2次服用。清热解毒，化瘀散结。适用于胃癌。

柴胡香附木香汤

柴胡、香附、木香、枳壳、法半夏、焦三仙各10克，莱菔子、八月札各15克。水煎取药汁。每日1剂，分2次服用。疏肝和胃，消积导滞。适用于胃癌。

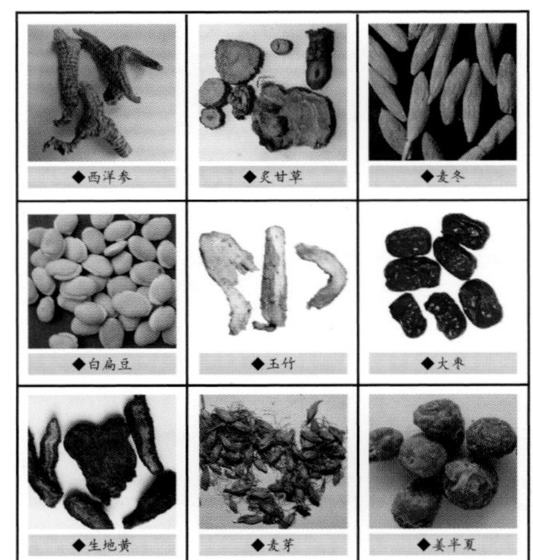

参麦扁豆玉竹汤

西洋参、炙甘草各10克，麦冬、白扁豆、玉竹、大枣、生地黄各15克，麦芽12克，姜半夏5克。水煎取药汁。每日1剂，分2次服用。滋养胃阴，降逆止呕。适用于晚期胃癌日久或化学药物治疗毒副作用出现胃阴亏虚症状者。

参术金石斛汤

党参30克，炒白术、金石斛各15克，茯苓20克，制半夏、醋厚朴各12克，陈皮、砂仁、母丁香各6克，炙甘草10克。水煎取药汁。每日1剂，分3次服用。温中健脾，和胃降逆。适用于胃癌术后呃逆不止。

山楂麦芽瓦楞汤

焦山楂、川楝子、焦麦芽、陈皮、广木香、生枳实各9克，煅瓦楞、生牡蛎各30克，鸡内金6克，延胡索、夏枯草、丹参各15克，海带、桃仁、海藻各12克。水煎取药汁。每日1剂，分2次服用。消食健脾，理气散结。适用于胃癌。

银花公英茯苓汤

金银花、蒲公英各30克，茯苓12克，陈皮、厚朴、桃仁、石斛、枇杷叶、生半夏、海螵蛸、浙贝母各9克，香附、竹茹各6克，蜈蚣5条，谷芽10克。水煎取药汁。每日1剂，分2次服用。清热解毒，化瘀散结。适用于胃癌。

藤梨根虎杖汤

藤梨根60克，虎杖、石见穿、白花蛇舌草、半枝莲各30克，瞿麦、丹参各15克，延胡索、陈皮、茯苓、姜黄、香附各9克，甘草6克。水煎取药汁。每日1剂，分2次服用。解毒化瘀，理气和胃。适用于胃癌。

红参白带干姜汤

白术12克，干姜5克，红参、炙甘草、草豆蔻、法半夏、厚朴各10克，大枣20克，公丁香3克。水煎取药汁。每日1剂，分2次服用。温中补气。适用于胃癌。

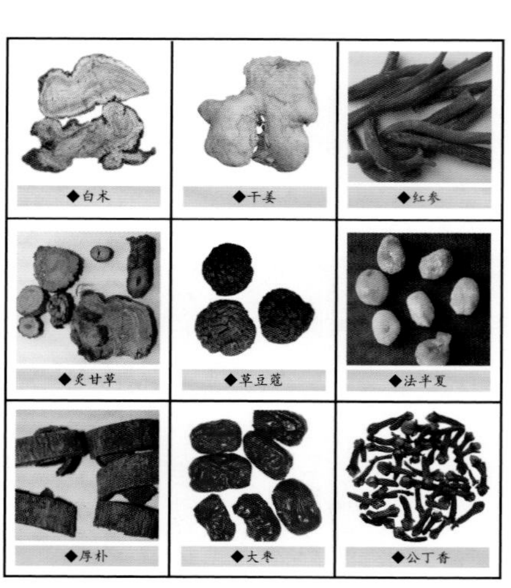

四白香附黄芪汤

白扁豆30克，白及、土白术、香附各20克，炒白芍、黄芪各15克，甘草、五灵脂、桃仁、草果、升麻各10克。水煎取药汁。每日1剂，分2次服用。益气健脾，活血散结。适用于胃癌。

黄芪藤梨根汤

黄芪、七叶一枝花各15克，藤梨根、生薏苡仁各30克，党参、茯苓、赤芍、白芍各12克，白术、神曲、山楂各10克，炒枳壳9克。水煎取药汁。每日1剂，分2次服用。益气健脾，解毒散结。适用于胃癌。

瓜蒌橘皮莪术汤

瓜蒌、橘皮各25克，莪术、炒枳实、香附各20克，木香、黄连、当归、木瓜、清半夏各15克，柴胡12克，炒白芍30克，甘草10克。水煎取药汁。每日1剂，分2次服用。理气和胃，化痰行瘀。适用于胃癌。

半夏鳖甲桔梗汤

半夏5克，鳖甲、桔梗、前胡各3克，人参2克，干姜5克，枳实1克，吴茱萸0.5～1克。水煎取药汁。每日1剂，分2次服用。温中理气，化瘀散结。适用于胃癌。

黄芪女贞子汤

黄芪、女贞子、半枝莲、七叶一枝花各30克，当归、鸡血藤、白芍、白术、熟地黄各15克，甘草9克，阿胶（烊化）、淫羊藿、人参（另煎）各10克。水煎取药汁。每日1剂，分2次服用。益气养血，解毒化瘀。适用于胃癌，气血亏虚型。

养生知识

胃癌早知道

胃癌发病前，身体会发出某些疾病信号，因此，身体一量有如下症状，切莫掉以轻心。

一是腹痛。胃癌初发时导致的腹痛往往不具有明显的规律性，这与胃溃疡引起的疼痛有很大的差别。胃溃疡多为进食后上腹隐痛、钝痛或烧灼感，随着食物的排空症状可逐渐缓解，规律性十分明显。

二是体重减轻。有20%～60%的胃癌患者在病发早期，体重会在短期内即可出现短期明显下降。

三是慢性贫血。胃脏出现问题，会导致人体吸收营养差，因此患者多有慢性贫血存在。

四是上腹饱胀、恶心、厌食。临床发现，约有30%的胃癌患者以恶心、厌食、呕吐为首发症状。胃癌患者进食后，腹部出现饱胀不适，食物排空困难。如果癌肿在幽门附近，症状会更加明显。

五是常规抗溃疡治疗无效。如果病症为胃溃疡，吃抗溃疡的药，病症会得到缓解；如果吃药后，症状没有任何减轻迹象，则应积极到医院检查，警惕癌变的可能。

参麦山药虎杖汤

太子参、麦冬、半边莲、北沙参、七叶一枝花各15克，山药、虎杖、莲子肉各10克，白花蛇舌草30克，制鳖甲、丹参各20克，浙贝母9克，赤芍12克。水煎取药汁。每日1剂，分2次服用。益胃健脾，解毒化瘀。适用于胃癌。

太子参杞芪汤

太子参、枸杞子、黄芪各20克，山药、熟地黄、山茱萸、当归、白芍各15克，杜仲12克，炙甘草10克。水煎取药汁。每日1剂，分2次服用。健脾益肾，补气生血。适用于晚期胃癌出现气血两虚、白细胞减少。

茯苓半夏内金汤

陈皮、鸡内金各10克，茯苓、黄芩、连翘、炒莱菔子、甘松、川楝子、虎杖各15克，白术、半夏各12克，壁虎1条。水煎取药汁。每日1剂，分2次服用。理气和中，解毒化瘀。适用于胃癌。

川芎地龙葛根汤

川芎、葛根、三棱、牛膝各30克，地龙15克。水煎取药汁。每日1剂，分2次服用。活血化瘀。适用于胃癌。

参术山药泽泻汤

白术12克，茯苓、山药、炒白扁豆、泽泻各15克，生晒参、炙甘草、陈皮各10克。水煎取药汁。每日1剂，分2次服用。益气健脾，化湿降浊。适用于晚期胃癌出现脾胃气虚症状者。

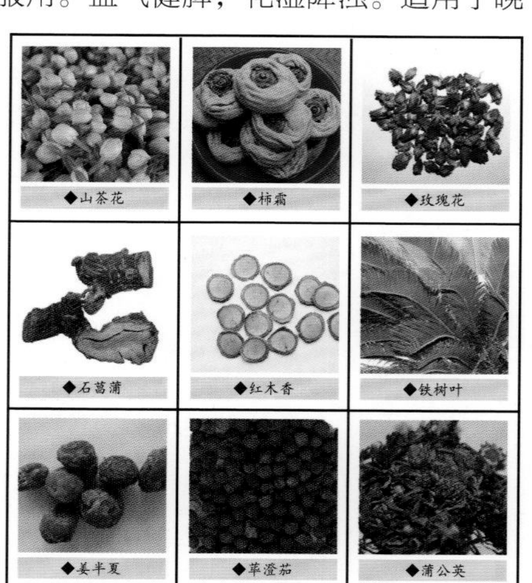
◆山茶花 ◆柿霜 ◆玫瑰花
◆石菖蒲 ◆红木香 ◆铁树叶
◆姜半夏 ◆荜澄茄 ◆蒲公英

山茶花柿霜汤

山茶花4.5克，柿霜12克，玫瑰花、石菖蒲各3克，红木香6克，铁树叶、姜半夏各9克，荜澄茄2.4克，蒲公英15克。水煎取药汁。每日1剂，分2次服用。消积散结，和胃止呕。适用于胃癌反胃、呕吐。

桃仁红花当归汤

桃仁、红花、川芎、赤芍、五灵

脂、延胡索、牡丹皮、香附、枳壳、山慈菇各10克，当归12克，白花蛇舌草15克，甘草6克。水煎取药汁。每日1剂，分2次服用。行气化瘀，消积散结。适用于胃癌。

参术黄芪汤

党参、白术、黄芪、乌梢蛇各15克，升麻、全蝎各6克，当归、陈皮各10克，山楂12克，蜈蚣1条（去头足）。水煎取药汁。每日1剂，分2次服用。扶正固本，补中益气。适用于胃癌。

芦苇根茎饮

芦苇根茎15克。芦苇根茎加水300毫升，煎汁。代茶饮。清热解毒，化瘀散结。适用于胃癌。

鸡内金饮

鸡内金10～15克。取上药加200毫升水，煎汁。代茶饮，3次分服。清热解毒，化瘀散结。适用于胃癌。

玫瑰花饮

玫瑰花瓣10克，茉莉花、绞股蓝、绿茶各5克。将以上3味合置一大杯中，沸水冲泡即成。每日频饮。理气解郁，疏肝健脾，止痛抗癌。适用于胃癌。

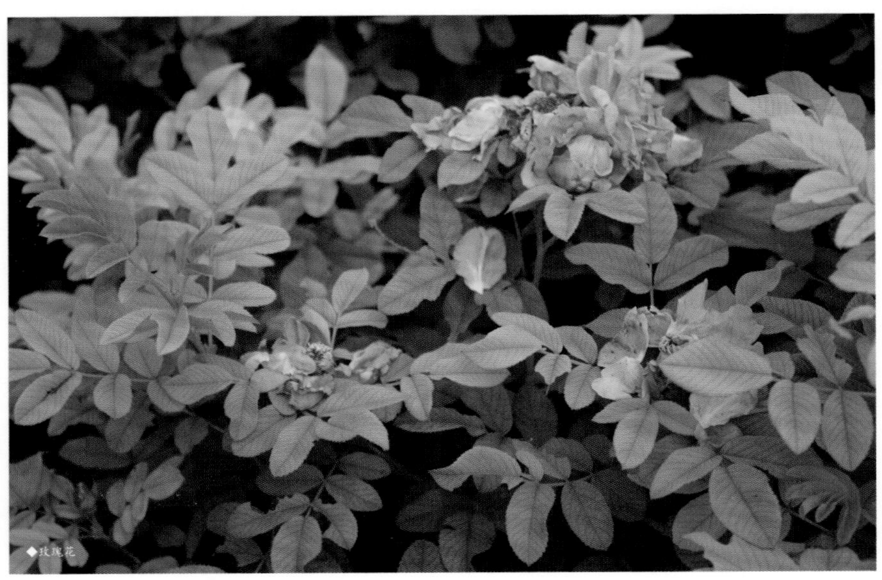
◆玫瑰花

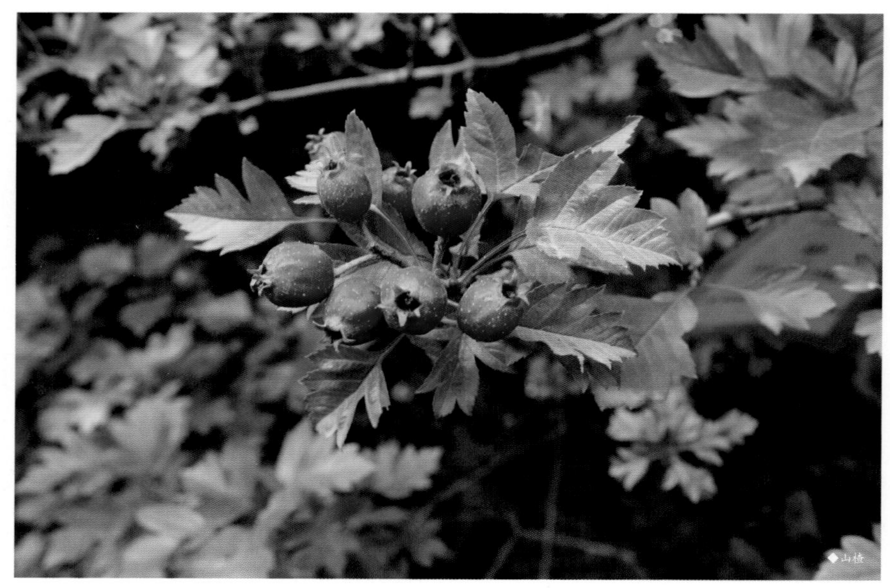
◆山楂

蒲黄五灵脂蜜饮

蒲黄粉30克，五灵脂40克，生山楂15克，蜂蜜60毫升。将五灵脂、生山楂（洗净后切片）同放入沙锅，加水适量，浓煎30分钟，用洁净纱布过滤，去渣取汁回入沙锅，调入蒲黄粉，视滤汁量可再加清水适量，再煎煮15分钟，离火，待煎汁温热时调入蜂蜜，拌匀即成。温服，每日3次，每次100毫升。活血化瘀，抗癌止痛。适用于气滞血瘀型胃癌，症见胃脘刺痛、舌质紫暗等。

大黄蜜饮

生大黄80克，蜂蜜100毫升。将生大黄晒干或烘干，研成细粉，瓶装备用。每日3次，每次用适量蜂蜜温开水送服3克。泻热通便，活血化瘀，凉血止血，抗癌。适用于热毒壅滞、胃癌出血。

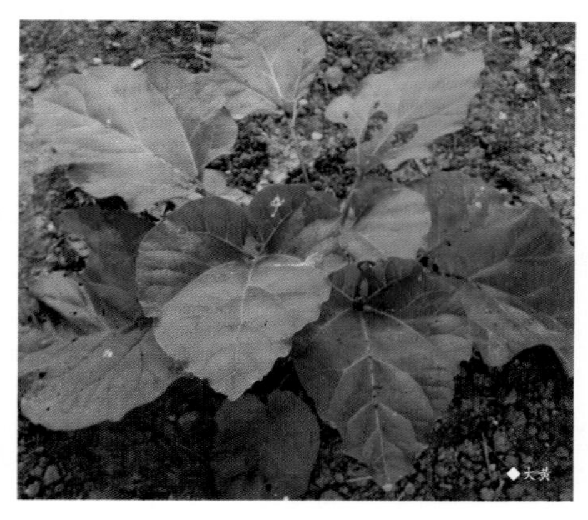
◆大黄

薏苡仁菱角饮

薏苡仁、菱角、半枝莲各30克。加水煎汤。每日1剂，分2次服用，长期服用。益气健脾，化湿抗癌。适用于胃癌。

甘草白芍蜜饮

甘草20克，蜂蜜适量，杭白芍30克。将甘草、杭白芍洗净，入锅加水适量，大火煮沸，改小火煎煮30分钟，去渣取汁，待药汁转温后调入蜂蜜即成。上午、下午分别服用。滋阴清热，缓急止痛。适用于胃热伤阴型胃癌，对胃癌、肝癌疼痛者尤为适宜。

白花蛇舌草茯苓蜜饮

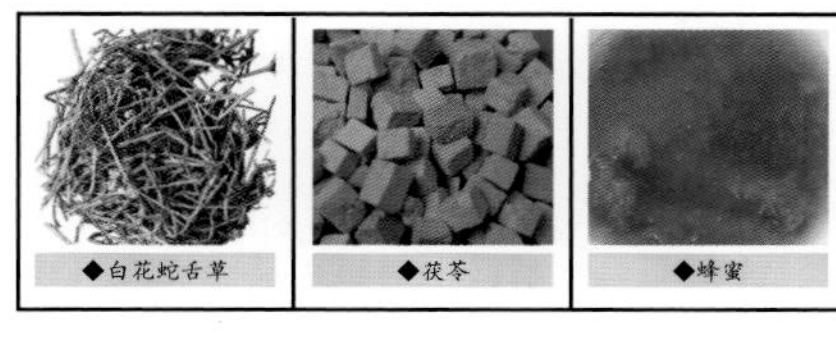
◆白花蛇舌草　◆茯苓　◆蜂蜜

白花蛇舌草30克，茯苓15克，蜂蜜20毫升。将采收的白花蛇舌草洗净，晒干，切成碎小段，备用；再将茯苓拣杂，洗净，晒干或烘干，切成片，与白花蛇舌草碎小段同放入沙锅，加水浸泡片刻，煎煮30分钟，用洁净纱布过滤，去渣，取汁，再用小火浓缩至300毫升，离火，待其温热时兑入蜂蜜，拌和均匀即成。每日2次，每次150毫升，温服。解毒抗癌，清热健脾。适用于胃癌、膀胱癌、乳腺癌、白血病等。

半枝莲甘草蜜饮

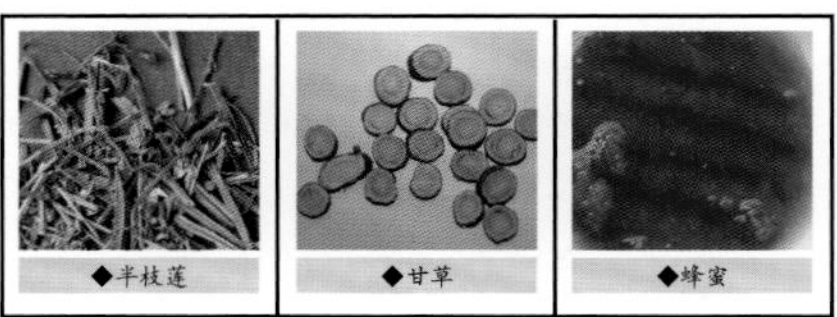
◆半枝莲　◆甘草　◆蜂蜜

半枝莲30克，甘草60克，蜂蜜20毫升。将前2味混合入锅，加水适量，用大火煎煮1小时后去渣取汁，待药转温后兑入蜂蜜，调匀即成。上午、下午分别服用。清热解毒，活血化瘀，抗癌。适用于瘀毒内阻型胃癌。

肝癌

肝癌是指发生于肝脏的恶性肿瘤。肝细胞癌变初期，症状通常不太明显，容易让人忽视，但还是有以下特点：食欲明显减退，腹部闷胀，消化不良，有时出现恶心、呕吐；不明原因的鼻出血、皮下出血；右上腹隐痛，或肝区持续性或间歇性的疼痛，变换体位时疼痛有时加剧；人的体重减轻，四肢无力，不明原因的发热及水肿，皮肤瘙痒，甚至出现黄疸。

肝癌分为两种，即原发性肝癌和继发性肝癌。人们日常所说的肝癌多为原发性肝癌。原发性肝癌的发病率占恶性肿瘤的前五位。病毒性肝炎患者是肝癌高发人群，特别是乙肝患者，比没有患过乙肝的人患肝癌的概率要高10倍。大量酗酒、长期进食含毒素成分食物的人群，患肝癌的风险也会随之增加。

本病的防治偏方秘方如下。

大黄皮硝糊

大黄、黄柏、皮硝、芙蓉叶、姜黄各50克，乳香、没药、冰片、天南星各20克，雄黄30克，天花粉10克。上药共研细末，以水调为糊。外敷患处，每日1次。止痛消肿。适用于肝癌疼痛、上腹肿块。

益气散疾汤

黄芪、茯苓、白花蛇舌草、半枝莲各30克，白蔹25克，党参18克，制香附、全当归各15克，土炒白术、三棱、莪术、元胡各10克，三七粉2克。上药除三七粉外，水煎取药汁。喝药汁，三七粉冲服。益气活血，散瘀止痛。适用于气虚血瘀型肝癌。

预知子石燕汤

预知子、石燕、马鞭草各30克。水煎取药汁。口服，每日1剂。清热化痰，解毒散结。适用于肝癌。

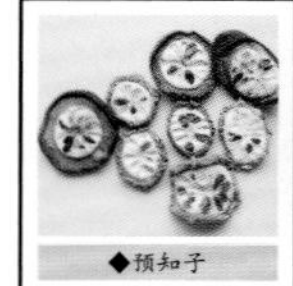
◆预知子

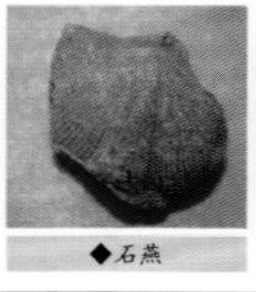
◆石燕

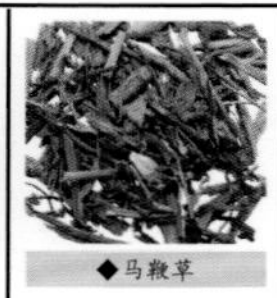
◆马鞭草

鼠妇汤

干燥鼠妇60克。上药加水适量，水煎2次，取汁240毫升，两汁混合，备用。口服，分次服用；服药期间禁食酸、辣、腥味食物。破血，利水，解毒，止痛。适用于肝癌剧痛。

火硝明矾糊

火硝、明矾各9克，胡椒18克，黄丹、麝香各3克，米醋适量。上药除米醋外，共研细末，然后以米醋调成糊状。外敷于涌泉穴。止痛。适用于肝癌引起的疼痛。

消瘕汤

鳖甲（先煎）、白术各15克，白芍30克，枳壳、木香各1.5克，甘草、郁金各3克，豆蔻2粒，牡丹皮、花粉、香附各6克，茯苓、巴戟天各10克。水煎取药汁。每日1剂，分2次服用。导滞散结。适用于肝癌。

白芍栀子饮

白芍35克，栀子、川贝母、牡丹皮、没药、枳壳、金银花、甘草、蒲公英、青皮各10克，当归25克，茯苓20克，白糖30克。上药加水适量，以中火煮沸，再用小火沸煎25分钟，滤渣取汁，调入白糖即成。每次饮汁100毫升，每日3次。祛瘀消肿。适用于肝癌。

雄黄散

雄黄、朱砂、五倍子、山慈菇各等份。上药共研细末。每次吸入少许药末。清瘀散结，解毒化瘀。适用于肝癌。

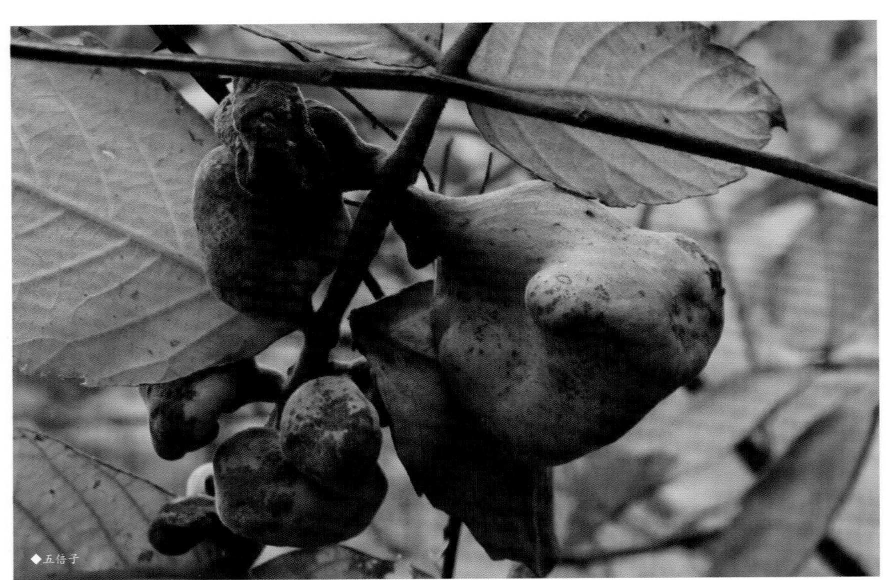
◆五倍子

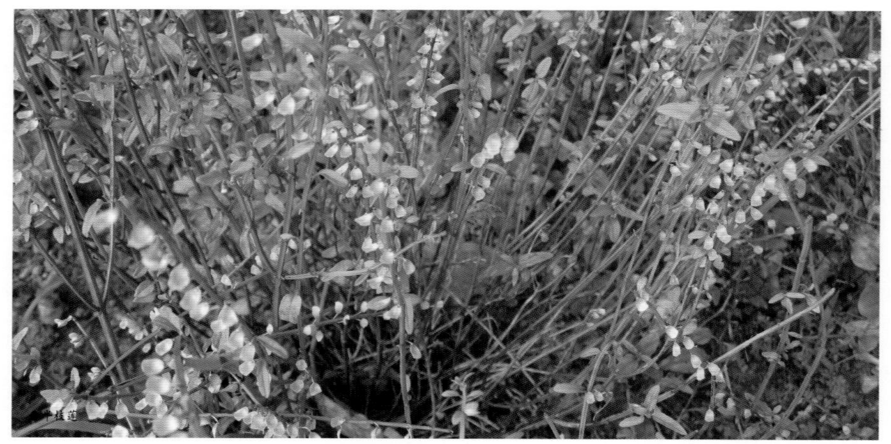
半枝莲

半枝莲饮

半枝莲、当归各15克，黄芪20克，白花蛇舌草、白糖各30克，大黄、黄芩、炙栀子、豨莶草、金银花各10克。上药入锅，加水以中火烧沸，改小火沸煎25分钟，滤渣取汁，调入白糖即成。每次服食药汁100毫升，每日3次。清热解毒，活血祛瘀，止痛。适用于肝癌。

党参茯苓汤

党参、焦山楂、神曲、降香各15克，茯苓、车前子（包煎）、八月札、莱菔子各30克，沉香曲、麦芽各12克，白术、乌药各9克。水煎取药汁。口服，每日1剂。健脾理气，清热燥湿。适用于肝癌。

山甲珠糊

穿山甲（山甲珠）、蜈蚣各30克，生天南星、制半夏、白僵蚕、朴硝、制乳香、制没药各10克，甘遂15克，红大戟20克，麝香、蟾酥各2克，铜绿（碱式碳酸铜）、阿魏各少许。上药共研细末，装瓶备用。视肿块大小，取适量药末以凡士林调，摊于纱布上，然后贴敷肿块部位，用胶布固定；每日换药1次。软坚散结，止痛消痞。适用于肝癌。

党参黄芪汤

党参13克，炙黄芪15克，女贞子12克，水红花子、赤芍、莪术、广郁金、夏枯草各10克，白花蛇舌草、石见穿各30克，甘草6克。水煎取药汁。口服，每日1剂。滋阴清热，补气疏肝。适用于原发性肝癌。

白花蛇舌草饮

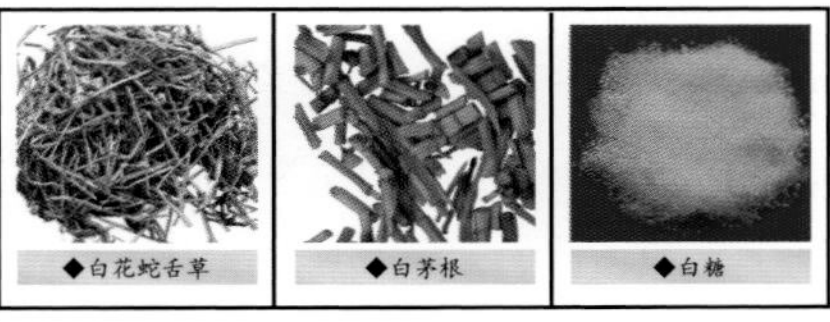

白花蛇舌草、白茅根各200克，白糖30克。白花蛇舌草、白茅根洗净，放入锅内，加水大火烧沸，改小火煎煮25分钟，滤渣取汁，调入白糖即成。每次饮汁100毫升，每日3次。解毒消癥。适用于肝癌。

菊花散

菊花60克，紫金锭6克，牛黄、青黛各12克。上药共研细末，装瓶备用。用时，取3克冲服，每日3次。清热解毒。适用于肝癌。

退黄消胀汤

石见穿、半枝莲、白花蛇舌草各30克，广郁金9克，丹参、小金钱草、八月札、平地木各15克。水煎取药汁。口服，每日1剂。退黄消胀。适用于肝癌，症见黄疸、肝区胀痛。

半枝莲汤

半枝莲、半边莲、薏苡仁各30克，玉簪根9克。水煎取药汁。每日1剂，口服。清热解毒，化湿消肿。适用于肝癌。

养生知识

如何减轻肝癌带来的疼痛

肝癌发展到晚期时，病灶出现反射性疼痛，给患者带来身心上的痛苦。不妨利用以下几种小方法来缓解疼痛。

1. 取舒适的体位。患侧卧位及半卧位可以减轻腹壁紧张度，从而减轻疼痛。
2. 局部按摩，动作轻柔，千万别用力，否则容易造成肿块破裂或扩散。
3. 看电视、小说、漫画等，转移注意力。
4. 疼痛发作时，采取胸式深呼吸来减轻腹部的疼痛。
5. 吃一些清淡、低脂、无刺激的易消化食物，一次进餐不能太饱，少吃多餐。
6. 保持乐观情绪，紧张、焦虑的情绪通常会让疼痛加剧。
7. 实在疼痛难忍时，可以对患者采取药物治疗。

肠癌

肠癌是发生于人体肠道的恶性肿瘤，主要指直肠癌和结肠癌。直肠和结肠都属于人体大肠组织，当它们的细胞癌变时，人通常会出现便血，并有不同程度的便不尽感、肛门下坠感，甚至出现腹泻。很多人还往往忽视这些细胞癌变示警信号，误认为是痔疮。癌症继续恶化后，出现腹泻、贫血、体力下降等症状。肠癌还会侵犯膀胱、肺脏等，引发尿急、尿痛、干咳、胸痛等。

关于肠癌发病的原因，医学界至今还未有一个清晰的结果。但可以肯定的是，它与人的饮食习惯、遗传因素有着密切关切。中医认为，肠癌与人们过食肥甘、霉变食物或因大肠慢性疾病等有关。本病的防治偏方秘方如下。

金银花藤饮

金银花藤、半枝莲、龙葵各50克，白花蛇舌草100克，白糖30克。上药除白糖外，加水煎煮，先用大火烧沸，再用小火煎25分钟，滤渣取汁，加入白糖调匀即成。每日3次，每次服150毫升药汁。散结消肿。适用于直肠癌。

白头翁双花汤

白头翁50克，金银花、木槿、白糖各30克。上药加水，煎取浓汁200毫升，调入白糖，即成。温服，每日1剂，分3次服用。散结消瘀，清热解毒。适用于大肠癌。

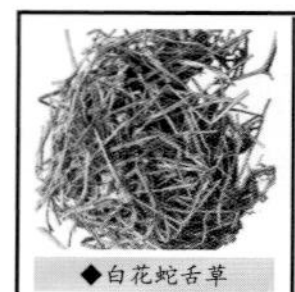
◆白花蛇舌草

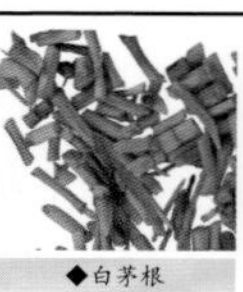
◆白茅根

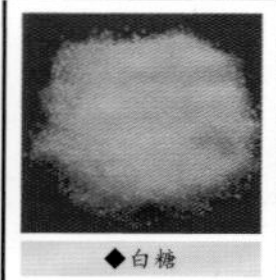
◆白糖

二白饮

白花蛇舌草、白茅根各200克，白糖30克。将白花蛇舌草、白茅根加水煎煮，水沸后以小火煮25分钟，滤渣取汁，加入白糖调匀即成。每次服150毫升药汁，每日3次。解毒消痈。适用于直肠癌。

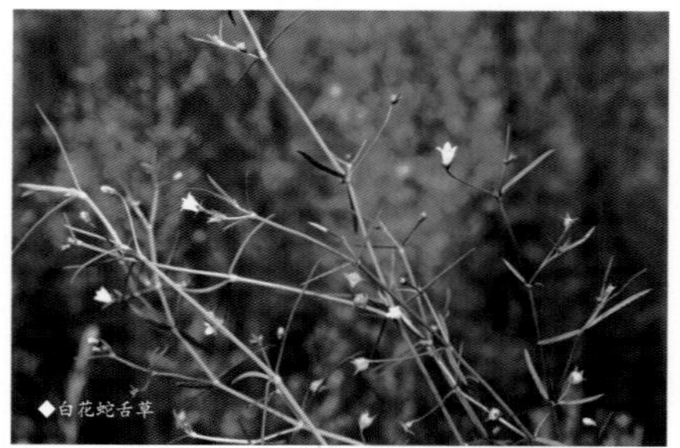
◆白花蛇舌草

火硝郁金丸

火硝、郁金、制马钱子、白矾各15克，生甘草3克。上药共研细末，水泛为丸，如绿豆大小。每次服用0.3～0.9克，开水送服，每日3次。化痰解毒，消肿散结。适用于肠癌，症见肿块坚硬、疼痛。

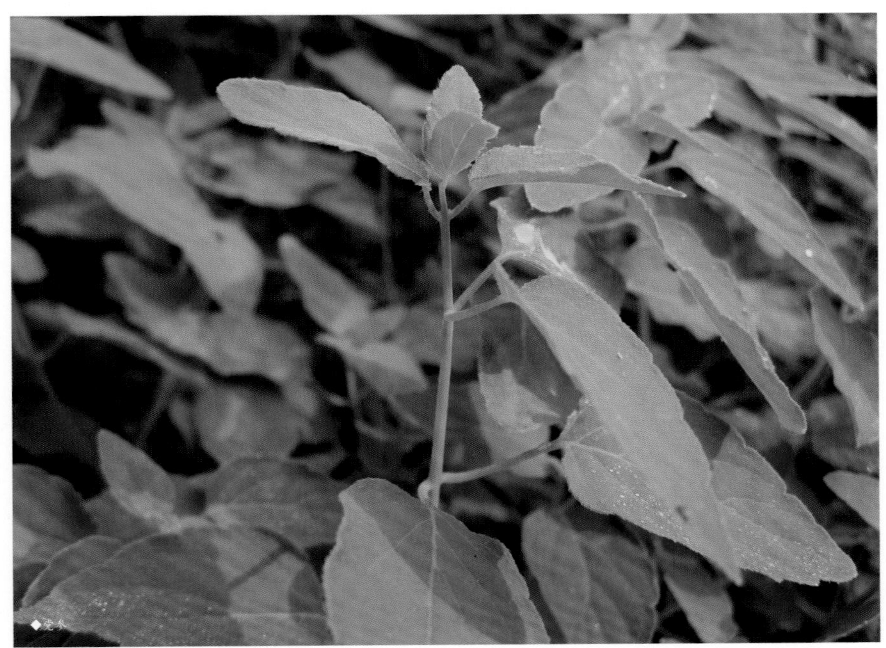
◆党参

参苓白术散

党参15克，当归、白芍、茯苓各12克，白扁豆、山药各20克，薏苡仁25克，砂仁、肉桂各5克，桔梗、防风各10克，甘草6克，大枣3枚。水煎取药汁。每日1剂，分次服用。益气养血，实脾健运。结肠癌术后腹痛腹泻、消化不良等。

夏枯草饮

夏枯草90克，黄糖（红糖）5克。将夏枯草加水1500毫升煎煮，滤渣取汁，加入黄糖再煎煮30分钟，即成。代茶频饮。清肝火，散瘀结。适用于直肠癌。

白头翁方

白头翁50克，金银花、木槿、白糖各30克。上药加水，煎浓汁200毫升，加白糖调匀。温服，每日1剂，分3次服。散结消瘀。适用于大肠癌。

龙葵饮

龙葵15克，白糖30克。龙葵加水煎煮，先用大火烧沸，再用小火沸煎25分钟，滤渣取汁，加入白糖调匀即成。每次服100毫升药汁，每日3次。散结利尿。适用于直肠癌。

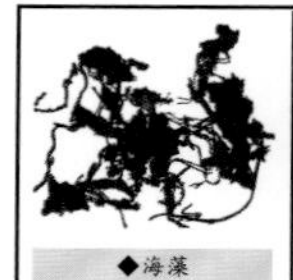
◆海藻

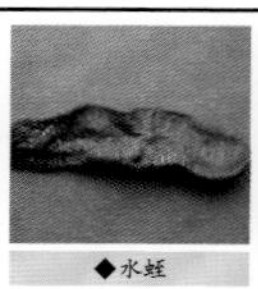
◆水蛭

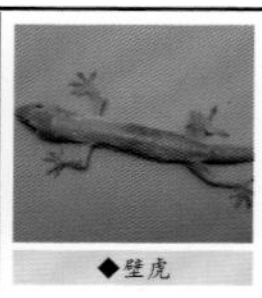
◆壁虎

海藻水蛭散

海藻30克，水蛭、壁虎各15克。上药焙干研成细末，再分成10等份。用黄酒冲服，每日1份。逐瘀破血，清热解毒。适用于直肠癌。

石见穿消瘤汤

石见穿、地榆、茯苓、生薏苡仁、七叶一枝花、党参、昆布、天龙、苦参各100克。水煎取药汁。口服，每日1剂。软坚消瘤，健脾化湿。适用于直肠癌。

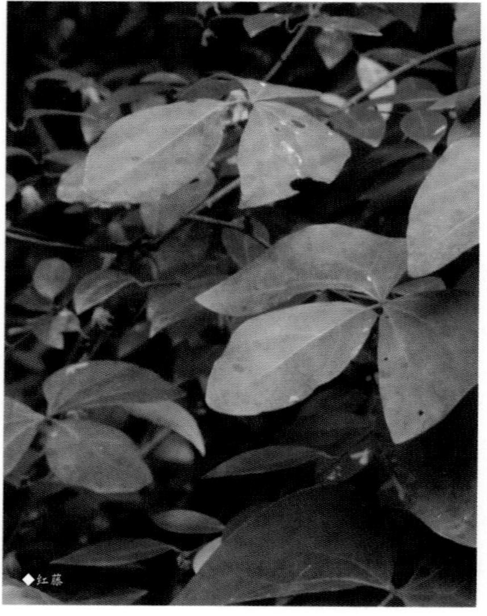
◆红藤

红藤活血汤

红藤15克，半枝莲30克，白槿花、七叶一枝花、苦参、白头翁各9

养生知识

降低肠癌有方法

肠癌严重威胁人体健康，发病率呈逐年上升趋势。因此，掌握预防肠癌的方法是十分必要的。

1. 吃全麦面。全麦面是用没去麸皮的麦子磨成的面粉。全麦面里面保留了许多有益物质，能吸收人体内的亚硝胺等许多致癌物质，随粪便一起排出体外，从而减少肠癌的发生。

2. 散步。每日坚持散步20分钟以上，患肠癌的风险可降低20%。散步的时间越长，患肠癌的风险也就越低。为什么散步能防肠癌。原因很简单，散步加快了肠蠕动，减少了便秘的发生，从而降低了肠组织癌变的概率。

3. 吃富含钙的食物。研究发现，女性每日摄入一定量的富含钙的食物，可以降低直肠癌的发病率。原来，钙进入人体后，可以中和肠道中的胆汁酸，而胆汁酸恰恰是让大肠组织癌变的诱因。

第二章
循环系统疾病的防治偏方秘方

循环系统包括心血管系统和淋巴系统，它们是一套封闭的、连续的管道系统，血液和淋巴在管道内循环流动。心血管系统由心脏、动脉、静脉和毛细血管构成。它是一个密闭的管道系统，其中心脏是血液循环的动力器官，也是连接动脉和静脉的枢纽。血液借助心脏的节律性搏动和血管的缩舒活动，由心脏经动脉主干及各级动脉分支至全身毛细血管，使血液与组织进行物质交换，然后毛细血管汇成静脉返回心脏。如此周而复始，形成血液循环。

血液循环的途径可分为体循环和肺循环。

体循环：当心室收缩时，动脉血由左心室射入主动脉，通过主动脉及其分支，流到全身各组织的毛细血管。在这里，血液中的氧、营养物质与细胞的二氧化碳、代谢最终产物进行交换，使含氧多的动脉血变成含二氧化碳多的静脉血，经静脉汇集，最后通过上腔静脉、下腔静脉回流到右心房。

肺循环：当心室收缩时，静脉血由右心室射入肺动脉，随后经动脉的各级分支到达肺泡隔的毛细血管。在这里，血液中的二氧化碳与肺泡内的氧进行交换，使含二氧化碳多的静脉血变成含氧多的动脉血，然后汇成肺静脉注入左心房。

血液之所以在人体内流动不息，是因为心脏在不停地跳动，就像一辆汽车的发动机。心脏位于胸腔内，其外的囊状结构称为心包，心脏的大小约相当于本人紧握的拳头，其外形似倒置的圆锥体。心脏是一个中空的肌性器官，有4个腔：左心房、左心室、右心房、右心室。

左右两个心房之间有房间隔相隔，两心室之间有室间隔相隔。左心内流的是含氧的动脉血；右心内流的是含二氧化碳的静脉血。左心房与左心室之间以左房室口相通，口的周缘有二尖瓣；右心房与右心室之间以右房室口相通，口的周缘有三尖瓣。心内各腔都直接与大血管相连，连于心室的为运血离心的血管，称为动脉；连于心房的为运血回心的血管，称为静脉。左心室的出口为主动脉口，其口缘有3个半月形的主动脉瓣；右心室的出口为肺动脉口，其口缘有3个半月形的肺动脉瓣。房室口缘和动脉口缘的瓣膜都是控制血液在心脏内定向流动的结构。心脏在舒张期的时候，房室瓣（即二尖瓣和三尖瓣）开放，大静脉的血液涌进心房和心室；同时，半月瓣是关闭的，大动脉的血液不会倒流回心室。当心舒张期结束时，心室内充盈不少血液。这时，一个新的心动周期开始：先是心房收缩，更多的血液由心房流入心室；接着心房舒张，心室收缩，房室瓣关闭，同时，半月瓣开放，血液向大动脉喷射；然后全心舒张，半月瓣关闭，房室瓣开放，大静脉的血液流入心房和心室。一个新的心动周期又开始。周而复始，从不间断。一旦心跳停止，也就意味着人的生命结束了。

接下来说一下淋巴系统。淋巴系统是静脉系统的辅助部分，由淋巴管、淋巴器官和淋巴组织构成。淋巴器官包括淋巴结、脾和胸腺等。脾位于左肋部，呈暗红色，质软而脆，可分为脾膜和脾髓两部分，有储血、造血、破血、过滤血液和产生抗体的功能。强调一点，脾是最大的淋巴器官。

淋巴管内流动着无色透明的淋巴液。随着动脉和肌肉的张缩，淋巴液在淋巴管中流动。受呼吸作用的影响，淋巴液会流到血液中。

人受伤后，如跌打损伤，伤患处组织往往会肿胀疼痛，这时就需要淋巴系统来消除积聚的体液，帮助人体恢复正常的血液循环。

另外，淋巴系统还是人体的免疫系统，抵御着病毒细菌的侵入，保护着人体的健康。人体的颈部、腹股沟和腋窝等处密布着淋巴结组织，淋巴液在淋巴结流动着，滤出微生物和毒素，并加以消灭，以阻止感染蔓延。淋巴结受到病毒感染时，会发生肿大。说到这里，大家就会明白了，为什么感冒往往会导致喉咙发炎，在下颏部摸到两个肿块，炎症消失后，淋巴肿块也会自然缩小，恢复到健康状态。

偏头痛

偏头痛是一种血管性头痛，头部一侧疼痛甚剧，以阵发性刺痛、跳痛为主，甚至可引起眼痛、牙痛。西医认为，本病是脑血管舒缩功能发生障碍，脑血管时而痉挛、时而扩张所至。

中医中所说的“头风”，就指偏头痛。中医认为，本病实为肝、肾、脾虚，加之受风邪侵扰头部，于是发病。治疗时，宜养血祛风、化瘀通络。本病的防治偏方秘方如下。

柴胡细辛汤

柴胡、当归、泽兰、川芎、制半夏、土鳖虫、丹参各10克，细辛、黄连、薄荷（后下）各6克。上药加水煎2次，混合两煎所得药汁，备用。每日1剂，每隔4小时服1次。补血活血，化瘀逐风，清热燥湿。适用于偏头痛。

葛根二白汤

葛根30克，白芍20克，柴胡、钩藤（后下）各15克，白芷、川芎、土鳖虫各10克。上药加水煎2次，混合两煎所得药汁，备用。每日1剂，上午、下午分服，12日为1个疗程。祛风平肝，活血通络。适用于偏头痛。

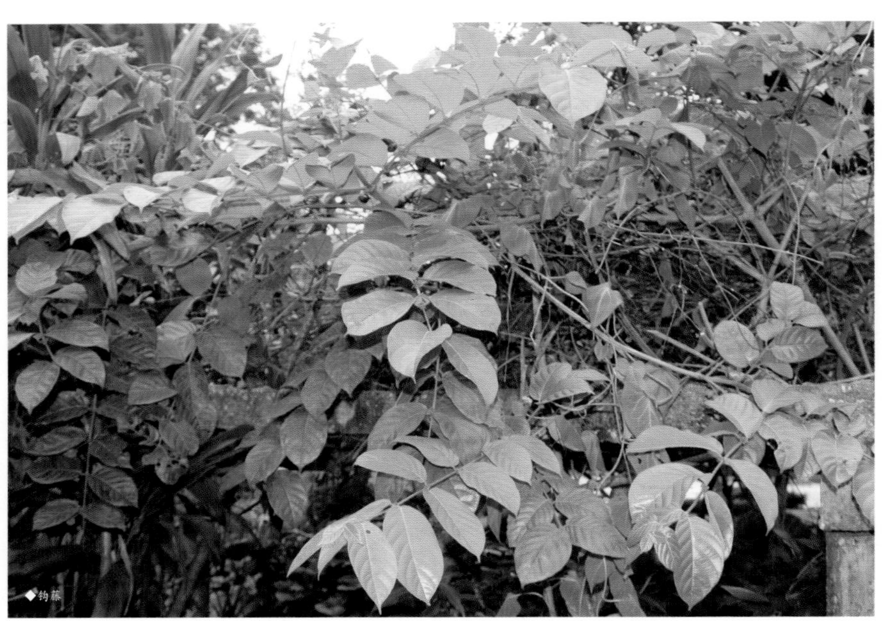

◆钩藤

香芎散

香附子（炒）、川芎、石膏（飞水）、白芷、甘草、薄荷各30克。上药共研细末，装瓶备用。以清茶送服，每次取药末6克。散瘀止痛。适用于偏头痛。

颅宁汤

当归、生地黄各15克，白芍20克，白芷、防风、蝉蜕、川芎、柴胡、甘草各10克。上药加水煎2次，混合两煎所得药汁，备用。每日1剂，分2次服用，14日为1个疗程。养血补血，活血化瘀，柔肝解郁，祛风散邪。适用于偏头痛。

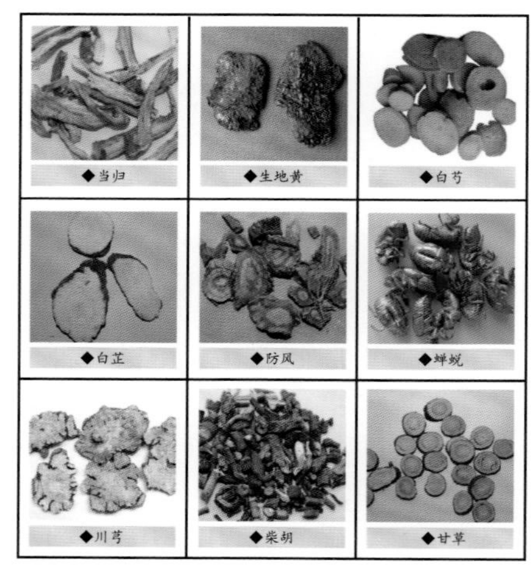

天麻钩藤汤

天麻15克，钩藤（后下）、蔓荆子、刺蒺藜、藁本、白僵蚕、白芍各12克，枣仁9克，白芷6克，熟附块5克，三七（打）、炒全蝎各4克。水煎取药汁。内服，每日1剂。搜风通络，化瘀止痛。适用于偏头痛。

地肤子川芎汤

地肤子50克，川芎、菊花各15克。水煎取药汁。内服，每日1剂。清头明目，散瘀止痛。适用于偏头痛。

养生知识

偏头痛在生活上的调理原则

要想减少偏头痛发作，一定要养成良好的睡眠规律，加强生活的条理性，注意劳逸结合。居住的场所注意通风。一些药物可诱发偏头痛，如避孕药、硝酸甘油、利舍平、雌激素，尽可能远离它们。注意气候的影响，风、暴风雨、耀眼的阳光、雷声等气候变化均可诱发偏头痛，所以偏头痛患者应注意避风寒、保暖，不要被暴晒淋雨，等等。

眩晕

眩晕是一种临床自觉症状。眩，指眼前发黑，视物不清；晕，指视物旋转不定。民间又常将眩晕称为“头晕”。眩晕轻者闭目休息一会即止；重者如坐舟车，旋转难停，不能站立，伴恶心、呕吐、大汗等症状。

西医认为，眩晕的病因：一是由内耳迷路炎、前庭神经炎引起，称为耳源性眩晕或梅尼埃病；二是由高血压、脑动脉硬化，使椎基底动脉供血不足引起的。

历代中医各家对眩晕的论述中，侧重于某一方面的解释。《素问》曰：“诸风掉眩，皆属于肝。”《灵枢》曰：“髓海不足，眩冒。”《河间六书》曰：“风火相搏则为之旋转。”朱丹溪曰：“无痰不作眩。”《景岳全书》曰：“眩晕一症，虚者居其八九。”

现代中医认为，眩晕症虚实夹杂。虚指肝肾阴虚、血气不足；实指风、火、痰、瘀。眩晕可分为4个最基本证型：外感风寒型、肝阳上亢型、痰浊中阻型、血瘀脑络型。临床应根据病因，辨证施治。

本病的防治偏方秘方如下。

清肝泻肝胆方

柴胡、枳壳、龙胆、竹茹、苍耳子、栀子、青皮各9克，黄芩、大青叶各15克，半夏、蔓荆子各12克。上药加水煎2次，混合两煎所得药汁。每日1剂，分次服用。清泄肝胆。适用于内耳性眩晕，症见头晕目眩、耳胀耳鸣、口苦、苔白腻、脉弦。

半夏白术天麻汤

白术、瓜蒌皮、竹茹各15克，法半夏、甘草、陈皮、天麻、生姜各10克，茯苓20克。上药加水煎2次，混合两次所煎取的药汁，备用。每日1剂，上午、下午分服用，6剂为1个疗程。健脾和中，化痰息风。适用于痰浊中阻型眩晕，症见痰多、胸闷、恶心呕吐、神疲气短、少食多寐、舌苔白腻等。

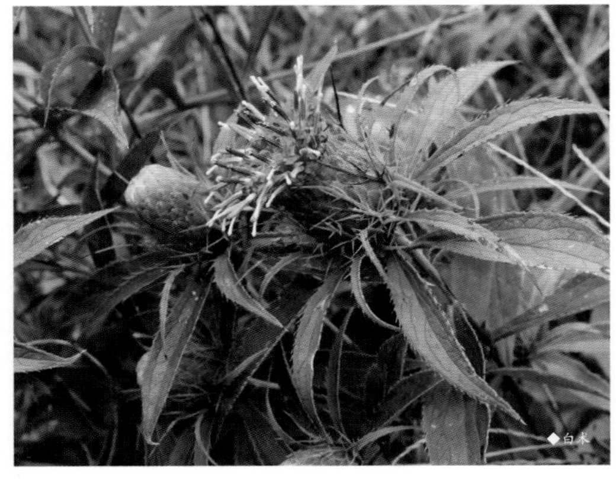
◆白术

祛风活血汤

紫苏叶、红花、天麻、胆南星、川芎、僵蚕各10克，赤芍、桃仁、丹参各15克，全蝎、生姜各6克。上药加水煎2次，混合两次所煎取的药汁，备用。每日1剂，分上午、下午服用；待眩晕消除后，继续服10～15剂来巩固疗效。散外风，息内风，活血化瘀。适用于血瘀脑络型眩晕。

丹参红花汤

丹参、生珍珠母（先煎）各30克，红花、茯神、泽兰、钩藤、白蒺藜各9克，甘草、田七（研末，分2次服）各3克。水煎取药汁。口服，每日1剂。清利头目，通络祛瘀。适用于晕眩、失眠多梦。

定眩汤

党参、生龙骨、白芍、生牡蛎、白术各30克，陈皮、半夏各6克，川芎、柴胡各9克，泽泻、荷叶各15克，赭石粉18克，当归、茯苓各24克。水煎取药汁。每日1剂，分次服用。健脾祛痰，补气养血，升清降浊。适用于耳源性眩晕。

葛根黄芩汤

葛根、黄芩、白蒺藜、白薇、桑寄生、茺蔚子、牛膝、泽泻、川芎、野菊花、钩藤（后下）各12克，磁石（先煎）30克。水煎取药汁。每日1剂。滋阴潜阳，清肝平肝。适用于虚阳亢型眩晕。

菊花散

菊花、牛蒡子、独活、羌活各6克，炙甘草1.5克，旋覆花3克，生姜3片。上药加水500毫升，煎至200毫升，即成。每日1剂，分次服用。清热解毒，除风通痹，镇静安神。适用于眩晕、面目浮肿。

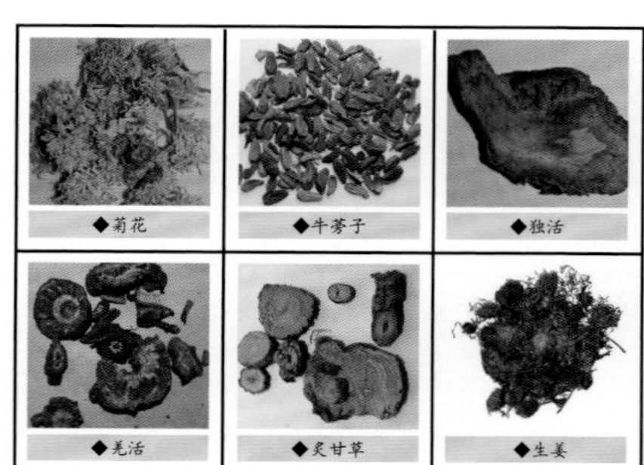

◆菊花 ◆牛蒡子 ◆独活 ◆羌活 ◆炙甘草 ◆生姜

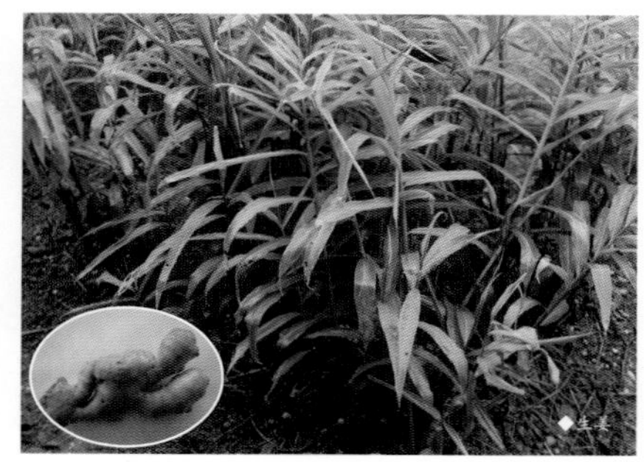

◆生姜

天麻钩藤饮

天麻、龙胆各10克，钩藤（后下）、夏枯草、菊花、牛膝各15克，杜仲、茯苓各20克，桑寄生（先煎）、首乌藤、石决明（先煎）各30克。上药加水煎2次，混合两次所煎取的药汁，备用。每日1剂，分上午、下午服用，6剂为1个疗程。降火平肝，育阴潜阳。适用于肝阳上亢型眩晕、血压高。

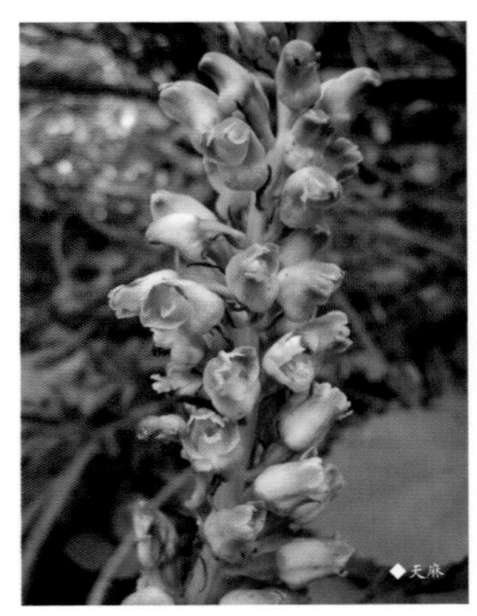
◆天麻

祛风定晕汤

党参、茯苓、连翘、僵蚕各15克，紫苏叶、蝉蜕、防风、藿香、菊花（后下）各10克，川芎、橘红各5克。上药加水煎2次，混合两次所煎取的药汁，备用。每日1剂，分上、下午服用，6剂为1个疗程。补气活血，祛风通络。适用于外感风寒型眩晕，症见恶寒、无汗、头痛、全身拘急、身重不适、舌苔薄白等。

黄芪泻火汤

黄芪、白芍、甘草、牛膝、栀子、制大黄、生地黄、钩藤各适量。上药加水煎2次，混合两煎所得药汁。每日1剂，分次服用。清肝泻火。适用于高血压引起的眩晕，有降压祛火的功效。

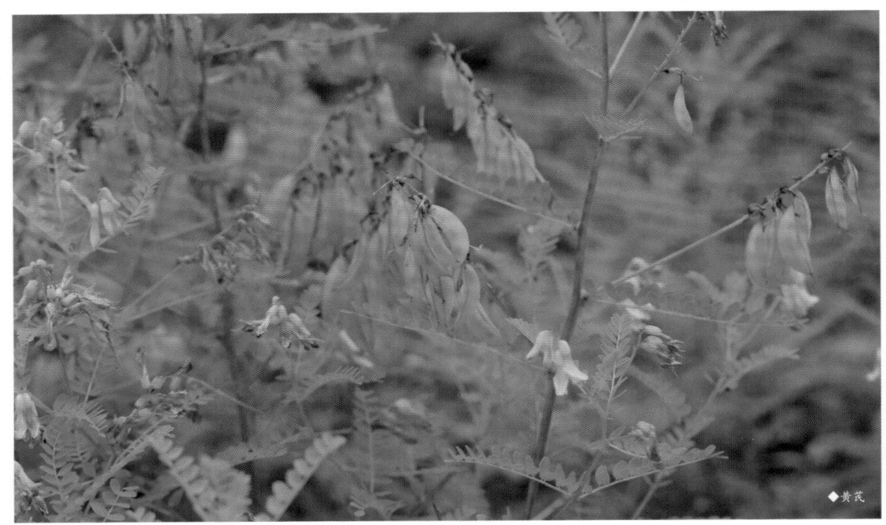
◆黄芪

四神散

当归、荆芥穗、旋覆花、菊花各30克。上药共研细末，装瓶备用。每次取3克药末，加水250毫升煎煮，煎前加入葱白1段，茶叶3克，煎至175毫升即成。温服，服后平躺片刻。活血调经，清热祛风。适用于眩晕头痛，妇人血虚引起的头目昏眩、四肢酸痛。

女贞子旱莲草汤

女贞子、墨旱莲、决明子、玄参、沙苑子、当归、熟地黄、白蒺藜、生龙骨（先煎）、生牡蛎（先煎）、何首乌各等份。水煎取药汁。每日1剂。清眩止晕，补益肾水。适用于肝肾阴虚引起的眩晕。

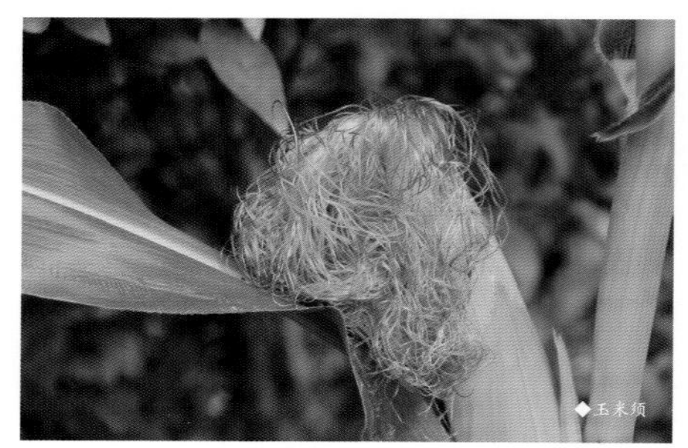
◆玉米须

玉米须茶饮

玉米须30克。玉米须水煎，加水200毫升，煎至100毫升。空腹服用，连服3～6次。降压止晕。适用于高血压引起的眩晕。

养生知识

中老年人眩晕该怎么调理

一些中老年人患有眩晕，除了寻找病因对症治疗外，还需要在日常生活中进行以下调理。

1. 调节饮食。眩晕患者应吃富含营养和新鲜清淡的食物，以青菜、水果、瘦肉为主，忌食辛辣肥腻的食物，如肥肉、辣椒、白酒等，这些食物生痰助火，可加重晕眩症状。

2. 调养精神。忧郁、恼怒等精神刺激会诱发眩晕，所以眩晕患者应保持精神乐观，心情舒畅。

3. 起居有常。过度疲劳和睡眠不足可诱发眩晕，因此眩晕发作前后都应注意休息，必要的时候应卧床休息。卧床休息不仅可减轻眩晕症状，还能防止因晕倒而造成的身体伤害。另外，休息的地方一定保持安静、光线暗淡，因为声、光的刺激也能加重眩晕。

高血压

高血压是临床上常见的一种症状。一般指动脉血压高于正常指标者即为高血压，可伴有心脏、血管、脑、肾等器官功能性或器质性的改变。高血压分为原发性高血压和继发性高血压两类。原发性高血压是以血压升高为主要临床表现的一种疾病，约占高血压患者的80%～90%。继发性高血压是指在某些疾病中并发血压升高，仅仅是这些疾病的症状之一，故又称症状性高血压，占所有高血压患者的10%～20%。治疗时宜化痰降浊。本病的防治偏方秘方如下。

桂石降压汤

熟地黄20克，山茱萸、天麻、牡丹皮、鸡内金、丹参、炙甘草、钩藤各10克，山药、杜仲、白术各12克，肉桂、黄柏各5克，生石决明、桑寄生、茯苓各15克。水煎取药汁。每日1剂，分2次服用，4周为1个疗程，一般连服2个疗程。滋补肝肾，调理脾胃。适用于高血压。

凉血化瘀降压饮

牡丹皮60～80克，钩藤30克，川芎、玄参、牛膝、白芍、龙骨各25克，桑寄生20克。水煎取药汁。每日1剂，分2次服用，4周为1个疗程，一般连服2个疗程。益肾平肝，凉血息风。适用于高血压。

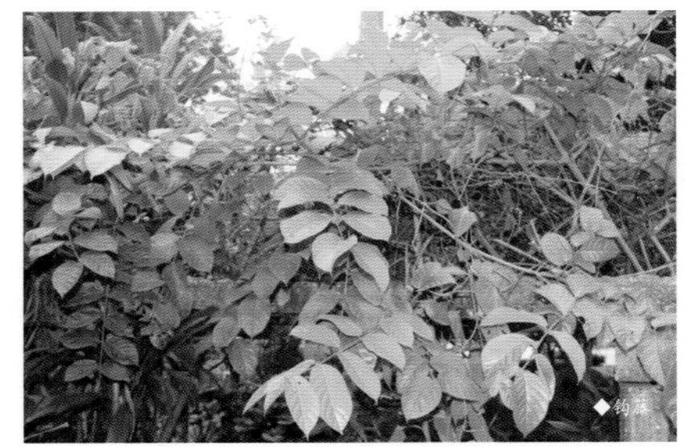
◆钩藤

二仙汤

仙茅、淫羊藿、巴戟天、知母、黄柏、当归各10克。水煎取药汁。每日1剂，分2次服用，20日为1个疗程。温补肾阳，滋阴益精，濡养冲任。适用于妇女围绝经期高血压。

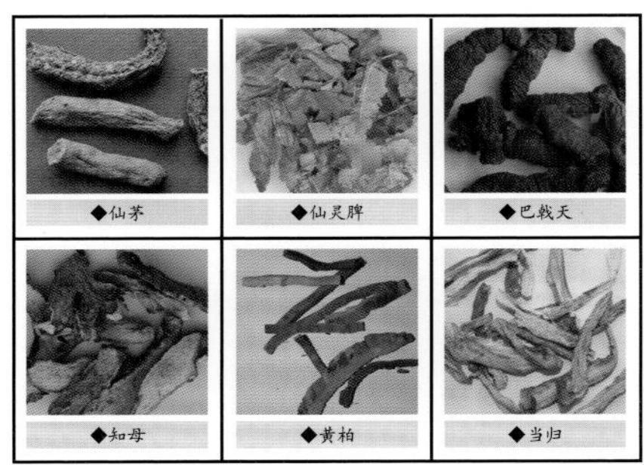
◆仙茅　◆仙灵脾　◆巴戟天
◆知母　◆黄柏　◆当归

扶正降压汤

生黄芪、刺五加各30克，丹参、白芍、葛根、川牛膝各20克，天麻10克，钩藤（后下）、滁菊花各12克，泽泻、酸枣仁、黄芩各15克，生甘草5克。上药加水煎2次，取药汁混合。每日1剂，分3次服用，4周为1个疗程。调整阴阳，扶正降压。适用于高血压。

参七楂蒲汤

丹参、生山楂各30克，天麻15克，三七、石菖蒲、钩藤、水蛭各10克。上药加水煎2次，混合两煎所得的药汁。每日1剂，分2次服用，连续服药30日。降压降脂。适用于高血压。

益肾降压方

黄芪15～30克，汉防己、牛膝、茯苓、当归、赤白芍各12克，川芎、白术各10克，益母草、黄芩、泽泻、车前草各15克。水煎取药汁。每日1剂，分2次服用，4周为1个疗程，一般连服2个疗程。益气健脾，活血利水。适用于肾实质性高血压。

疏肝和血汤

柴胡10～12克，川芎6～10克，炒白芍10～15克，绿萼梅6～12克，延胡索10～20克，益母草20～30克，地龙12～20克。水煎取药汁。每日1剂，分2次服用，连服1个月，次月隔日1剂，第3个月隔2日1剂，3个月为1个疗程。疏肝解郁，调和气血。适用于原发性高血压。

平肝息风汤

夏枯草、女贞子各15克，白蒺藜、黄芩、黄菊花、白芍各10克，丹参、车前子各30克，山楂12克。水煎取药汁。每日1剂，分2次服用，连服2周；血压稳定后隔日1剂，连服4周。育阴潜阳，平肝息风，降压降脂。适用于肝肾阴虚、肝阳上亢之高血压。

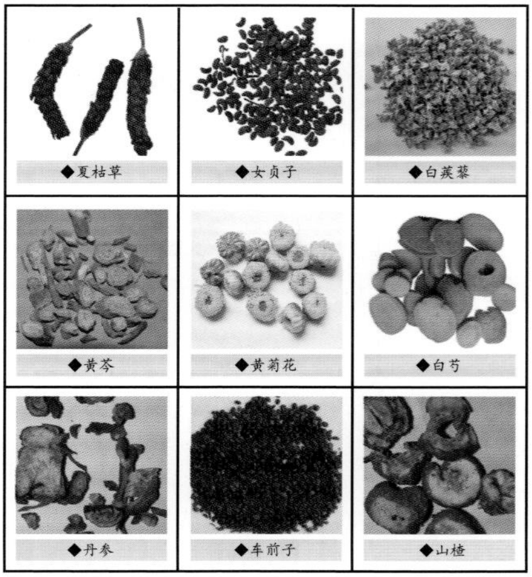

◆夏枯草 ◆女贞子 ◆白蒺藜
◆黄芩 ◆黄菊花 ◆白芍
◆丹参 ◆车前子 ◆山楂

白菊花饮

白菊花15克。将白菊花揉碎，放入茶杯中，加入沸水冲泡，加盖闷10分钟。代茶饮，可冲泡3～5次，每日1剂。疏风清热，平肝明目。适用于肝火亢盛、肝阳上亢之早期高血压。

镇肝息风汤

白芍、玄参、天冬、龙骨、牡蛎、龟甲各15克，赭石、牛膝各30克，胆南星6克。水煎取汁250毫升。每日1剂，分2～4次服用。滋阴潜阳，平肝息风。适用于高血压。

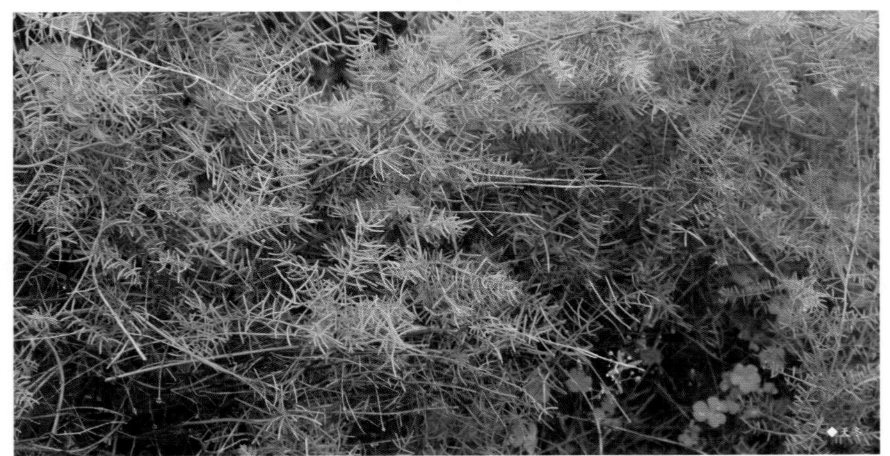
◆天冬

养生知识

如何预防高血压

中老年人是高血压高发人群，不妨采取以下办法来预防高血压。

1. 尽量减少喝酒，尤其不要过量。酗酒会导致高血压发生，使心跳加快，血管收缩，血压升高。

2. 低盐饮食。日常膳食中，饭菜的用盐量一定要少，一个人每日摄入盐的用量不要超过5克。盐的成分是钠，人体摄入过多的钠后，血液中的钠含量自然增高，为维持血管渗透压的平衡，相对较多的水分会滞留在血管中，从而造成血容量增多，血液对血管壁产生较大的压力，于是血压升高。所以，日常膳食要保持低盐饮食。

3. 适当补充钙和钾。钾可以防止高盐摄入引起的血压升高，但不是说钾越多越好，需警惕高钾血症。钙对血压稳定也有维持作用。所以，人们宜常吃一些含钙和钾丰富的食物，如虾、核桃仁、牛奶、海带等。

4. 保持心平气和。人们常说“怒发冲冠”，发怒、生气会使血气骤然起变化，使血压升高，所以，应保持轻松的心情，情绪上不急不躁，心平气和。

5. 睡眠充分。充分的睡眠与休息能够让身体保持理想且健康的状态，控制血压升高。

6. 维持体重。身体超重者易患高血压，所以人们应适量运动，多吃素食，以让体重保持在理想的范围。

白术散

白术、山药各12克，茯苓、大腹皮、天麻、钩藤（后下）各9克，陈皮4.5克，石决明（先煎）30克。水煎取药汁。口服，每日1剂。健脾利湿，平肝潜阳。适用于脾虚肝旺型妊娠合并高血压综合征。

滋肾活血汤

熟地黄20克，当归、杜仲、何首乌、丹参、山茱萸、菟丝子、枸杞子、牛膝、益母草各15克，川芎10克。上药加水煎2次，混合两次煎取的药汁，备用。每日1剂，分上午、下午服用，20日为1个疗程。滋肾活血，平衡五脏六腑阴阳。适用于高血压，症见头晕头痛、耳鸣健忘、失眠多梦。

天麻钩藤饮

天麻、钩藤（后下）、黄芩、栀子各9克，石决明（先煎）30克，黄连3克，生地黄12克，羚羊角粉（吞）0.3克。水煎取药汁。口服，每日1剂。清心泻火，平肝潜阳。适用于心肝火旺型妊娠合并高血压综合征。

知白降压汤

知母、当归、白芍、杜仲各15克，草决明25克，淫羊藿、天麻、黄柏、巴戟天各10克，川芎5克。上药加水煎2次，混合两次所煎取的药汁，备用。每日1剂，分上午、下午服，30日为1个疗程。息肝风，补肾，养血活血。适用于中老年人高血压，症见头晕头痛、心烦少眠。

芹菜夏枯草向日葵饮

芹菜、向日葵叶各30克，夏枯草15克。水煎取汁。代茶饮。清肝明目，息风止晕。适用于妊娠合并高血压综合征。

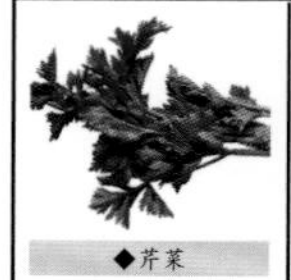
◆芹菜

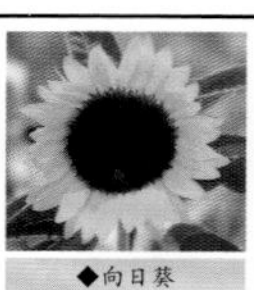
◆向日葵

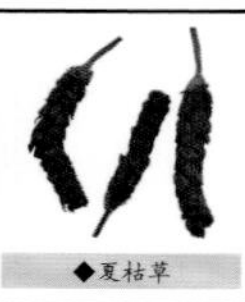
◆夏枯草

玉米须冰糖饮

玉米须150克，冰糖适量。玉米须煎水，去渣取汁，加入冰糖。代茶饮。健脾去湿，平肝潜阳。适用于脾虚肝旺型妊娠合并高血压综合征。

活血化瘀方

水蛭、红花各10克，三七粉（冲）6克，丹参20克，桃仁12克，鸡血藤、地龙各15克。水煎取药汁。每日1剂，分2次服用。活血化瘀。适用于高血压脑出血急性期。

桑菊饮

桑叶、菊花、老茶叶各3克。上药洗净，用沸水浸泡25分钟。代茶饮，不拘时服。清肝明目，滋阴补虚。适用于阴虚阳亢型妊娠合并高血压综合征。

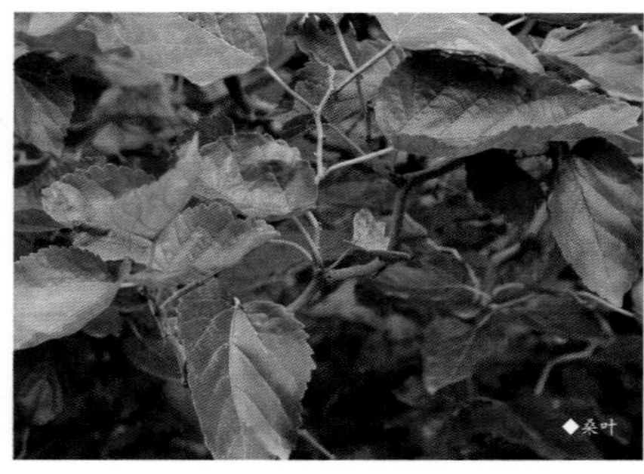
◆桑叶

益肾降压汤

黄芪30～45克，黄精、女贞子、淫羊藿、桑寄生、炒杜仲各15～30克，牛膝15～20克，泽泻30克。水煎服。每日1剂，分2次服用。益肾降压。适用于老年性高血压 。

杞菊地黄丸

枸杞子、菊花、生地黄、山茱萸、何首乌各9克，山药12克，龟甲15克，石决明（先煎）30克。水煎取药汁。口服，每日1剂。滋阴养肝，平肝潜阳。适用于阴虚肝旺型妊娠合并高血压综合征。

菊花苦丁饮

菊花20克，苦丁茶15克。将菊花和苦丁茶晒干搓碎，每次取5克，放入茶杯中，用沸水冲泡，加盖闷10分钟。代茶饮。清热败毒，清肝明目，降压降脂。适用于高血压。

决明子饮

决明子、夏枯草、白糖各15克，菊花10克。上药水煎取汁，加入白糖，煮沸即可。随量饮用。清肝明目，息风止晕。适用于妊娠合并高血压综合征。

平肝降压汤

玄参15克，白芍、夏枯草、草决明、石决明（先煎）、珍珠母（先煎）各30克，钩藤（后下）、何首乌、丹参各20克，地龙10克，砂仁（后下）6克。上药加水煎2次，混合两次煎取的药汁，备用。每日1剂，分上午、下午服用，10

日为1个疗程。滋补肝肾，育阴潜阳，理气活血，调和脾胃。适用于高血压引起的头晕头痛，或兼有耳鸣、失眠、心悸、手足麻木等。

钩夏降压汤

钩藤（后下）、夏枯草、赤芍各15克，川芎10克，珍珠母（先煎）、石决明（先煎）各30克，山楂20克。上药加水煎2次，混合两次所煎取的药汁（约300毫升），备用。每日1剂，分上午、下午服用，15日为1个疗程。泻肝火，息肝风，滋肾水，化瘀积。适用于高血压引起的头晕头痛、心烦易怒、手足麻木。

五皮饮

桑白皮、生姜皮、大腹皮各15克，茯苓皮、白糖各20克，陈皮6克。将桑白皮、生姜皮、大腹皮、茯苓皮洗净，放入沙锅，加清水3碗半，小火煮至1碗半；然后加入陈皮、白糖，再煮沸3分钟即可。分2次服用。健脾利水，行气消肿。适用于妊娠合并高血压综合征。

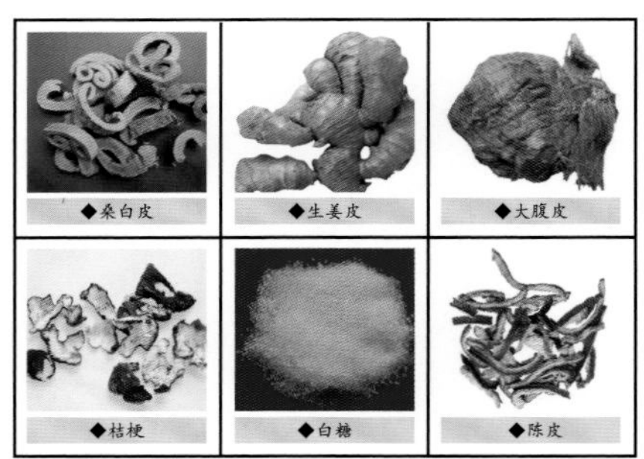
◆桑白皮 ◆生姜皮 ◆大腹皮
◆桔梗 ◆白糖 ◆陈皮

养生知识

高血压饮食的七项注意

高血压患者日常饮食吃什么好，不能一概而论，但有7项原则需要注意。

1. 饮食有节，定时定量，不可过饥过饱、暴饮暴食。食物搭配需合理，不要挑食、偏食。

2. 每日食入的盐分要控制在2～5克以内，盐太多会使血压升高，加快肾小动脉硬化速度。

3. 多吃富含维生素B、维生素C的新鲜蔬菜和水果。

4. 有目的地多食具有降压功能的食物，如茄子、芹菜、绿豆、荠菜、花生、木耳、海带、胡萝卜、柿子等。

5. 尽可能地少吃动物脂肪、动物内脏；少吃甜食。

6. 忌烟酒。特别是香烟，含有尼古丁成分，会加速动脉粥样硬化，使血压升高。

7. 要少吃动物性蛋白，海鲜、鱼类等动物蛋白相对可以多吃些；多吃植物性蛋白，如豆类及豆制品。

高脂血症

高脂血症是指人体血液中脂质含量超过一定限度的疾病。一般以胆固醇和三酰甘油作为血液中脂质物质的代表。高脂血症没有明显的自觉症状，需要抽血检验才能确诊。高脂血症的诊断标准是：胆固醇（TC）≥5.7毫摩尔/升；三酰甘油（TG）≥1.7毫摩尔/升。凡具有一项以上超标，就可诊断为高脂血症。统计显示：单纯胆固醇高占高脂血症的40%，单纯三酰甘油高占20%，胆固醇和三酰甘油同时高占40%。

高脂血症与家族遗传和饮食习惯有密切关系。人体血液中含脂质高，就会增加血液的黏稠度，是诱发冠状动脉粥样硬化性心脏病（简称冠心病）、脑血管病的重要因素。近年来，由于生活水平提高，高脂血症患者不断增多，并且趋向低龄化。

高脂血症属于中医"痰浊""血瘀"范畴。中医认为，饮食不节、过食甘肥、脾肾功能失调、三焦气化失常，均可导致津液停聚而成"湿浊"，且会进一步发展成为"痰浊"。痰浊久郁化热，阻壅经络，生成"血瘀"，于是形成了高脂血症。所以，中医治疗高脂血症的基本原则为：健脾阳，滋肾阴，渗湿祛痰，活血化瘀。下面介绍几种防治高脂血症的偏方秘方。

脂消饮

山楂25克，神曲（后下）、薏苡仁、陈皮各20克，白术、泽泻、制半夏各15克，枳壳、鸡内金、柴胡、郁金各12克。上药加水煎2次，混合两煎所得的药液共300毫升，备用。每日1剂，分早、晚服用，50日为1个疗程。健运脾胃，渗湿祛痰，疏肝化瘀。适用于高脂血症。

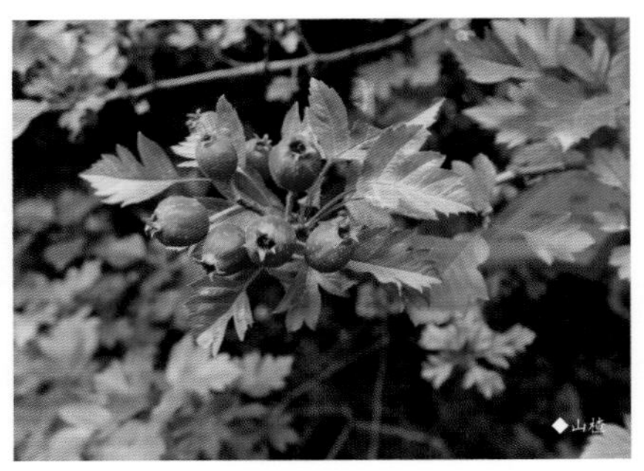
◆山楂

消积降脂汤

决明子、麦芽各30克，丹参25克，葛根、山楂、白蒺藜各20克，鸡内金、泽泻、陈皮、苍术、制半夏、茯苓、甘草各15克，大黄（后下）、胆南星各10克。上药加水用小火煎2次，每次加水2500毫升，煎至200毫升，合并两次煎液共400毫升。每日1剂，分2次服用，4周为1个疗程。渗湿利水，活血化瘀，疏肝解郁。适用于高脂血症。

二黄首乌汤

黄芪、黄精、何首乌、丹参、枸杞子各20克，玉竹、莱菔子、海藻各15克，决明子、山楂各30克，白僵蚕、陈皮、泽泻、红花各10克。上药加水700毫升，小火煎成300毫升药液，去渣取药汁。每日1剂，分2次服用，2个月为1个疗程，每个疗程后检测血脂1次。滋补肾阴，平肝息风，活血化瘀。适用于高脂血症，降胆固醇、三酰甘油。

降脂汤

丹参、黄精、何首乌、山楂、泽泻各15克。水煎取药汁。每日1剂，分3次服用。滋补肝肾。适用于肝肾阴虚导致的高脂血症。

降脂汤

党参、郁金、白术、枸杞子、车前子各15克，桑寄生（先煎）、黄精、山楂、丹参、海藻、茯苓各20克，大黄（后下）、制半夏、泽泻各10克。上药加水煎2次，混合两次所煎取的药汁，备用。每日1剂，分上午、下午服用，40日为1个疗程。振脾阳，补肾阴，活血化瘀，渗湿祛痰。适用于高脂血症。

复方降脂汤

制何首乌、制黄精各20克，桑寄生18克。水煎取药汁。每日1剂，分2次服用。滋补肝肾，益气养血。适用于肝肾不足、气血虚弱导致的高脂血症。

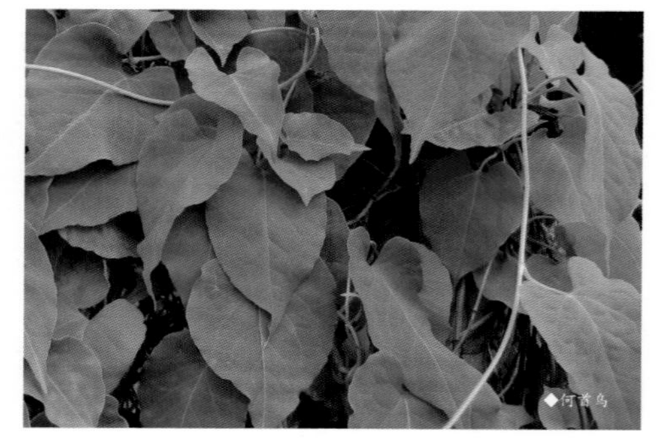
◆何首乌

山楂消脂饮

山楂30克，荷叶15克，草决明10克，槐花5克，白糖适量。上药（白糖除外）水煎，待山楂将熟烂时，碾碎，再煎煮10分钟，去渣取汁，放白糖调匀，即成。可常饮。消脂清热，活血化瘀。适用于气滞血瘀型高脂血症。

消脂丸

炒白术、何首乌、红花、丹参、炒枳壳、川郁金、茺蔚子、远志、刺蒺藜、杭菊花、车前子、肉苁蓉各60克，决明子、炒山楂各180克，泽泻120克，白茯苓90克，制胆南星、陈皮、石菖蒲各40克。上药共研为细末，过筛，水泛为绿豆大小的药丸。每次服用5克，每日3次，3个月为1个疗程。行气活血，化湿消痰。适用于高脂血症。

降脂饮

枸杞子10克，山楂、何首乌、草决明各15克，丹参20克。上药以小火煎取药汁，盛储于保温瓶中。代茶频饮。益阴化瘀。适用于肝肾阴虚、气滞血瘀导致的高脂血症。

茵陈二苓散

茵陈30克，猪苓、茯苓、山楂、丹参各20克，泽泻10克，白术15克，桂枝6克。上药加水煎2次，混合两次所煎取的药汁，备用。每日1剂，分上午、下午服用，1个月为1个疗程。渗湿利尿，活血化瘀。适用于高脂血症，降胆固醇、三酰甘油。

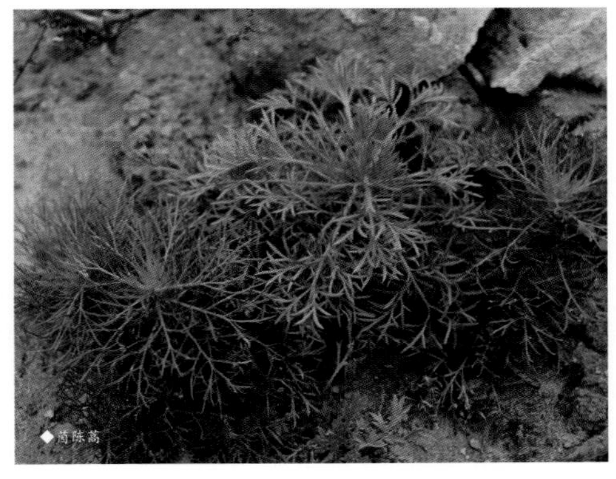
◆茵陈蒿

首乌泽泻汤

制何首乌30克，丹参10克，玉竹15克，泽泻20克。上药加水3煎，混合三煎所得药液，备服。每日1剂，分3次服用，15日为1个疗程。降血脂。适用于高脂血症。

养生知识

高脂血症患者饮食要合理

人体血脂高，主要原因之一是摄入过多的含脂肪或含高胆固醇的食物，所以降低血脂的重要方法之一就是注意合理的饮食。凡血脂偏高者，忌食高脂肪食物，特别是要控制动物脂肪、内脏、禽蛋类等食物，以减少胆固醇和饱和脂肪酸的吸收；适宜多食植物蛋白食物，如大豆蛋白、花生蛋白；食用油以食用植物油为佳，如菜籽油、花生油、麻油等食物。适宜清淡饮食，以素食为主，可适当进食些瘦肉、鱼类等含脂肪量少而蛋白质及维生素较为丰富的食物。

高脂血症也忌食蔗糖和糖果。糖果在体内比较容易合成脂肪，蔗糖与动物脂肪含量均高时，血脂的增高更加明显。此外，高脂血症者应当忌烟、限酒。

低血压

低血压是指体循环动脉压力低于正常的状态。一般认为，成年人四肢动脉血压低于90/60毫米汞柱即为低血压。本症的主要表现为头晕、食欲不振、脸色苍白、困倦、乏力等，早晨的症状往往比较明显，四肢软弱无力，精神萎靡不振，经过中午短暂的午休后，会得到一定程度的改善，可到下午或傍晚又感乏力。病情严重时会有四肢冷、心悸、呼吸困难、直立性眩晕等表现。

许多人对低血压了解比较少，认为它的危害性比高血压要低得多。其实不然，长期低血压的人，身体功能大大下降，视力、听力下降，头晕、昏厥、跌倒、骨折发生率大大增加。另外，低血压还会诱发脑梗死、心肌缺血，加重老年性痴呆。因此，低血压也严重影响人体健康，对它不可掉以轻心。本病的防治偏方秘方如下。

补益心脾方

黄芪、陈皮、白术各10克，党参、炙甘草、熟地黄、葛根各9克，当归12克。水煎取药汁。每日1剂，分2次服用。健脾养心。适用于心脾两虚导致的低血压。

人参莲子汤

人参、莲子各10克，冰糖30克。将人参、莲子分别洗净，放入锅中加水、冰糖煎煮，至莲子肉烂熟即成。每日1剂，连服3日。大补元气，益智安神。适用于低血压。

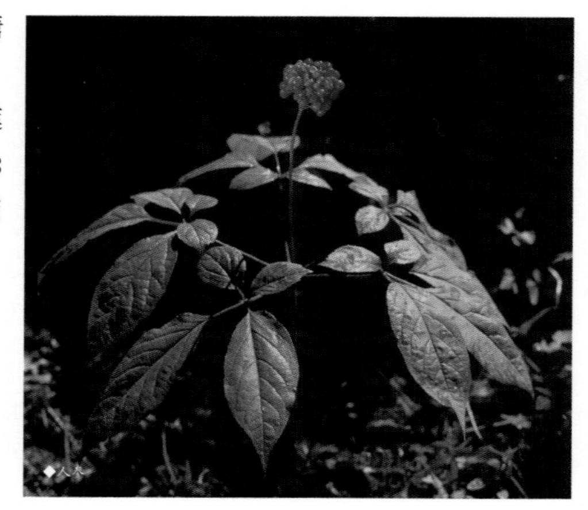
◆人参

人参黄芪地黄汤

人参、生甘草各6克，黄芪、熟地黄、山药各25克，山茱萸、枸杞子各20克，牡丹皮、泽泻、麦冬、茯苓、五味子各10克。水煎取药汁。每日1剂，分3～4次服用，15日为1个疗程。益气固体，滋补肝肾。适用于低血压。

西洋参桂枝附子汤

西洋参5克，桂枝15克，制附子12克，生甘草10克。上药用开水泡服。代茶频饮，每日1剂，服至血压恢复至正常为止。补气养阴，温经通脉。适用于低血压。

陈皮核仁甘草汤

陈皮15克，核桃仁20克，甘草6克。水煎取药汁。每日2剂，连服3日。理气调中。适用于低血压。

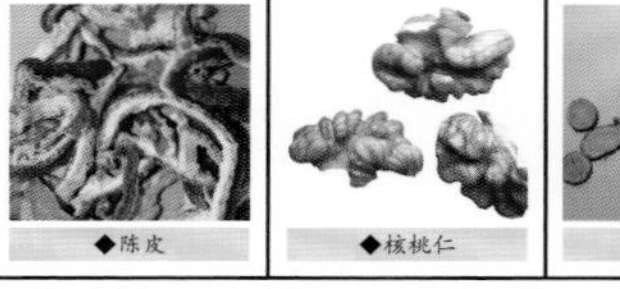
◆陈皮 ◆核桃仁 ◆甘草

党参黄精汤

党参、黄精各30克，炙甘草10克。水煎取药汁。每日1剂，顿服。补中益气，润肾强身。适用于低血压。

参草汤

高丽参10克，炙甘草5克。上药水煎4小时。每日1剂，顿服。大补元气，生精安神。适用于直立性低血压。

二桂甘草汤

肉桂、桂枝、甘草各15克，五味子25克。水煎取药汁。口服，每日1剂。补元气，通血脉。适用于低血压。

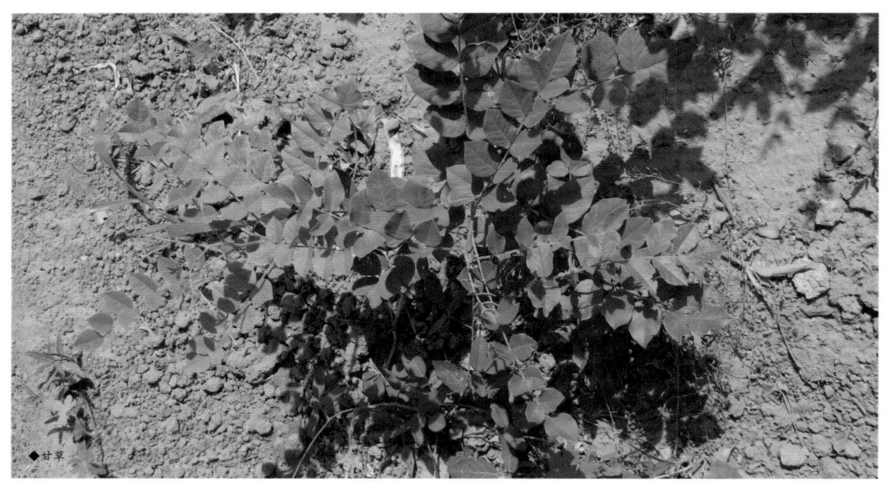
◆甘草

黄芪官桂汤

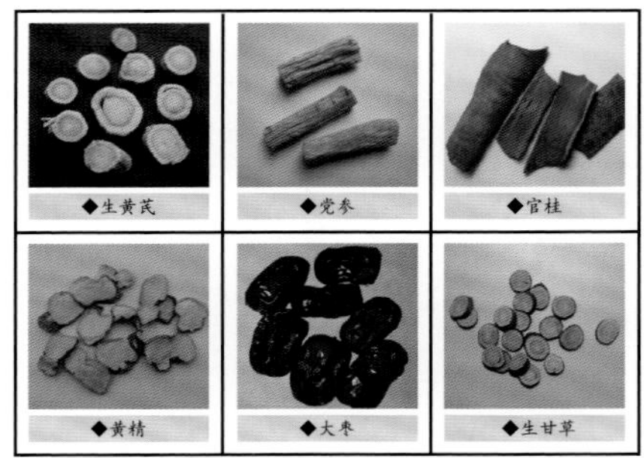

生黄芪、党参各15克，官桂8克，黄精20克，大枣10枚，生甘草6克。上药加水煎3次，混合三煎所得药汁。每日1剂，分早、中、晚3次服用，20日为1个疗程。补气固体，增强体质。适用于低血压。

附子牡蛎姜草汤

附子、牡蛎各15克，干姜、炙甘草各30克。上药加水煎2次，混合两煎所得药汁。每日1剂，顿服。补火救阳，清心镇静。适用于急性低血压。

天麻苏梗汤

天麻、紫苏梗各12克，桂枝10克。水煎取药汁。每日1剂，分次服用。祛风通络，止眩防晕。适用于低血压。

养生知识

低血压的人需要吃好

低血压患者宜食一些高蛋白、高胆固醇的食物，说简单点，日常生活中要多吃一些大鱼大肉，如肉类、鸡蛋、海鲜、牛奶等，以此来提高动脉的紧张度，使血压上升。莲子、龙眼、大枣、桑椹等果品具有养心益血、健脾补脑之力，宜常食。当然，一些生冷、寒凉、破气的食物尽量少食，如菠菜、萝卜、芹菜等；玉米等具有降压作用的谷类也尽量少吃。

动脉硬化

动脉硬化是动脉的一种非炎症性血管病变。本病往往随着年龄的增长而出现，通常是在青少年时期发生，至中老年时期加重、发病，在血管病变过程中，动脉管内壁开始增厚、变硬，失去弹性，管腔变狭小。

人体有三处最危险的动脉硬化区，即心脏的冠状动脉硬化、脑组织的动脉硬化和颈动脉硬化。冠状动脉硬化诱发心肌梗死，脑动脉硬化可诱发脑出血，颈动脉硬化则会造成脑组织缺血、缺氧，使人头晕目眩，思维能力下降，时间长了会导致脑萎缩、偏瘫、失明等症。本病的防治偏方秘方如下。

泽泻白术汤

泽泻30克，白术、天麻、半夏、牛膝、牡丹皮、杏仁（后下）各12克，决明子20克，沙苑子、刺蒺藜、桑寄生各18克，胆南星6克，钩藤（后下）25克，全蝎5克。水煎取药汁。口服，每日1剂。平肝潜阳，化痰通络，降血脂。适用于脑动脉硬化，兼治眩晕、耳鸣、记忆力减退等。

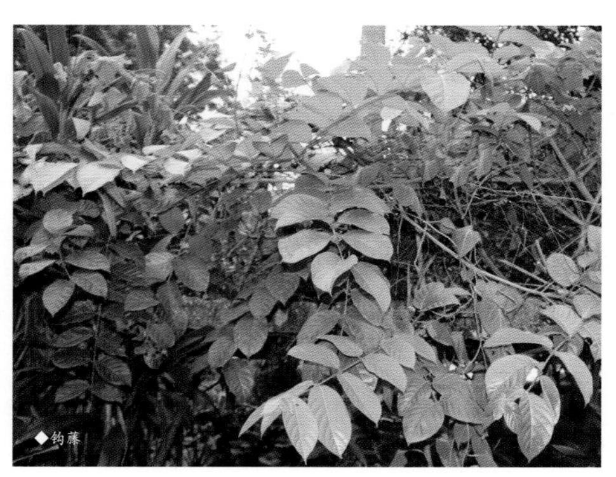

◆钩藤

槐花山楂合液

槐花、木贼、丹参、山楂各25克，赤芍、牛膝、虎杖、何首乌、黄精、川芎、徐长卿（后下）各15克。上药加水煎2次，首煎加水煮20分钟，滤出药液；再加水煎20分钟，去渣取药汁，混合两煎所得药汁。每日1剂，分服。清热泻火，祛脂防毒。适用于动脉硬化。

山楂龙眼合液

山茱萸、山楂肉、龙眼肉各20克，石决明、决明子、菊花、何首乌各15克，生地黄、金银花、蒲公英、赤芍、甘草各10克。上药加水煎2次，首煎加水煮20分钟，滤出药液；再加水煎20分钟，去渣取药汁，混合两煎所得药汁。每日1剂，分服。消脂化瘀。适用于脑动脉硬化症，兼治失眠、多梦。

人参汤

人参5克。将人参切成薄片，备用。用开水冲泡人参片，每日1剂。养血生津，补气固脱。适用于动脉硬化、健忘、失眠等。

玉竹汤

玉竹12克，白糖20克。玉竹、白糖放入锅中，加水煮熟，备用。饮汤食药，每日1剂。滋阴润肺，养胃生津。适用于动脉硬化。

桃仁汤

桃仁20克。水煎桃仁。饮汁，食桃仁，每日1剂。活血化瘀。适用于动脉硬化。

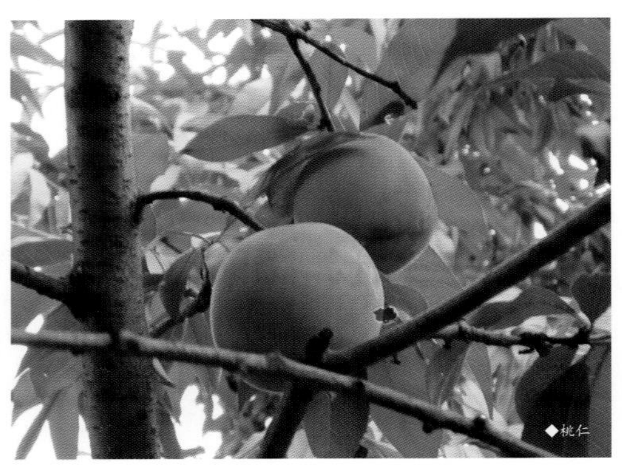
◆桃仁

川芎荆芥汤

川芎、菊花、赤芍各15克，荆芥、防风、香附子、薄荷（后下）、羌活、白芷、延胡索各10克，细辛3克，龙胆12克。上药以茶叶为引，加水煎取药汁。口服，每日1剂。疏风散邪，活血化瘀，通脑活络。适用于脑动脉硬化，对目眩、偏头痛等也有效。

养生知识

吸烟易导致颈动脉硬化

颈动脉硬化是最危险的动脉硬化的一种，严重影响人的生活质量。什么会导致颈动脉硬化呢？研究显示，吸烟对颈动脉硬化的形成影响最大。香烟含有尼古丁、一氧化碳等对人体有害的成分，它们进入人体后会损伤动脉内壁。血液中的脂质成分如胆固醇等会滞留在动脉内壁伤损处，聚集起来，形成斑块，进一步加快动脉硬化速度，这一机制类似水壶烧开水，水壶内壁逐渐附着水垢。同时，抽烟也会引起冠状动脉收缩痉挛，减少血流量。因此，吸烟的人最好戒烟。

心悸

心悸是指患者自觉心中悸动，心跳快而强，心前区出现不适。心悸发病过程中，多伴有失眠、健忘、眩晕、耳鸣等症。为什么会发生心悸呢？研究发现，它与多种病症有关，最常见的就是心血管疾病，心肌炎、心包炎、心律失常及高血压等都能引起心悸。贫血、低血糖、高热、甲状腺功能亢进症、肺部炎症、肠梗阻等疾病，也能引起心悸；一些神经系统出现问题的人，如患有神经衰弱症、自主神经功能紊乱等，也会出现心悸的症状；另外，服食氨茶碱、阿托品等药物后，往往会出现心悸。

心悸属于中医“惊悸”“怔忡”范畴。中医认为心悸之症虚为本，实为标，人患此病多与体质虚弱、情志所伤、劳倦、汗出受邪等有关。本病的防治偏方秘方如下。

惊恐不寐方

炒枣仁、陈皮、生甘草、麦冬、郁李仁、法半夏、远志、枳实各10克，龙牡粉、茯苓、丹参、猪胆皮（酒炒）各15克。水煎取药汁。分3次服药，5剂为1个疗程。镇静安神，祛痰涤饮。适用于受惊导致的夜不能寐、惊悸、头晕、目眩等。

渗湿逐饮汤

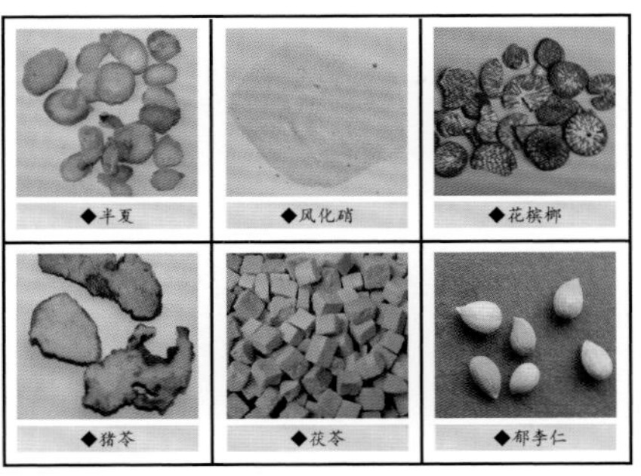
◆半夏 ◆风化硝 ◆花槟榔
◆猪苓 ◆茯苓 ◆郁李仁

半夏、风化硝（冲）、花槟榔各10克，猪苓、茯苓各31克，郁李仁16克。上药加水煎2次，混合两煎所得药汁，备用。每日1剂，分次服用。渗湿逐饮。适用于痰饮心悸，症见心悸心慌，伴有失眠、头痛等。

温阳补气活血汤

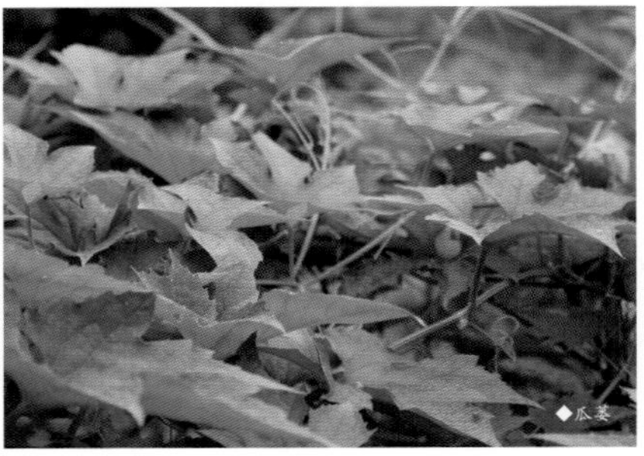
◆瓜蒌

黄芩、丹参各30克，枳壳、制附子、瓜蒌、薤白、红花、桂枝各12克，炙甘草10克。水煎取药汁。每日1剂，分次服用。温阳益气，活血通脉。适用于病态窦房结综合征导致的心悸、胸闷、乏力等。

风心方

橘络、丝瓜络、当归尾、青葱根、旋覆花、红花、赤芍、桃仁、青蒿、茜草根各6克，鳖甲25克，大黄 虫1丸（分吞）。水煎取药汁。每日1剂。补气养阴，疏通经络，活血化瘀。适用于风湿性心脏病晚期导致的上气喘满、心悸怔忡、腹胀、下肢水肿等。

宁心饮

太子参、麦冬、五味子、丹参各15克，淮小麦、磁石、龙牡各30克，甘草6克，大枣7枚，百合15克。上药加水煎2次，混合两煎所得药汁，备用。每日1剂，分次服用。益气养阴，宁心调神。适用于心悸难宁、胸闷烦热、少寐多梦。

百合夏枯草汤

百合30克，夏枯草15克。上药加水煎2次，混合两煎所得药汁。每日1剂，分次服用。养阴，平肝，安神。适用于长时间失眠、心神不安、心悸烦躁。

心律失常方

生地黄、牡丹皮、玉竹、龙眼肉、莲子肉各12克，黄连、黄柏各6克，首乌藤、珍珠母各15克，枣仁、知母各9克。上药加水煎2次，混合两煎所得药汁，备用。每日1剂，分次服用。清热安神。适用于心悸、心律失常。

九味煎

茯苓、白术、当归、党参、赤芍各10克，远志肉、桂枝各6克，川芎5克，甘草3克。水煎取药汁。每日1剂，分次服用。调气养血，逐瘀祛痰。适用于阴阳亏虚所致的心悸。

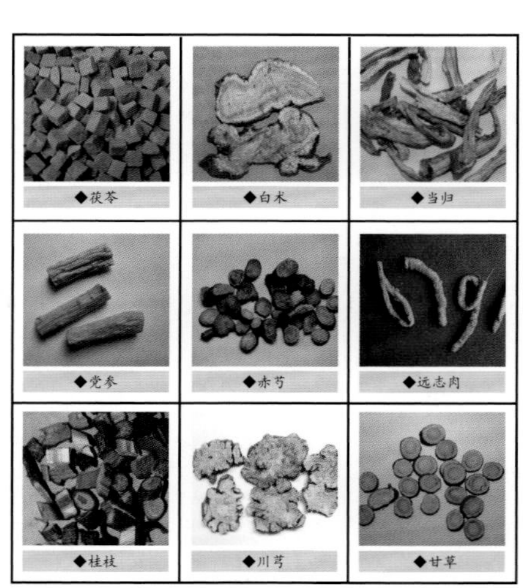

加味生脉饮

党参、五味子、麦冬、枸杞子、钩藤、牡蛎、白芍、当归、龙骨、甘草各适量。水煎取药汁。每日1剂。益气生血，补肝壮肾，镇痉安神，收敛心气。适用于气血两亏之心悸。

人参芍药散

人参、麦冬、当归、芍药、黄花、五味子、甘草各适量。上药加水煎2次，混合两煎所得药汁。每日1剂，分次服用。益气补血，养心调脉，活血化瘀。适用于心律失常。

木耳参糖煎

白木耳9克，太子参15克，冰糖适量。水煎饮用。先将白木耳、太子参用水煎，熟时加冰糖调味，即成。口服，每日1剂。滋阴补肾。适用于气阴不足所致的心悸。

莲子龙眼百合汤

莲子肉、五味子各9克，百合12克，龙眼肉15克。上味煎取药汁。口服，每日1剂。清心安神。适用于心虚所致的心悸。

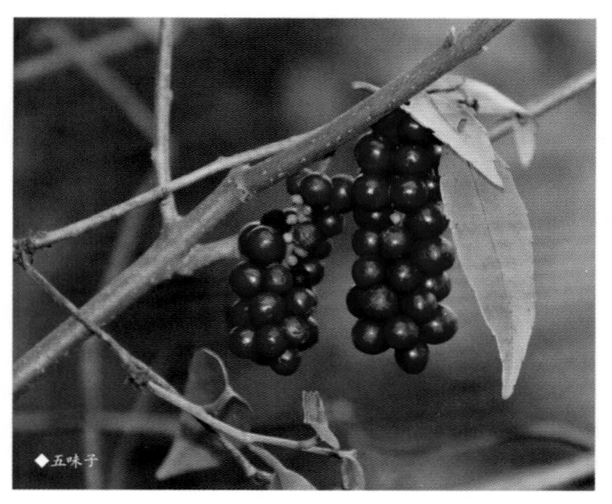
◆五味子

五味子酒

五味子50克，优质白酒500毫升。五味子洗净，泡入白酒中，封紧瓶口，每日摇晃1次，15日即可饮用。饭后喝药酒，每次饮3毫升，每日3次。补肾强心。适用于神经症引起的失眠、头晕、心悸、健忘、乏力、烦躁等。

养生知识

心悸患者的护理要点

心悸患者日常护理很重要，应从以下7点做起。

一是患者注重休息，症状轻者可适当做一些活动，但严重者需绝对卧床静养，室内光线一般不宜过强；二是心悸患者所处的环境应保持清静，禁止喧哗、嘈杂，因为嘈杂的声音会对患者精神产生刺激，加重病情；三是患者的衣服不要太紧，尤其呼吸困难时，应将纽扣松开；四是避免喜怒忧思等精神刺激，应保持平和的心态，不大喜大悲；五是喘息不能平卧者，不妨用被褥垫高背部或采用半卧位；六是心悸伴有心功能不全者，如果是输液，输液的速度不能过快，否则容易出现危险；七是患者如果服用洋地黄制剂，服药前应测脉搏，脉搏在160次以上或60次以下（每分钟），均需咨询医生。

冠心病

冠心病是冠状动脉粥样硬化性心脏病的简称。冠心病是一种40岁以后较为多见的心脏病。中老年人因为生理功能的逐渐衰退，如果对钙质摄取不足，会导致钙质从骨组织中大量释出，一方面会造成骨质疏松；另一方面会使骨组织中的胆固醇等物质大量释出并沉淀或附着在血管壁上，加重血管硬化，从而影响人体血液循环。冠状动脉是供应心脏血液的血管，如果在此血管的内膜下有脂肪浸润堆积就会使管腔狭窄，堆积越多狭窄就越严重，如此限制了血管内血液的流量，血液是携带氧气的，如心脏需氧增多或血流减少到一定程度，就会使心肌缺乏氧气，不能正常工作。

本病的防治偏方秘方如下。

银杏叶汤

银杏叶6克。用上药加水300毫升，煎至150毫升。顿服。活血养心。适用于冠心病，症见胸部刺痛、固定不移、入夜更甚，或心悸不定、舌质紫暗、脉沉涩。

益气活血祛风通络方

黄芪、葛根、丹参、炒枣仁各30克，前胡12克，细辛3克，羌活6克。水煎取药汁。每日1剂，分2次服用。益气活血，祛风通络。适用于冠心病。

补心汤

紫丹参、炒枣仁、天冬、桃仁、广郁金、枸杞子、生地黄、当归、茯苓、远志各10克，降香、桔梗各6克。水煎取药汁。每日1剂，分2次服用，连续服用3个月为1个疗程。滋阴养血，养心安神。适用于冠心病、心绞痛、心阴亏损症。

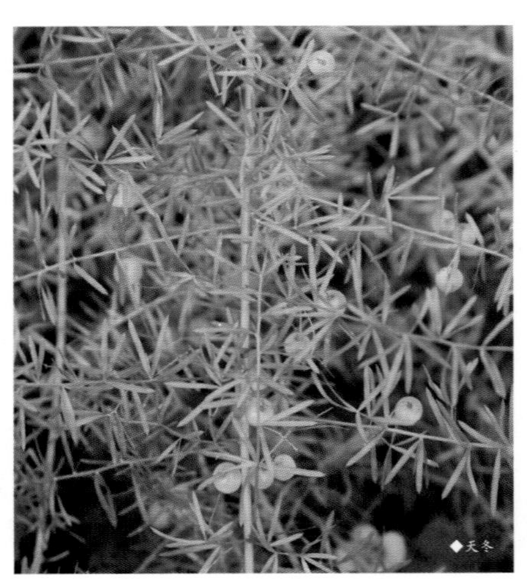
◆天冬

冠心通

葛根、川芎各500克，黄芪300克，红花200克，全蝎、乳香、冰片各50克，地龙、水蛭各100克。先将后5味药研成细末（冰片、乳香单研另放），再将前4味药水煎取汁浓缩至150毫升，拌入由全蝎、地龙、水蛭细末组成的药末中，混匀，烘干研末，再加入冰片、乳香细末混匀，分装90包即可。舌下含服，每日3次，每日1包。行气活血，通脉宣痹。适用于气滞血瘀型冠心病。

补肾化瘀汤

黄芪30克，淫羊藿、桂枝、太子参、麦冬、丹参、赤芍、川芎各15克，五味子、红花、当归各10克。水煎取药汁。每日1剂，分2次服用。益气养阴，温肾活血。适用于冠心病。

桃红四物汤

黄芪、赤芍、瓜蒌子各30克，当归、川芎、桃仁各12克，丹参15克，红花、薤白、柴胡各10克，枳实9克，桔梗、甘草各6克。水煎取药汁。每日1剂，分2次服用，30剂为1个疗程，共治疗2～3个疗程。扶正固本，祛邪外出，宽胸散结，活血化瘀，行气止痛。适用于冠心病、心绞痛。

益气涤痰化瘀汤

黄芪、茯苓、陈皮、当归、制半夏、胆南星、郁金、枳实、石菖蒲、桃仁、红花、川芎、甘草各10克。水煎取药汁。每日1剂，分2次服用，连续服用3个月为1个疗程。益气，涤痰，化瘀。适用于老年肥胖者冠心病和心绞痛。

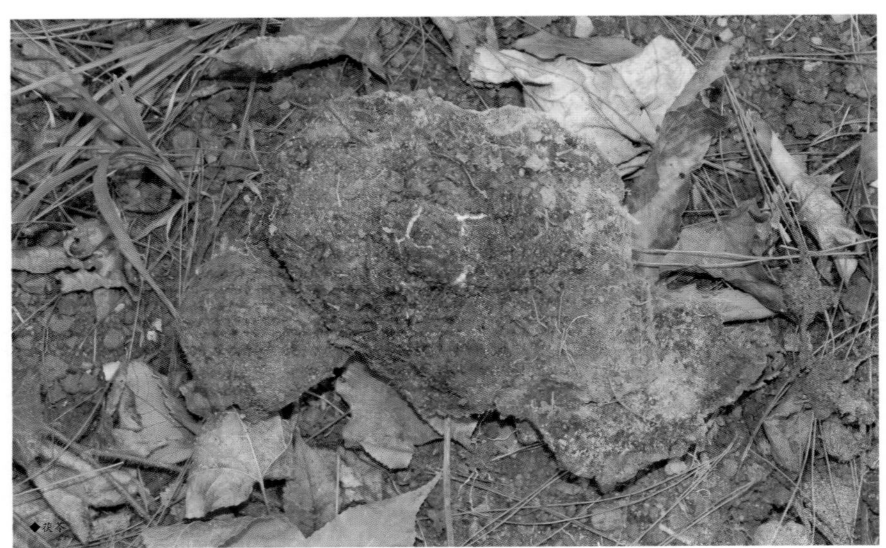
◆茯苓

补阳汤

黄芪、丹参、赤芍、郁金、当归、麦冬、桃仁、红花、地龙、川芎各10克。水煎取药汁。每日1剂，分2次服用。连续服用3个月为1个疗程。补气温阳，活血化瘀。适用于冠心病、心绞痛。

冠痛灵汤

黄芪30克，丹参、鸡血藤、石菖蒲各15克，川芎、人参、郁金、枳壳、决明子各10克，三七3克，琥珀末2克，藏红花1.5克。水煎取药汁。每日1剂，分2次服用。益气活血，通脉止痛。适用于气虚血瘀型心绞痛。

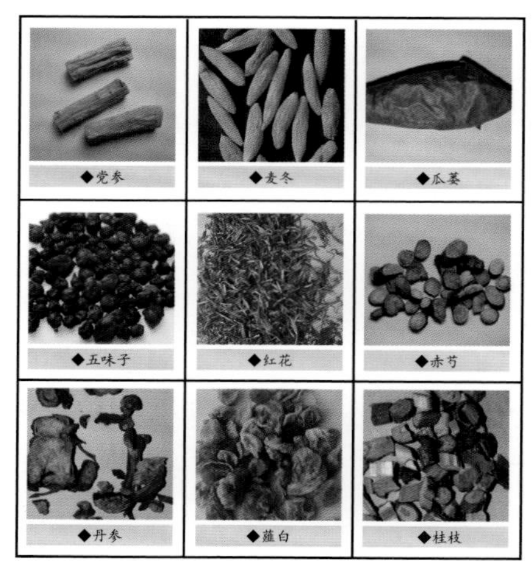
◆党参　◆麦冬　◆瓜蒌　◆五味子　◆红花　◆赤芍　◆丹参　◆薤白　◆桂枝

冠脉宁

党参25克，麦冬、瓜蒌各20克，五味子、红花、赤芍、丹参、薤白各15克，桂枝10克。水煎取药汁。每日1剂，分2次服用，30日为1个疗程。益气养阴，活血通痹。适用于冠心病。

养生知识

得了冠心病，不能吃太饱

冠心病患者一定不能饱餐，不可一次吃太多东西。这是为什么呢？人在饱餐后、血液中的儿茶酚胺含量增加，它极易诱发冠状动脉发生痉挛，使冠状血流急剧减少，从而引起心绞痛、心肌梗死。有半数猝死的人已被查明，与饱餐有直接关系。所以，冠心病患者为了自己的健康，应避免暴饮暴食。

病毒性心肌炎

病毒性心肌炎是病毒所引起的心肌急性或慢性炎症，是最为常见的心肌炎的一种类型。导致心肌炎的细菌、病毒有多种，如白喉棒状杆菌、溶血性链球菌、肺炎链球菌、伤寒沙门菌、柯萨奇病毒、艾柯病毒、肝炎病毒以及真菌等。以病毒感染为例，病毒通过血液循环，进入心肌纤维，在心肌细胞内膜繁殖复制，引起心肌细胞溶解，坏死、水肿及单核细胞浸润等炎症反应。

冬春季节是病毒性心肌炎的高发期。临床表现不尽相同，多数患者在发病前2周左右有过发热、咽痛、身痛等上呼吸道感染或腹泻等先驱病毒感染史，而病毒的感染与过度劳累、营养不良等机体抵抗力降低有关。中医认为，治疗病毒性心肌炎宜清热解毒，益气养阴，活血化瘀。本病的防治偏方秘方如下。

养心解毒汤

黄芪、丹参各30克，党参、麦冬、连翘、金银花、板蓝根、当归各15克，五味子10克。水煎取药汁。每日1剂，分2次服用，15日为1个疗程，一般需要治疗2～3个疗程。益气养阴，清热解毒，活血化瘀。适用于病毒性心肌炎。

五参汤

太子参、大青叶各20克，沙参、苦参、玄参、丹参、炙甘草、桂枝各10克，黄芪30克，五味子6克。水煎取药汁。每日1剂，分2次服用。益气养阴。适用于病毒性心肌炎。

补气解毒汤

黄连、五味子各3克，黄柏6克，炙黄芪、党参、麦冬各12克，生地黄20克，当归、炙甘草、黄芩各9克，琥珀粉（分吞）1.5克。水煎取药汁。每日1剂，分2次服用。益气养阴，清热解毒。适用于病毒性心肌炎。

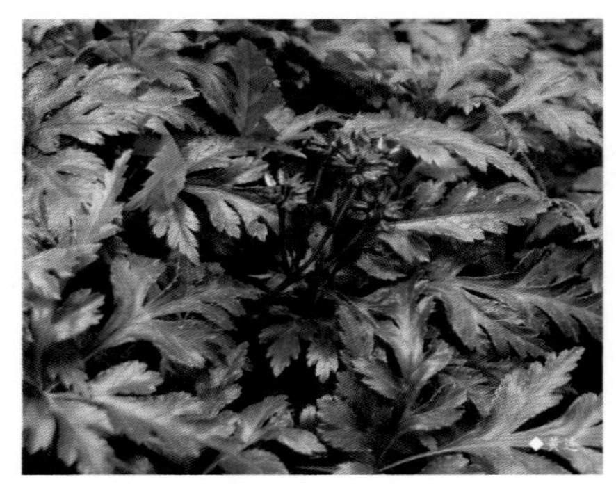

生脉解毒汤

太子参、金银花各15～30克，麦冬10～30克，五味子6～9克，蒲公英10～20克，丹参20～30克，炙甘草6克。水煎取药汁。每日1剂，分2次服用，连服15～30剂。益气养阴，清热解毒。适用于病毒性心肌炎。

强心汤

党参、炙甘草、黄芪、葛根、瓜蒌、丹参各15～30克，白菊花、甘松、麦冬、郁金、生地黄、当归、百合各10～15克。水煎取药汁。每日1剂，分2次服用。益气养心，强心通络。适用于病毒性心肌炎。

益心汤

黄芪、党参各30克，五味子、丹参、赤芍、茯苓各10克，桂枝、炙甘草各6克，麦冬15克。水煎取药汁。每日1剂，早、晚分服，10日为1个疗程。益气养血，通阳复脉。适用于病毒性心肌炎。

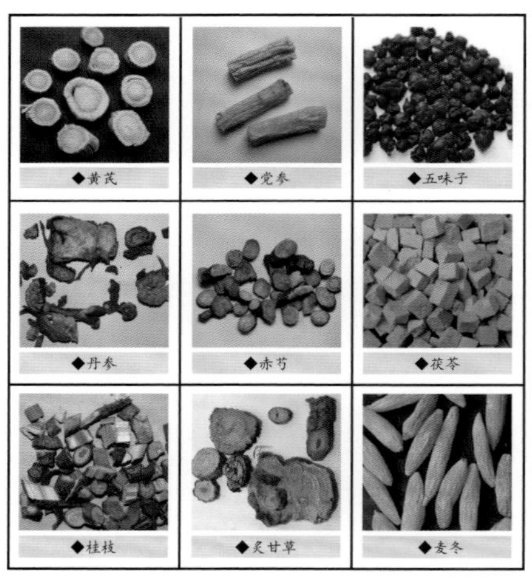
◆黄芪 ◆党参 ◆五味子 ◆丹参 ◆赤芍 ◆茯苓 ◆桂枝 ◆炙甘草 ◆麦冬

解毒定悸汤

金银花、连翘、板蓝根、酸枣仁、黄芪各15克，黄芩、全瓜蒌、葛根、炙远志、炒枳壳、丹参、赤芍各12克，炙甘草6克。水煎取药汁。每日1剂，分2次服用，连服10～60剂。清热解毒，理气化瘀，宁心定悸。适用于病毒性心肌炎。

黄芪二参汤

黄芪80克，丹参30克，苦参、玉竹各20克，当归、茯神各15克，琥珀（冲）3克。水煎取药汁。每日1剂，分2次服用，1个月为1个疗程。益气养阴，活血解毒。适用于病毒性心肌炎。

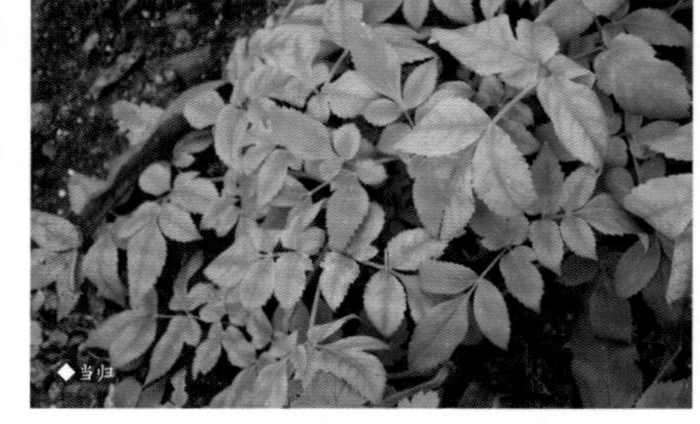
◆当归

黄连解毒汤

黄连、甘草各5克，焦栀子、当归、川芎、郁金各10克，丹参30克，连翘、赤芍、黄芪、党参各15克。水煎取药汁。每日1剂，分2次服用，30日为1个疗程。养血化瘀，扶正祛邪。适用于病毒性心肌炎。

当归宁心汤

当归、党参、炒栀子、炙远志、柏子仁、茯苓、茯神、石菖蒲、酸枣仁、煅龙齿各10克，炙甘草6克。水煎取药汁。每日1剂，分2次服用，15日为1个疗程。益气养阴，宁心安神，活血开窍。适用于病毒性心肌炎。

益气炙甘草汤

黄芪30～60克，炙甘草10～18克，生地黄20～30克，丹参25克，生龙牡30克，磁石40克，木通、五味子、大枣各12克，当归、板蓝根各15克，薤白5克，桂枝10克，党参12～18克。上药加适量水和50毫升白酒同煎，取药汁。每日1剂，分2次服用。益气养血，滋阴通脉，宁心安神。适用于病毒性心肌炎。

补益气阴汤

党参、炙黄芪、白术、丹参各20克，麦冬、黄精、玉竹各15克，五味子、炙甘草、酸枣仁各10克，黄连5克。水煎取药汁。每日1剂，分2次服用，15日为1个疗程。补益气阴。适用于病毒性心肌炎。

心炎康

北沙参、板蓝根、金银花各20克，麦冬、全瓜蒌各15克，薤白、牡丹皮、郁金各10克，黄连、竹叶、生甘草各6克，黄芩12克，通草5克。上药加水煎2次，每次取汁250毫升，共取汁500毫升备用。每日1剂，早、晚各服250毫升，30日为1个疗程。清热解毒，疏利气机。适用于病毒性心肌炎。

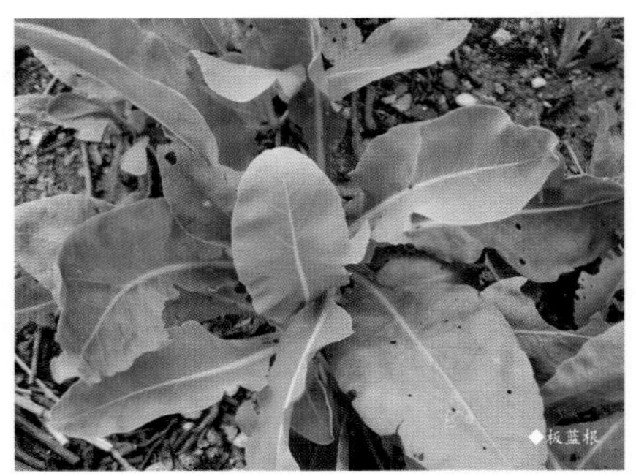
◆板蓝根

桂藻汤

人参粉2克（冲服），麦冬、白芍各15克，黄芩12克，丹参、板蓝根各30克，肉桂、海藻各10克。水煎取药汁。每日1剂，分2次服用。益气养阳，温补肾阳。适用于老年病毒性心肌炎。

五参二连汤

西洋参、三七参粉（冲）、五味子各6克，丹参、玄参各30克，生黄花25克，苦参、连翘、莲子、茯神、麦冬各15克，黄连、生姜各10克，大枣12克。

上药加水，煎取浓汁500毫升。每日1剂，分2次服用。清热解毒，凉血滋阴，益气养心。适用于病毒性心肌炎。

紫草琥珀汤

紫草、白薇、马勃、玉竹、苦参、防风、白术各10克，黄芪30克，炙甘草40克，蒲公英20克，板蓝根、大青叶各15克，龙齿12克，琥珀3克（冲服）。水煎取药汁。每日1剂，分2次服用。清热祛邪，养阴强心。适用于病毒性心肌炎。

养生知识

心肌炎致病条件

近些年，心肌炎发病率不断增多。总结来看，心肌炎致病的因素除与营养不良、高热寒冷、过度饮酒等有关外，还与以下3点有直接关系。

一是过度运动。过度运动可致病毒在心肌内繁殖复制加剧，加重心肌炎症和坏死。

二是细菌感染。有些时候是细菌和病毒混合感染，协同致病。

三是妊娠。妊娠可以增强病毒在心肌内的繁殖。

归芪炙草养心汤

生黄芪50克，炙甘草25克，板蓝根、苦参、丹参、生地黄各20克，党参、当归、白芍、生姜、阿胶（烊）各10克，五味子5克，桂枝2.5克，大枣5枚。水煎取药汁。每日1剂，分2次服用。益气补血养心，化瘀解毒通脉。适用于病毒性心肌炎。

清热解毒汤

黄连6克，苦参10～30克，栀子、麦冬各10克，连翘15克，玄参20克，金银花、丹参、大青叶、生龙骨、生牡蛎各30克。水煎取药汁。每日1剂，分2次服用，30日为1个疗程。清热解毒，养阴复脉。适用于病毒性心肌炎。

甘草汤

炙甘草30克，三七、麦冬、太子参各12克，金银花15～30克，琥珀末（冲）3克，桂枝3～6克，白芍25克，竹叶6克，炒枣仁15克，黄芪10～15克，茯苓24克。上药加水煎2次，头煎时间宜短（15～20分钟），二煎时间宜长（45～60分钟），两次煎液兑匀。每日1剂，分2次服用。清热解毒，益气养血，重镇安神。适用于病毒性心肌炎。

变通白虎汤

玄参、生地黄各15～30克，麦冬、玳瑁各9～15克，沙参、蒲公英各9～12克，山药9～30克，板蓝根10～30克，炙甘草9克。水煎取药汁。症状重时或开始治疗时每日1剂，减轻后每2～3日1剂，最短疗程约为3个月，最长疗程为1年。清热滋阴，清心养胃。适用于病毒性心肌炎。

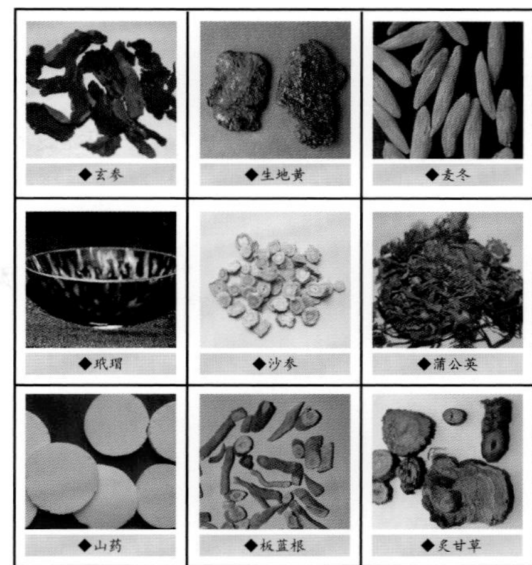
◆玄参 ◆生地黄 ◆麦冬 ◆玳瑁 ◆沙参 ◆蒲公英 ◆山药 ◆板蓝根 ◆炙甘草

二黄温胆汤

黄芪60克，黄连、姜半夏、茯神、姜竹茹、炒枳壳、生甘草各10克，陈皮5克，生姜3片，大枣5枚。水煎取药汁。每日1剂，分2次服用，3～6个月为1个疗程。益气扶正，清热解毒，利胆宁心。适用于病毒性心肌炎。

解毒生脉散

人参、麦冬各10克，五味子、甘草各6克，大青叶、板蓝根、蒲公英、丹参各15克。水煎取药汁。每日1剂，分2次服用，30日为1个疗程。益气养心，清热解毒。适用于病毒性心肌炎。

益气通阳汤

党参、生地黄各30克，黄芪50克，白术20克，炙甘草5克，麦冬15～30克，五味子10～20克，桂枝10～25克。水煎取药汁。每日1剂，分2次服用。益气通阳。适用于病毒性心肌炎。

解毒化瘀益心汤

丹参30克，连翘、赤芍、黄芪、党参各15克，焦栀子、当归、川芎、郁金各10克，黄连、甘草各5克。水煎取药汁。每日1剂，分2次服用，30日为1个疗程。解毒，化瘀，益气。适用于病毒性心肌炎。

补气养血汤

生黄芪20克，党参15克，丹参、板蓝根、炙甘草、麦冬、当归、白芍、五味子、阿胶（烊化）、生地黄、茯苓、苦参各10克，桂枝、生姜各6克，大枣3

克。水煎取药汁。每日1剂，分2次服用，30日为1个疗程。益气养血，化瘀通脉，解毒祛邪。适用于小儿病毒性心肌炎。

生脉解毒汤

太子参、金银花各15～30克，麦冬10～30克，五味子6～9克，蒲公英10～20克，丹参20～30克，炙甘草6克。水煎取药汁。每日1剂，分2次服用。益气养阴，解毒活血。适用于病毒性心肌炎。

化痰活瘀汤

制半夏、当归、桃仁、川芎、朱茯苓、赤芍各12克，红花10克，生姜20克。水煎取药汁。每日1剂，分2次服用，2周为1个疗程。理气化痰，活血祛瘀。适用于病毒性心肌炎。

龙牡生脉散

人参10克，麦冬、五味子、赤芍各12克，黄芪、生龙骨、生牡蛎各20克，炙甘草6克。水煎取药汁。温服，每日1剂，分2次服，15日为1个疗程。补气养阴，固脱潜阳。适用于病毒性心肌炎。

益气心肌饮

黄芪30克，党参20克，麦冬、丹参、玄参各15克，五味子、苦参各10克，桂枝3克，炙甘草6克。水煎取药汁。每日1剂，分2～3次服用。益气，养阴，复脉。适用于病毒性心肌炎。

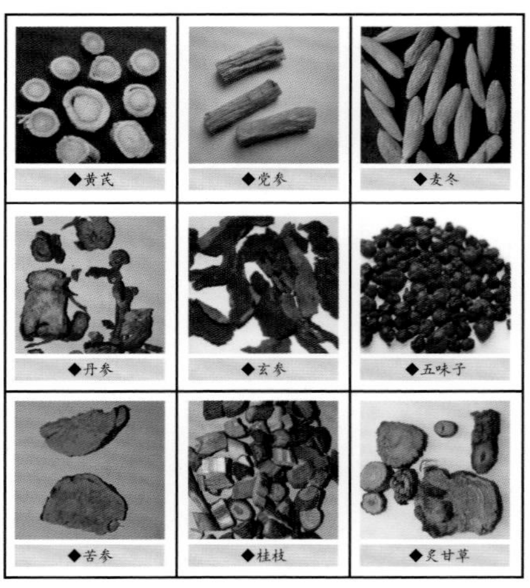
◆黄芪 ◆党参 ◆麦冬
◆丹参 ◆玄参 ◆五味子
◆苦参 ◆桂枝 ◆炙甘草

山楂决明菊花饮

山楂、草决明各15克，杭菊花3克。将以上药开水冲泡，加盖闷半小时。代茶饮，每日1剂。活血化瘀，强心。适用于病毒性心肌炎。

二参甘草汤

丹参20～40克，苦参10～20克，炙甘草20～50克。水煎取药汁。每日1剂，分2次服用，连服5个月。活血，解毒，益气。适用于病毒性心肌炎、心律失常。

玉竹山楂饮

玉竹20克，山楂15克，白糖30克。玉竹、山楂用水共煎，去渣取汁，加入白糖，调匀即成。代茶饮，每日1剂，10日为1个疗程。养阴润燥，强心宁神。适用于病毒性心肌炎。

苦参汤

苦参30克。苦参加水300毫升，煎取150毫升药汁。每日1剂，分2次服用。清热解毒，利湿，抗病毒，抗心律失常。适用于病毒性心肌炎、心律失常。

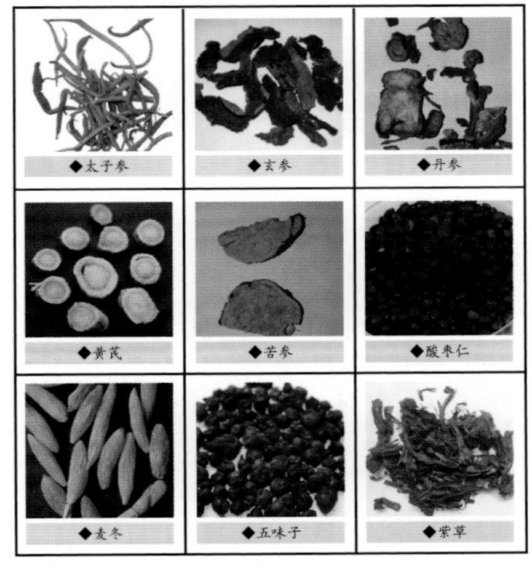

五参生脉散

太子参15～30克，玄参、丹参、黄芪各30克，苦参、酸枣仁、麦冬各15克，五味子、紫草各10克。水煎取药汁。每日1剂，分2次服用，7日为1个疗程。益气养阴，解毒化瘀。适用于病毒性心肌炎。

养生知识

心肌炎康复的五条建议

心肌炎患者要想尽快康复，需要从以下5点做起。

1. 充分休息。患上心肌炎后应尽可能地减少体力劳动，休息3～6个月。如果出现心脏扩大的症状，休息应在半年以上。

2. 预防感冒。感冒会加重心肌炎病情，甚至使已相对稳定的症状再次复发，因此心肌炎患者应该时刻防寒保暖，避免伤风感冒。

3. 加强营养。心肌炎患者一定要多吃一些维生素含量丰富的食物，保证身体摄入足够的蛋白质，以利于心肌的修复，加快康复速度。

4. 保持好心态，配合治疗。心肌炎患者应以积极的心态配合医生的治疗，切不可对病症怀有恐惧心理，盲目悲观消沉。

5. 定期复诊。每隔一段时间，心肌炎患者应到医院进行复诊，复查心电图、超声心动图等，以了解疾病的预后情况。

贫血

贫血是指人体血液循环中的红细胞总数减少至正常值以下。造成贫血的原因有多种，如缺铁、出血、溶血、造血功能障碍等。

缺铁性贫血是人体内用来合成血红蛋白的储存铁缺乏，影响血红蛋白的合成所引起的一种小细胞低色素性贫血。成年男性发病率为10%，女性为20%，孕妇为40%，儿童高达50%。主要临床表现有疲乏无力、面色苍白、心悸气急、头昏眼花以及黏膜损害等。多数患者发病缓慢。发病原因主要与慢性失血、吸收障碍、营养不良等有关。

再生障碍性贫血是由化学、物理、生物、药物因素及不明原因引起骨髓干细胞及造血微环境损伤，以致红骨髓被黄骨髓代替、血中全血细胞减少的疾病。患者多为青壮年，男性多于女性。本病从病因等方面可以分为原发性和继发性两类。其中，原发性者可为获得性、先天性或家族性。继发性主要继发于药物和化学毒物如氯霉素、保泰松、氨基比林、苯、重金属等；物理因素如各种形式的电离辐射X线、γ线或中子等超过一定的量，可直接损伤多能干细胞或造血微环境，导致再生障碍性贫血；生物因素如肝炎病毒、巨细胞病毒、EB病毒、人类微小病毒、登革热病毒等都可影响造血干细胞或祖细胞的功能，引起再生障碍性贫血；各种恶性肿瘤，如淋巴瘤、多发性骨髓瘤、霍奇金淋巴瘤能产生红细胞生成素抑制因子而导致再生障碍性盆血发生；其他如甲状腺功能亢进症、慢性肾衰竭、系统性红斑狼疮、妊娠等都可引发再生障碍性贫血。

贫血属于中医“虚症”范畴，常见有血虚、气虚、阴虚、阳虚等几种。治疗时宜补肾健脾、益气养血为原则。本病的防治偏方秘方如下。

健脾补血汤

太子参（或党参）、当归、白芍、枸杞子、女贞子各20克，白术、鸡内金、陈皮各15克，云茯苓、生山药各30克，皂矾2克，炙甘草6克，大枣7枚。水煎取药汁。每日1剂，分2次服用。健脾生血，和胃消积。适用于脾气虚弱型缺铁性贫血。

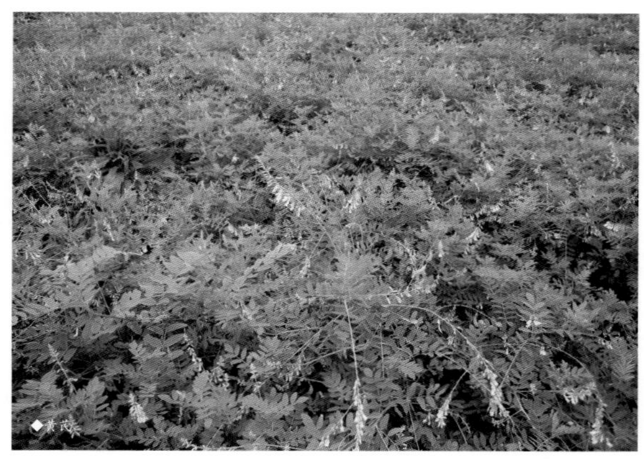
◆黄芪

黄芪乌梅汤

黄芪15克，乌梅10克，甘草、五味子各6克，党参、当归各9克，制何首乌、陈皮各12克。水煎取药汁。每日1剂，分2次服用。健脾养血，酸甘化阴。适用于气血两虚型缺铁性贫血，症见面色苍白、头晕乏力、心悸耳鸣、胃纳不佳、舌质淡红，或苔薄、脉虚或虚大。

健脾造血汤

党参、焦山楂、焦神曲、焦麦芽、淫羊藿各15克，白术、茯苓、熟地黄各9克，丹参18克，甘草6克。水煎取药汁。每日1剂，分3次饭前服。健脾补血。适用于脾气虚弱型缺铁性贫血。

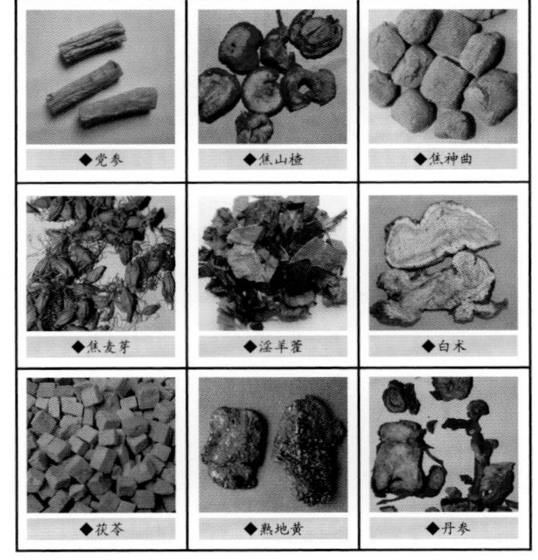
◆党参 ◆焦山楂 ◆焦神曲 ◆焦麦芽 ◆淫羊藿 ◆白术 ◆茯苓 ◆熟地黄 ◆丹参

健脾补血方

黄芪、黄精各15克，当归、白芍各10克，熟地黄30克。水煎取药汁。每日1剂，分3次服用。健脾养胃，益气养血。适用于小儿脾气虚弱型缺铁性贫血，症见面色黄白或苍白、纳少身倦、不活泼、易感冒等。

黄芪归脾汤

黄芪30克，当归25克，党参、白术、茯苓各15克，远志、阿胶（烊）、益母草各10克，甘草6克。水煎取药汁。每日1剂，分2次服用。益气健脾，补血养心。适用于气血两亏型缺铁性贫血。

健脾益气方

生黄芪、党参各15克，白术12克，陈皮9克。水煎取药汁，加糖浓缩成约15毫升。每次服用5毫升，每日3次。健脾益气。适用于小儿脾胃虚弱型缺铁性贫血。

补脾化瘀方

黄芪、鸡血藤各30克，党参、白术、当归、熟地黄、女贞子、何首乌、补骨脂、菟丝子、鹿角胶（烊）、丹参各10克，三七粉（吞）、陈皮、甘草各6克。水煎取药汁。每日1剂，分2次服用。健脾补肾，祛瘀生新。适用于脾肾两亏、瘀血内阻型再生障碍性贫血。

四联生血汤

黄芪15～45克，太子参、熟地黄、土茯苓、白花蛇舌草、板蓝根各15～30克，白术、水蛭各10克，山药、菟丝子各20～30克，当归10～12克，枸杞子、丹参各10～15克，穿山甲5～10克，蒲公英30克。水煎取药汁。每日1剂，分2次服用。补肾益髓，健脾益气，活血化瘀，清热解毒。适用于脾肾两亏、热毒蕴结型慢性再生障碍性贫血。

仙茅温肾汤

仙茅、淫羊藿、巴戟天各15克，黄芪20克，人参12克，当归、陈皮、炙甘草各10克，赤小豆30克。水煎取药汁。每日1剂，分2次服用。温补脾肾，化气生血。适用于脾肾两亏型再生障碍性贫血。

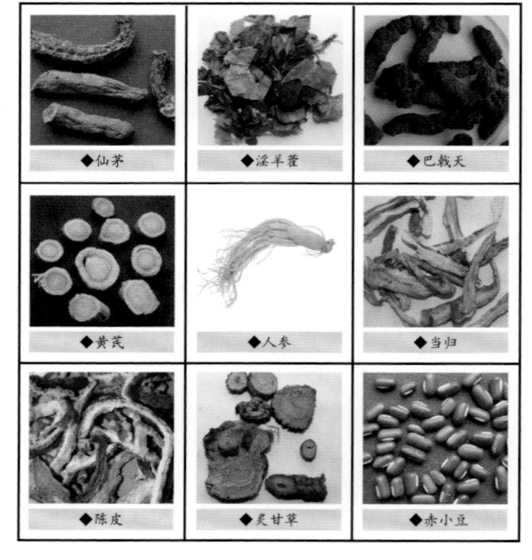
◆仙茅 ◆淫羊藿 ◆巴戟天
◆黄芪 ◆人参 ◆当归
◆陈皮 ◆炙甘草 ◆赤小豆

生新活血汤

鹿茸（冲）0.6克，红参（另）、当归、白术、云茯苓各10克，生黄芪、菟丝子、淫羊藿、紫河车各30克，巴戟天、骨碎补、补骨脂各15克。水煎取药汁。每日1剂，分2次服用，连服40～60日为1个疗程。温补肾阳，祛瘀生新。适用于肾阳虚衰型再生障碍性贫血。

补肾生血汤

小红参、鹿角胶（烊）、龟甲胶（烊）、白术、陈皮各10克，磁石、生黄芪各30克，阿胶（烊）12克，当归、白芍、熟地黄、何首乌、枸杞子、紫河车各15克，炙甘草6克。水煎取药汁。每日1剂，分2次服用，20日为1个疗程。补肾健脾，益气养血。适用于脾肾两虚型缺铁性贫血。

归脾左归汤

红参（另煎）、鹿角胶（烊）、龟甲胶（烊）、炙甘草各6克，黄芪20克，白术15克，山药、龙眼肉、枸杞子、熟地黄、当归、茯神、酸枣仁各10克。水煎取药汁。每日1剂，分2次服用，连服90日为1个疗程。健脾益气，温肾填精。适用于脾肾两亏型慢性再生障碍性贫血。

三参五仙汤

南沙参、炒党参、丹参各15克，淫羊藿、仙鹤草、焦山楂、焦麦芽、焦神曲各10克。水煎取药汁。每日1剂，分2次服用，10日为1个疗程。健脾消食，补气生血。适用于小儿脾气虚弱型缺铁性贫血。

补肾益气养血方

补骨脂、骨碎补、菟丝子各12克，白术、党参各10克，云茯苓、黄芪、生地黄各20克，当归15克，阿胶（烊）9克，甘草6克。水煎取药汁。每日1剂，分2次服用。补肾健脾，益气生血。适用于脾肾两虚型缺铁性贫血。

红白汤

黄芪、槐花（炒）各50克，当归20克，红参、白术、何首乌、麦冬、五味子、白芍、丹参各15克，生地黄、黄精各25克。水煎取药汁。每日1剂，分2次服用。补益脾肾，益气生血。适用于脾肾两虚型缺铁性贫血。

参芪仙补汤

太子参30～60克，党参15～20克，人参6～10克（另煎），黄芪20～30克，淫羊藿、补骨脂各10～15克，鹿角胶（烊）、淡附片（先煎）、肉桂、甘草各10克，肉苁蓉、熟地黄各15～25克。水煎取药汁。每日1剂，分2次服用。益气补肾，温肾助阳。适用于肾阳虚衰型再生障碍性贫血。

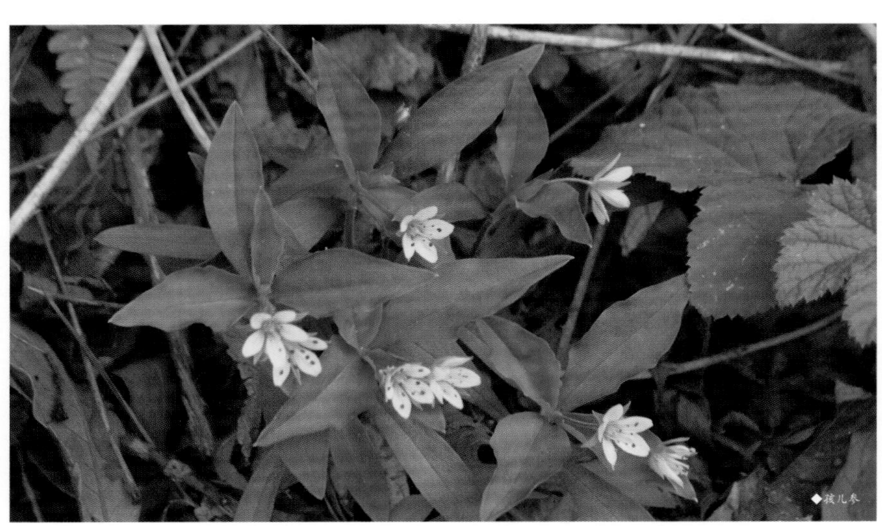
◆孩儿参

补肾健脾汤

党参、熟地黄、鸡血藤各15克，黄芪30克，白术、当归、茯苓、山茱萸肉、鹿角胶（烊）各10克，菟丝子、补骨脂、白芍各12克。水煎取药汁。每日1剂，分2次服用。补益脾肾，活血化瘀。适用于脾肾两亏型慢性再生障碍性贫血。

养生知识

缺铁性贫血饮食宜忌

缺铁性贫血主要是体内缺少铁而导致造血不良，所以此病宜补铁养血。很多蔬菜如菠菜、黑木耳、芹菜、紫菜等，都含有丰富的铁元素，因此须常吃。鱼类、猪瘦肉、动物肝脏中的铁容易被人体直接吸收和利用，所以这类食物能很好地防治缺铁性贫血。猪血中含有易被人体吸收的血红素型铁，常食也可以防治缺铁性贫血。另外，维生素C和食用醋均能促进人体吸收食物中的铁元素，因此也应适当吃些。但是，咖啡和含草酸多的食物，如茶叶、可可、绿豆等，需要忌食。

清瘟败毒饮

水牛角、生石膏各20克，生地黄、赤芍、牡丹皮、大蓟、小蓟、知母、金银花、连翘、黄芩各10克，大黄3克。水煎取药汁。每日1剂，分2次服用。清热解毒，凉血止血。适用于再生障碍性贫血。

益气生血方

黄芪、党参各30克，丹参15克，当归、生地黄、菟丝子、女贞子各20克，大枣、甘草各10克。水煎取药汁。每日1剂，分2次服用。补肾健脾，益气生血。适用于脾肾两亏型慢性再生障碍性贫血。

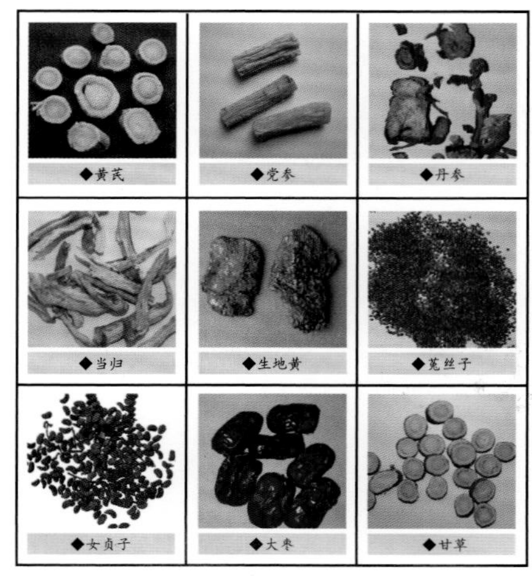

◆黄芪 ◆党参 ◆丹参 ◆当归 ◆生地黄 ◆菟丝子 ◆女贞子 ◆大枣 ◆甘草

健脾益血汤

潞党参、仙鹤草、生黄芪各60克，鸡血藤18克，桑寄生、菟丝子各15克，鹿角胶（烊）30克，槟榔、厚朴、琥珀（研末，冲）各6克，益母草、龙眼肉各24克，鸡内金、山楂各9克，炒北五味子12克，自然铜（醋淬研末，胶囊装吞）3克。水煎取药汁。每日1剂，分2次服用，每周服6剂。健脾补肾，固肾益血。适用于脾肾阳虚型再生障碍性贫血，症见起病缓慢，病程较长，面色萎黄，体倦乏力，食少便溏，脘隆胀满，形寒肢冷，腰膝酸软，头晕目眩，自汗，齿、鼻、肌衄，月经量多，舌淡，脉沉细或滑细无力。

凉血解毒汤

羚羊角粉（冲）0.5克，牡丹皮、赤芍各10～15克，生地黄、熟地黄、贯众各20～25克，天冬、茜草各15～20克，黄芩、苍耳子、辛夷、甘草各10克，生龙骨（先煎）、生牡蛎（先煎）各25克，三七粉（冲）2克，侧柏19克。水煎取药汁。每日1剂，分2次服用。凉血解毒，滋阴补肾，疏散风热。适用于湿热侵袭型急性再生障碍性贫血。

右归饮加减方

仙茅、淫羊藿、补骨脂、生地黄、熟地黄、枸杞子、菟丝子、肉苁蓉、黄芪各10克。水煎取药汁。每日1剂，分2次服用。温脾补肾。适用于再生障碍性贫血之脾肾阳虚证。

仙天生血汤

仙茅、淫羊藿、当归、巴戟天、黄芪各10克，生地黄、熟地黄各12克，阿胶（烊）15克，酸枣仁、山茱萸、甘草各6克。水煎取药汁。每日1剂，分2次服用，6个月为1个疗程。补肾壮阳，生精益髓。适用于脾肾阳虚型再生障碍性贫血。

三黄三子补血方

枸杞子、生地黄、熟地黄、何首乌、女贞子、墨旱莲、山茱萸、黄精各10克，菟丝子12克。水煎取药汁。每日1剂，分2次服用。滋阴补肾。适用于再生障碍性贫血之肾阴亏虚证。

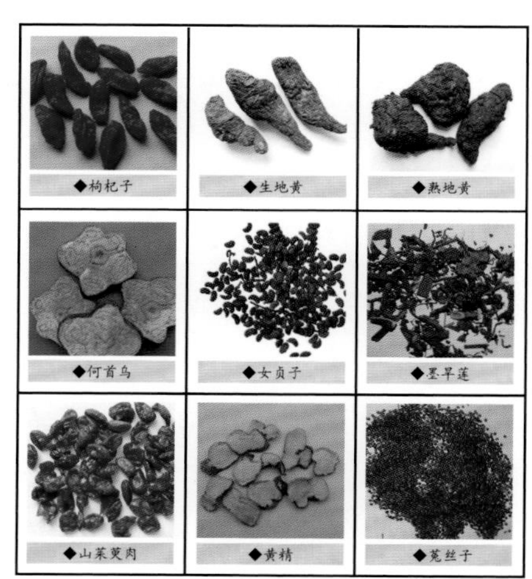
◆枸杞子 ◆生地黄 ◆熟地黄
◆何首乌 ◆女贞子 ◆墨旱莲
◆山茱萸肉 ◆黄精 ◆菟丝子

地黄参术茯苓汤

生地黄、熟地黄、党参、白术、茯苓、当归、阿胶（烊）、何首乌各12克，黄芪18克，女贞子、菟丝子各30

克，炙甘草6克。水煎取药汁。每日1剂，分2次服用。补肾健脾，益气养血。适用于再生障碍性贫血之脾肾不足。

归脾汤

当归、党参、白术、黄芪、淫羊藿、茜草各10克，云茯苓、女贞子各12克，鸡血藤15克，甘草6克。水煎取药汁。每日1剂，分2次服用。益气养阴，温阳活血。适用于再生障碍性贫血。

清热方

生石膏90克，茵陈40克，泽泻、水牛角各20克，茯苓、猪苓、白术各15克，当归、生地黄、牡丹皮、知母各12克，桂枝8克。水煎取药汁。每日1剂，分2次服用。清热泻火，利湿化浊。适用于湿热内炽型再生障碍性贫血。

加味参芪仙补汤

人参6～12克，生黄芪30克，补骨脂24克，淫羊藿、仙茅、枸杞子、肉苁蓉、仙鹤草各15克，全当归、鸡血藤各12克，甘草10克。水煎取药汁。每日1剂，分2次服用。温补脾肾，益气养血。适用于气血两亏、脾肾阳虚型慢性再生障碍性贫血，症见面色苍白、心慌气短、倦怠乏力、畏寒肢冷、大便溏薄、小便清白、体胖而虚、下肢浮肿、四肢皮下散见紫癜、齿龈渗血、月经过多、舌质淡、苔薄、脉沉细。

雄蚕饮

雄蚕蛾6克，菟丝子、熟地黄、牛膝（酒浸）、续断、何首乌、当归、淫羊藿各12克，党参24克，生黄芪30克，炙甘草、补骨脂、鹿角胶（烊）各10克。水煎取汁。每日1剂，分2次服用。健脾补肾，活血化瘀。适用于脾肾阳虚型再生障碍性贫血。

党参附子汤

党参60克，熟附块（先煎）、阿胶（烊）、丹参、白术、陈皮各9克，淫羊藿30克，补骨脂、何首乌、黄精各15克。水煎取药汁。每日1剂，分2次服用。温阳补肾，补气健脾。适用于脾肾阳虚型慢性再生障碍性贫血。

◆党参

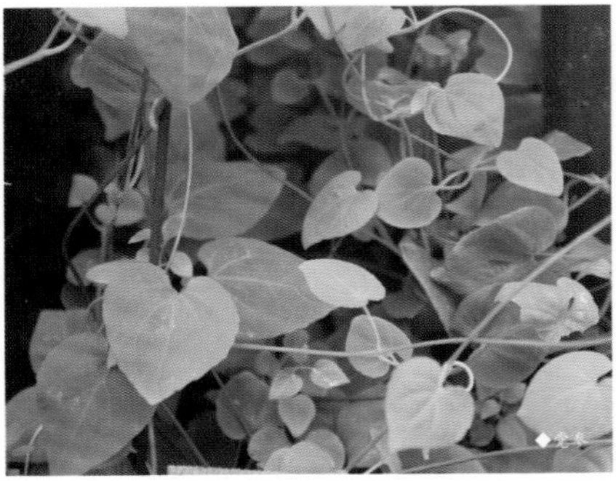

二仙巴戟补阳汤

仙茅、淫羊藿、巴戟天、胡芦巴、补骨脂、菟丝子、女贞子各15克，肉苁蓉、当归、桑椹各10克。水煎取药汁。每日1剂，分2次服用。补肾助阳。适用于肾阳虚衰型慢性再生障碍性贫血。

升马生血汤

升麻10～30克，马勃15～50克，山豆根、虎杖、玄参各15克，紫草、生薏苡仁各30克，砂仁（后下）3克，生甘草6克。水煎取药汁。连续服至骨髓恢复正常，每日1剂，分2次服用。清热解毒，凉血活血，滋阴健脾。适用于急劳髓枯型急性再生障碍性贫血，尤其是伴有咽喉肿痛。

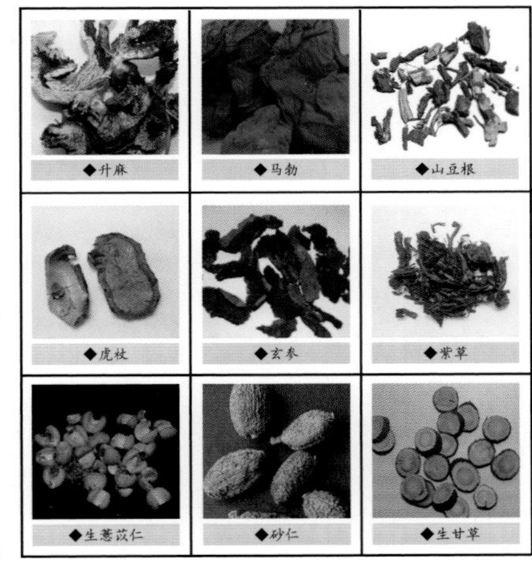
◆升麻 ◆马勃 ◆山豆根 ◆虎杖 ◆玄参 ◆紫草 ◆生薏苡仁 ◆砂仁 ◆生甘草

六味地黄丸

生地黄、熟地黄、山茱萸、山药、茯苓、仙茅、淫羊藿、补骨脂、枸杞子各10克。水煎取药汁。每日1剂，分2次服用。阴阳双补。适用于再生障碍性贫血之阴阳两虚证。

温阳益气汤

附子（先煎）、党参各15克，枸杞子、山茱萸、菟丝子、何首乌各10克，云茯苓、白术各12克，砂仁（后下）、甘草各6克，鹿茸（冲）2克，紫河车粉（冲）3克。水煎取药汁。每日1剂，分2次服用。温阳益气。适用于肾阳虚衰型再生障碍性贫血。

健脾补肾方

党参、白术、玄参、桑椹各10克，山药、仙鹤草、生石膏各30克，山茱萸、龟甲、丹参各15克，牡丹皮12克。水煎取药汁。每日1剂，分2次服用。健脾补肾，活血凉血。适用于脾肾阳虚之再生障碍性贫血。

补髓生血汤

生地黄、熟地黄、墨旱莲、桑椹、何首乌各50克，麦冬、当归、山药、补骨脂、黄芪、人参、菟丝子各20克，枸杞子、阿胶（烊）、茯苓、甘草各15克。水煎取药汁。每日1剂，分3次服用。滋阴补肾。适用于肝肾阴虚型慢性再生障碍性贫血。

地黄何首乌汤

党参、黄芪、丹参、何首乌、黄精、谷芽各15克，白术、生地黄、熟地黄各12克，陈皮6克，半夏9克，淫羊藿、补骨脂各30克。水煎取药汁。每日1剂，分2次服用。补脾益肾，滋阴生血。适用于脾肾两亏型慢性再生障碍性贫血。

金匮肾气丸

补骨脂、菟丝子、枸杞子、生地黄、熟地黄、桃仁、红花、赤芍、当归、川芎各10克。水煎取药汁。每日1剂，分2次服用。填补肾精，活血化瘀。适用于再生障碍性贫血之肾虚血瘀证。

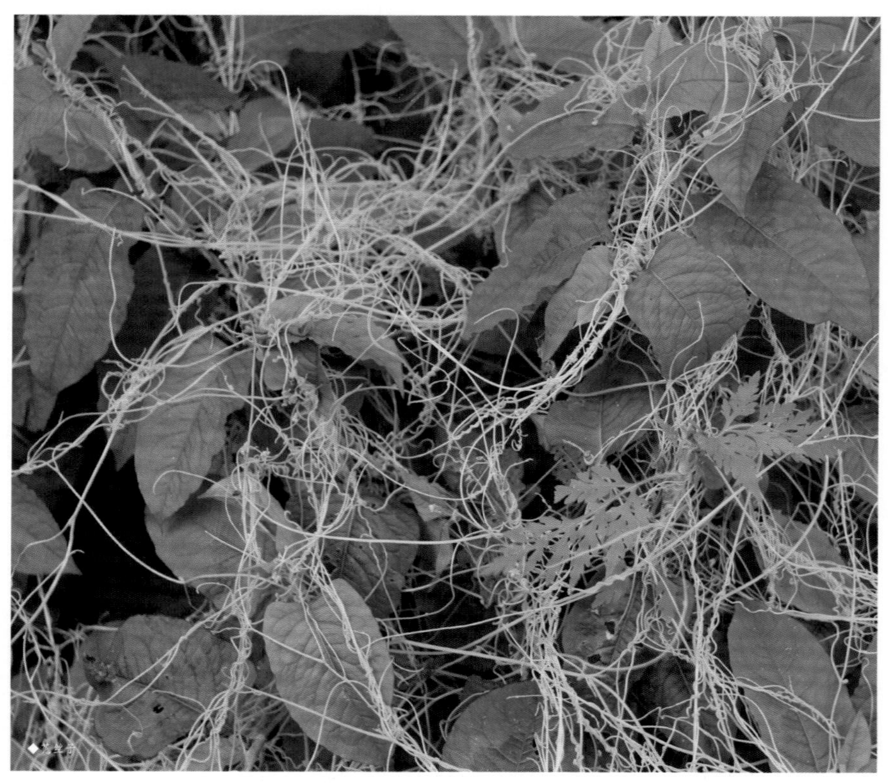
◆菟丝子

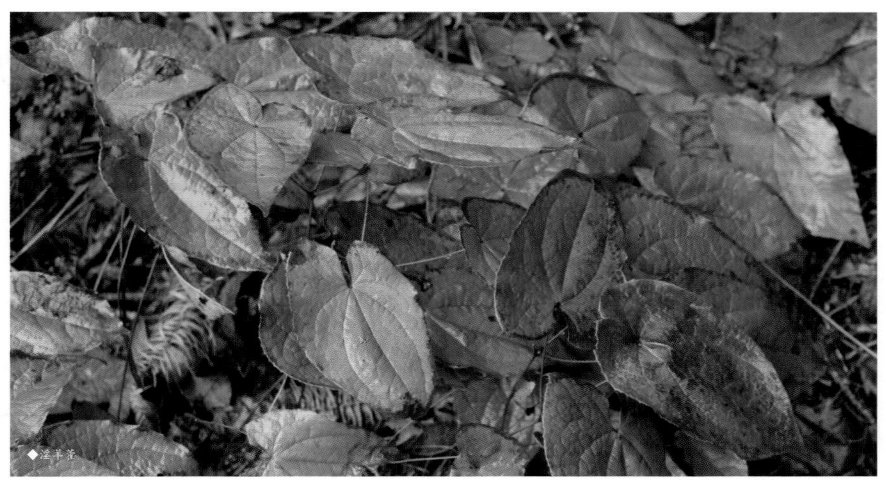
◆淫羊藿

巴戟补阳汤

巴戟天、淫羊藿、枸杞子、党参、菟丝子、骨碎补、丹参、益母草各15克，胡芦巴10克，黄芪、鸡血藤各20克，当归12克，甘草6克。水煎取药汁。每日1剂，分2次服用。温阳补肾，活血益髓。适用于肾阳虚衰型再生障碍性贫血。

美髯丹

何首乌、枸杞子、茯苓、菟丝子、当归、牛膝各15克，补骨脂、人参各10克，熟地黄、黄芪各20克，肉桂6克。水煎取药汁。每日1剂，分2次服用。补脾温肾。适用于脾肾两亏型再生障碍性贫血。

养生知识

再生障碍性贫血患者的科学饮食

再生障碍性贫血是一种骨骼造血出现障碍，患者在日常饮食中应补充足够的动物性蛋白质，如瘦肉、鸡、鸡蛋、动物肝脏、牛奶等。蛋白质是各种血细胞增殖、分化和再生的基础，患者大量摄食蛋白质是必须的。

再生障碍性贫血患者需要补充含维生素的食物。维生素包括维生素B_6、维生素B_1、维生素C、维生素K等，这些维生素不仅能够改善贫血的症状，而且还能预防出血。蔬菜、水果类食物中含维生素较多，特别是水果，所含的维生素大多是水溶性的，最易被人体吸收。

另外，患再生障碍性贫血的人饮食应以清淡、易消化为原则，不吃油腻、油炸的食物，忌食酒类及辛辣食物。

白细胞减少症

人体外周血液的正常白细胞数为（4～10）×10^9/升，其中中性粒细胞占60%～75%，而当白细胞数持续低于4×10^9/升时，人就患上了白细胞减少症。临床上症状表现为头晕、乏力、头痛、四肢无力、食欲不振、低热、失眠等，有的患者则易感染肺炎、尿路感染等，甚至发生败血症。本病发病较慢，最初许多人可能不会感觉到身体有什么异样，等到感觉到异样时，疾病已经持续一段时间了。

白细胞减少症的致病原因较多，受各种放射性物质辐射影响，吃抗肿瘤药、抗甲状腺药、磺胺类药等都可造成白细胞减少症。

中医将白细胞减少症归于“虚劳”“气血虚”范畴。病机与心、肝、脾、肾有关，尤与脾、肾关系最为密切，治疗时多以健脾补肾、益气生血为原则。本病的防治偏方秘方如下。

升白丸

补骨脂、黄芪、大枣、虎杖各30克，女贞子、鸡血藤各60克，淫羊藿、紫河车粉、山茱萸肉、当归、丹参各15克，三七粉9克。上药研末，混匀，制成丸剂，每丸含生药1.85克。每次服食5丸，每日3次。补益脾肾，养血化瘀。适用于白细胞减少症。

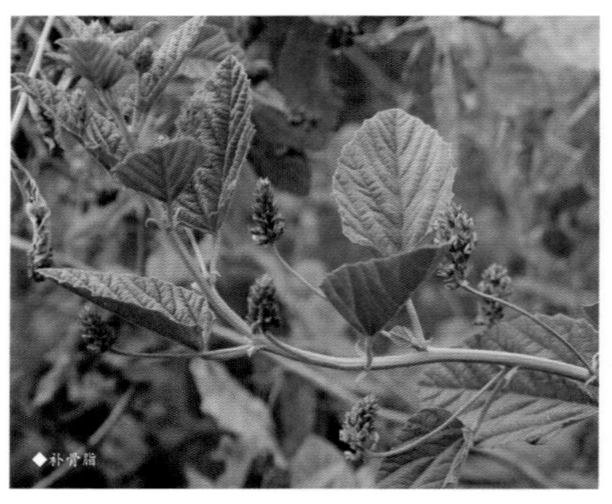
◆补骨脂

健血散

棉花根30克，山茱萸9克，丹参、黄芪、茯苓、炒白术各6克，太子参8克，川芎、炙甘草各5克，炒枳壳3克，大枣15克，糖粉、糊精各适量。上药制成散剂，每袋18克装。用开水冲服，每日2次，每次1袋，一般以20～30日为1个疗程。补血益气。适用于白细胞减少症。

温补升白汤

鸡血藤、太子参、大枣各30克，北黄芪、枸杞子各15克，淫羊藿、巴戟天各10克，红花5克。水煎取药汁。每日1剂，分次服用；服药期间停用其他补血药，禁食米醋、萝卜、蟹、虾、干咸鱼等。温补脾肾，益气养血。适用于原因不明的白细胞减少症。

升白散

鸡血藤3000克，炒白术、女贞子、补骨脂各1500克，灵芝600克，苎麻根800克，白糖、淀粉各适量。上药除白糖、淀粉外，研成细末，然后加白糖、淀粉制成颗粒散剂，分成小包，每包30克。每日2次，每次1包，用开水冲服。滋补脾肾，益气养血。适用于白细胞减少症。

豆参升血汤

赤小豆、黑大豆、扁豆各30克，丹参、淫羊藿、补骨脂、柴胡各9克，苦参15克。水煎取药汁。每日1剂，分次服用；服药期间停用其他药物。补益脾肾，养血活血。适用于慢性白细胞减少症和中性粒细胞缺乏症。

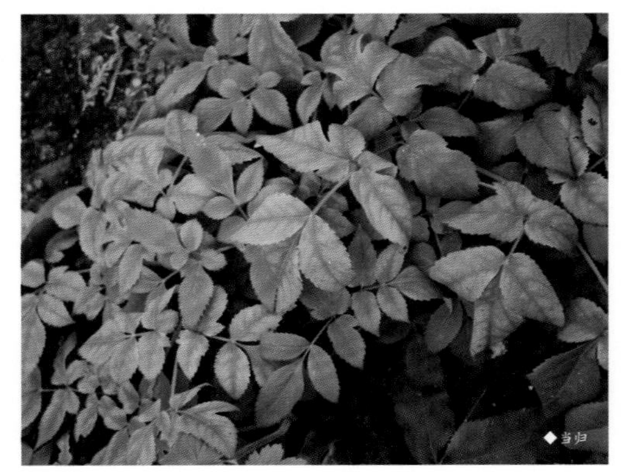
◆当归

鸡甲升白汤

鸡血藤、山茱萸各30克，炮穿山甲、当归、鹿角胶各10克，党参、黄芪、熟地黄各15克。水煎取药汁。每日1剂，分次服用，3周为1个疗程。补益气血。适用于气血两虚型白细胞减少症。

养生知识

白细胞减少症的饮食

白细胞减少症的饮食应富于营养，易于消化，补充足量的蛋白质和维生素，并给予补益气血、温养脾胃的食物，如人参、龙眼、黄鳝、鹿茸、莲子、大枣等。另外，患者还要忌烟酒，忌辛辣刺激、肥腻之物，忌偏食，忌多食甜食，忌生冷的食物，每日的脂肪摄入量不能超过70克。

白血病

白血病是儿童和青少年中较为常见的一种恶性肿瘤，又称血癌，是人血液中的造血干细胞出现异常，肝、脾、淋巴结等器官和组织中的白细胞大量增生积聚，并使正常造血功能受抑制。临床表现为贫血、出血、感染及各器官浸润症状。

在临床上，白血病有急性和慢性之分。急性白血病病情进展迅速，自然病程仅有数周至数个月。慢性白血病发病缓慢，早期通常表现为倦怠乏力，然后逐渐出现头晕、心悸气短、低热、盗汗、皮肤瘙痒等相应的症状。病情让人难以察觉，等到患者觉察到自己身体异常时，已经耽误了治疗的最佳时机。

许多生活中的因素会导致白血病的发生，如病毒、放射、药物、遗传因素、化学毒物等，而且往往多种因素交织在一起。就拿化学毒物来讲，苯致白血病已经得到证实，所致白血病通常为急性粒细胞白血病、红白血病和慢性粒细胞白血病3类；烷化剂则可致继发性白血病。

另外，白血病与遗传因素也有关。一些白血病有家庭性。另外，单卵双胞胎如一人患白血病，另一人患白血病的概率为20%。

中医没有白血病这种说法，有关白血病的证候、治疗等内容散见于“虚劳”“恶核”等病症中。本病的防治偏方秘方如下。

马钱子莲黄汤

马钱子0.9克，大黄、猪殃殃、半枝莲、白花蛇舌草各30克。水煎取药汁。每日1剂，分早、晚服用。清热解毒，抗癌。适用于急性白血病。

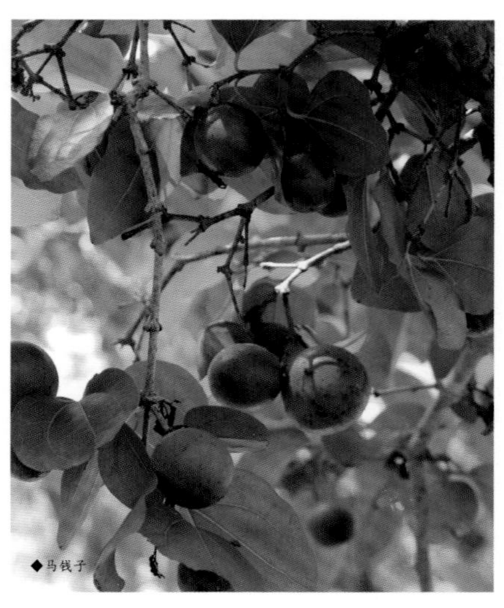
◆马钱子

犀角羊蹄藕节汤

犀角4克，藕节、仙鹤草、生黄芪、大小蓟、墨旱莲、羊蹄根各30克，生地黄、牡丹皮、女贞子、血余炭、地榆炭、大青叶各20克，杭白芍15克，露蜂房10克。水煎取药汁。每日1剂，分次服用。清热解毒，凉血止血。适用于阴虚血热、迫血妄行型白血病。

黄芪党参鹿角汤

黄芪15～30克，熟地黄15克，肉桂3～10克，白术、白芍、鹿角、当归各10克，党参10～15克，陈皮6克，茯苓12克，大枣5枚，甘草3克。水煎取药汁。每日1剂，分次服用。健脾补肾，益气壮阳。适用于阴虚型白血病。

消白散

壁虎、蜈蚣、旱三七各30克，朱砂、皂角、雄黄各15克，僵蚕、青黛、枯矾各20克。上药共研为细末，装瓶备用。每次服用药末1.5克，每日2次。清热解毒，软坚止血。适用于慢性粒细胞性白血病。

川芎猪殃殃汤

川芎、板蓝根、川射干各15克，猪殃殃48克，罂粟壳6克。水煎取药汁。每日1剂，分4次服用。活血行气，开郁止痛。适用于白血病。

野苜蓿汤

野苜蓿15克。水煎取药汁。每日1剂，分2次服用。清热解毒，敛阴止汗。适用于白血病。

玄参解毒汤

玄参、浙贝母、清半夏、生南星（先煎2小时）各12克，牡蛎、夏枯草、昆布、半枝莲、海藻、白花蛇舌草各30克，甲珠、瓜蒌、朱砂七各15克，山慈菇、七叶一枝花各20克。水煎取药汁。每日1剂，分次服用。清热解毒，软坚散结。适用于热结痰核型白血病。

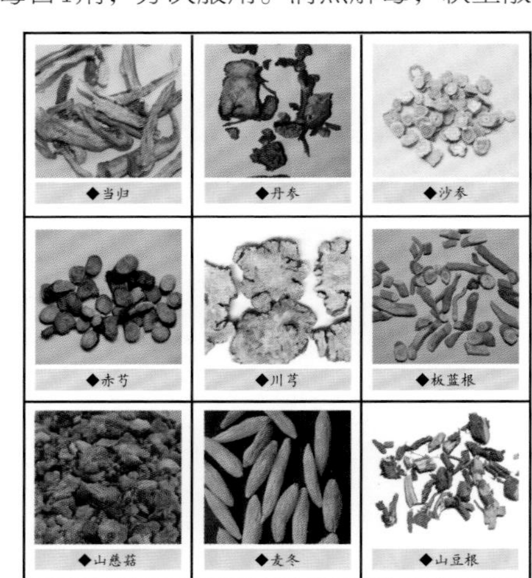
◆当归 ◆丹参 ◆沙参
◆赤芍 ◆川芎 ◆板蓝根
◆山慈菇 ◆麦冬 ◆山豆根

当归丹参慈菇汤

当归、丹参、沙参、赤芍各20克，川芎10克，板蓝根、山慈菇各50克，麦冬15克，山豆根30克。水煎取药汁。每日1剂，分次服用。养血活血，清热解毒。适用于急性白血病。

兰州方

生地黄12克，山茱萸、浮小麦各30克，北沙参、党参、人参须、太子参各

15克，山药、桂枝、麦冬、白芍各10克，大枣4枚，五味子、炙甘草、生姜各6克。上药加水1500毫升，浸泡1小时，用小火煎40分钟，滤取药汁；再加水500毫升，煎30分钟，滤渣取汁，两煎液混合到一起。1剂分2次服用；服药期间禁食冰冷、辛辣、刺激性的食物。扶正固本，补肾健脾。适用于白血病，兼治再生障碍性贫血等血液系统疾病。

黄芪马兰根汤

生黄芪、马兰根、党参、猪殃殃、大青叶各30克，当归、麦冬、生地黄、茯苓各12克，红花、白术各9克，姜半夏6克。水煎取药汁。每日1剂，分次服用。益气养阴。适用于急性淋巴细胞白血病、急性粒细胞白血病，与化学药物治疗同时应用。

黄参青叶汤

生大黄、黑元参、生地黄、大青叶各9克，天花粉6克，蝉蜕、人中黄各4.5克，牡丹皮3克。水煎取药汁。每日1剂，分早、晚服用。养阴清热，解毒抗癌。适用于急性白血病。

益气健脾解毒汤

黄芪、茯苓、太子参、炒白术各15克，青黛（另包冲服）10克，半枝莲、白花蛇舌草、生薏苡仁、蒲公英各30克，甘草3克。水煎取药汁。每日1剂。益气，健脾，解毒。适用于慢性粒细胞白血病。

芦根麦冬汁

鲜芦根、鲜藕、梨、荸荠、鲜麦冬各适量。将鲜藕、梨、荸荠分别去皮，洗净；鲜芦根、鲜麦冬也洗净；5味全部切碎，捣汁。直接冷饮药汁，或者加热食用，不拘量。清热解毒，养阴生津。适用于白血病。

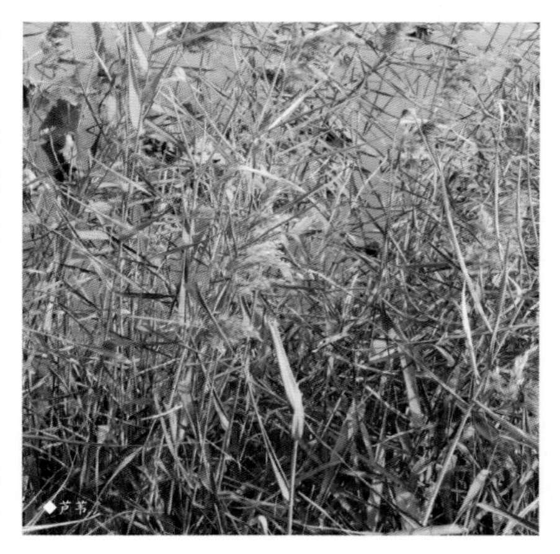
◆芦苇

骨角解毒汤

羚羊骨18克，水牛角、白花蛇舌草、半枝莲、山慈菇、紫草根、细叶蛇泡各30克，土鳖虫12克，玄参、青黛末各15克。水煎取药汁。每日1剂，分早、晚服用。清热，凉血，解毒。适用于急性粒细胞性淋巴性白血病。

蜂乳灵芝汤

灵芝50克，蜂乳50毫升。将灵芝洗净，切碎，加水250毫升煎1次，时间为30分钟，然后取汁；再加水250毫升，煎半小时；两煎所得药汁混合，备用。以蜂乳调服，每日1剂，分3次服用，30日为1个疗程。滋肝养肾，增强体质。适用于白血病。

益气养阴解毒汤

黄芪、半枝莲、白花蛇舌草、蒲公英各30克，太子参、生地黄、麦冬各20克，白术、云茯苓各10克，天冬、女贞子、小蓟、黄精各15克，墨旱莲18克，甘草5克。水煎取药汁。每日1剂，分次服用。益气养阴，清热解毒。适用于急性白血病。

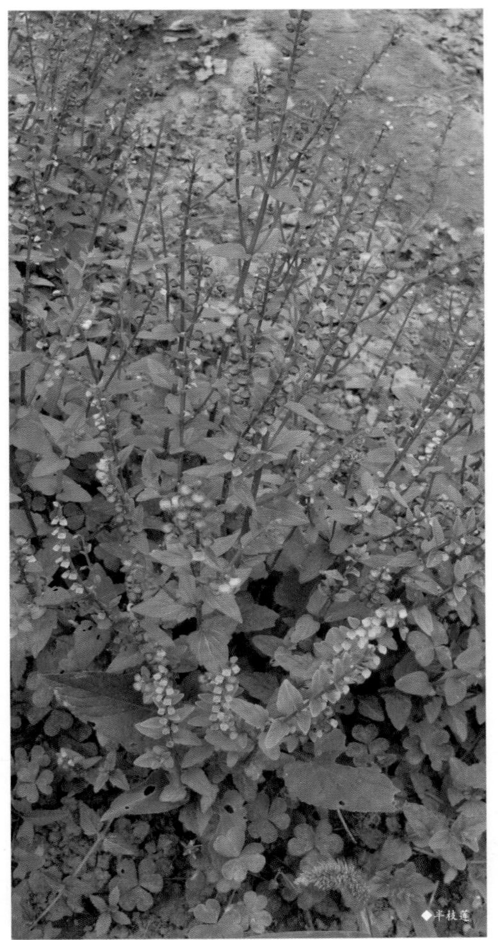

◆半枝莲

阑尾炎

阑尾炎是一种常见的腹部疾病，可分为急性和慢性两种。急性阑尾炎好发于青壮年，主要有腹痛、胃肠症状和发热等全身反应。急性阑尾炎的致病菌，如大肠埃希菌、肠球菌、类杆菌等，原生存于阑尾腔内，会引起人体发病，与全身抵抗力下降有关。

急性阑尾炎治疗不彻底，可变为慢性阑尾炎。慢性阑尾炎症状是腹部经常发生剧痛，尤其是脐之右侧，用手按之，痛得更甚；消化系统功能发生紊乱，则腹闷胀痛，有饱胀感，消化不良，便秘或恶臭稀烂便交替。人吃得太多，往往也会引起阑尾的疼痛。

中医治疗阑尾炎，宜清热解毒，活血化瘀，通腑理气。本病的防治偏方秘方有以下几种。

鲜姜芋头泥

鲜姜、鲜芋头、面粉各适量。将姜、芋头去粗皮，洗净后捣烂为泥，再加适量面粉调匀，备用。将药膏外敷患处，每日换药1次，每次敷3小时。散瘀定痛。适用于急性阑尾炎及痈。

解毒通腑汤

蒲公英90克，厚朴、生大黄（后下）各15克。水煎取药汁。每日1剂，分2次服用。清热解毒，行气通腑。适用于妊娠期急性阑尾炎。

大黄赤芍公英汤

大黄（后下）、七叶一枝花、蒲公英、红藤各15克，赤芍20克，甘草6克。水煎取药汁。每日2剂，24小时服药4次。清热解毒，活血化瘀。适用于急性阑尾炎。

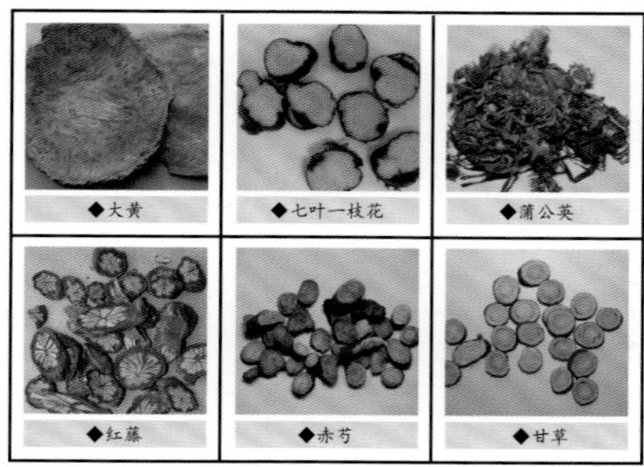
◆大黄 ◆七叶一枝花 ◆蒲公英 ◆红藤 ◆赤芍 ◆甘草

金银花连翘汤

金银花、连翘各30克，大黄（后下）、败酱草各15克，白芍24克，桃仁、玄明粉（冲）、牡丹皮各9克，柴胡6克，丹参20克，冬瓜子、薏苡仁各18克。水煎取药汁。口服，每日1剂。消炎止痛，活血通便。适用于急性阑尾炎未化脓。

肠痈汤

大黄（后下）、牡丹皮、黄柏、延胡索、芒硝（兑服）各15克，薏苡仁、瓜蒌仁、冬瓜仁各25克，败酱草30克，香附10克。水煎取药汁。每日1剂，分3次服用。清热利湿，解毒排脓，消肿散结，理气止痛。适用于急性阑尾炎并发局限性腹膜炎。

消痈汤

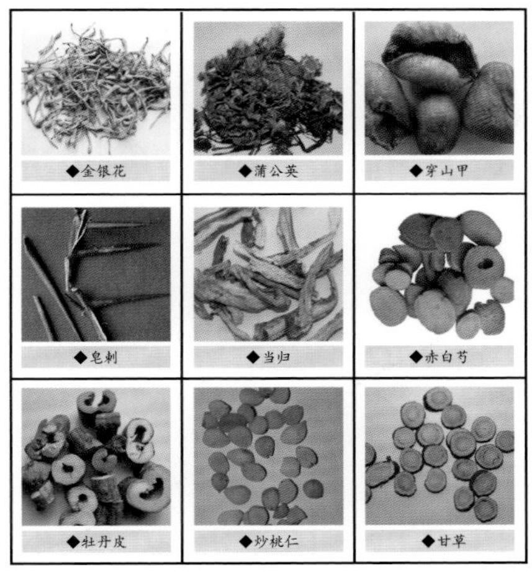

金银花、蒲公英各30克，穿山甲、皂角刺各10克，当归、赤白芍、牡丹皮各12克，炒桃仁、甘草各9克。水煎取药汁。每日1剂，分3次服用。清热解毒，消肿散瘀。适用于阑尾脓肿。

排脓汤

赤芍、皂刺各15克，桃仁、穿山甲各10克，紫花地丁、败酱草、薏苡仁、冬瓜仁各30克。取上药加水800毫升，煎取药汁300毫升。每日1剂，分2次服用。清热解毒，活血化瘀，祛湿散结。适用于阑尾脓肿。

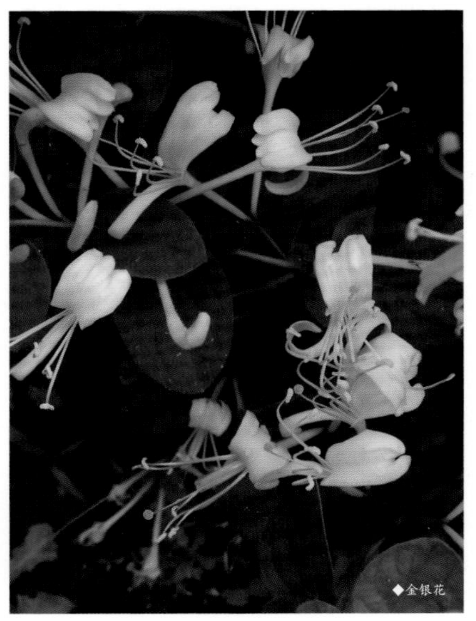
◆金银花

清解汤

大黄、延胡索、赤芍各12克，红藤、紫花地丁、败酱草各30克，金银花15克，牡丹皮、乳香各9克，桃仁6克。水煎取药汁。每日1剂，分早、晚2次服用。湿热重者加黄连、栀子各6克。清热解毒，活血祛瘀，通里攻下。适用于急性阑尾炎。

鸡英败痈汤

鸡内金、蒲公英、败酱草、黄芩、连翘、紫花地丁、金银花各30克，桃仁、皂角刺各15克，乳香、没药各10

克。上药加水煎2次，混合药汁。每日1剂，分2次，早、晚饭前半小时服；病情重者，每日2剂，分4次，每6小时1次。清热解毒，活血化瘀，消痈排脓。适用于急性阑尾炎。

阑尾消痈汤

金银花、蒲公英、鱼腥草各30克，紫花地丁15克，连翘、牡丹皮、桃仁、当归尾、炒川楝子各12克，大黄（后下）、赤芍、乳香、没药、延胡索各10克，芒硝（冲服）6克。水煎取药汁。每日1剂，分早、晚2次服用。清热解毒，攻下通里，活血化瘀。适用于急性阑尾炎。

清肠饮

金银花、玄参各15克，赤芍、白芍、黄芩、地榆各10克，薏苡仁5克，当归、麦冬各12克，甘草6克。水煎取药汁。每日3剂，分3次服用；便秘者加大黄10克以下。清热解毒，养阴活血。适用于急性阑尾炎。

消痈汤

金银花、连翘、蒲公英、紫花地丁、红藤、赤芍、薏苡仁各30克，大黄（后下）10～15克，芒硝（冲）6～10克，乳香、没药、牡丹皮、延胡索各10克，桃仁、当归、败酱草各15克。水煎取药汁。每日1剂，分2次服用，5日为1个疗程。清热解毒，化瘀止痛。适用于急性阑尾炎。

大黄牡丹皮汤

大黄（后下）、牡丹皮、桃仁、金银花、连翘各15克，芒硝（冲服）10克，冬瓜子25克。水煎取药汁。每日1剂，分2次服用。清热解毒，行气散瘀。适用于急性阑尾炎。

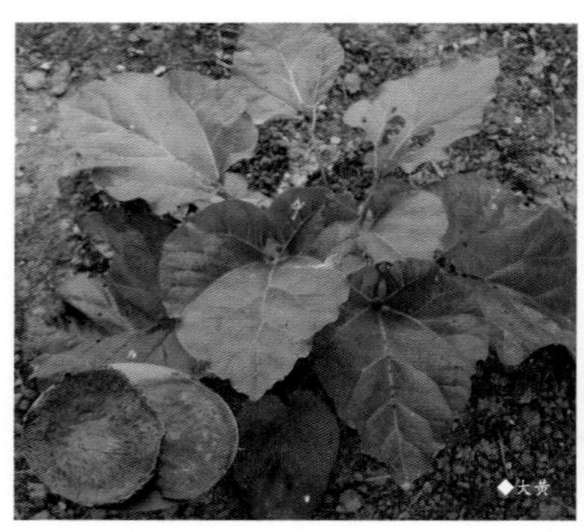
◆大黄

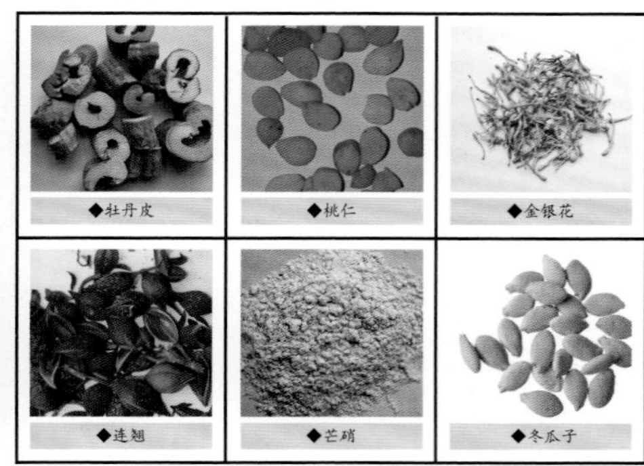
◆牡丹皮 ◆桃仁 ◆金银花
◆连翘 ◆芒硝 ◆冬瓜子

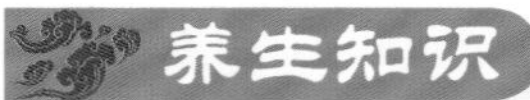

养生知识

不要轻易切除阑尾

过去，人们有个错误的认识，把阑尾视为盲肠，它在体内是没有什么功能的，是人体未进化掉的一个“多余”器官。加之它有时会发炎，所以一些人会切掉阑尾。其实，阑尾是人体重要的器官组织，它属于人体淋巴免疫系统的一部分，与扁桃体、脾脏、淋巴结一样，阻挡着细菌和病毒对人体组织和器官的入侵。人在出生后不久，淋巴组织就开始在阑尾中聚积，至20岁时达到高峰，之后迅速下降，并在60岁后消失殆尽。有了它的存在，引起腹腔疾病的微生物就不能为所欲为了。

大黄三仁汤

大黄（后下）、忍冬藤、天花粉、薏苡仁各15克，牡丹皮、赤芍、桃仁、延胡索各10克，全瓜蒌12克，败酱草、冬瓜子、红藤各30克。上药水煎，取药汁400毫升。每日1剂，分2次服用；重者可每日2剂，分3～4次服用；儿童酌减。通里攻下，解毒活血。适用于阑尾周围脓肿。

肠痈消肿汤

桂枝、大黄各6克，赤芍、延胡索、茯苓各10克，牡丹皮12克，桃仁、厚朴、枳实各9克。水煎取药汁。每日1剂，分早、晚2次服用，7日为1个疗程，间隔2日，再进行下个疗程。活血化瘀，通腑理气。适用于慢性阑尾炎、慢性阑尾炎急性发作。

石膏薏苡仁汤

生石膏、薏苡仁、蒲公英、金银花各25克，大黄、败酱草、牡丹皮、桃仁各15克，元胡、川楝子各12克。水煎取药汁。口服，每日1剂。清热解毒，杀菌消炎。适用于慢性阑尾炎。

葫芦子大血藤汤

葫芦子、大血藤、繁缕各50克。水煎取药汁。每日1剂，分早、晚2次服用。润肠消炎。适用于阑尾炎。

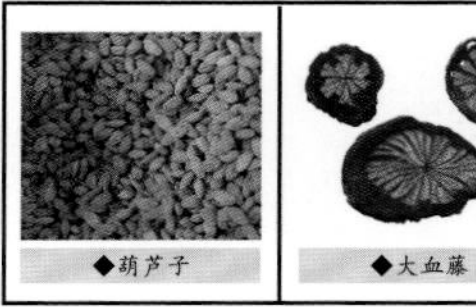
◆葫芦子

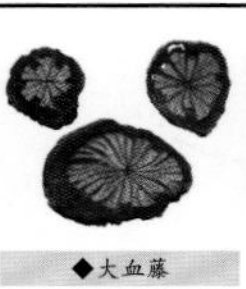
◆大血藤

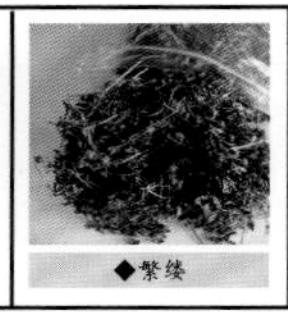
◆繁缕

田螺荞麦膏

大田螺30个，荞麦粉适量。将大田螺肉捣烂，与荞麦粉拌和，再捣成药膏，备用。将药膏摊于纱布上，贴敷于阑尾部位。清热解毒。适用于慢性阑尾炎。

白花蛇舌草煎

白花蛇舌草30～120克（干品减半）。水煎取药汁。每日1剂，分2次服用。清热解毒，活血化瘀。适用于急性阑尾炎，症见转移性右下腹痛、腹痛持续性或阵发性加剧、右下腹有压痛或反跳痛。

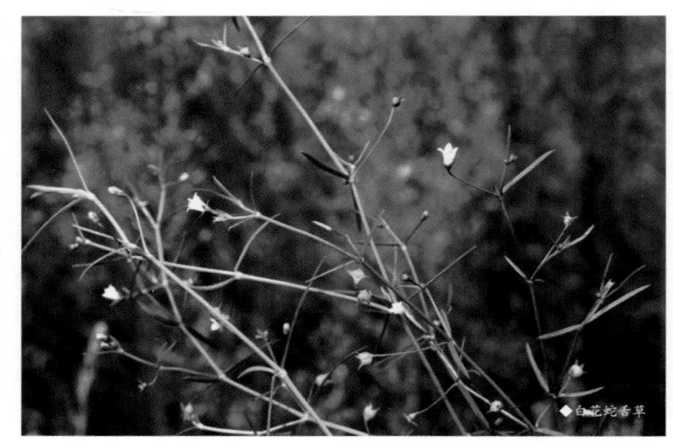
◆白花蛇舌草

赤芍汤

赤芍50克，白术、茯苓各12克，泽泻25克，当归、川芎各10克，败酱草30克。水煎取药汁。口服，每日1剂。活血化瘀，理气止痛。适用于慢性阑尾炎。

白红草汤

夏枯草、红藤各30克，枳壳、木香各15克。水煎取药汁。口服，每日1剂。软坚散结，清热凉肝。适用于慢性阑尾炎。

香附汤

香附15克，栀子、枳实、桃仁、麦芽、山楂、木香、鸡内金各10克，远志、神曲、枳壳、甘草各5克。水煎取药汁。口服，每日1剂。理气解郁，调经止痛。适用于慢性阑尾炎。

凤仙花汤

凤仙花全草1000克。水煎取药汁。分数次服，每日1剂。祛风除湿，活血止痛，解毒杀虫。适用于慢性阑尾炎。

肠痈汤

金银花、蒲公英、冬瓜子各30克，桃仁、薏苡仁各12克，木香、牡丹皮各9克。水煎取药汁。每日1剂，分2次服用，10日为1个疗程。清热解毒，凉血散瘀。适用于慢性阑尾炎。

败酱解毒汤

败酱草100克。水煎取药汁。每日1剂，分2次服用。消炎解毒。适用于化脓性阑尾炎，兼治妇女乳痈、无名肿毒等。

五灵脂赤小豆汤

五灵脂、蒲黄各9克，乳香、没药各6克，桃仁、川楝子、乌药、延胡索各10克，赤芍12克，败酱草、赤小豆各30克，冬瓜子15克。水煎取药汁。口服，每日1剂。活血化瘀，消肿止痛。适用于慢性阑尾炎，症见初起胃脘疼痛、恶心呕吐，继而阑尾点处压痛。

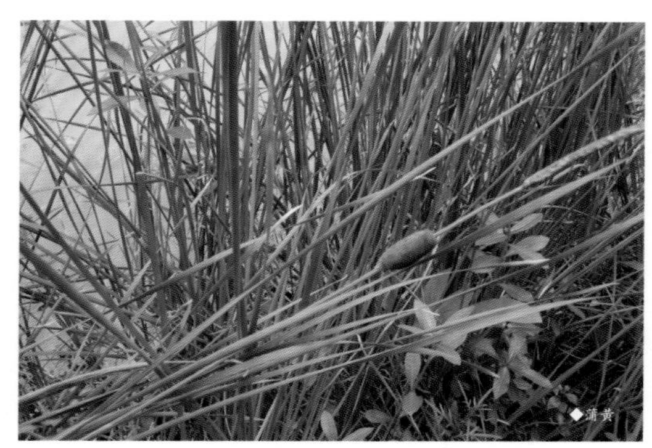
◆蒲黄

养生知识

慢性阑尾炎注意事项

慢性阑尾炎患者的饮食一定要保持规律，不暴饮暴食，否则会加重胃肠负担，加大食物的机械性刺激，致使肠道功能紊乱；不要吃生冷、硬等难消化的食物；羊肉、牛肉、狗肉等温热性食物应该有节制地食用，而葱、姜、蒜、辣椒等也不宜多吃。宜多吃一些清热解毒、利湿作用的食物，如绿豆、豆芽、苦瓜等。吃饭的时候也要细嚼慢咽，减少进入盲肠的食物残渣。另外，保持大便通畅，便秘的人除从饮食调节外，也可以吃一些番泻叶、麻子仁丸等来改善排便状况。

脉管炎

脉管炎是血栓闭塞性脉管炎的简称，它是一种常见的周围血管慢性、闭塞性、炎症性疾病，多伴有继发性神经病变，多发生于四肢的中、小动脉和静脉，尤以下肢多见。病发时，病灶所在的肢端发凉、怕冷、麻木、酸痛，继而出现间歇性跛行，最后发展为静息痛，尤以夜间为甚；肢端皮肤的颜色由正常肤色变为紫红或苍白，皮肤干燥，小腿肌肉萎缩，趾或足溃烂或坏死。本病多发生于青年，以寒冷季节发病为主，病程漫长，最终累及心、肾、脑等人体重要器官。早在汉代，医术大家华佗在《神医秘传》中记载道："此病发于手指或足趾远端，先痒而后痛，甲呈黑色，久则溃败，节节脱落……"这里所说的病就是脉管炎。本病的防治偏方秘方如下。

益气通脉汤

制附片、路路通、红参、桂枝、红花各10克，黄芪30克，鸡血藤、丹参各20克，赤芍、炒地龙、白芷各15克。上药加水煎2次，混合两煎所得药汁。每日1剂，早、晚分服，连服10剂。温经散寒，行血止痛。适用于阴寒型脉管炎。

蜗牛泥

活蜗牛适量。将活蜗牛洗净，连同壳捣烂如泥状，备用。将蜗牛泥平敷于溃烂面上，并以湿纱布盖之。每日换药1次。通经活络，祛腐生肌。适用于脉管炎。

肉桂参黄鹿角汤

肉桂6克，丹参、黄芪各30克，鹿角胶、水蛭、赤芍、川芎、附子、川牛膝、甘草各10克。水煎取药汁。每日1剂，以30毫升黄酒送服；疼痛者，可加乳香、没药；瘀血较重者，可加桃仁、红花；肾虚者，可加杜仲；气虚较重者，可加党参。益气活血。适用于阳虚血瘀型血栓闭塞性脉管炎，症见肢端发凉、怕冷、皮色苍白、肌肉萎缩等。

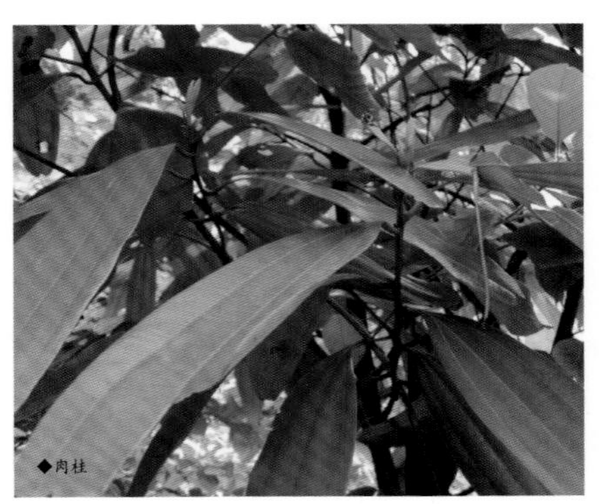
◆肉桂

土鳖虫血藤汤

土鳖虫、土大黄各10克，虎杖、鸡血藤、梅叶竹、小红参各20克。水煎取药汁。每2日1剂，分8次服用；服药期间，忌食酸冷之物。活血化瘀，通经活络，清热解毒，消肿止痛。适用于脉管炎。

鹿角胶熟地黄汤

鹿角胶15克，肉桂、生甘草各5克，熟地黄50克，白芥子10克，炙麻黄、姜炭各2克。水煎取药汁。每日1剂，分次服用。补肾虚，强骨髓。适用于脉管炎、阴疽；阴虚火旺者忌用。

苍柏通脉汤

苍术、防己、王不留行、木瓜、黄柏、川芎各15克，薏苡仁30克，川牛膝、当归各20克。上药加水煎2次，混合两煎所得药汁。每日1剂，早、晚分服，连服12剂。清热燥湿，理血通脉。适用于湿热下注型脉管炎。

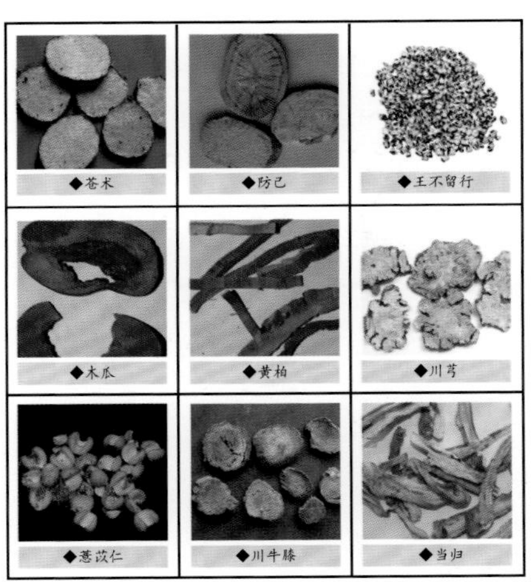

红花酒

红花100克，75%乙醇500毫升。将红花浸泡入乙醇内，闭封7日以上。用时以棉签蘸药酒涂患处，每日数次。养血活血，舒筋活络。适用于脉管炎。

蟾蜍丸

活蟾蜍适量。将活蟾蜍去肠杂，洗净后入锅，煮烂去骨，和面粉做成丸药。服食药丸，不拘分量，可随时服用。清热行湿，解毒杀虫。适用于脉管炎。

舒筋活血汤

鹿角胶50克，肉桂12克，甲珠6克，麻黄5克。水煎取药汁。兑酒饮，每日1剂，分早、中、晚3次服用。补肾壮阳，养血活血，舒筋活络。适用于脉管炎。

当归威灵仙独活桑枝熏液

当归、威灵仙、独活各15克，桑枝30克。上药用水沸煎10分钟，备用。以药汁趁热熏洗患处，每日1次，1剂药可用2日。消炎止痛。适用于脉管炎。

麝香药油

麝香0.65克，白胡椒10克，香油120毫升。将香油倒入锅内，以小火烧至油沸，放入白胡椒炸至微黄，然后将油倒入放有麝香的瓷罐内，密封即成。以药棉球蘸药油少许涂敷患处，然后盖上纱布，用胶布固定。每日换1次，7～10日为1个疗程。消炎杀菌，通脉止痛。适用于脉管炎。

蒲公英苦参连翘熏洗

蒲公英30克，苦参、黄柏、连翘、木鳖子各12克，金银花、白芷、赤芍、牡丹皮、甘草各10克。上药装入缝制好的小布包内，加水煎煮，过滤去渣，药汁备用。用药汁趁热熏洗患处，每日1～2次，每次1小时；如果患处出现伤口，熏洗后须再常规换药。消炎止痛。适用于脉管炎。

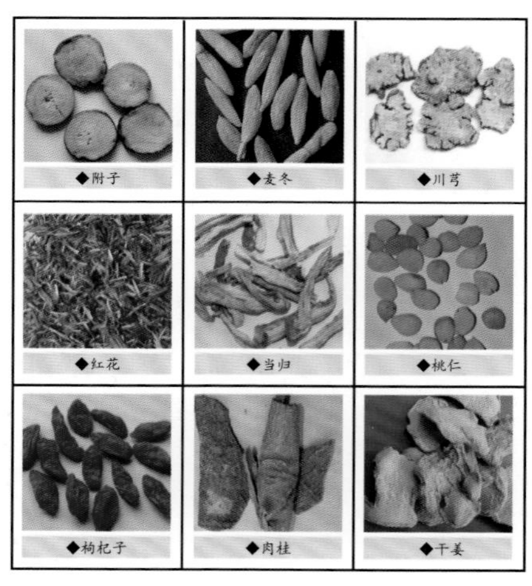
◆附子 ◆麦冬 ◆川芎 ◆红花 ◆当归 ◆桃仁 ◆枸杞子 ◆肉桂 ◆干姜

附子振阳汤

附子、麦冬各30克，川芎、红花各20克，当归、桃仁、枸杞子、肉桂、干姜各15克。上药除麦冬外，水煎取药汁，备用；麦冬另煎汤，备用。服食所煎药汁，每日1剂，连服15剂为1个疗程；麦冬汤代茶饮。舒筋活络，振奋中阳。适用于脉管炎。

养生知识

脉管炎患者的饮食原则

脉管炎患者宜食用清淡、富有营养的食物，多吃蔬菜水果，多饮水，多食黑木耳，少吃或不吃黏性食物，如黍米面、年糕、芝麻糖之类，这些食物可使血液黏稠度增加、血液流动速度缓慢，而引起血栓形成，使原已狭窄的动脉完全阻塞。

脉管炎患者的饮食注意事项提醒患者少吃辛辣刺激性食物，如辣椒、大蒜等。食用具有活血作用的食品如鸡、鸭、山楂等，宜热服、忌生冷、食涩味收敛之品，少饮酒。多吃一些温补性的食物，有利于温经通络。忌食辛辣、烧烤、肥甘厚味及鱼腥发物等助湿生热之品；可饮用菊花茶、金银花露，或用荷叶、竹叶煎汤代饮。

急性淋巴结炎

急性淋巴结炎是因为人体其他部位的组织感染后，细菌沿淋巴管侵入以致淋巴管或淋巴结发生的急性化脓性炎症。一般淋巴结炎以原发感染部位邻近的淋巴结处红肿疼痛；体检时可触及肿大的淋巴结，压之疼痛，皮色红，若有脓时肿块变软，且有波动感。中医认为，本病与温热毒邪内侵有关，常以温毒夹痰蕴结成块为主，治以清热解毒、化痰散结之法。本病的防治偏方秘方如下。

消痈汤

金银花15克，防风、白芷、天花粉、炙穿山甲、皂角刺、当归尾各9克，赤芍、陈皮各12克，乳香、没药、贝母、甘草各6克。水煎取药汁，药渣留用。药汁每日1剂，分2次服用；将药渣捣烂调蜜，局部外敷；7日为1个疗程，治疗1～3个疗程。清热解毒，消肿排脓，活血止痛。适用于面、颈部慢性淋巴结炎。

解毒散结汤

蒲公英、金银花、夏枯草各15克，连翘、当归各10克，皂角刺、全蝎各3克，玄参、板蓝根各8克，没药5克，僵蚕、炮穿山甲各6克。水煎取药汁。每日1剂，待凉后分2次服用。清热解毒，散结活血。适用于急性化脓性颌下淋巴结炎。

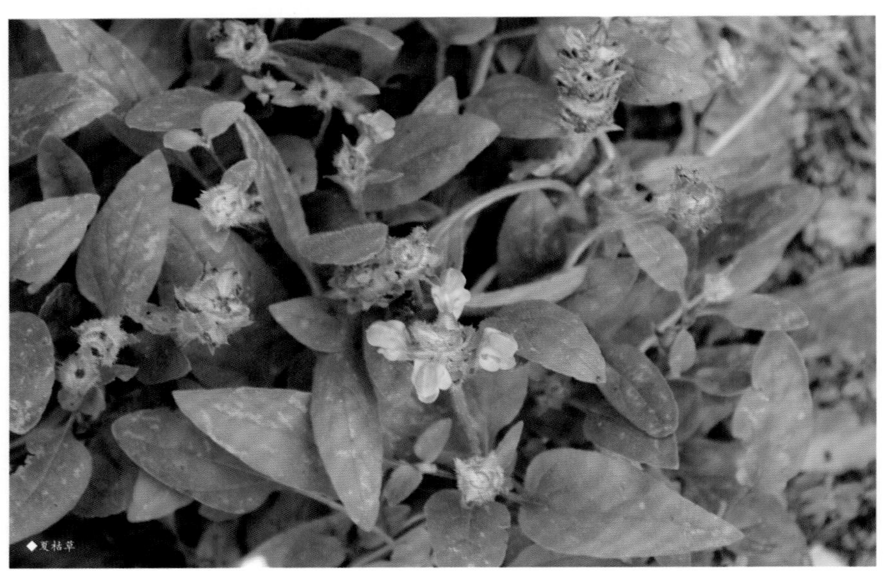
◆夏枯草

海藻玉壶汤

海藻、金银花、连翘、昆布各15克，丹参、黄芩、生地黄、浙贝母各9克，夏枯草12克，穿山甲、青皮、皂角刺各6克，天花粉30克。水煎取药汁。每日1剂，分2次内服，1周为1个疗程；小儿剂量酌减。泻火解毒，理气化痰，软坚散结，活血通络。适用于急性淋巴结炎。

◆金银花

独味白头翁汤

白头翁120克。水煎取药汁。每日1剂，分2次服用。散结消瘰。适用于急性淋巴结炎。

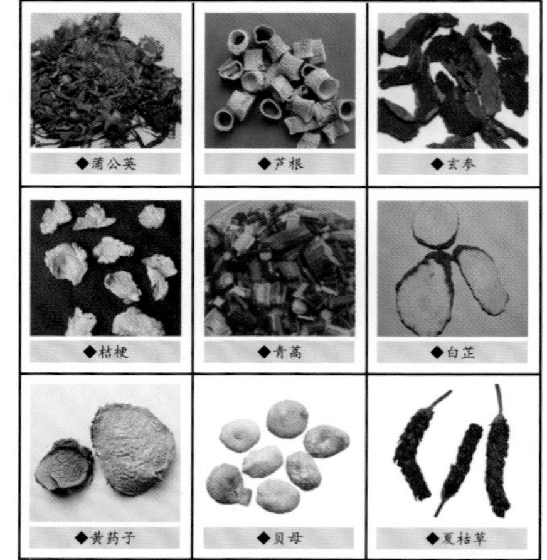

颌下淋巴汤

蒲公英24克，芦根、玄参各10克，桔梗、青蒿、白芷各6克，黄药子、贝母各3克，夏枯草15克。用上药加水1000毫升，煎至600毫升。每日1剂，分4次服用。疏风清热，化痰消肿。适用于幼儿急性颌下淋巴结炎。

养生知识

急性淋巴炎的预防

急性淋巴炎患者预防的关键是保护皮肤清洁，避免外伤，一旦皮肤有损伤，必须及时处理，防止感染蔓延；治疗疖、痈、脚癣和其他皮肤病也要及时。

扁桃体炎、龋齿和手足部感染可以诱发急性淋巴结炎，所以患有这些病时，患者需要及时治疗。

平日多锻炼身体，提高身体免疫力。饮食宜清淡，营养宜均衡，忌食辛辣刺激的食物。有发热等全身症状时，应卧床休息，多喝水。有脓肿形成时，切忌自行挤压或排脓，应请医生治疗。

第三章

神经系统疾病的防治偏方秘方

神经系统是人体的“中央政府”，具有管理和调节其他系统生理活动的功能，保证体内各器官系统之间的协调统一以及与外界环境之间的相对平衡。人类在进化过程中，由于自然环境的压力，促使其大脑皮质高度发达，具有了抽象思维的能力。

神经系统按其形态和所在部位可分为中枢神经系统和周围神经系统。中枢神经系统包括位于颅腔内的脑和位于椎管内的脊髓。周围神经系统包括与脑相连的12对脑神经、与脊髓相连的31对脊神经以及内脏神经的周围部分。神经系统按其性质又可分为躯体神经和内脏神经。躯体神经的中枢部分在脑和脊髓内，周围部分参与构成脑神经和脊神经。躯体感觉神经通过其末梢的感受器，接受来自皮肤、肌肉、关节、骨等处的刺激，并将冲动传入中枢；躯体运动神经传导发自中枢的运动冲动，通过效应器使骨骼肌随意收缩与舒张。内脏神经的中枢部分也在脑和脊髓内，其周围部分除随脑神经和脊神经走行外，还有较独立的内脏神经周围部分。内脏运动神经又分为交感神经和副交感神经，管理心血管和内脏器官中的心肌、平滑肌和腺体。

神经系统活动的基本方式是反射，反射的物质基础是反射弧。反射弧一般由5个部分构成：感受器、传入神经、中枢、传出神经、效应器。感受器接受刺激，产生兴奋，传入神经将冲动传至中枢，在中枢交换神经元后，兴奋沿传出神经传至效应器，使其产生运动。例如，在体检时，医生轻敲受检者的髌韧带会导致股四头肌收缩，使小腿向前踢。

脑和脑神经

脑位于颅腔内，是中枢神经系统的高级部分。脑可分为大脑、小脑、间脑、中脑、脑桥和延髓。医学上一般常将间脑、中脑、脑桥和延髓称为脑干。

大脑：大脑是中枢神经系统的高级部位，由左右大脑半球构成。大脑半球的表面布满深浅不等的缝隙，其中较浅者称为沟，较深者称为裂。在沟（裂）之间的隆起称为脑回。大脑半球的主要沟裂有：大脑外侧裂、中央沟、顶枕裂和距状裂。这些沟裂将大脑表面分为5叶：中央沟以前的部分，与额骨相邻，称为额叶；中央沟与顶枕裂之间与顶骨相邻的部分，称为顶叶；顶枕裂以后的部分，与枕骨相邻，有枕叶；大脑外侧裂以下的部分，与颞骨相邻，称为颞叶；大脑外侧裂的深面，称为岛叶（脑岛）。

小脑：小脑略呈卵圆形，上面较平坦，下面显著隆突，可分为正中的蚓部和两侧的小脑半球。小脑蚓部的主要功能是调节肌张力，协调随意运动；小脑半球的主要功能是维持身体的平衡。

脑干：脑干包括间脑、中脑、脑桥和延髓。间脑位于中脑的上方，可分为4个部分：丘脑、丘脑下部、丘脑上部和丘脑底部。丘脑下部是内脏神经较高级的中枢，它还能分泌多种激素释放因子和抑制因子。中脑上接间脑，下接脑桥，其腹面有大脑脚和脚间窝；背面有上丘和下丘，为视听中枢。

脑神经：脑神经是与脑相连的周围神经，共有12对，其顺序为嗅神经、视神经、动眼神经、滑车神经、三叉神经、展神经、面神经、位听神经、舌咽神经、迷走神经、副神经、舌下神经。

脊髓和脊神经

脊髓：脊髓是中枢神经系统的低级部分，位于椎管内，呈扁圆柱形。在脊髓的横断面中间有一孔，为脊髓中央管的切面。在该管的周围，有一蝶形的灰色部分，为灰质，其周围部分色白，为白质。灰质主要由神经元胞体聚集而成；白质则由神经纤维集中而成。

脊神经：脊神经是与脊髓相连的周围神经，共31对，即颈神经8对，胸神经12对，腰神经5对，骶神经5对，尾神经1对。

内脏神经：内脏神经是神经系统的一部分。它主要分布于心血管及内脏，管理心肌、平滑肌和腺体的活动；同时向大脑皮质传导心血管及内脏的感觉冲动。内脏神经对人体的新陈代谢等生命活动起着重要的调节作用。内脏神经又称自主神经。内脏神经分为中枢部和周围部。中枢部在脑和脊髓内；周围部除随脑神经、脊神经走行外，还有较独立的部分。按其功能性质又可分为内脏运动神经和内脏感觉神经，其中内脏运动神经又可分为交感神经和副交感神经。

失眠

人的一生中，有1/3时间是处于睡眠状态，不过越来越多的人却无法入眠，患上了失眠症。失眠症又称失眠障碍，即自觉失去睡眠能力，睡眠不足，入睡困难、早醒等。长期的失眠，会给人带来身体和精神上的双重折磨，患者不仅白天精神委靡，疲惫无力，情绪不稳，而且记忆力减退，免疫能力下降，有时出现心慌、心悸等自主神经紊乱现象。

中医称失眠为不寐，认为此病发生为邪扰心神或心神不交所致，可分3类：一类是情志不遂，肝火扰动心神；二类是脾胃受伤、胃气不和，则夜卧不安；三类是思虑劳倦太过，伤及心脾。

本病的防治偏方秘方如下。

虚烦方

榆白皮、酸枣仁各20克。水煎取药汁。温服，每日1剂。宁心安神。适用于病愈后，昼夜虚烦不得眠。

百合糖水汤

百合100克，冰糖适量。百合加水500毫升，以小火煎至熟烂，加入冰糖，调匀即成。每日1剂，分2次服食。清心安神。适用于心烦不安、失眠多梦，尤宜病后虚烦失眠、结核病史失眠患者服用。

芍药栀豉汤

芍药、栀子、当归各15克，香豉20克。上药共研细末。每次取30克药末，水煎取药汁服用。滋阴清热，养血柔肝。适用于产后虚烦不得眠。

朱砂安神丸

朱砂12克，生甘草7.5克，黄连15克。上药共研细末，水泛为丸，如黍米大。口服，每日10丸。定神助眠。适用于失眠、心悸等。

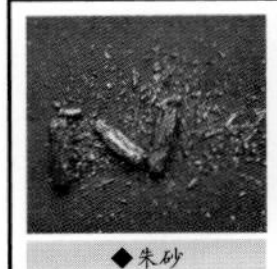
◆朱砂

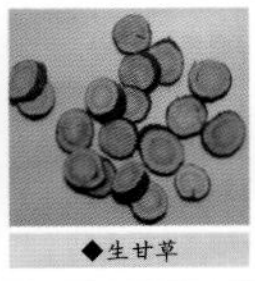
◆生甘草

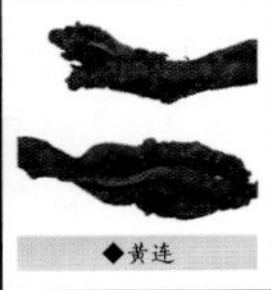
◆黄连

复方丹参酒

丹参、延胡索、石菖蒲各50克，五味子30克，优质白酒500毫升。上药共研细末，浸入白酒内，密封14日。睡前服用，每次5～10毫升。化瘀安神。适用于心烦意乱、多梦易醒。

黄连阿胶汤

黄连12克，阿胶9克，芍药、黄芩各6克，鸡蛋黄2个。将黄连、芍药、黄芩加水1200毫升，入锅煎煮，煎至600毫升，去渣，放入阿胶烊尽，待稍冷，加入鸡蛋黄搅匀即成。每次取200毫升药液服用，每日3次。养阴泻火，益肾宁心。适用于失眠、心烦不得卧。

茯神饮

茯神12克，炙甘草3克，人参9克，橘皮、生姜各6克，酸枣仁30克。上药加水600毫升，煎至120毫升，滤渣取汁。每日1剂，分3次服用。宁心安神，健脾止悸。适用于心虚不得眠。

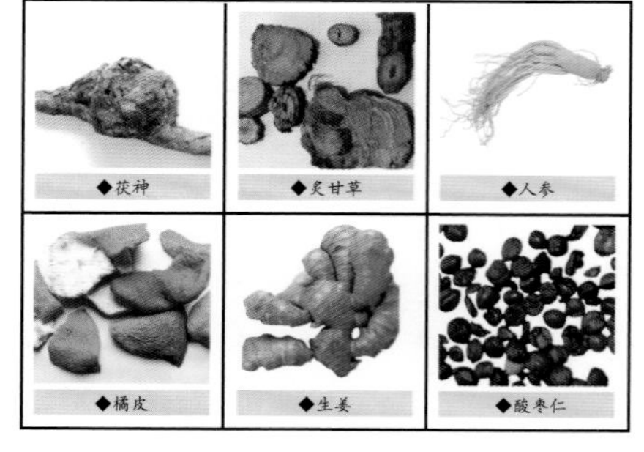
◆茯神 ◆炙甘草 ◆人参 ◆橘皮 ◆生姜 ◆酸枣仁

地芍二至丸

法半夏、夏枯草各10克，墨旱莲、生地黄、白芍、合欢皮、女贞子、丹参各15克，生牡蛎、首乌藤各30克。上药加水煎2次，两煎所得药汁分置，备用。睡前1小时服用头煎，夜间醒后服用二煎；如果夜间不醒，则第二日早晨服二煎。清泄痰火，育阴潜阳，交通心肾。适用于顽固性失眠。

甘麦大枣汤

浮小麦60克，甘草20克，大枣15枚（去核）。先将浮小麦、大枣洗净，然后与甘草一同加水煎煮，待浮小麦、大枣熟后，滤去甘草、小麦即成。吃枣喝汤，每日1剂，分2次服食。养心安神。适用于失眠症。

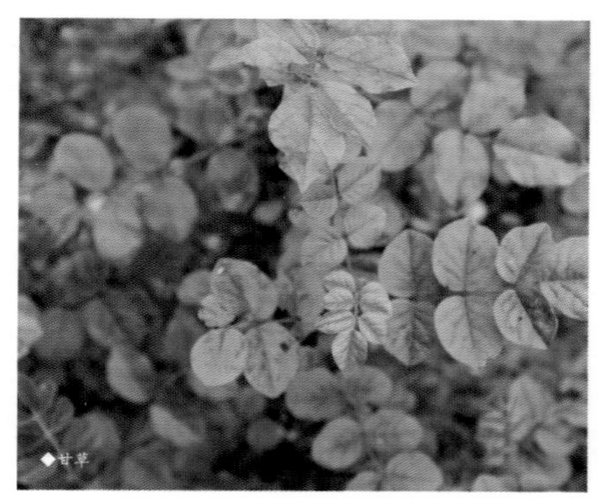
◆甘草

益气安神汤

当归、白茯苓各3.6克，黄连（姜汁炒）、人参、地黄、麦冬（去心）、酸枣仁（炒）、远志（去心）、黄芪（蜜炒）、胆南星、淡竹叶各3克，甘草1.6克，生姜1片，大枣1枚。上药（生姜、大枣除外）共研细末，加入生姜、大枣，水煎取药汁。每日1剂。益气养心，化痰安神。适用于失眠，症见心气不足、睡卧不宁、夜寐多梦等。

水火两滋汤

熟地黄60克，肉桂6克，菟丝子30克。水煎取药汁。口服，每日1剂。补血养阴，填精益髓。适用于水火两衰、心身烦热不能入睡。

去痰君安汤

法半夏、炒枳壳、陈皮、炙甘草、瓜蒌皮、茯苓、炒枣仁、竹茹各10克，薏苡仁15克，高粱米（秫米）60克，生姜3片。水煎取药汁。每日1剂，分3次服用，5剂为1个疗程。化痰决壅，通络和阳。适用于经常失眠、入夜不能寐。

枳实效方

枳实、芍药各45克。上药共研细末。每次服用9克，每日3次。理气除痞，滋阴养肝。适用于产后不能寐。

丹参冰糖水

丹参30克，冰糖适量。丹参加水300毫升，以小火煎20分钟，去渣，放入冰糖，稍煮即成。每日1剂，分2次服用。活血安神。适用于冠心病、慢性肝炎导致的失眠。

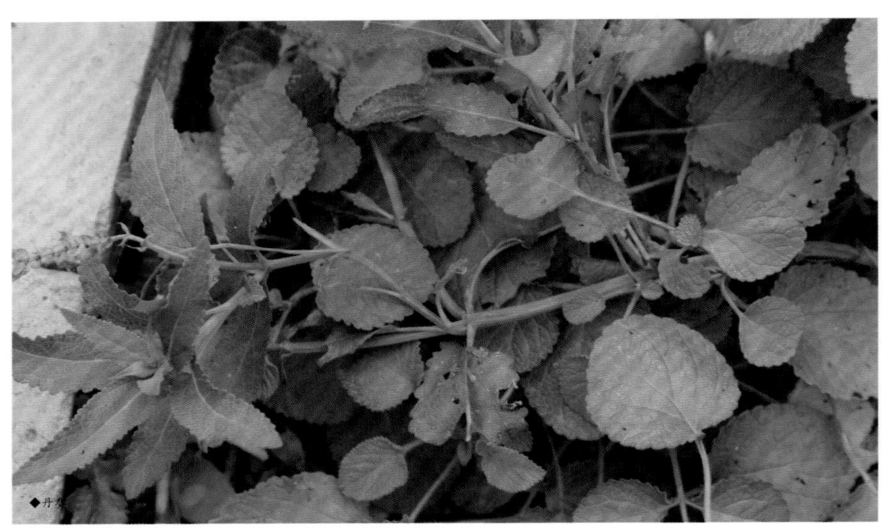
◆丹参

乌梅豉汤

乌梅14克，豆豉240克。乌梅入锅，加水500毫升，煎至250毫升，再入豆豉，煮至150毫升时，取汁即成。口服，分2次服用。除热止烦，安心宁神。适用于病愈后不得眠。

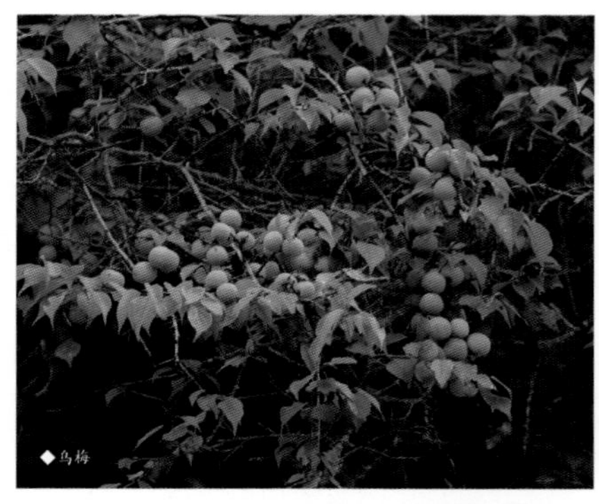
◆乌梅

宁志膏

人参、酸枣仁各30克，辰砂10克。上药共研细末，炼蜜为丸，大如弹子。每次服食1丸。定心安神。适用于失血过多导致的心神不安、睡卧不宁。

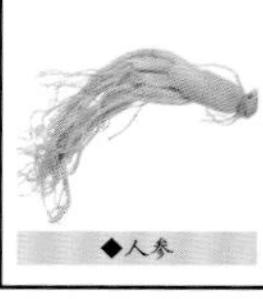
◆人参

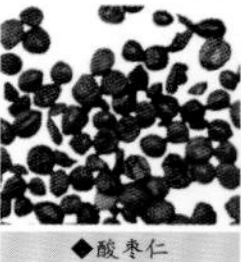
◆酸枣仁

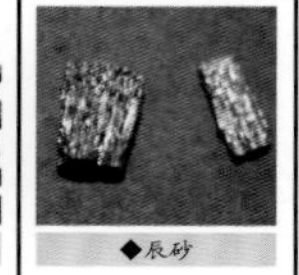
◆辰砂

养生知识

泡脚、足部按摩让人睡得香

人患有失眠症，可尝试着用泡脚和足部按摩的方法来治疗。将热水倒入盆内，然后把双脚放进水里，水面最好没过足距小腿关节，一次泡30分钟，水温降下来时，加热水。半小时后，用手指再搓脚心、足背及足部内外侧，坚持搓10～20分钟，直至足部发热。脚是人体的第二“心脏”，有着许多穴位，而且有经络与肾、心、肝、大脑、垂体、三叉神经等相通。按摩后，人很快就会觉得全身舒坦，可以睡个好觉。

自汗、盗汗

自汗和盗汗都指人体出汗的症状。自汗是指人体不受外界环境因素的影响，不管朝夕、动或不动，时常汗出，活动则出汗更多；盗汗与自汗有别，盗是“偷盗”之意，指夜间入睡后自觉汗出，醒后汗自止者，故名。人体为什么会异常出汗，通常会与一些疾病有关，如甲状腺功能亢进症、自主神经功能紊乱、结核等。中医认为，自汗与盗汗均为人体阴阳失调、营卫不和、腠理开阖不利所致。

小儿常会出现自汗或盗汗，同时伴有厌食、手足不温、经常感冒、咳嗽等症状。这多与患儿脾虚有关。治疗时，易健脾益气，扶正固表，益气养阴。

一些产妇因体虚的影响，在产后也会出现自汗、盗汗。汗出之时应及时擦拭，常更换内衣，以保清洁。加强营养，增强机体抵抗力。宜清淡饮食，忌滋补之品。

本病的防治偏方秘方如下。

玉屏风散

黄芪20克，炒白术15克，防风9克，牡蛎（先煎）30克，大枣10枚，煅龙骨18克，熟地黄、当归、神曲各12克，升麻6克。水煎取药汁。口服，每日1剂。补气固表，和营止汗。适用于气虚型产后自汗。

滋阴敛汗方

石斛、麦冬、白芍、栀子、龙骨、川续断、五倍子各9克，连翘、黄芩各15克，浮小麦、牡蛎、桑寄生各30克，十大功劳叶12克，甘草3克。水煎取药汁。每日1剂，分2次温服。滋阴敛汗。适用于盗汗之阴虚内热证。

固表育阴汤

炙黄芪、黄精、生龙骨、生牡蛎、浮小麦、玄参各30克，当归、干生地黄、炙甘草各12克，知母9克，地骨皮、麦冬各10克。水煎取药汁。每日1剂，分2次服用。益气固表，育阴潜阳。适用于气阴两虚所致的自汗、盗汗并见。

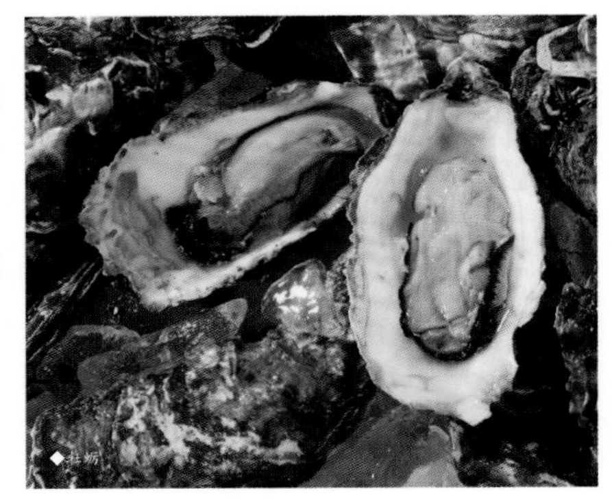
◆牡蛎

三物敛汗饮

牡蛎30克，黄芪、麻黄根各20克。

水煎取药汁。每日1剂，分2次服用。养阴敛汗。适用于盗汗。

五倍子散

五倍子适量。研极细末，瓶储备用。临睡前，取2～3克药末用温开水调成糊，敷在肚脐窝，上盖纱布，以胶布固定，第二日早晨除去。固表止汗。适用于自汗、盗汗。

补虚止汗方

生地黄、熟地黄、阳起石、白芍各15克，仙茅、淫羊藿、肉苁蓉、浮小麦、栀子、炙鳖甲、蛇床子各12克，五味子3克，菟丝子、黑豆衣各24克。水煎取药汁。每日1剂，分2次服用。滋阴固涩，益肾助阳。适用于盗汗兼阳痿。

二味敛汗散

五倍子粉2～3克，朱砂（飞辰砂）1～15克。上药加水调成糊状，备用。将药糊涂在塑料薄膜上，敷于脐窝处，再用胶布固定，每隔2小时换敷1次。滋阴敛汗。适用于肺结核盗汗。

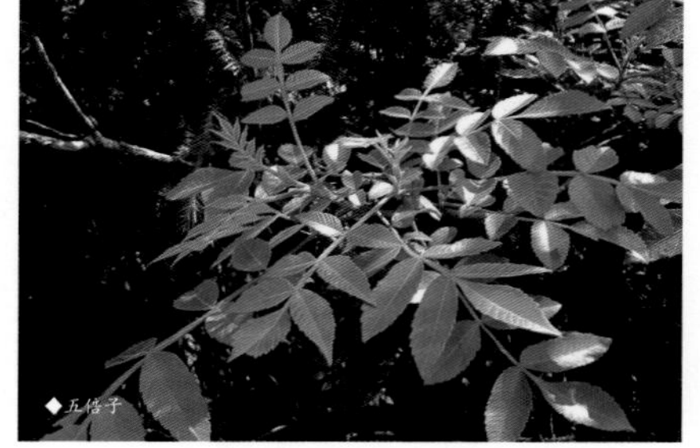
◆五倍子

止汗汤

生地黄6克，元参15克，沙参、石斛、麦冬、栀子、连翘、竹叶、龙骨、五倍子各9克，牡蛎、浮小麦各30克。水煎取药汁。每日1剂，分2次服用。养阴，清热，止汗。适用于阴虚内热之盗汗。

乌梅玉米芯饮

玉米芯30克，乌梅5克，红糖适量。将玉米芯切碎，与乌梅一并水煎取汁，加红糖调味。代茶频饮。益气生津，敛阴止汗。适用于产后自汗、盗汗。

生脉散

太子参20克，麦冬、炒白芍各15克，黄芩、当归、五味子各9克，生牡蛎（先煎）、浮小麦各30克，知母、瘪桃干各10克。水煎取药汁。口服，每日1剂。滋阴生津，益气敛汗。适用于阴虚型产后盗汗。

甘蔗叶浮小麦饮

甘蔗叶100克，浮小麦30克。将甘蔗叶洗净，切碎放入沙锅中，浮小麦用小火炒黄放入甘蔗叶锅中，加水适量，煎沸15～20分钟，去渣取汁。代茶饮。清热养阴，生津止汗。适用于阴虚型产后盗汗。

盗汗饮

黑豆衣、生黄芪、浮小麦各9克，大枣7枚。上药煎汤，取汁去渣。代茶饮，每日1剂，分2次服用。益气敛汗，调和营卫。适用于产后自汗、盗汗。

补阳汤

人参、甘草、黄芪、五味子、白术各适量。水煎取药汁。每日1剂，分2次服用。益气固表。适用于自汗。

山茱萸肉饮

山茱萸20克，地骨皮、黄芪皮各3克，红糖适量。将山茱萸、地骨皮、黄芪皮共研为粗末，置茶杯中用沸水冲泡，闷15分钟，加红糖适量调味，即成。代茶饮，每日1剂，连服5日。滋阴清热，生津止渴，补虚敛汗。适用于阴虚型产后盗汗。

产后止汗饮

糯稻根、浮小麦各30克，煅牡蛎20克，黄芪15克。水煎取汁。代茶饮，1次温服。养心益胃，固表止汗。适用于产后自汗、盗汗。

桑叶毛桃萸肉饮

桑叶、山茱萸各12克，山毛桃、大枣各10克。水煎取药汁。每日1剂，分3次服用。益气养肺，固表敛汗。适用于小儿自汗。

牡蛎龙骨麦芽方

牡蛎粉、龙骨各30克，大麦芽50克。上药共研细末，每取药末5克，调成药糊备用。将药糊敷于患儿脐部，用胶布固定，每日换药2次。养心敛汗。适用于小儿汗症。

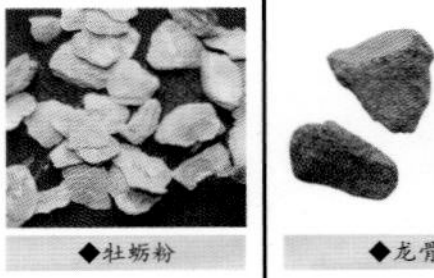

◆牡蛎粉　◆龙骨

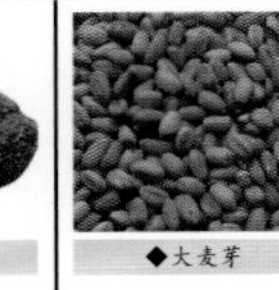

◆大麦芽

郁金牡蛎方

郁金粉0.24克，牡蛎粉0.06克。上药共研细末，用米汤适量调成糊状，分成2份备用。敷于患儿乳中穴，用胶布固定，每日换药1次。行气解郁，收敛固涩。适用于小儿汗症。

五倍子赤石脂方

五倍子、赤石脂、没食子、煅龙骨、牡蛎粉各100克，朱砂（辰砂）5克，米醋适量。上药除米醋外，共研细末，装瓶备用。每晚临睡前取药末10～20克，用水、醋各半调成糊状，敷于脐部，然后用消毒纱布覆盖，再用胶布固定，第二日早晨取下。收敛，固涩，止汗。适用于顽固性小儿盗汗。

糯稻根大枣饮

糯稻根、大枣各50克。水煎取药汁。代茶频饮，每日1剂，连服4～5日。敛汗止汗。适用于产后汗出。

五倍子辰砂方

五倍子5克，朱砂1克。取以上2味共研细末，每次取药末少许，用温水调成糊状，备用。每晚睡前敷于脐部，每3日换药1次。敛肺，降火，止汗。适用于肺气阴虚、心血亏损所致的小儿盗汗。

龙骨五倍子醋方

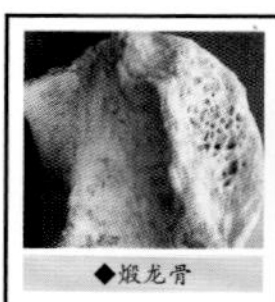
◆煅龙骨

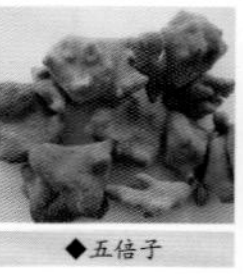
◆五倍子

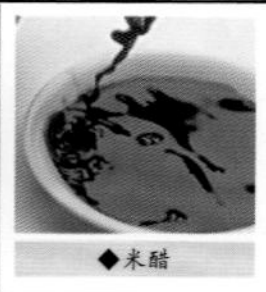
◆米醋

煅龙骨、五倍子各等份，米醋适量。将煅龙骨、五倍子共研细末，装瓶备用。每晚临睡前，取药末10克，以适量米醋调成糊状，敷于脐部，然后用消毒纱布覆盖，再用胶布固定，第二日早晨取下。固涩敛汗。适用于小儿汗症属虚者。

养生知识

儿童盗汗护理

小儿盗汗以后，应及时用干毛巾擦干皮肤上的汗液，及时更换干净的衣服。换衣动作一定要快，避免小儿受凉感冒。盗汗会带走小儿体中的水分和部分盐分，因此需要给孩子适量补水。小儿用的被褥可能会被汗液浸湿，因此需要拿到阳光下晾晒。日光的作用不仅在于加热干燥，还有消毒杀菌的作用。此外，盗汗的小儿应进行体质锻炼，如日光浴、冷水浴等，以增强体质，提高抗病能力。体质增强，盗汗症自会减轻，或者痊愈。

中风

中风西医称为脑卒中，其实就是急性脑血管病。通常分为两类，即脑梗死和脑出血。本病发作比较突然，表现形式也多种多样，如突然口齿不清，好像嘴里含着东西，喝水呛咳；听不懂他人说的话，或是自己无法用言语表达；口角㖞斜，身体一侧手脚麻木、不能动弹，走路摇摇晃晃，感到天旋地转，有摔倒可能；视物成双，患者自感眼内有“黑点”等。导致中风的危险因素有许多，人过40岁以后，中风概率明显大过青年人；患有高血压、糖尿病、高脂血症、心脏病等疾病的人，中风概率也高于正常人；有吸烟、酗酒等习惯的人，也易发生中风。另外，此病还具有一定的遗传因素，有中风家族史的人更易发病等。从性别上来讲，男性中风的概率大于女性。

中风致残率很高，必须及时发现，及时治疗，否则会给患者本人以及家庭带来巨大的痛苦。本病的防治偏方秘方有以下几种。

桑钩温胆汤

法半夏、陈皮、炒枳壳、钩藤各9克，茯苓、桑寄生各15克，甘草6克，竹茹12克。水煎取药汁。口服，每日1剂。平肝息风，除湿化痰。适用于中风先兆、中风发作、中风后遗症。

当归荆芥粉

当归、荆芥各等份。上药炒黑，共研极细末。用时，取9克药末，加水200毫升，酒少许，煎汤服用。温通经脉，祛风理气。适用于中风，症见患者不省人事、口中吐白沫、手足拘挛；亦治产后风瘫。

当归全蝎粉

当归36克，全蝎去尾7.5克，天麻9克。上药共研极细末，备用。用时，取药末6克，煎汤服。每日2次。温通经脉，活血止痛。适用于中风所致的半身不遂。

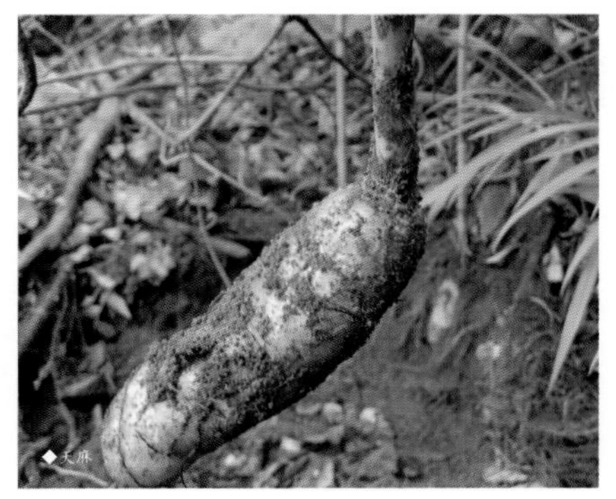
◆天麻

伸筋草汤

伸筋草、透骨草、红花各30克。上药加水2000毫升，大火烧沸，再沸煮

10分钟，取药液备用。以药液浸泡手足。活血化瘀，舒筋通络。适用于中风所致的手足拘挛。

黄芪蜈蚣汤

黄芪120克，蜈蚣1条，赤芍、地龙各15克。水煎取药汁。口服，每日1剂。息风解痉。适用于半身不遂。

乌梅天南星粉

乌梅6克，天南星3克，冰片1.5克。上药共研细末。搽牙齿。祛风定惊，燥湿化痰。适用于中风，症见口噤不开、牙关紧闭、不省人事。

两救固脱汤

赤人参、龟胶、玳瑁、阿胶各15克，附子、鹿胶各10克，山茱萸20克，鸡子黄1个，胆南星5克。水煎取药汁。每日1剂。摄纳真阴，固护元气。适用于中风所致的虚脱。

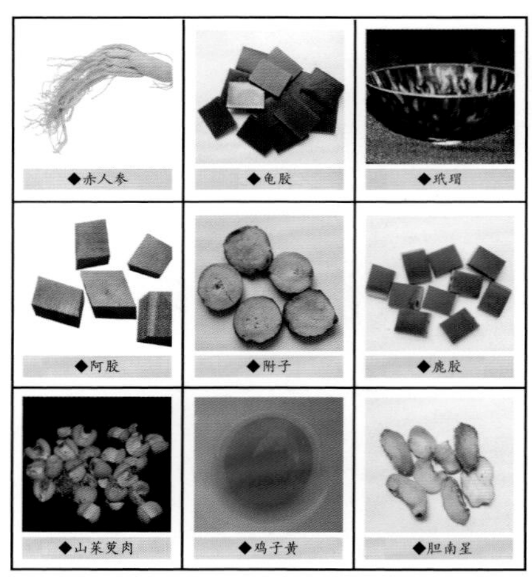
◆赤人参 ◆龟胶 ◆玳瑁 ◆阿胶 ◆附子 ◆鹿胶 ◆山茱萸肉 ◆鸡子黄 ◆胆南星

通脉舒络汤

黄芪、山楂、丹参各30克，红花、川芎各10克，地龙、川牛膝各15克，桂枝6克。水煎取药汁。口服，每日1剂。益气活血，舒筋通络。适用于气虚血瘀所致的中风。

化痰清脑方

熟地黄、枸杞子、山茱萸各12克，橘红、鲜荷叶、石菖蒲各10克，半夏9克，丹参、赤芍、茯苓各15克。水煎取药汁。每日1剂，分2次服用。活血化瘀，滋阴补精。适用于中风。

荆芥薄荷丸

鲜荆芥、鲜薄荷各500克。上药共捣烂绞汁，煎熬成膏，余渣取多半晒干，研末后与膏和成药丸。每日4～6克，每日3次。通经疏络。适用于中风所致的口眼㖞斜。

皂角白矾粉

皂角6克，白矾3克，细辛1.5克。上药共研细末。取药末少许，吹入鼻孔。开窍祛痰。适用于中风，症见牙风紧闭、不省人事。

羌活姜汤

羌活6克，黑芥穗15克，煨干姜3克。水煎取药汁。口服。祛邪，温通经脉。适用于中风所致的牙关紧咬、两眼流泪、胡言乱语，以及产后风瘫等。

黑豆膏

黑豆适量。将黑豆洗净，加水煮至膏状。用时，将黑豆膏含于口中先不咽，待上1～2分钟后再咽下。每日数次。清热活血。适用于中风不语。

穿山甲川芎汤

穿山甲3克，川芎、当归、羌活各6克。水煎取药汁。口服。搜风通络，止痛。适用于中风，症见四肢拘痉、半身不遂等。

偏瘫汤

当归、桃仁、半夏、胆南星各9克，川芎、红花各6克，伸筋草10克，豨莶草30克。水煎取药汁。口服，每日1剂。活血，化瘀，通络。适用于中风、偏瘫。

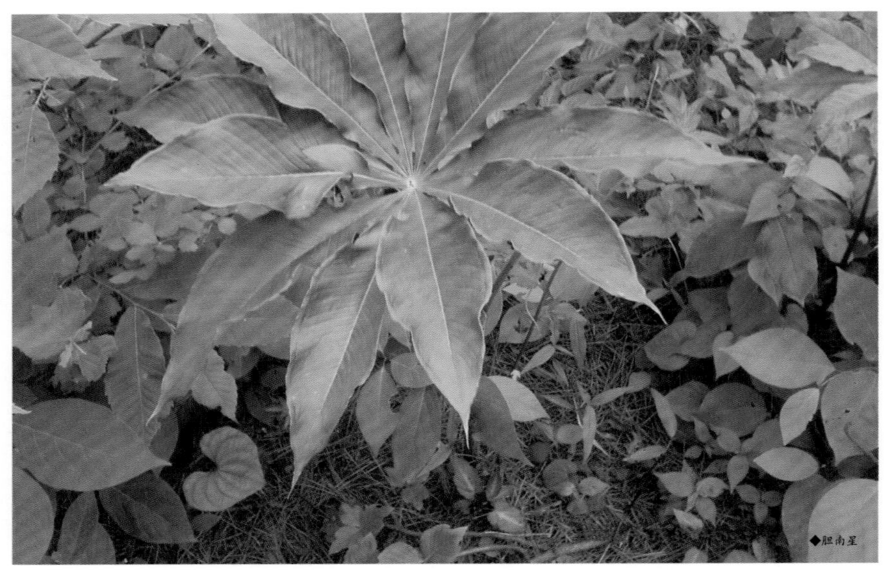
◆胆南星

人参附子汤

人参、附子各10克。水煎取药汁。口服，每日2次。回阳救逆，补火助阳。适用于中风所致的突然晕倒、不省人事、二便自遗、肢体轻瘫。

桑叶汤

桑叶3～6克。水煎取药汁。口服，分2次服用。祛风安神。适用于中风，症见言语不清、口流涎水、摇头不止。

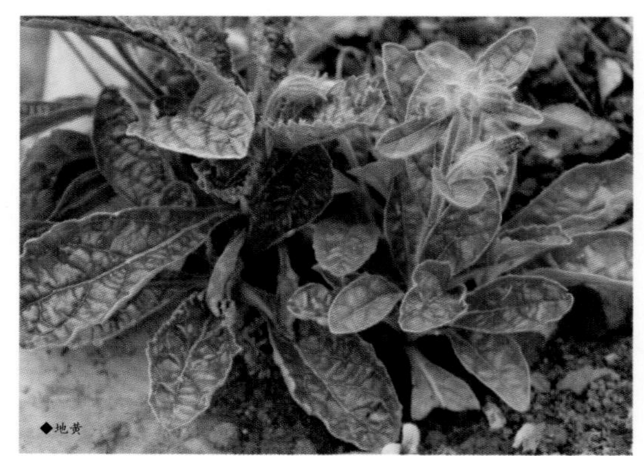
◆地黄

通脉汤

黄芪30克，当归、白芍、生地黄各15克，桃仁、川芎、牡丹皮、桂枝、茯苓各10克。水煎取药汁。每日1剂，分3次温服。益气活血，逐瘀通络。适用于中风、半身不遂。

养生知识

中风早知道

中风病发之前，通常会出现以下5个现象：

1. 头晕。一个人反复出现瞬间眩晕，视物旋转，症状在几秒后即消失。不要忽视这种微小的身体信号，它可能是中风的前兆。

2. 眼睛突然发黑。有一只眼睛莫名其妙地发黑，过一会儿就恢复正常。

3. 说话吐字不清。说话时突然口齿不清，言不达意。这可能是脑供血不足、运动神经失灵所致。

4. 走路容易跌跤。走路时，不明原因地摔跤。这极可能是脑供血不足，影响运动神经导致的。

5. 肢体麻木。中老年人平时身体比较健康，没有其他疾病，突然出现肢体麻木的异常感觉，极有可能是中风的先兆。

老年性痴呆

老年性痴呆是一种以脑组织弥漫性萎缩为病理特征的慢性进行性精神疾病。呆缓愚笨为本病的突出特征，即患者记忆力严重衰退，刚刚说过的话、做过的事很快就忘记，甚至叫不出亲近人的名字，出门数步就找不到自己的家门；说话变得啰嗦，甚至语无伦次，词不达意；性格变得孤僻，沉默；等等。调查显示，65岁以上老人有10%患老年性痴呆，80岁以上老人有20%患老年性痴呆。中医认为老年性痴呆的病因是本虚标实，本虚是指肾、脾亏虚；标实是指气滞、血瘀、痰结，治疗时宜补肾健脾、活血化瘀、除痰通络。本病的防治偏方秘方如下。

芪参抗痴汤

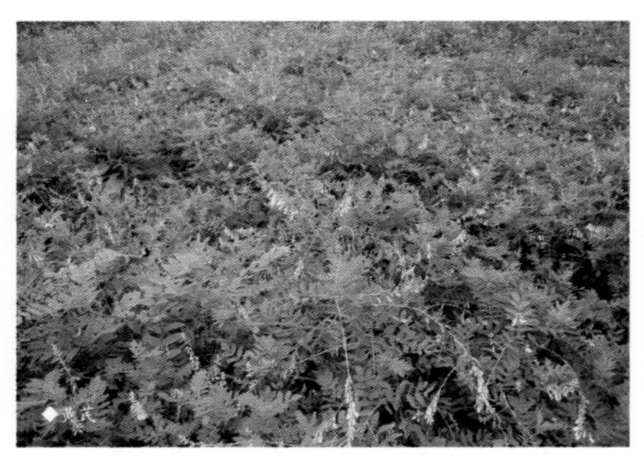
◆黄芪

黄芪、丹参、益智、核桃仁各30克，桃仁、远志、莪术各10克，郁金、党参、山药、石菖蒲各15克，蜈蚣2条。用小火煎2次，首煎前先用水浸泡诸药半小时；每次煎取药液250毫升，两次药液混合共500毫升。每日1剂，分3次服，隔4小时服1次，连服30日（30剂）为1个疗程。填精益脑，化痰开窍，活血通络。适用于老年性痴呆，症见生活不能自理、舌暗红或紫、苔薄白、脉弦涩或细弱。

呆聪汤

人参、水蛭各6克，何首乌15克，葛根、黄芪、淫羊藿各12克，知母、锁阳、生地黄、川芎、菟丝子各10克。先将人参、水蛭粉碎过筛，装入大号胶囊（每粒0.5克），其余药物以冷水800毫升浸泡2小时，然后以小火连煎3遍，合计400毫升，胶囊每次4粒，早、晚各1次；药汁早、晚2次分服，每日1剂；服药5日，停药2日，服药40剂为1个疗程。填精益髓，益气温阳，化瘀涤痰。适用于老年性痴呆。

扶正化浊汤

党参、杜仲、当归、丹参、枸杞子、熟地黄各20克，远志、石菖蒲、白术各15克，陈皮、制半夏、炙甘草、枳实、香附（后下）各10克，川芎5克。上药加水煎2次，首煎前先用清水浸泡诸药半小时。每日1剂，分上午、下午服，30剂为1个疗程。健脾补肾，解郁开窍，祛血瘀，除痰结。适用于老年性痴呆、生活不能自理。

通窍活血汤

麝香0.2克，当归、远志、枣仁各15克，赤芍、桃仁、红花、茯神、川芎各10克，老葱3节，菖蒲5克，大枣5枚。水煎取药汁。每日1剂，分2次服用，15日为1个疗程，2～3个疗程为宜。通窍活血，养心安神。适用于老年性痴呆。

益肾健脑汤

丹参、白芍、莱菔子各30克，鳖甲（先煎）、龟甲（先煎）、黄芪、党参、女贞子、当归、麦冬、石菖蒲、菟丝子、瓜蒌、淫羊藿、熟地黄、山茱萸、黄精、何首乌各15克，川芎5克。上药加水小火煎2次，每煎取药液250毫升，混合两次煎液共500毫升。每日1剂，分3次服，每服相隔4小时。补气益肾，活血祛瘀，化痰通络。适用于老年性痴呆，生活不能自理。

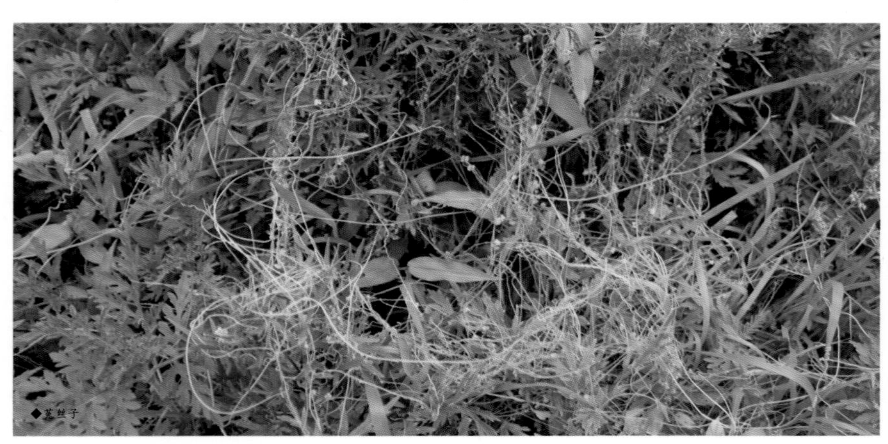

◆菟丝子

养生知识

哪些人易患老年性痴呆

研究发现，在60岁以上，年龄越大患老年性痴呆的概率就越高；老年性痴呆有一定的遗传性，所以有家族病史的人随着年龄的增加，患病的概率大大增加；文化水平低、不爱动脑的人，较易患老年性痴呆；喝酒、抽烟的人，易患老年性痴呆；长期情绪消沉、头部受伤的人，患老年性痴呆的概率比普通人要高。

面瘫

面瘫，即面神经麻痹，俗称“口眼㖞斜”。春、秋两季发病较高，可发生于任何年龄，而多数患者为20～40岁，男性略多。病发往往比较突然，部分患者初起时只感到耳后、耳下疼痛，继而一侧面部板滞、麻木，面部表情肌瘫痪，出现眼睛闭合不紧、露睛流泪、鼻唇沟变浅、口角歪向健康的一侧等情况，患侧则无法做出蹙额、皱眉、鼓腮等动作。在面瘫病情发展过程中，一些患者还会出现味觉减退或消失、听觉过敏、视力减弱等。

临床上，面瘫可分为周围性和中枢性两类。前者多为面部神经炎引起，后者为脑血管病变、脑肿瘤等引起。根据病情发展的天数，一些人把面瘫分为3期，即发展期，时间为7日左右；静止期，为发病后7～20日；恢复期，为发病20日以上。

导致面瘫的原因很多，中医认为多由脉络空虚，风寒之邪乘虚侵袭阳明、少阳脉络，导致经络受阻所致。本病的防治偏方秘方如下。

马钱子散

马钱子适量。马钱子锉成粉，装瓶备用。取少量药末撒在膏药或胶布上，然后贴在患侧的下关穴。每隔2～3日换贴1次。通络止痛。适用于周围性面神经麻痹。

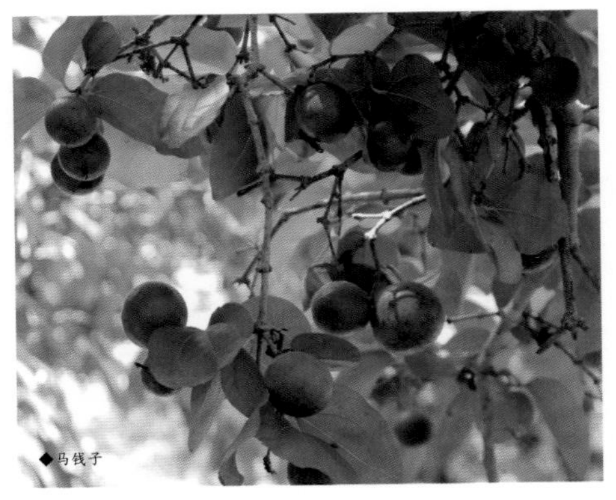
◆马钱子

清热解毒汤

金银花20克，蒲公英、野菊花、葛根各15克，赤芍、当归各10克，生薏苡仁20克，柴胡6克。水煎取药汁。每日2剂，饭后温服，7日为1个疗程。清热解毒，疏风通络。适用于周围性面神经麻痹，属热毒内盛。

搜风通络缓挛汤

葛根30克，僵蚕、荆芥穗、薄荷、川芎、防风、白芷各10克，白附子15克，全蝎6克，蜈蚣1条。蜈蚣焙干，研末备用；余药水煎取汁。蜈蚣粉冲服；药汁口服，每日1剂，分早、晚服用，14日为1个疗程。搜风活血，化瘀通络，缓除挛急。适用于周围性面神经麻痹。

荆防虫衣汤

荆芥、防风各15克，蝉蜕10克。上药加水浸泡5～10分钟，用小火煎煮15～20分钟，去渣取汁，将药汁倒入盆内备用。用毛巾遮盖头面部，以药液的热气熏患侧头面10分钟左右，至出汗为止；待药液稍凉后，再用毛巾蘸药液擦洗患侧头面部5～10分钟；每晚睡前用药1次，连续用药7～10日为1个疗程。散风除热，镇痛止痉。适用于面部神经麻痹症。

乌附星香汤

制川乌、制白附子、制南星、木香各10克。水煎取药汁。口服。祛风散寒，通络活络。适用于面部神经麻痹症。

羌活荆灵汤

羌活、荆芥、威灵仙各30克。上药加水浸泡5～10分钟，用小火煎煮15～20分钟，去渣取汁，将药汁倒入盆内备用。用毛巾遮盖头面部，以药液的热气熏患侧头面10分钟左右，至出汗为止；待药液稍凉后，再用毛巾蘸药液擦洗患侧头面部5～10分钟，每晚睡前用药1次，连续用药7～10日为1个疗程。祛风除湿，通络止痛，豁痰开窍。适用于面部神经麻痹症。

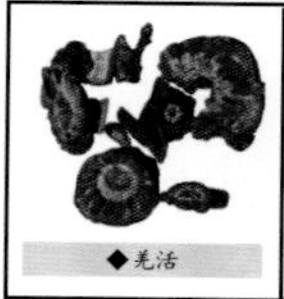
◆羌活

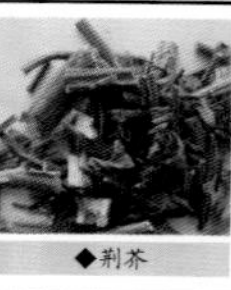
◆荆芥

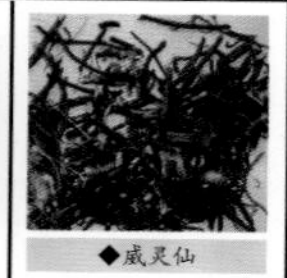
◆威灵仙

荷叶荆胡汤

薄荷、艾叶、荆芥、前胡各15克。上药加水浸泡5～10分钟，用小火煎煮15～20分钟，去渣取汁，将药汁倒入盆内备用。用毛巾遮盖头面部，以药液的热气熏患侧头面10分钟左右，至出汗为止；待药液稍凉后，再用毛巾蘸药液擦洗患侧头面部5～10分钟；每晚睡前用药1次，连续用药7～10日为1个疗程。疏风散邪，通经活络。适用于面部神经麻痹症。

三白五虫汤

白芍、钩藤各20克，白芷、蝉蜕、僵蚕、炒地龙、川芎各15克，防风、全蝎各10克，黄芪30克，白附子6克，蜈蚣2条（另包）。上药除蜈蚣外，水煎两次，混合两煎所得药汁，备服；蜈蚣放瓦上焙焦，研为细末，备用。药汁每日1剂，分早、晚服用；蜈蚣末分2次，用药汤冲服。祛风通络。适用于面部神经麻痹，症见突然一侧面肌瘫痪，眼皮不能闭合，流泪、鼻唇沟变浅等。

牵正黄石汤

全蝎5克，黄芪18克，僵蚕12克，石膏24克，白附子、桂枝各6克。上药加水400毫升，大火煮沸，再用小火煎煮30分钟，去渣取汁。每日1剂，分2～3次服，10日为1个疗程。祛风解痉，益气清热。适用于面部神经麻痹，症见口眼㖞斜、面肌抽搐、说话或鼓腮漏风、口角流涎等。

牙皂方

牙皂15克，米醋100毫升。将牙皂捣碎，泡入米醋中8小时，即可应用。取棉球蘸药液涂擦健侧口角的后方部位，即地仓穴与牵正穴之间，边搽药边按摩，时长15分钟，每日可揉擦数次。祛风逐痰，通络散邪。适用于周围性面神经麻痹。

杨树皮汤

鲜杨树皮60～100克。水煎取药汁。口服。祛风通络。适用于面神经麻痹，症见单侧或双侧面瘫、眼不能闭合、口角㖞斜、面部肌肉有麻木感。

清血通络汤

鳖甲、生地黄各12克，小蓟、竹叶、连翘、赤芍、丝瓜络、茜草各9克，防风、牡丹皮、青蒿各6克。水煎取药汁。口服。清血，祛风，活络。适用于周围性面神经麻痹。

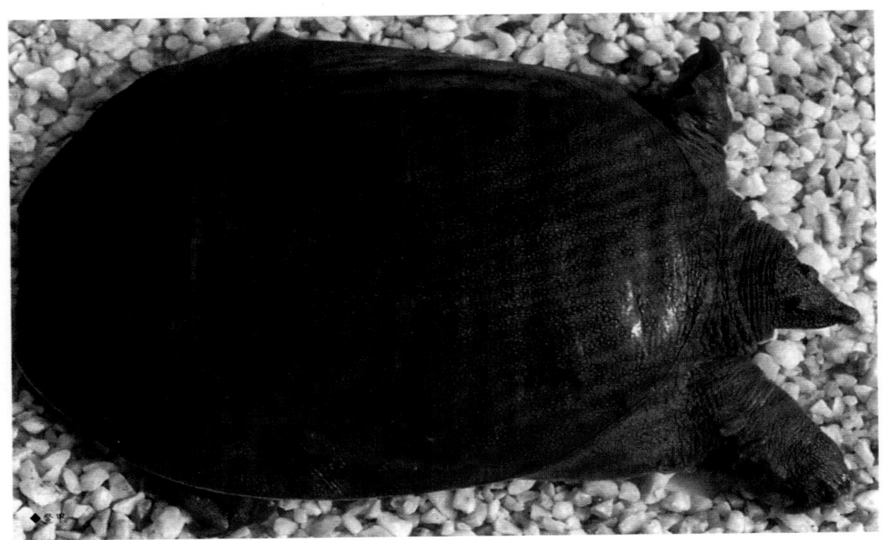
◆鳖甲

钩藤僵蚕汤

刺蒺藜、白芍、钩藤各12克，全蝎3克，牡丹皮、僵蚕、菊花、葛根、黄芩各9克，蝉蜕、酒炒大黄、防风、薄荷各6克，甘草7克。水煎取药汁。口服。清肝泄热，息风止痉。适用于面部神经麻痹症。

牵正汤

白附子、僵蚕、全蝎各10克。上药加水浸泡5～10分钟，用小火煎煮15～20分钟，去渣取汁，将药汁倒入盆内备用。用毛巾遮盖头面部，以药液的热气熏患侧头面10分钟左右，至出汗为止；待药液稍凉后，再用毛巾蘸药液擦洗患侧头面部5～10分钟；每晚睡前用药1次，连续用药7～10日为1个疗程。祛风解痉，益气清热。适用于面部神经麻痹症。

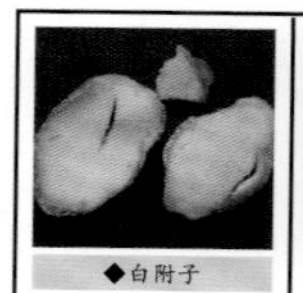
◆白附子

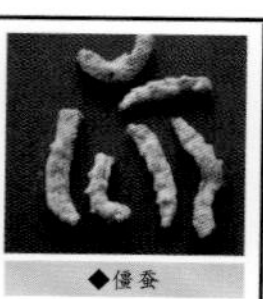
◆僵蚕

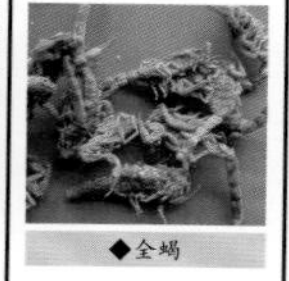
◆全蝎

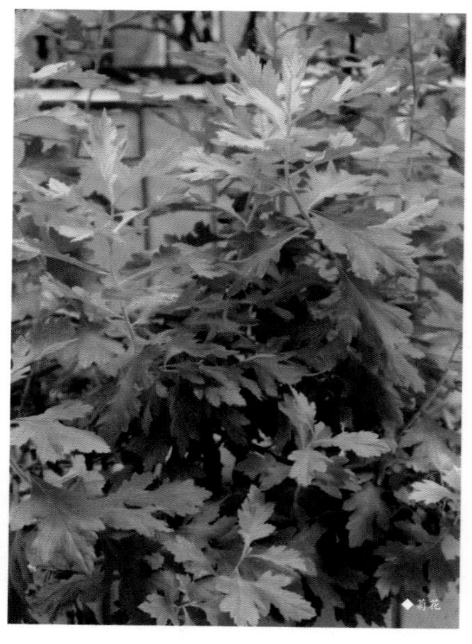
◆菊花

养生知识

面瘫时保护眼睛

人的面部神经具有支配眼睛闭合的作用，所以面瘫患者多出现眼裂变大、不能闭目、不能眨眼等情况。部分患者还会发生眼部感染，视力损伤。所以，面瘫患者在接受神经科治疗时，应到眼科做定期检查，一般2周检查一次。患者自己也可以采取一些保护性措施，如晚上睡觉前用抗生素眼膏涂眼，防止暴露的眼角膜干燥和感染；或者使用专用的眼罩来减少角膜表面的水分蒸发，同时预防感染。

神经症

神经症是一种神经方面的疾病，即人们常说的神经官能症、精神症，主要表现为持久的心理冲突，患者自己觉察到这种冲突，并因此而深感痛苦，乃至产生了妨碍心理或社会功能。在临床上，神经官能症有许多类型，如神经衰弱、焦虑症、恐怖症、强迫症、躯体形式障碍等。最常见的为神经衰弱，症状表现为头疼、头晕、易疲劳、易忘事、容易失眠等。头疼的特点是时间位置不定，程度不严重，常随着心情好转而缓解，也因心情恶劣而加剧。焦虑症则以广泛性焦虑症和发作性惊恐状态为主要临床表现，常伴有头晕、胸闷、心悸、呼吸困难、口干、尿频、尿急、出汗、震颤等症。无论哪种类型，发病时间久了都会对患者身心造成严重影响。本病的防治偏方秘方如下。

加味逍遥散

柴胡、当归、白术、甘草、白芍、茯苓各6克，栀子、牡丹皮各3克。水煎取药汁。每日1剂，分3次服用。养血和营，清肝健脾。适用于抑郁症。

柴胡疏肝散

柴胡、陈皮（醋炒）各6克，香附5克，枳壳、川芎、芍药各3克。水煎取药汁。每日1剂，分2次服用。疏肝解郁。适用于抑郁症。

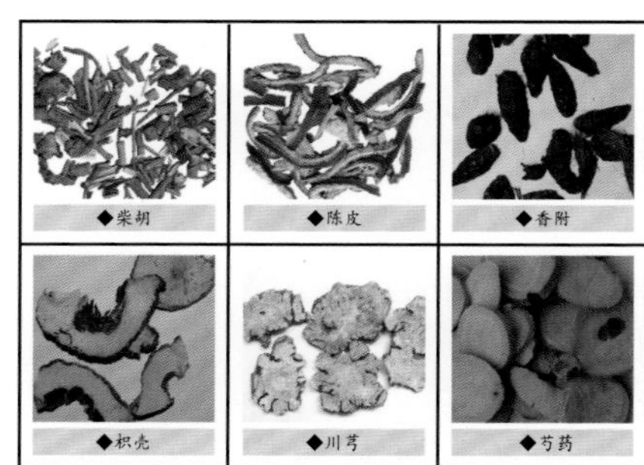

四逆散

柴胡、炙枳实、炙甘草、白芍各3克。上药分别粉碎，研为细末，装瓶备用。以白开水冲服药末，每日1剂，分3次服用。疏肝理气，调和脾胃。适用于抑郁症。

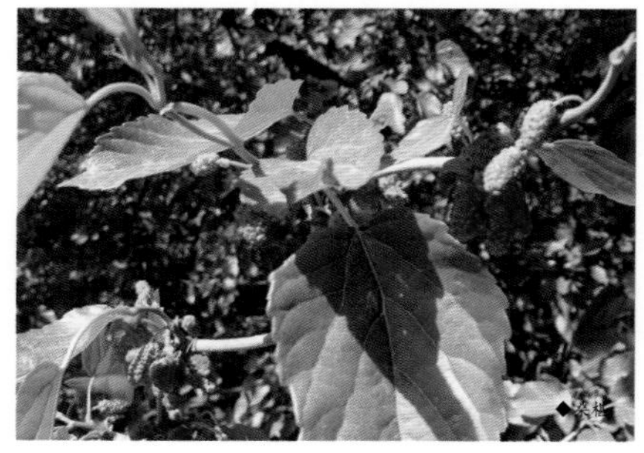

桑椹酸枣仁汤

桑椹30克，酸枣仁15克。上药加水，以大火煎沸，改小火煎20分钟，取汁100毫升备用。顿服，每日1次，2周为1个疗程。养血安神。适用于神经衰弱。

加味甘麦大枣汤

炙甘草12克，龙骨（先煎）、浮小麦各30克，首乌藤20克，酸枣仁、柏子仁各15克，茯神、合欢花各10克，大枣10枚。水煎取药汁。每日1剂，分3次服用。解郁，养心，安神。适用于神经衰弱。

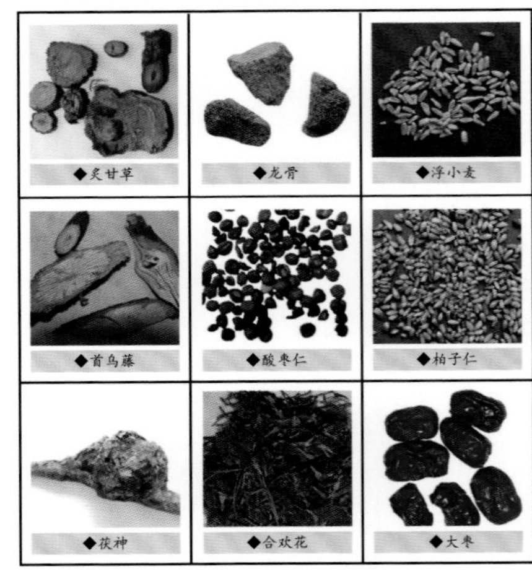
◆炙甘草 ◆龙骨 ◆浮小麦 ◆首乌藤 ◆酸枣仁 ◆柏子仁 ◆茯神 ◆合欢花 ◆大枣

核桃安神汤

丹参15克，佛手柑片6克，核桃仁12克，白糖50克。先核桃仁捣烂，加白糖混合均匀；将丹参、佛手柑共煎汤，加入核桃白糖泥，沸煮10分钟即成。每日1剂，分2次服用。补血养气，活血安神。适用于神经衰弱。

养生知识

神经衰弱症的运动疗法

按摩和运动能够治疗神经衰弱症，方法具体如下：

1. 按摩涌泉穴。两手相互搓热，用右手中间三指搓左足心，即涌泉穴处，搓至足心发热为止。依上法，用左手搓右足心。

2. 鸣天鼓。两手心掩耳，示指（食指）放在中指上，然后让示指（食指）滑下，弹击脑后的风池穴20～30次。此法可减轻神经衰弱所致的头昏头痛。

3. 散步。每日散步2～3千米，有助于调整大脑皮质的兴奋和抑制过程，减轻神经衰弱带来的头痛、两太阳穴跳痛等症状。同时能振奋精神，改善心情。

4. 冷水浴。冷水的刺激有助于强壮神经系统，增强体质。神经衰弱的人在早晨起床后，可先用温水擦身，经过一段时间锻炼，再改用冷水擦身。擦身时间可持续1分钟左右。长期坚持，可收到奇效。

三叉神经痛

三叉神经痛是一种常见的脑神经疾病，发病时，一侧面部三叉神经分布区域内骤然发生剧烈疼痛，如针刺、刀割、烧灼、电击般，令人难以忍受。疼痛是间歇性的，从数分钟到数小时不等，随着病情的发展，疼痛会愈加频繁，间歇时间也更短。本病多发生于中老年人，右侧多于左侧。日常生活中的一些小动作，如说话、洗脸、刷牙等，有时都引发剧烈疼痛，持续数秒或数分钟。

在临床上，三叉神经痛分为原发性和继发性两种。原发性三叉神经痛的病因至今还不清楚，说法有很多种，一种认为是由三叉神经细胞缺血引起的，一种为疱疹病毒侵入神经引起的，也有的认为是脑干附近动脉受压迫导致的，等等。

继发性三叉神经痛病因已经查明，多是由牙髓炎、鼻窦炎、脑桥小脑角肿瘤等疾病引发，只要对症治疗，就能消除三叉神经疼痛。

中医没有“三叉神经痛”的病名，其属于中医“面痛”“肝火”范畴，治疗原则为育阴潜阳，清热降火，活血化瘀，散风息风。本病的防治偏方秘方有以下几种。

疏肝理气汤

栀子、柴胡、白芍、钩藤（后下）各15克，香附（后下）、白芷、白芥子、郁李仁各10克，川芎、甘草各5克。上药加水煎2次，混合两煎所得药液。每日1剂，分上午、下午服，6日为1个疗程。清热降火，平肝息内，活血化瘀。适用于原发性三叉神经痛。

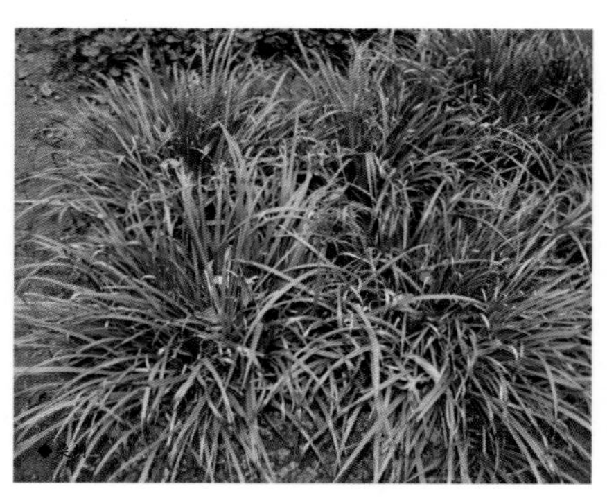

川芎止痛汤

川芎20～30克，防风、荆芥、全蝎各10～12克，地龙15～25克，细辛3～6克。水煎取药汁。每日1剂，分2次服用。祛风止痛，活血化瘀。适用于风邪内侵所致的三叉神经痛。

四味芍药汤

白芍、生牡蛎各30克，丹参、甘草各15克。水煎取药汁。每日1剂，分2次服用。柔肝潜阳，活络逐风。适用于三叉神经痛。

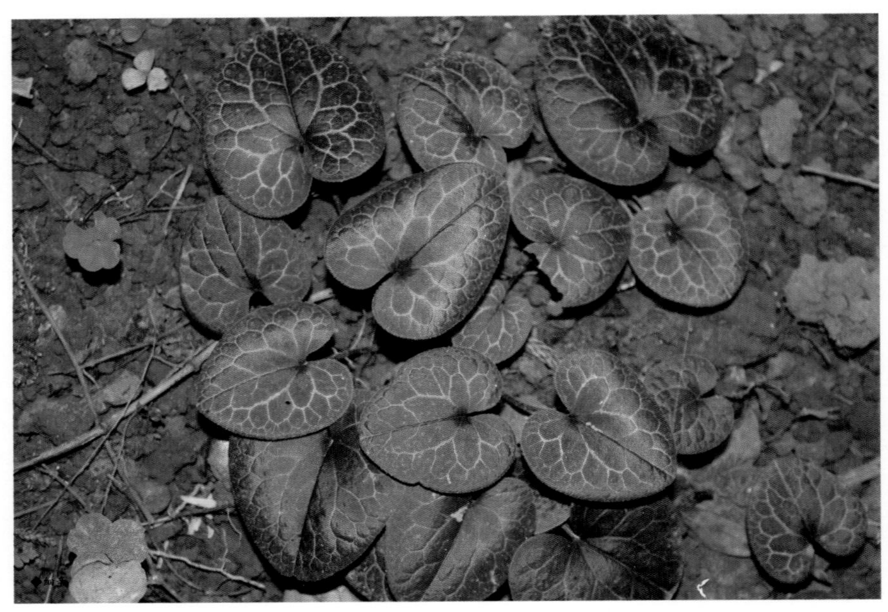

细辛五味子汤

细辛5克，五味子15克。水煎取药汁。每日1剂，连服30剂可见效。禁食刺激性食物。祛风止痛。适用于三叉神经痛。

风静络和疼止汤

荆芥炭、白蒺藜、炒荆芥各9克，香白芷、广陈皮各4.5克，白僵蚕90克，生石膏（先煎）30克，延胡索（炒）、钩藤各12克，全蝎粉（另吞）3克。水煎取药汁。口服，每日1剂。祛风，通络，止痛。适用于三叉神经痛。

四白胆地汤

石决明（先煎）30克，白芍、生地黄各15克，白僵蚕、白芷、白蒺藜、蔓荆子、没药（后下）、龙胆各10克，全蝎、甘草各5克。上药加水煎2次，混合两煎所得药液。每日1剂，分上午、下午服，30剂为1个疗程。育阴潜阳，消风降火，通络化瘀。适用于原发性三叉神经痛。

加味玉女煎

石膏（先煎）40克，生地黄、白芍各20克，白蒺藜15克，知母、麦冬、石斛、牛膝、白芷各10克，细辛、全蝎、炙甘草各5克，蜈蚣3条。上药加水煎

2次，混合两煎所得药液。每日1剂，分上午、下午服。清热降火，滋阴益胃，散外风，息内风。适用于三叉神经痛，症见面、下颌、齿龈阵发性剧痛，痛像刀割。

牵正散

蒲公英20克，天麻、僵蚕、白芷、防风、胆南星、地龙各10克，川芎、细辛、全蝎各5克。上药加水煎2次，混合两煎所得药液。每日1剂，分上午、下午服，15日为1个疗程。散外风，息内风，化痰瘀。适用于原发性三叉神经痛。

散偏定痛饮

白芍、牵牛子、川芎、赤芍各20克，生地黄、地骨皮、石决明各30克，当归、白芥子、白蒺藜各15克，桃仁、升麻、天麻、白芷、甘草、红花各10克，细辛、止痉散（分冲）各6克。水煎取药汁。每日1剂，分2次服用。活血通络，平肝祛风，止痛。适用于气滞血瘀所致的三叉神经痛。

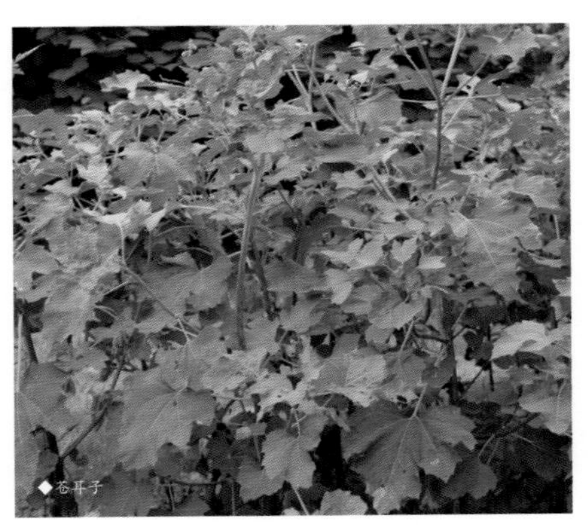
◆苍耳子

三叉汤

苍耳子、赤芍、钩藤、柴胡、蔓荆子各12克，生石膏24克，甘草、黄芩、荆芥、薄荷各9克，葛根18克，全蝎6克，蜈蚣3条。水煎取药汁。每日1剂，分2次服用。清热泻火，平肝止痉。适用于肝阳上亢所致的三叉神经痛。

养生知识

三叉神经痛的食物选择

三叉神经患者的饮食宜以流质为主，少吃多餐，以每日5～6餐为宜。饮食的营养成分应以高蛋白、高糖类液体食品为主，如牛奶冲藕粉、牛奶冲蛋花、肉松过箩粥等。摄食这些食物会让人产生饱足感，能够降低三叉神经痛带来的就餐不便。食物的温度更要适宜，不能过热，也不要太冷，否则极易引起三叉神经疼痛。

不宜食用洋葱、大葱、大蒜、韭菜、蒜黄等刺激性食物；在菜肴的烹制过程中，最好禁用五香粉、干辣椒、芥末、咖喱粉等调味品。禁饮各种酒类。

坐骨神经痛

坐骨神经是人体最粗大的神经，由腰神经和骶神经组成，起始于腰骶部的脊髓，经骨盆，穿过坐骨大孔，抵达臀部，然后沿大腿后面下行到足。它的主要功能是管理人体下肢的感觉和运动。当人患有腰肌劳损、腰椎间盘突出、腰椎骨增生、风湿性病变时，通常会引起坐骨神经通路及其分布区的疼痛，这种疼痛就称为坐骨神经痛。

严格来说，坐骨神经痛不是一种疾病，而是多种疾病的一种症状。其基本特征为臀部、大腿后侧、小腿外侧持续性钝痛、抽痛，痛感时轻时重，严重时抬脚行走都困难。

中医认为，坐骨神经痛发作受内、外二因影响，内因是肝肾不足、气血虚弱、营卫不固；外因是风寒湿邪入侵，外邪阻塞于经络中，不通则痛。所以，坐骨神经痛的治疗原则是：益气补血，祛风散寒，活血化瘀，祛湿通络。本病的防治偏方秘方如下。

坐骨丸

党参、当归、木瓜、延胡索、甘草各60克，续断90克，全蝎、积雪草、甘松各30克，蜈蚣20条，蜂房2只。上药共研细末，炼蜜为丸。每服6克，每日3次。益气活血，舒筋止痛。适用于坐骨神经痛。

痛痹汤

乌蛇20克，延胡索、骨碎补各10克，鸡血藤25克，牛膝、丹参、当归、白芍、炙甘草各15克，乳香、没药各7.5克。水煎取药汁。每日1剂，分2次服用。温经通络，祛风散寒。适用于坐骨神经痛。

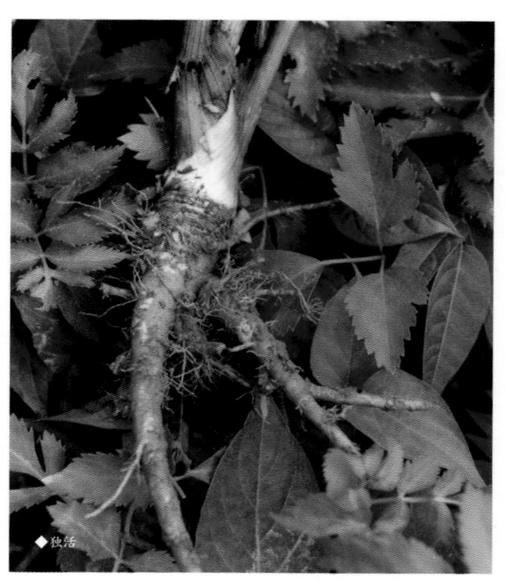
◆独活

加味桂乌汤

桂枝12克，白芍、丹参各30克，制川乌、炙甘草各9克。水煎取药汁。每日1剂，分2次服用。祛湿散寒，温通经脉，化瘀止痛。适用于坐骨神经痛。

舒筋活络饮

独活、牛膝各15克，威灵仙、杜仲、当归、续断各12克，千年健、地龙、木瓜各10克，鸡血藤30克，红花、川芎各9克。水煎取药汁。每日1剂，分2次服用。舒筋活络，行血止痛。适用于坐骨神经痛。

芍甘五藤汤

白芍、络石藤、海风藤、丁公藤、宽筋藤、鸡血藤各30克，威灵仙20克，入地金牛、炙甘草、延胡索各15克。上药加水煎2次，每次浓煎成200毫升药液，两煎药液混合共400毫升。每日1剂，分2次服，隔4小时服1次。祛风除湿，舒筋活络，通络止痛。适用于坐骨神经痛。

加味芍药甘草汤

生白芍、炙甘草各50克，元胡、罂粟壳各15克。水煎取药汁。每日1剂，分2次服用。舒筋活络，缓急止痛。适用于坐骨神经痛。

新方桂枝汤

桂枝30～60克，白芍、北黄芪各15～30克，生姜3～5片，甘草5～6克，大枣5～10枚，当归、川牛膝、独活各10～15克。水煎取药汁。每日1剂，分2次服用。除湿散寒，温通经脉。适用于坐骨神经痛。

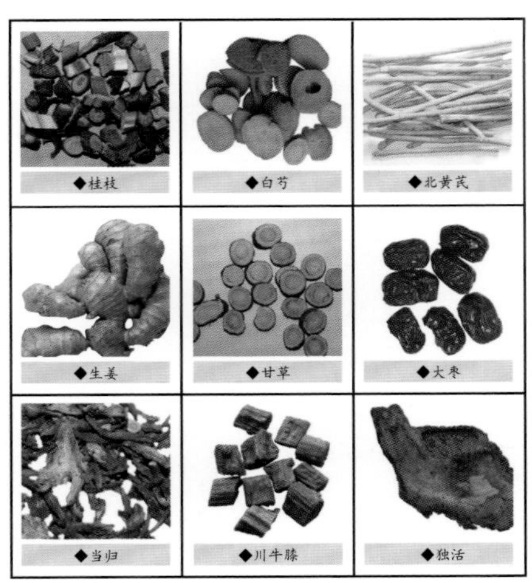

桂枝镇痛汤

制川乌、制草乌、制乳香、制没药各10克，川芎、牛膝各15克，苍术、防己、桂枝各12克，甘草、细辛各6克。水煎取药汁。每日1剂，分2次服用。散寒除湿，通痹止痛。适用于坐骨神经痛。

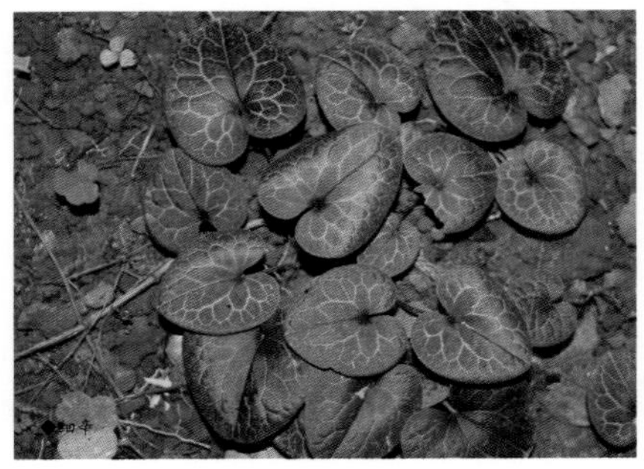

驱痹汤

细辛、制草乌、制川乌各6～12克，麻黄15克，牛膝、木瓜各20克，乳香10克。水煎取药汁。每日1剂，分2次服用；细辛、制川乌的药量先从小量开始，逐渐增量。通阳开痹，祛湿逐寒。适用于坐骨神经痛。

舒筋散寒汤

川牛膝60～120克，黄柏9～12克，生薏苡仁30～40克，川芎10～12克，木瓜12～18克，细辛4～6克，苍术、独活、土鳖虫各10～15克，桑寄生30克，淫羊藿、鸡血藤、伸筋草各30克，赤芍、白芍、生地黄、熟地黄各15克。水煎取药汁。每日1剂，分2次服用。散寒祛湿，舒筋活络。适用于坐骨神经痛。

通经止痛汤

制南星、白芷、黄柏、川芎、红花、羌活各10克，威灵仙25克，苍术、桃仁、防己、延胡索、独活各15克，龙胆6克，神曲、桂枝各12克。水煎取药汁。每日1剂，每日2次，3日为1个疗程。祛风除湿，活血化瘀，涤痰通络。适用于坐骨神经痛。

当归回逆汤

全当归、川续断各15克，嫩桂枝、酒杭芍、小木通、香独活、宣木瓜、干地龙、防己各10克，北细辛、生甘草各3克，川牛膝12克，全蝎5克，川蜈蚣3条。水煎取药汁每日1剂，分2次服用。散寒利湿，祛风通络。适用于坐骨神经痛。

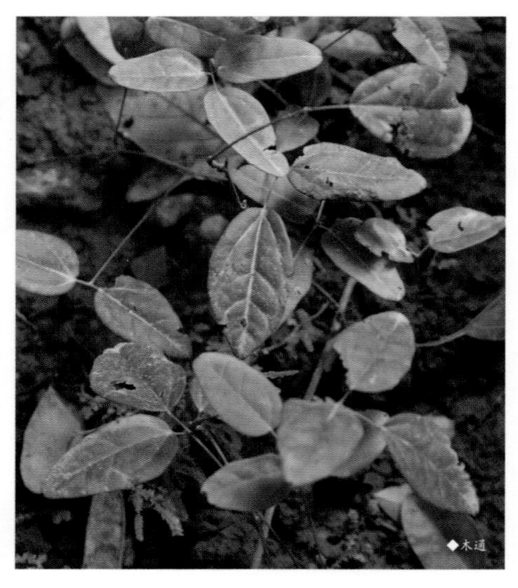
◆木通

益气通络汤

黄芪、党参、鸡血藤、当归各20克，川木瓜、伸筋草各15克，乳香（后下）、没药（后下）、全蝎、蕲蛇、炙甘草各6克。上药加水煎2次，混合两煎所得药汁。每日1剂，分上午、下午服，7日为1个疗程。补气补血，化瘀祛浊，舒通经络。适用于坐骨神经痛。

加味健运汤

黄芪、麦冬各20克，党参、当归各15克，三棱、莪术、知母、桂枝、乳香（后下）、没药（后下）各10克。上药加水煎2次，混合两煎所得药汁。每日

1剂，分上午、下午服用。补气血，散风寒，化瘀血，通经络。适用于坐骨神经痛。

加减阳和汤

麻黄10克，熟地黄20克，肉桂5克，白芥子、焦白术、桃仁、赤芍、茯苓、生甘草各15克，鹿角霜50克，延胡索25克。水煎取药汁。每日1剂，分2次服用。温阳散寒，化瘀通络。适用于坐骨神经痛。

皂独附姜汤

皂角刺、薏苡仁各30克，独活、附子、防己各9克，肉桂6克，姜黄、苍术各15克。水煎取药汁。每日1剂，分2次服用。祛风除湿，散寒止痛。适用于坐骨神经痛。

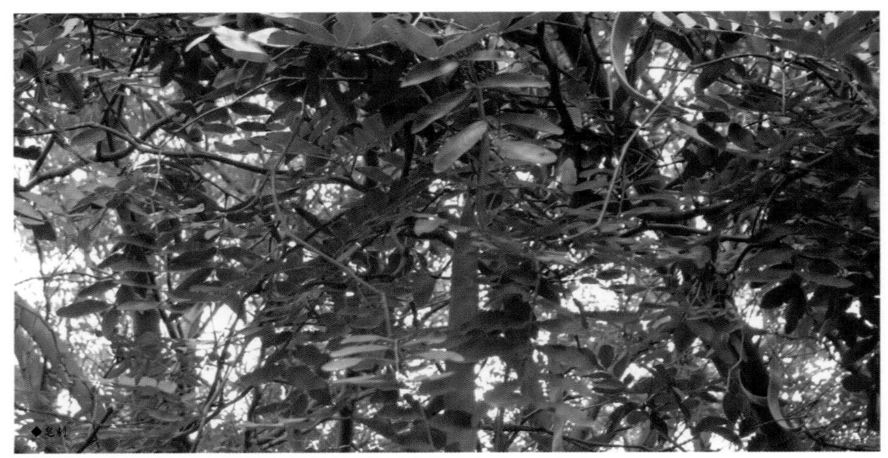
◆皂刺

养生知识

坐骨神经痛的注意事项

坐骨神经痛急性期，不能睡软床，否则加重病情；避免体力劳动，尤其是弯腰搬重物；避免受风寒刺激，让腰部保温受热；严禁饮酒，不能吃辣椒等刺激性食物。

坐骨神经痛妨碍正常的运动，但不能因此就绝对停止运动。适度的体育锻炼可以加强腰部肌肉力量，有助于康复。

中老年人服用一些激素或含有激素类药物来治疗坐骨神经痛时，应关注自己的血压、血糖、血钙和血钾的变化。激素对人体具有一定的不良反应，可引起高血压、高血糖、骨质疏松和低钾血症。

癫痫

癫痫俗称羊癫疯，是由于脑细胞过度放电所引起的反复发作的突然而短暂的脑功能失调。发病时，患者突然倒地，不省人事，全身抽搐，眼球上翻，口吐白沫，喉间发出痰鸣声。一般情况下，癫痫症状数分钟后就会停止，人也恢复意识，如正常人，只是感到周身疼痛、疲乏而已。

癫痫属于中医学“痫证”，在扁鹊所著的《难经》中已有记载，认为风、火、痰、瘀等外邪侵扰身体，导致五脏失调所致。治疗时，常采用定痫息风、平肝泻火、祛痰开窍、活血化瘀等方法。

本病的防治偏方秘方如下。

痫可停丸

姜半夏、川芎、荆芥、丹参各5克，柴胡、天竺黄各10克，僵蚕2克，蜈蚣1克。上药共研为细末，过筛，炼蜜为丸，每丸重3克。10岁以下者，每服3～9丸，每日3次，姜糖水送服。疏肝解郁，祛风解痉。适用于小儿癫痫。

化痫汤

云茯苓20克，姜半夏、焦远志、焦白术、胆南星、粉甘草各6克，天竺黄4克，白僵蚕10克，广陈皮、炒枳壳、姜竹茹、石菖蒲各8克。水煎取药汁。每日1剂，分2次温服。宁心安神，镇静化痰。适用于小儿癫痫病情较轻者。

钩藤散

钩藤、威灵仙、莲子心各9克，天竺黄6克，青黛3克，寒水石12克。上药共研细末，备服。每次服0.9～1.5克，每日2～3次。清热解毒，凉血消斑，泻火定惊。适用于癫痫、惊厥、神昏。

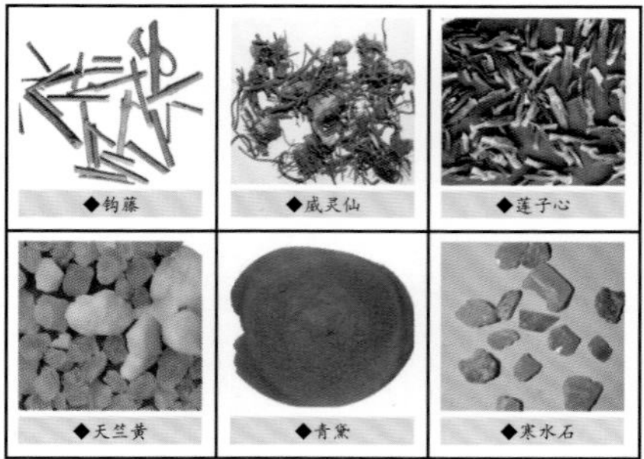
◆钩藤 ◆威灵仙 ◆莲子心 ◆天竺黄 ◆青黛 ◆寒水石

癫狂清脑汤

石决明（先煎）、紫贝齿（先煎）各30克，天竺黄、生地黄、七叶一枝花各12克，麦冬、天麻、川芎、灵芝草、郁金各9克，脐带1条，玳瑁（先煎）6克。水煎取药汁。每日1剂，分次服用，相隔6小时服，10日为1个疗程；服药期间避声响，忌食家禽头足。平肝息风，清脑止痫。适用于癫痫。

解醒汤

半夏、石菖蒲各15克，柴胡、香附、郁金、龙骨、青皮、合欢皮各20克，桃仁、炒枣仁各30克，甘草10克。水煎取药汁。口服，每日1次。疏肝化瘀，开窍安神。适用于癫痫。

加减涤痰汤

石莲子、橘红、茯苓、连翘各9克，竹茹、甘草各3克，枳实、姜半夏、胆南星、钩藤、天麻、石菖蒲各6克。水煎取药汁。口服。清心涤痰，理气和中。适用于癫痫发作较频繁者。

加减钩藤饮

太子参、茯苓、生麦芽、生牡蛎、生白芍各9克，炙甘草3克，天麻、远志、钩藤、石菖蒲各6克。水煎取药汁。口服。养血柔肝，益气补脾。适用于癫痫经常发作者。

金箔镇心丹

天竺黄、琥珀、朱砂各9克，胆南星、珍珠、金箔各3克，牛黄1.5克。上药研末，炼蜜为丸，共制成60丸，金箔为衣。每日2丸，早、晚分服。化痰开窍，平肝息风，安神定志。适用于小儿癫痫及惊悸怔忡。

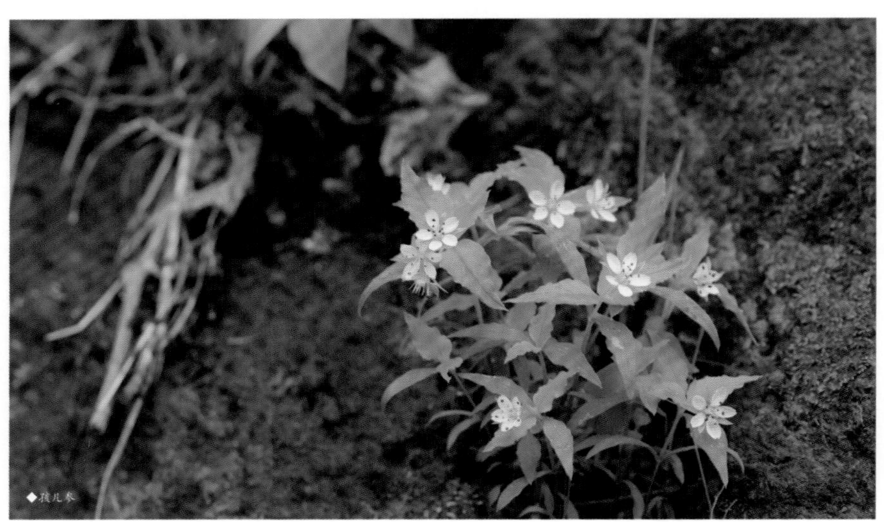

◆猴儿参

定痫豁痰汤

陈皮、当归（炒）、郁金、白芍（妙）各5克，陈胆星、制僵蚕、地龙、天麻各6克，茯苓、钩藤（后下）各9克。上药加水350毫升，煎至170毫升。口服药汁，分数次服下。息风定癫，豁痰活血。适用于痫症发作。

化痫散

白僵蚕、侧柏叶、青礞石、淡全蝎、广地龙、姜半夏、天麻各20克，红花、石决明各30克，天竺黄10克，羚羊粉3克，麝香2克。共研细面，麝香、羚羊粉另入，兑匀，装入90粒胶囊。每日3次，每次1丸，温开水送服。祛风解痉，活血通经。适用于小儿癫痫。

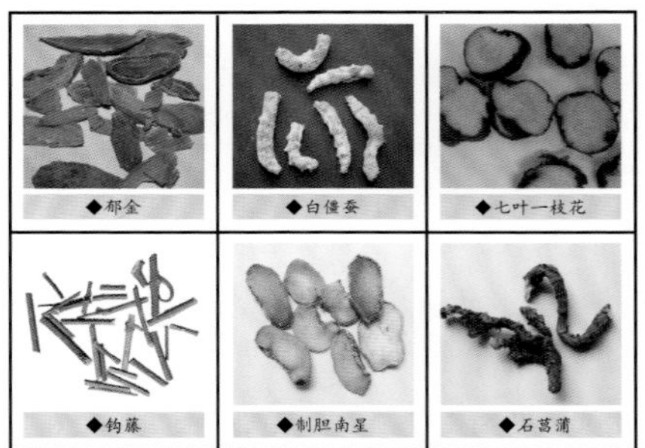
◆郁金 ◆白僵蚕 ◆七叶一枝花 ◆钩藤 ◆制胆南星 ◆石菖蒲

镇痉化痰汤

郁金、僵蚕、七叶一枝花各5克，钩藤6克，制胆南星、石菖蒲各3克。水煎取药汁。每日1剂，每日3次。镇痉化痰。适用于癫痫。

养生知识

癫痫五忌

癫痫有五忌。一忌吃煎炸食品、肥腻食品等，尤其是酒、浓茶、咖啡，应绝对忌口，因为它们可诱发癫痫。二忌吃得太咸。吃盐太多的话，体内钠离子增加，这可引发神经元放电而诱发癫痫。三忌大量喝水。饮水过量使间脑负担过重，提高了癫痫发病的概率，故患者饮水要有节制。四忌水边散步。癫痫随时可能发作，在水边散步的病人，病发时可能栽入水中或泥里而发生生命危险。五忌随便停药。癫痫属于顽疾，很难短时间治愈，所以需要长期坚持服药，而不能想停就停。

注意缺陷障碍

注意缺陷障碍又称儿童多动症，是儿童较常见的行为障碍性疾病，多发于6～14岁年龄段，男孩多于女孩。本病临床表现为注意力不集中、自我控制能力差、动作过多、情绪不稳、任性冲动，伴有学习困难，但智力发育正常或基本正常。注意缺陷障碍具有一定的自愈倾向，患者进入青春期后多自我好转。本病的防治偏方秘方有以下几种。

鹿角粉龙膏汤

鹿角粉（冲）、熟地黄各20克，生龙骨（先煎）30克，丹参、炙龟甲各15克，枸杞子、石菖蒲各9克，远志3克，捣砂仁（后下）4.5克，益智仁6克。水煎取药汁。口服。滋阴潜阳，涤痰开窍，活血化瘀。适用于注意缺陷障碍。

健脾养心丸

白术10克，甘草6克，云茯苓、大枣、龙骨、牡蛎、生地黄、白芍、地骨皮各12克，胡黄连4克，鸡内金8克，浮小麦30克。水煎取药汁。每日1剂，分2～3次服用，6剂为1个疗程。健脾养心。适用于注意缺陷障碍，症见小儿面黄肌瘦、烦躁不安、喜爬好动、口臭、便秘、少寐、盗汗、遗尿。

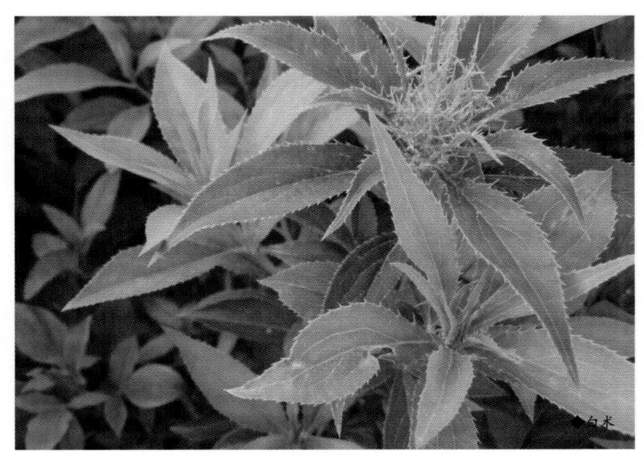
◆白术

滋肾平肝汤

生地黄、枸杞子、女贞子、墨旱莲、合欢花、钩藤、杭菊花各10克，当归6克，生白芍13克，百合、珍珠母、生龙骨、生牡蛎各15克。水煎取药汁。每日1剂，分早、晚服。滋养肝肾，平肝潜阳。适用于肾虚肝亢型注意缺陷障碍。

益智宁神汤

熟地黄、黄芪各15克，白芍12克，龙骨20克，五味子、远志、石菖蒲各6克。水煎取药汁。每日1剂，分2次服用。益肾填精，清心宁神。适用于注意缺陷障碍。

益气宁心汤

黄芪、党参、山药、石菖蒲、钩藤各10克，茯神、酸枣仁各20克，首乌藤、生龙骨、生牡蛎各15克，远志、炙甘草各6克。水煎取药汁。每日1剂，分早、晚服用。养心健脾，安神定志。适用于心脾气虚型注意缺陷障碍。

生脉饮

红参3克，麦冬、北五味子各6克。水煎取药汁。代茶频饮，每日1剂。益气养阴，安神定志。适用于气阴两虚型注意缺陷障碍。

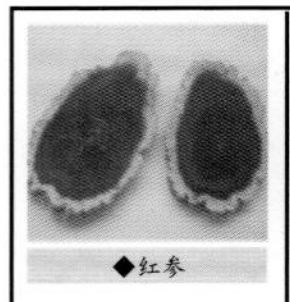
◆红参

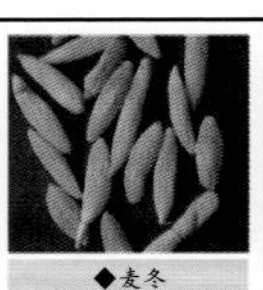
◆麦冬

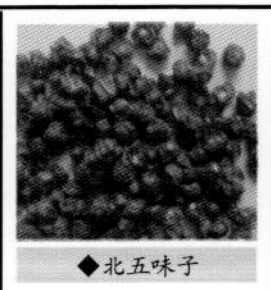
◆北五味子

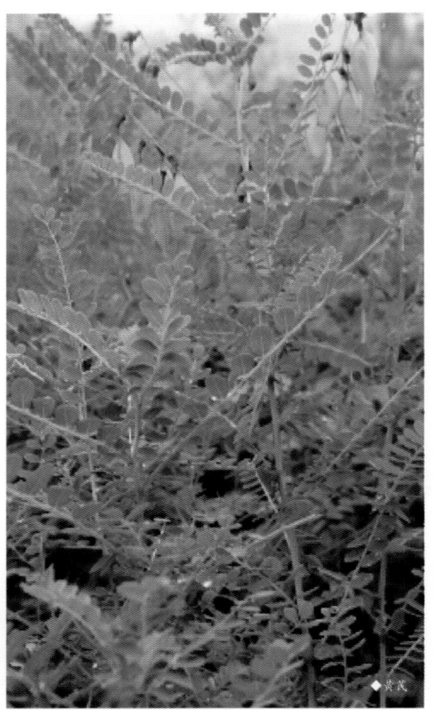
◆黄芪

养生知识

注意缺陷障碍的饮食调理

患有注意缺陷障碍的儿童需要多吃一些富含蛋白质、维生素及卵磷质、矿物质的食物，例如牛奶、鸡蛋、大豆及其制品、瘦肉、动物肝脏等。这些食物可以促进儿童大脑发育，改善大脑神经传递信息，从而减轻注意缺陷障碍。此外，还宜多吃一些花生、核桃仁、黑芝麻、海带、鱿鱼、紫菜等食物，它们也有助于注意缺陷障碍的痊愈。

医学研究发现，辣椒、生姜、酒类、苹果、柑橘、西红柿等，含有甲基水杨酸类物质较多，其能影响孩子神经传递信息，宜少食，否则将加重病情。

另外，高糖饮食也可以引起注意缺陷障碍。高糖饮食会抑制人体内儿茶酚胺等神经递质分泌，从而引起注意缺陷障碍。

流行性脑脊髓膜炎

流行性脑脊髓膜炎简称流脑，是由脑膜炎奈瑟菌引起的急性传染病。流脑的病原菌是脑膜炎奈瑟菌，其传染性极强。除患者外，一些并未发病的带菌者亦是本病的传染源。患此病的多为儿童，1岁以下小儿更为多见。流脑的一个明显特点是在春季流行，2～4月份患病者占全年发病数的80%以上。流脑病情的轻重缓急差异很大，其中以暴发型流脑病死率最高。病发时多有发热、头痛、呕吐等症状，随着病情的发展，一些患儿会出现昏迷、抽风、呼吸衰竭、休克等危险情况。患儿身上也会出现大小不等的出血性斑点，数量多少不一。

为预防流脑的发生，应注意室内卫生，经常通风。尽量少到公共场所，以免受感染。进行流脑疫苗预防注射将会大大减少发病率。本病的防治偏方秘方如下。

皂矾散

皂矾少许。将皂矾放在瓦上小火烤焦存性，成为绛色粉末，研细，过筛，瓶储备用。用时，以喉枪或吹粉器将药末吹入鼻腔内，左侧头痛吹入右鼻，右侧头痛吹入左鼻，两侧头痛吹两鼻。化痰解毒，燥湿杀虫。适用于流脑头痛。

苍术甘松菖蒲方

苍术、甘松、菖蒲各10克，山柰、藁本各15克，雄黄5克，冰片3克。将前6味共研细末，加冰片研匀；根据小儿喜欢的颜色和形状，缝制布袋，装入药末。佩戴于胸前，睡眠时放在枕边，每袋药可用20日左右。香气减少后再换新药。清热解毒。适用于流行性脑脊髓膜炎。

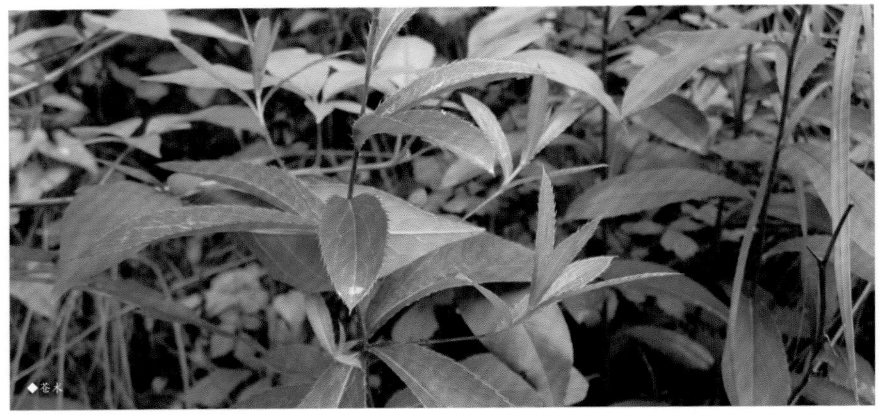
◆苍术

贯众板蓝根饮

贯众20克，板蓝根15克。上药共研粗末，加水煎汤，去渣取汁。代茶饮用，每日1剂，连用3～5日。清热解毒。适用于流行性脑脊髓膜炎。

吴茱萸敷足方

吴茱萸9～15克，白酒少许。将吴茱萸研细末，用白酒调和成膏。敷于两足涌泉穴与两手劳宫穴，包扎固定，敷1～2小时。散寒止痛。适用于流行性脑脊髓膜炎。

板蓝根甘草绿豆饮

绿豆、板蓝根各15克，甘草3克。上药加水，用大火煮沸后转用小火慢煎，去渣取汁即成。每日2～3次。清热解毒，凉血止血。适用于流行性脑脊髓膜炎。

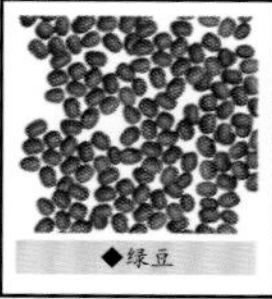
◆绿豆

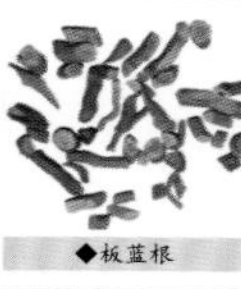
◆板蓝根

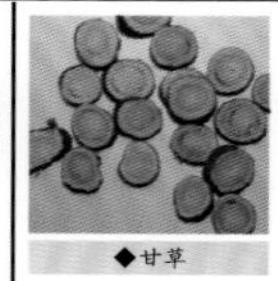
◆甘草

养生知识

6种人不能接种流脑疫苗

接种流脑疫苗是预防流脑的重要措施，但是这种疫苗不是人人都能注射。有6种人不宜接种流脑疫苗：一是中枢神经系统感染的患者；二是有高热惊厥史的人；三是患有严重的心脏、肝脏、肾脏疾病，特别是脏器功能不全者；四是有精神疾患的人；五是有过敏史的人；六是正处在发热等疾病的急性期的人，不宜当时接种，需要等康复后再接种。

流行性乙型脑炎

流行性乙型脑炎简称乙脑，是由乙型脑炎病毒感染所致，主要引起中枢神经系统感染，多发生在夏、秋两季，尤其多发于7～9月，主要经蚊虫传染。乙脑潜伏期为7～10日，起病多急骤，患者开始时出现发热，体温达39 ℃以上，同时出现头痛、嗜睡、呕吐、精神不振及食欲减退，有的还可出现烦躁不安、易惊跳、眼睛长时间固定看一个方向、说话口齿不利等。本病的防治偏方秘方有以下几种。

养阴复明汤

生地黄30克，龟甲、密蒙花各15克，白芍、石斛、黄芪各12克，麦冬、玄参、石决明、女贞子各10克。水煎取药汁。每日1剂，分2次服用。补益肝肾，养阴明目。适用于乙脑后遗症双目失明。

水牛角银花汤

水牛角20～30克，金银花5～10克，生地黄、板蓝根各10～20克，牡丹皮、芍药、大青叶各5～10克，石菖蒲、紫草、甘草各3～6克，兰花、竹叶（鲜）、大黄各6～8克。水煎取药汁。每日1～2剂，每2～4小时服药1次。清热凉血，解毒，清心化浊开窍。适用于乙脑。

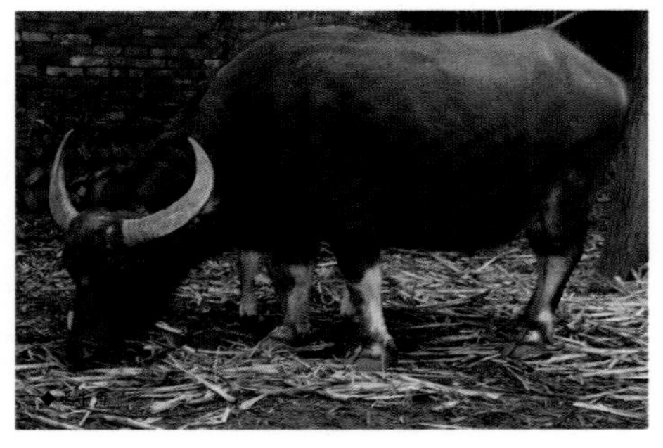

清营饮

鲜藿香、丹参、连翘各15克，生石膏、板蓝根、鲜白茅根各30克，生地黄12克，沙参、菖蒲各9克，知母、黄连、郁金、甘草各6克。水煎取药汁。每日1剂，分2次鼻饲，用至恢复期。清热解毒，清营凉血。适用于乙脑。

白虎承气汤

生石膏50克，知母、大黄各10克，玄明粉、枳实、厚朴、生甘草各6克。上药加水，煎取200毫升药汁。轻型每日1剂，分2次服用；中型每日2剂，分4次服用，6小时1次；重型、极重型每日4剂，分8次服用，3小时1次。清热透表，泻火通腑。适用于乙脑。

乙脑通下汤

生石膏（先煎）150克，生大黄（后下）、金银花、七叶一枝花、竹叶心、钩藤各15克，玄明粉（冲服）8克，板蓝根30克，全蝎3克，石菖蒲、竹沥、半夏各10克。上药加水，浓煎成160毫升。3岁以内30克，3～5岁40克，6～15岁50克，成人80克；每日3次，口服；喉中痰鸣漉漉加鲜竹沥30克；四肢厥冷加羚羊角2克。通下泻热，解毒止痉。适用于乙脑气营型。

清气凉营汤

大青叶、生石膏、白茅根各30克，金银花20克，知母15克，大黄、赤芍、牡丹皮各10克。水煎取药汁。口服，每日1剂，重者2剂。清气泻热，凉营解毒。适用于乙脑。

金翘大青叶饮

金银花、连翘、大青叶、芦根、甘草各9克。水煎取药汁。代茶饮用，每日1剂，连用3～5日。清热解毒，除烦生津。适用于小儿乙脑。

白虎解毒通窍汤

藿香4～12克，生石膏15～50克，金银花、板蓝根各10～30克，连翘6～15克，知母4～10克，栀子、菖蒲、郁金各3～9克，甘草6克。上药加水煎2次，混合两煎所得药汁。每日1剂，分3～4次服用。清热解毒，芳香开窍，镇肝息风。适用于重型乙脑。

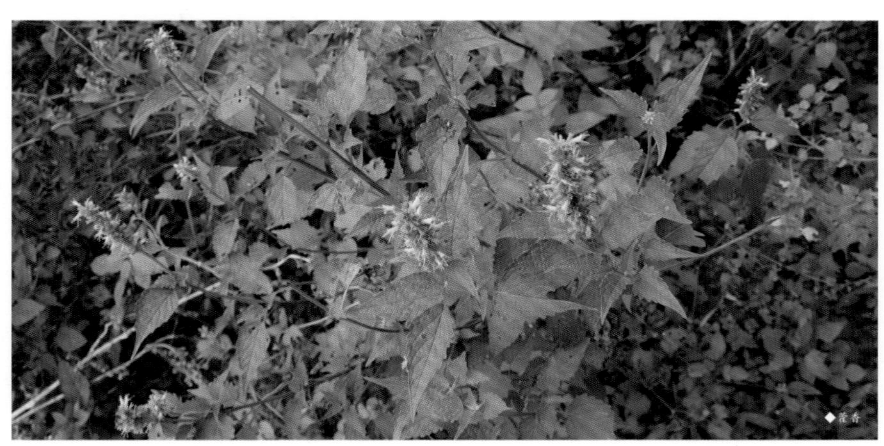

◆藿香

银翘白虎汤

金银花、连翘、知母、黄芩、栀子各9克，生石膏60克，大青叶20克，板蓝根15克。水煎取药汁。每日1剂，分2次服用。清暑透邪，解毒息风。适用于乙脑。

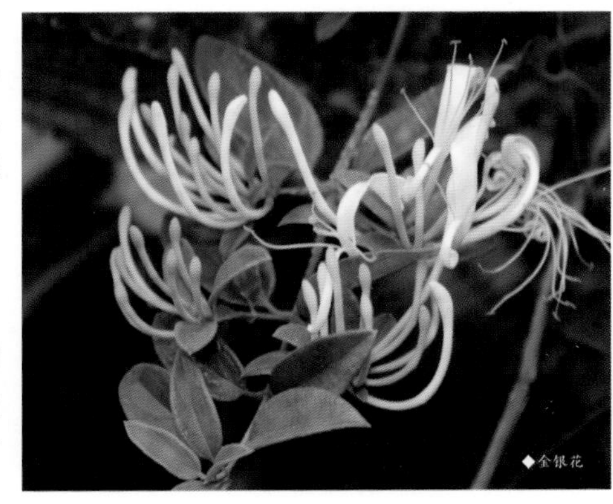
◆金银花

银翘芦根钩藤汤

金银花15克，连翘、芦根、钩藤各12克，薄荷6克，生石膏、板蓝根各30克，栀子8克，郁金、石菖蒲各10克。水煎取药汁。每日1剂，口服，神昏者鼻饲。辛凉透表，清气泻热。适用于乙脑初期。

银藤黄连郁金汤

金银花、钩藤各15克，藿香、黄连、生地黄、石菖蒲、郁金各10克，板蓝根40克，生石膏60克，知母、地龙12克。水煎取药汁。每日1剂，口服，神昏者鼻饲。凉营解毒。适用于乙脑中期。

生地藿香黄连汤

生地黄、藿香、黄连各12克，牡丹皮10克，生石膏100克，钩藤、地龙各15克，全蝎3克，板蓝根50克，蜈蚣1条。水煎取药汁。每日1剂，口服，神昏者鼻饲。清热凉营，息风止痉。适用于乙脑极期。

清热止痉汤

金银花、连翘各15克，葛根、菊花、牛蒡子、玄参、黄芩各10克，薄荷、石菖蒲、陈皮各9克，大青叶、石膏各20克，甘草6克。上药加水煎2次，混合两煎所得药汁共500毫升。每日1剂，分4次经鼻饲管缓慢注入。清热解毒，息风止痉，醒神开窍。适用于重型乙脑。

白虎汤

生石膏10～30克，知母、麦冬、玄参各8～15克，金银花10～15克，淡竹叶8～12克，生甘草9克。水煎取药汁。每日1剂，分2次服用，昏迷患者下鼻饲管鼻饲。清泻暑热，化痰开窍，凉肝息风。适用于乙脑。

茱萸附片敷足方

吴茱萸、附片各9克，明矾6克，面粉30克，米醋1杯。将吴茱萸、附片、明矾、面粉共研成末，越细越好，然后以米醋调和制成药饼2个。将2个药饼分贴左、右足心，以纱布包扎固定。清热解毒。适用于小儿乙脑。

安宫牛黄丸灌肠方

安宫牛黄丸1丸。将药丸研碎，用40毫升温开水化开和匀。10岁以上儿童1次保留灌肠，5～10岁儿童取1/2量灌肠，5岁以下小儿取1/3量灌肠。清热解毒。适用于小儿乙脑。

大青叶大黄散

大青叶60克，生大黄18克，牛蒡子、大蓟各15克，贯众12克。上药共研细末，以水（或低度酒）调成膏状。敷两足心，包扎固定，每日1次。清热解毒。适用于小儿乙脑。

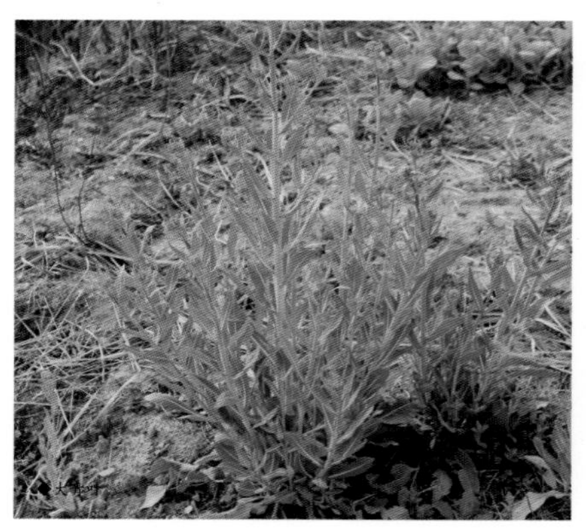

金银花甘草饮

金银花30克，甘草3克。将以上2味，沸水冲泡。代茶频饮。清热解毒。适用于小儿乙脑。

养生知识

乙脑的预防

乙脑主要通过蚊虫叮咬而传播，所有人群都可能感染本病。病例主要集中在10岁以下的儿童，以2～6岁的儿童发病率最高。预防乙脑的关键在于灭蚊虫，避免蚊虫叮咬；进行预防接种，提高机体免疫能力；控制动物疫情，亦可对动物注射疫苗。为预防和减少发病后对儿童的智力影响，家长要注意，特别是发病高峰季节，当孩子出现高热、呕吐等不适时，应及时到医院诊治，防止病情加重。

第四章
运动系统疾病的防治偏方秘方

运动系统由骨、骨连接和肌肉三部分组成。全身各骨借骨连接构成骨骼，肌肉附着于骨骼上。骨骼肌是运动的主动部分，其收缩可牵动骨骼，完成各种动作；骨和骨连接则是运动的被动部分。

人体主要骨骼

骨是一种坚硬的器官，由骨膜、骨质、骨髓及血管、神经等构成。骨膜是覆盖在骨表面的一层致密结缔组织，有丰富的血管和神经分布，对骨的营养、再生和感觉有重要作用。骨质是骨的主要成分，可分为骨密质和骨松质。骨髓分布在骨髓腔内和骨松质的网眼中，可分为红骨髓和黄骨髓。红骨髓具有造血功能。

躯干骨：躯干骨包括椎骨、肋和胸骨三部分。

椎骨：在幼年时共有33个，即颈椎7个、胸椎12个、腰椎5个、骶椎5个及尾椎4个。在成人时5块骶椎已融合为1块骶骨，4块尾椎融合为1块尾骨。

四肢骨：四肢骨包括上肢骨和下肢骨。

上肢骨：上肢骨可分为上肢带骨和游离上肢骨。

上肢带骨包括锁骨1块和肩胛骨1块，游离上肢骨包括肱骨、尺骨、桡骨、腕骨、掌骨和指骨。肱骨1块，尺骨和桡骨各1块，分别位于前臂的内外侧，腕骨共8块，掌骨共5块，指骨共14块。

下肢骨：下肢骨分为下肢带骨和自由下肢骨。下肢带骨左右各1块，称为髋骨，髋骨由髂骨、坐骨和耻骨构成。幼年时三骨分离，16岁后相互愈合为1块。

游离下肢骨包括股骨、髌骨、胫骨、腓骨、跗骨、跖骨和趾骨。

股骨1块，位于股部，髌骨1块，位于膝部，胫骨和腓骨各1块，分别位于小腿的内外侧，跗骨共7块，趾骨共14块。

骨连接：骨与骨之间借致密结缔组织、软骨组织或骨组织相连，称为骨连接。骨连接分为直接连接和间接连接，后者又称关节。关节的基本结构包括关节面、关节囊和关节腔。关节的辅助结构有关节盘和韧带。

人体主要肌肉

骨骼肌是运动系统的动力器官，广泛分布于人体各部，在神经系统的指挥下完成运动。

肌肉的辅助结构：主要有筋膜、滑液囊和腱鞘，是肌肉周围的结缔组织所形成的结构，有保护肌肉和辅助肌肉运动的作用。

全身各部的主要肌肉

人体全身的肌肉可分为头颈肌、躯干肌和四肢肌。

头颈肌：头颈肌可分为头肌和颈肌。头肌可分为表情肌和咀嚼肌。表情肌位于头面部皮下，多起于颅骨，止于面部皮肤。肌肉收缩时可牵动皮肤，产生各种表情，咀嚼肌为运动下颌骨的肌肉。

躯干肌：躯干肌包括背肌、胸肌、膈肌和腹肌等。

四肢肌：四肢肌可分为上肢肌和下肢肌。上肢肌结构精细，运动灵巧，包括肩部肌、臂肌、前臂肌和手肌。下肢肌可分为髋肌、大腿肌、小腿肌和足肌。

颈椎病

颈椎病是指因颈椎退行性变而引起颈椎管或椎间孔变形、狭窄，刺激、压迫颈部脊髓、神经根，并引起相应临床症状的疾病。临床上主要表为颈肩痛，头晕头痛，上肢麻木，肌肉萎缩，严重时可影响人的下肢行动，导致下肢麻痹、大小便障碍，甚至出现瘫痪。本病多发于40岁以后的人，随着年龄增加，发病率也会增加。本病的防治偏方秘方如下。

颈愈汤

炙黄芪24克，桂枝、白芍、当归、姜黄、鹿角胶（烊）、乌梅、仙茅、制川乌、制草乌各12克，乌蛇9克，葛根、淫羊藿各15克。上药加水500毫升，煎取汁300毫升。每日1剂，分2次服用，15日为1个疗程。祛风散寒，温经通络。适用于神经根型颈椎病。

当归葛根二藤汤

当归、鸡血藤、丹参、威灵仙、杭白芍各15克，葛根20克，钩藤12克，没药、川芎、黄芪、全蝎、地龙各10克，蜈蚣2条，桑枝5克，甘草6克。水煎取药

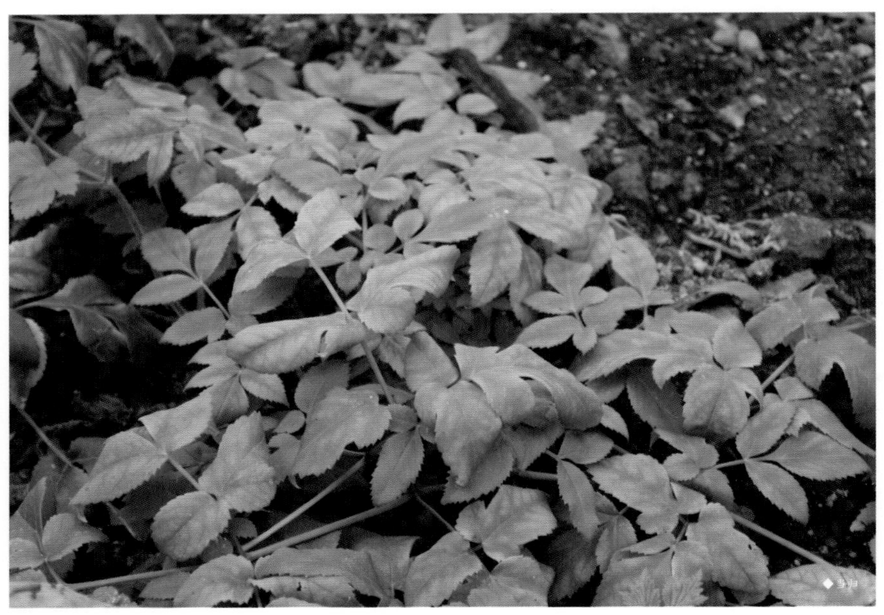
◆当归

汁，药渣留下备用。药汁内服，每日1剂，每日2次；药渣热敷颈部1小时；5剂为1个疗程。祛风活血，除湿通络。适用于神经根型颈椎病。

壮颈汤

炙黄芪45克，当归、生地黄、熟地黄各25克，牛膝、赤芍、白芍各15克，川芎、羌活、桑枝、防风、地龙、穿山甲（先煎）各9克，丹参、桑寄生各30克，续断10克。水煎取药汁。每日1剂，分次服用，5日为1个疗程。祛风通络，活血化瘀。适用于椎动脉型颈椎病。

活血通颈汤

当归12克，红花、丹参、川芎、白芷各10克，延胡索、葛根各16克，羌活、僵蚕各15克，桂枝9克，白芍20克，甘草6克。水煎取药汁。每日1剂，分2次服用，15日为1个疗程。行气活血，解痉通络。适用于各型颈椎病。

定眩汤

当归、何首乌、僵蚕、制乳香、黄芪各10克，川芎30克，泽泻、淫羊藿各20克，丹参、葛根各25克，全蝎、炙甘草各6克。水煎取药汁。每日1剂，分2次服，10日为1个疗程。补肾固本，益气活血，化瘀通络。适用于椎动脉型颈椎病。

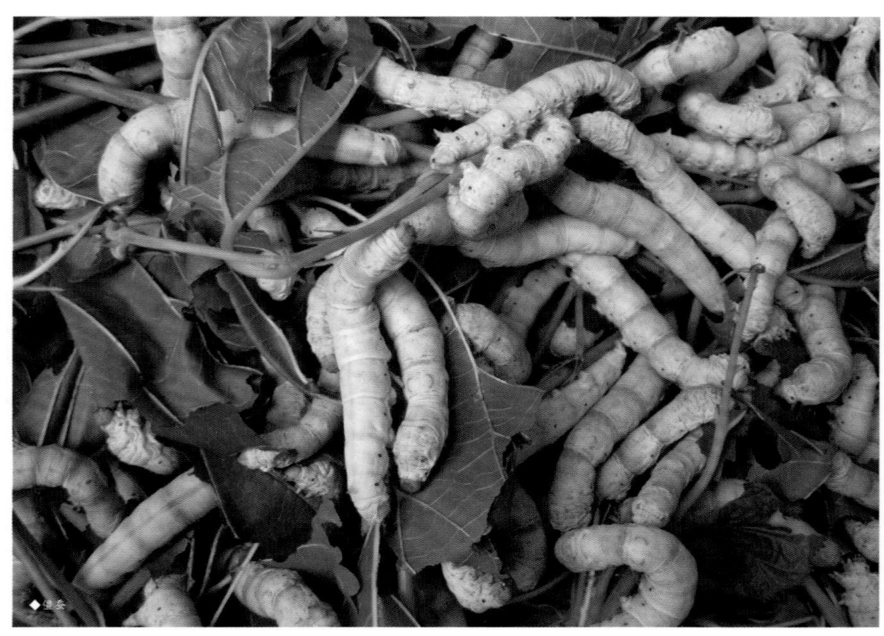
◆僵蚕

舒颈汤

葛根、当归、白芍各15克，桂枝10克，炒白术12克，黄芪30克，茯苓、狗脊各20克，全蝎粉（装胶囊）3克。上药除全蝎粉外，水煎3次，合并三煎所得药汁。每日1剂，药汁分3次温服，每次服用时，以药汁送服全蝎粉胶囊，7剂为1个疗程。补气血，益肝肾，祛风寒，化痰湿，活瘀血，通经络。适用于颈椎病。

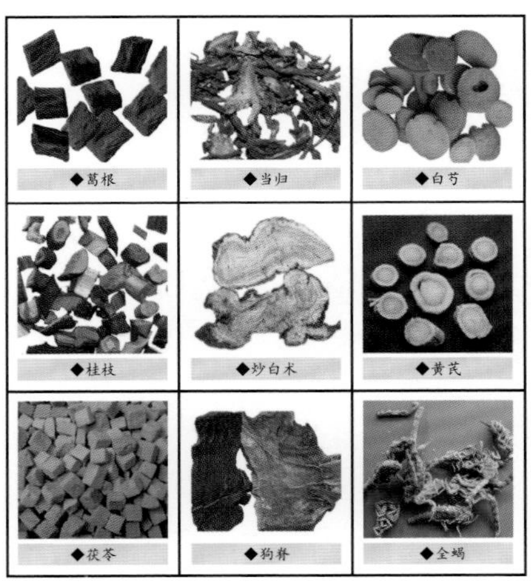
◆葛根 ◆当归 ◆白芍
◆桂枝 ◆炒白术 ◆黄芪
◆茯苓 ◆狗脊 ◆全蝎

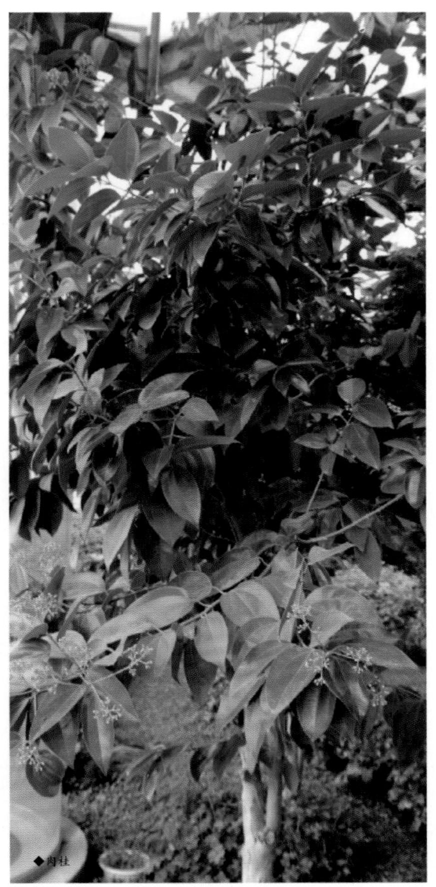
◆肉桂

养生知识

颈椎病锻炼方法

颈椎病患者锻炼时，方法有多种，掌握不适度，不但不能起到巩固疗效的目的，还会导致病情复发。日常锻炼颈部方法有如下几种：

1. 用头从右向左做画圈动作，每一个方向动作做到极限，尽量把颈部肌肉拉直。左右重复做10次。

2. 望天俯地。抬头，仰望天空，脖颈尽量后仰；低头俯看大地，下颌尽力贴近胸部。一组动作重复10次。

3. 左右侧屈。颈部向右弯，右耳朵贴在右肩膀上，复位；换左侧重复前面的动作。一组动作重复10次。

肩周炎

肩周炎是肩关节周围炎的简称，又称冻结肩、漏肩风、五十肩等，为肩关节周围软组织的无菌性炎症。肩关节周围炎是中老年人的一种常见病。主要表现为肩关节疼痛及关节僵直。疼痛可为阵发性或持续性；活动与休息均可出现，严重者一触即痛，甚至半夜会痛醒。部分患者疼痛可向颈、耳、前臂或手放射，肩部可有压痛。临床分为风寒型、瘀滞型、虚损型等类型。治疗时宜益气养血，舒筋通络。本病的防治偏方秘方如下。

薏苡仁苍术汤

薏苡仁、苍术、羌活、独活、麻黄、当归、川芎、生姜、甘草各10克，乌头5克，桂枝6克。水煎取药汁。每日1剂，分次服用。除湿通络，祛风散寒。适用于肩关节酸痛或有肿胀、痛有定处、手臂肩关节沉重、活动不便、肌肤麻木不仁、苔白腻、脉濡缓。

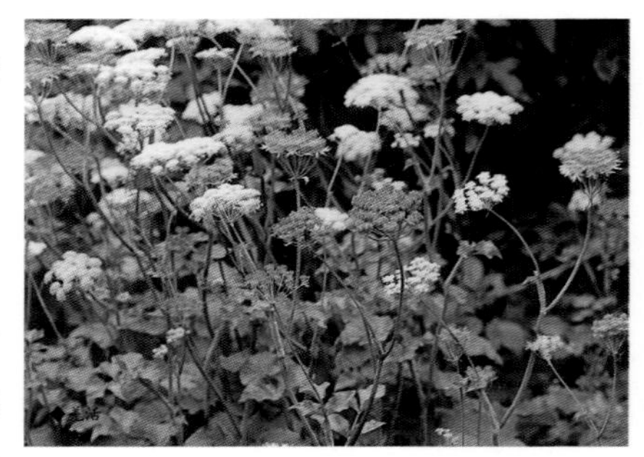

蠲痹汤

羌活、独活、秦艽、甘草、乳香、木香、桑枝、海风藤各10克，当归、川芎各15克，桂心1克。水煎取药汁。每日1剂，分次服用。益气和营，祛风胜湿。适用于肩周炎。

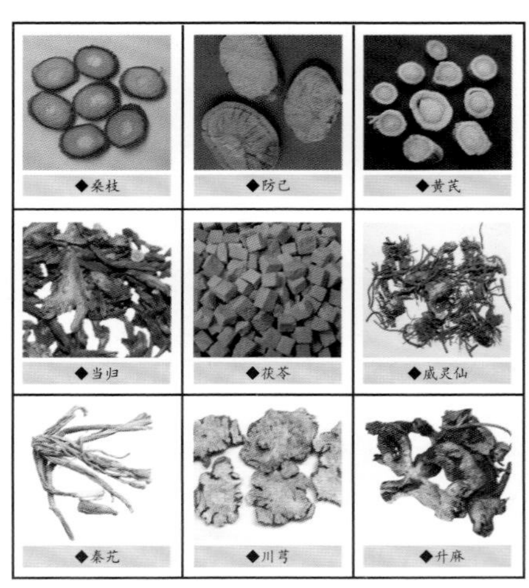

桑枝防己汤

桑枝15克，防己6克，黄芪12克，当归、茯苓、威灵仙、秦艽各9克，川芎4.5克，升麻3克。水煎取药汁。每日1剂，分次服用。祛风除湿。适用于肩周炎。

三痹汤

独活、秦艽、防风、当归、炙甘草、川芎各10克，细辛5克，白芍、熟地黄、杜仲各15克，党参、黄芪各20克，茯苓、川续断、牛膝各12克，桂心1克。水煎取药汁。每日1剂，分次服用。补益气血，滋补肝肾，祛风散寒，除湿止痛。适用于风寒型肩周炎。

桂枝芍药知母汤

桂枝、芍药、知母、防风、白术各9克，制附子8克，麻黄、炙甘草各6克，生姜3片。水煎取药汁。每日1剂，分次服用。祛风湿，清热毒，止痹痛。适用于风寒湿痹型肩周炎。

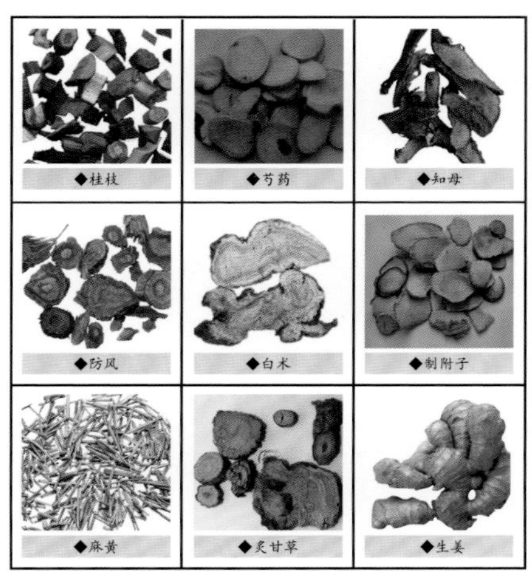

◆桂枝 ◆芍药 ◆知母 ◆防风 ◆白术 ◆制附子 ◆麻黄 ◆炙甘草 ◆生姜

舒筋养血汤

当归、生地黄、熟地黄各12克，鸡血藤、赤芍、白芍、炙甘草、威灵仙各10克，桂枝、蜈蚣、橘络各6克，黄芪15克，细辛1克。水煎取药汁。每日1剂，分次服用。益气养血，活血通络，祛风止痛。适用于肩周炎。

黄芪五物汤

黄芪20克，白芍、当归、牛膝各15克，桂枝、甘草各6克，乳香、没药、羌活各10克，薏苡仁30克。水煎取药汁。每日1剂，分次服用。调和营卫气血，活血通络止痛。适用于损伤型肩周炎，症见肩关节疼痛剧烈、有针刺样痛感、手臂活动时疼痛加重，同时关节屈伸不利、苔薄白、脉细涩。

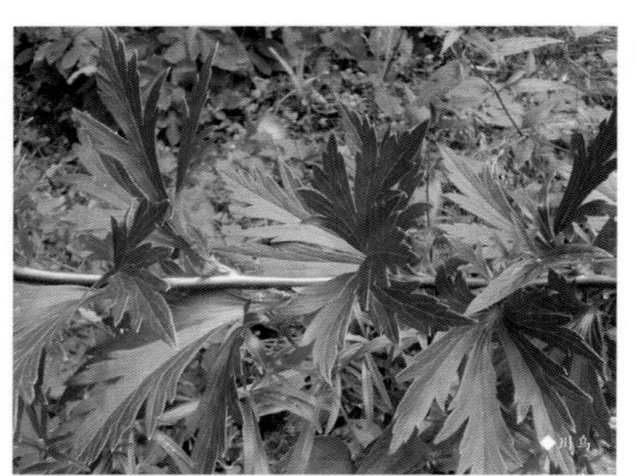

◆川乌

乌头汤

川乌5克，麻黄6克，黄芪15克，芍药、甘草各10克。水煎取药汁。每日1剂，分次服用。温经散寒，祛风除湿。适用于风寒型肩周炎，症见肩关节疼痛较剧，痛有定处，得热痛减、遇寒痛增，关节屈伸不利，肩关节不红，苔薄白，脉弦紧。

肩凝汤

羌活、威灵仙、姜黄、桂枝、桑枝、当归、延胡索各10克，黄芪25克，生地黄、鸡血藤各15克，蜈蚣1条（焙研），薏苡仁20克，甘草5克。上药（蜈蚣除外）加水500毫升浸泡半小时，煎取250毫升；再加水350毫升，煎取150毫升，两煎所得药液混合。分2次早、晚饭后服；蜈蚣留头足，瓦片上加醋焙黄，研为细末，药液冲服，每日1剂，7日为1个疗程，一般连续治疗3～4个疗程。祛风除湿，益气散寒，活血通痹。适用于肩周炎。

加味舒筋汤

当归、木瓜各12克，白术、桂枝、赤芍、莪术各10克，羌活、沉香、甘草各6克，海桐皮30克。水煎取药汁。每日1剂，分2次服用。祛风除湿，温经通络，活血止痛。适用于肩周炎。

防风当归汤

防风、当归、杏仁、茯苓、秦艽、葛根各9克，桂枝、羌活各6克，黄芩、甘草各3克。水煎取药汁。每日1剂，分次服用。祛风通络，散寒利湿。适用于痛点不明显的肩周炎。

归姜舒筋饮

当归10克，姜黄、羌活各6克，赤芍、白术各12克，甘草3克。上药水煎2次，每煎取汁250毫升，两煎所得取汁混合。代茶饮用，每日1剂。舒筋散寒，祛湿止痛。适用于风湿痹痛、寒邪伤筋及肩周炎等。

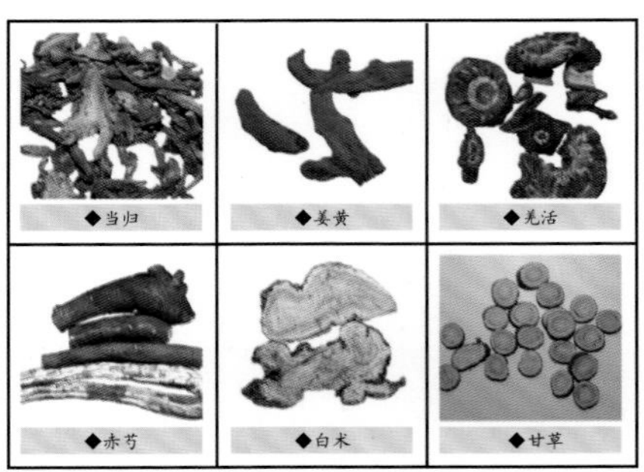
◆当归 ◆姜黄 ◆羌活 ◆赤芍 ◆白术 ◆甘草

辛芥桂枝汤

细辛、姜黄各10克，桂枝、甘草各6克，白芥子12克，白芍30克，蜈蚣3条，茯苓20克。水煎取药汁。每日1剂，分2次服用，10日为1个疗程。温经散寒，活血舒筋，化痰通络。适用于肩周炎。

蠲痹解凝汤

羌活、防风、赤芍、姜黄、生姜各6克，当归9克，甘草3克。水煎取药汁。每日1剂，分次服用。益气和营，祛风除湿。适用于风寒湿痹型肩周炎，症见肩部项痛、项背拘急等。

苍术石膏知母汤

苍术、赤芍各6克，生石膏、鸭跖草各60克，知母、防己、羌活、独活、生甘草各9克，西河柳15克。水煎取药汁。每日1剂，分2次服用。祛风湿，清内热。适用于肩周炎，症见肩膀局部红肿热痛。

独活寄生饮

独活、桑寄生各10克。将独活、桑寄生洗净，用水煎煮，取汁200毫升。代茶饮用，每日1剂。祛风除湿，补益肝肾。适用于肩周炎，兼治风寒湿痹、腰背酸软疼痛、肢节屈伸不利，或关节麻木冷痛、畏寒喜温等症。风湿热痹、风湿痛偏于热者不宜服用。

秦艽饮

秦艽10克，炙甘草3克。将秦艽、炙甘草洗净，用水煎煮，取汁200毫升。代茶饮用，每日1剂。祛风湿，止痹痛，清湿热。适用于肩周炎及风湿痹痛、关节拘挛等。

薏苡仁当归饮

薏苡仁20克，当归15克，乌药、苍术各10克，生姜、甘草各6克，麻黄、桂枝各3克。上药水煎2次，每煎取汁250毫升，两煎所得药汁混合。代茶饮用，每日1剂。燥湿活络，疏风散寒。适用于风寒湿阻型肩周炎。

补骨脂饮

炒补骨脂10克。将炒补骨脂放入茶杯内，冲入开水，加盖闷泡20分钟。代茶饮用，频频冲服，连服15～30日。补肾助阳。适用于虚寒性腰背疼痛及肩周炎。湿热性痹痛者不宜服用。

红花木瓜饮

红花15克，木瓜、桑寄生各30克。上药放入盛有开水的保温瓶内，浸泡20分钟。取汁代茶饮用，每日1剂，分服，连服15～30日。活血通络，祛瘀止痛。适用于肩周炎、腰背劳损疼痛。

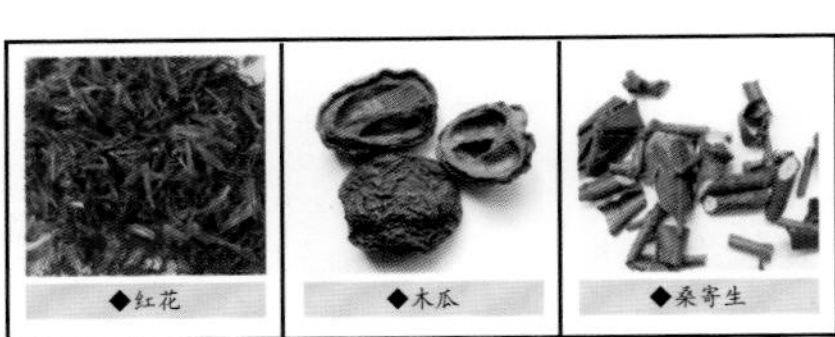

◆红花　◆木瓜　◆桑寄生

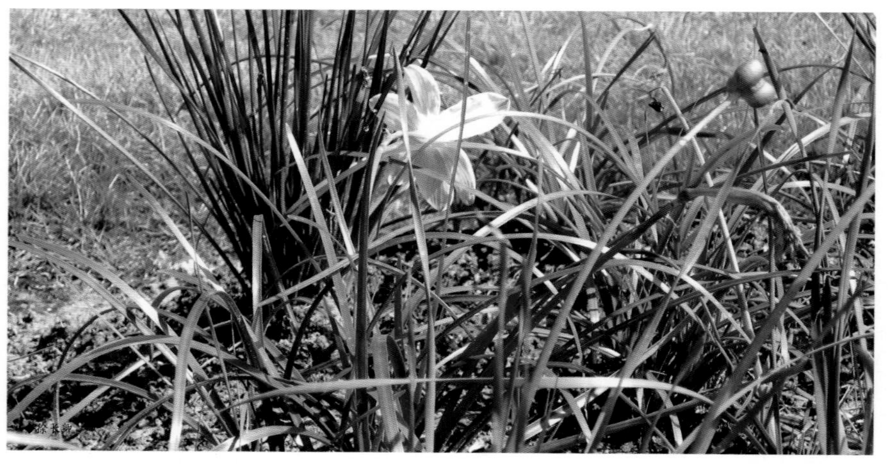

当归止痛汤

当归、茵陈、黄芩各9克，葛根、苍术、白术、知母、猪苓、泽泻各6克，羌活、升麻、甘草、人参各3克，防风4.5克，苦参1.5克。水煎取药汁。每日1剂，分次服用。祛风燥湿，和血止痛。适用于肩周炎。

徐长卿饮

徐长卿10克，炙甘草3克。将徐长卿、炙甘草洗净，用水煎煮，取汁200毫升。代茶饮用，每日1剂。祛风通络，止痛。适用于风湿痹痛、肩周炎等。

伸筋草鸡血藤饮

伸筋草20克，鸡血藤15克。上药研为粗末，放入保温杯中，冲入沸水，加盖闷30分钟。代茶饮用，每日1剂。活血除湿，舒筋活络。适用于寒湿型肩周炎。

葱姜花椒饮

大葱、生姜各15克，花椒3克，红糖20克。将大葱、生姜、花椒捣烂，与红糖一同放入保温杯中，冲入沸水，等候至适宜的饮用温度。代茶饮用，每日1剂。除湿止痛。适用于风湿寒邪所致痹痛及肩周炎；风热痹痛者不宜服用。

木瓜苍术饮

木瓜25克，苍术15克，当归、薏苡仁各50克。上药水煎2次，每煎取汁250毫升，两煎所得药汁混合。代茶饮用，每日1剂。舒筋活络，燥湿止痛。适用于风湿痹痛、关节不利及肩周炎。

独活饮

独活20克。将独活研为粗末，放入杯中，用沸水冲泡。代茶饮用，每日1剂。祛风，除湿，止痛。适用于风湿痹痛、肩周炎。

土鳖饮

土鳖虫4个。将土鳖虫洗净焙干，研成细末，放入茶杯内冲入开水闷泡10分钟。代茶饮用，每日1剂，连服15～20日。破瘀活血，通络止痛。适用于瘀血性腰背疼痛、肩周炎。

桑枝饮

鲜嫩桑枝适量。将桑枝研为粗末，放入茶壶中，用沸水冲泡。代茶饮用，每日1剂。通络利节，祛风除湿。适用于风湿型肩周炎。

附子苍术饮

制附子5克，苍术10克。上药研为粗末，放入保温杯中，用沸水冲泡，加盖闷30分钟。代茶饮用，每日1剂。温中散寒，通窍止痛，祛风除湿。适用于寒湿型腰背痛、肩周炎。

仙灵木瓜饮

淫羊藿15克，川木瓜12克，甘草9克。上药研为粗末，放入保温杯中，冲入沸水浸泡。代茶饮用，每日1剂。舒筋活络，祛风除湿，止痛。适用于筋节挛缩、风湿疼痛及肩周炎。

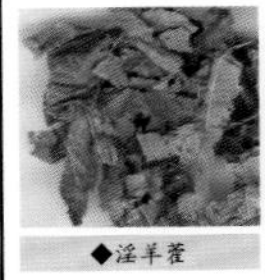
◆淫羊藿

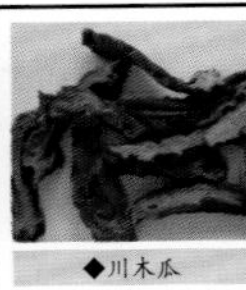
◆川木瓜

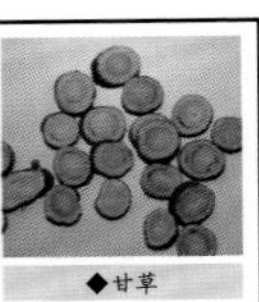
◆甘草

养生知识

肩周炎锻炼小技巧

轻度关节炎患者有针对性地做一些肩部关节活动，可以治愈肩周炎。肩部活动幅度宜大，每次持续时间在10分钟以上。譬如，可以转肩画圈，以患肩为中心，由里向外做画圈运动；做后伸下蹲运动，人背向站于桌前，双手后扶于桌边，反复做下蹲动作，以加强肩关节的后伸活动；做展臂运动，人上肢自然下垂，双臂伸直，手心向下缓缓外展，向上用力抬起，到最大限度后停上2分钟，再重复进行。

足跟痛

足跟痛是一种常见病，以一侧或两侧足跟肿胀、麻木疼痛、局部压痛、行走困难为特征。本病多因跟腱周围炎、跟骨滑囊炎、跟骨骨刺等引起，发病多与慢性劳损有关。中医认为，肝主筋、肾主骨，肝肾亏虚，筋骨失去濡养，加之风寒湿邪或慢性劳损的影响，足跟遂痛。治疗本病宜祛风除湿、温经散寒、软坚消肿、活血镇痛。本病的防治偏方秘方如下。

大黄独活液

大黄、黄柏、威灵仙、独活、牛膝、透骨草各30克，芒硝5克，陈醋250毫升。前6味药物用纱布包好，加冷水3000毫升，沸煮半小时，取出药包，把药液倒入盆内，加入芒硝、陈醋，搅匀即成。以药汁熏洗患处，每次洗1小时，药液温度下降后可再上火加温，每日1～2次。活血祛瘀，软坚散结，除湿通络。适用于各种足跟痛症。

大黄川芎膏

生大黄、川芎、姜黄、白蒺藜、栀子、红花、桃仁各50克，郁金、炮穿山甲、全蝎、生牡蛎各30克，冰片15克，陈醋适量。上药共研细末，过100目筛，装瓶密封备用。用时，取药末40克，以陈醋调成糊状，外敷痛处，再用敷料固定。舒筋活血，软结散结。适用于足跟骨刺引起的足跟痛。

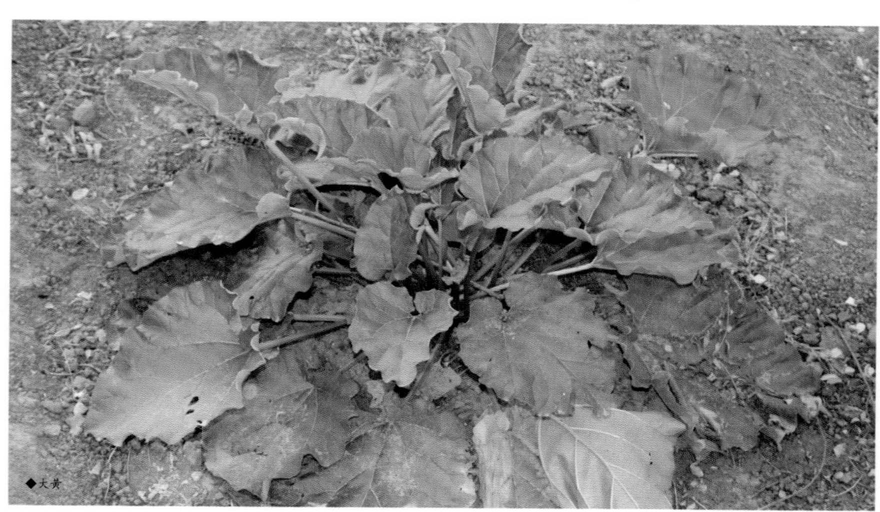

◆大黄

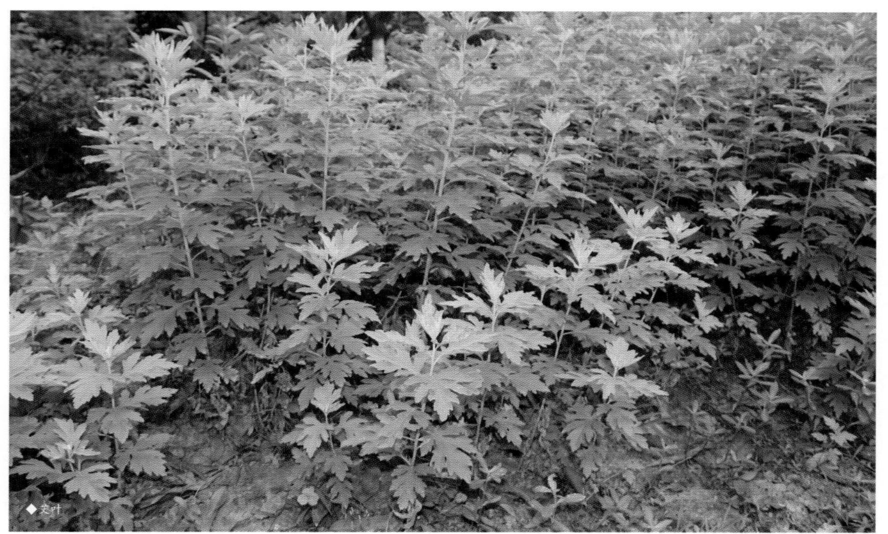
◆艾叶

艾叶冰片液

艾叶、炙草乌、川牛膝、川柏、炙川乌、三棱、莪术、威灵仙各20克，透骨草、海桐皮各30克，红花、肉桂、冰片各15克。上药（除冰片外）加水浸泡半小时，再加水适量上火煎煮，煮沸后再煮15～20分钟，去渣留汤，加入冰片搅匀，即成。趁药液热烫，将患足置于盆上熏蒸，待药汤降温适于浴足时，泡脚半小时以上，每日1次，每剂用2次，10次为1个疗程。活血破瘀，温经除湿。适用于各种足跟痛。

熟地山药汤

熟地黄、桑寄生、山茱萸、木瓜各12克，山药、白芍各25克，牛膝9克，甘草10克。水煎取药汁。每日1剂，分次服用，15日为1个疗程。补益肝肾，强筋健骨。适用于肝肾虚损所致的足跟痛。

养生知识

老年人如何预防足跟痛

老年人预防足跟痛，应注意饮食起居的各个方面，选穿宽松、合适的鞋子；鞋内加软垫，减少鞋子对足底的摩擦。坚持足部锻炼，如慢走、快走等，增强肌肉、韧带的力量及弹性。注意劳逸结合，站立行走时间不要太长。晚上睡觉前，用温水泡脚，每晚用温水泡脚，促进局部血液循环。

骨质疏松症

骨质疏松症是由多种原因导致的骨密度和骨质量下降，骨微结构破坏，造成骨脆性增加，从而容易发生骨折的全身性骨病。

疼痛是骨质疏松症的最主要表现。患者往往出现腰背酸痛或周身酸痛，身体负重时疼痛加重，严重时翻身、起坐及行走均有困难。骨质疏松病情加剧后，人体脊柱会变形，身高缩短，出现驼背，进而影响心肺功能。另外，骨质疏松后，骨折现象大幅增长。一些上了年纪的人，摔了一跤后便出现了骨折，这多与骨质疏松有关。

医学上，骨质疏松症分为原发性和继发性两大类。原发性骨质疏松症又可分为3种，即绝经后骨质疏松症、老年性骨质疏松症和特发性骨质疏松。妇女绝经的5～10年间，要特别注意养骨，因为这段时间是绝经后骨质疏松症的高发期。老年性骨质疏松症一般指老人70岁后发生的骨质疏松，特发性骨质疏松则主要发生在青少年，至今，医学界还未完全弄清病因。

中医也对骨质疏松症有所研究，认为该病可划分为3种类型：一是肝肾亏虚型，症见头晕目眩、耳鸣口干、少寐健忘、体疲乏力、腰膝酸软、佝偻、步履艰难、舌红苔少、脉沉细；二是脾肾阳虚型，症见神疲体倦、面色不华、肢冷畏寒、腰背酸痛、便溏、舌淡苔薄白、脉沉细；三是气滞血瘀型，症见骨痛、腰酸背疼、胁肋胀闷，亦可见四肢关节畸形、舌色暗红、舌苔白腻、脉沉弦。中医认为，治疗骨质疏松宜补肾补脾、固精益气。本病的防治偏方秘方如下。

壮肾补骨方

杜仲、补骨脂各20克，枸杞子、地黄各15克，女贞子、菟丝子、茯苓、当归、龟甲、川续断、鹿角胶（另冲）各10克，黄芪、川芎、牛膝各6克，大枣6枚。水煎取药汁。每日1剂，连服10个月。补肝肾，壮筋骨，益脾气，固精气。适用于骨质疏松。

二仙肾气汤

仙茅、淫羊藿、山药、泽泻、山茱萸、茯苓、牡丹皮、当归、川芎各10克，熟地黄15克，肉桂3克，附片、青皮、陈皮各5克。水煎取药汁。每日1剂，20日为1个疗程。温补肾阳。适用于骨质疏松、肾虚腰背痛。

◆牡丹皮

骨痿灵

熟地黄、龟甲、赤芍、茯苓、黄芪各15克，山茱萸仁、当归、杜仲、川芎、地龙、香附、泽泻、柴胡各10克，鹿茸、虎骨、肉桂各6克，牛膝20克。鹿茸、虎骨制成细末，将龟甲重煎后，再放入其他药物同煎，至药液500毫升时即可冲服鹿茸、虎骨面。每日1剂，分次服用，20日为1个疗程。补肾阴肾阳，荣肝健脾。适用于肝肾亏虚型骨质疏松。

山药枸杞甲鱼汤

山药10～15克，枸杞子5～10克，甲鱼1只（300～500克），姜片、盐、料酒各少许。甲鱼放入热水中宰杀，剖开洗净，去内脏，然后与枸杞子、山药一起炖熟，加入姜、盐、酒各少许调味，即成。佐餐食用。滋阴补肾，益气健脾。适用于阴虚偏胜型骨质疏松症。

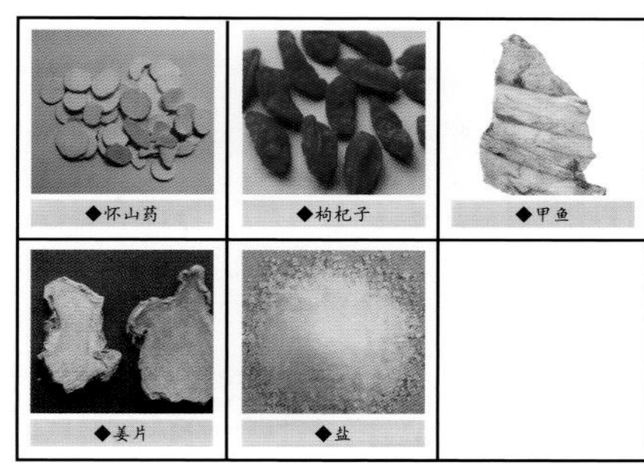
◆怀山药 ◆枸杞子 ◆甲鱼 ◆姜片 ◆盐

身痛逐瘀汤

秦艽、羌活、香附各3克，川芎、甘草、没药、五灵脂（炒）、地龙各6克，桃仁、红花、当归、牛膝各9克。水煎取药汁。每日1剂，分服；服食期间忌食生冷油腻的食物，孕妇忌服。活血行气，通络止痛。适用于气滞血瘀型骨质疏松症。

护骨合剂

熟地黄25克，山茱萸、何首乌、枸杞子、淫羊藿、覆盆子各15克，龟甲、杜仲、巴戟天、紫河车各10克，山药、茯苓各20克。水煎取药汁。每日50毫升，分2次口服，1个月为1个疗程，连服3个月。补肾益精，养血滋阴，壮骨强筋。适用于绝经后妇女之原发性骨质疏松。

复方海螵蛸粉

海螵蛸300克，紫河车1个，鳖鱼肝200克。将海螵蛸从乌贼鱼中取出，洗净晾晒，除去腥味，然后研成细粉；将胎盘去除羊膜及脐带，用清水漂洗几次，然后入沸水锅中略煮，捞出烘干，研成细末；鳖鱼肝洗净，切片，晒干（或烘干），研成细粉；3种粉末充分混合，瓶装，密封，放入冰箱冷藏保存。

每日2次，每次10克，温开水送服。补肾益精，壮骨强身。适用于各类骨质疏松症。

参苓白术散

莲子肉（去皮）500克，薏苡仁、缩砂仁、桔梗（炒至深黄色）各50克，白扁豆（姜汁浸，去皮，微炒）75克，白茯苓、人参、甘草（炒）、白术、山药各100克，大枣若干。将上述各药（大枣除外）研为细末，备用。每次服6克，大枣煎汤送服。益肾健脾。适用于脾肾阳虚型骨质疏松症。

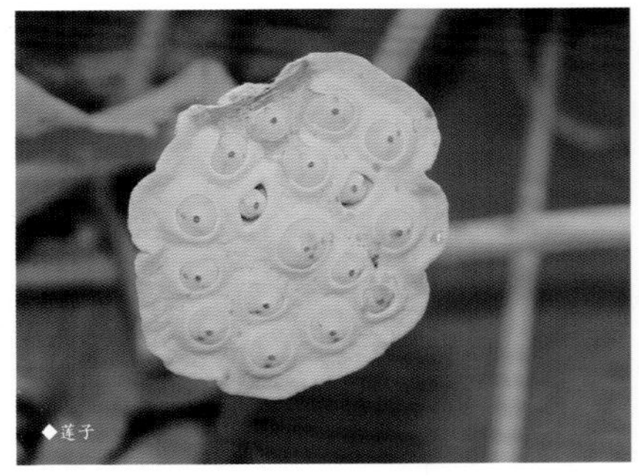
◆莲子

芝麻核桃粉

核桃仁、黑芝麻各250克，红糖50克。将黑芝麻入锅，炒出香味，趁热与核桃仁共研细末，加入红糖，充分拌和均匀，瓶装备用。温开水调服，每日2次，每次25克。补肾滋阴，益气强精。适用于肾阴虚型骨质疏松症。

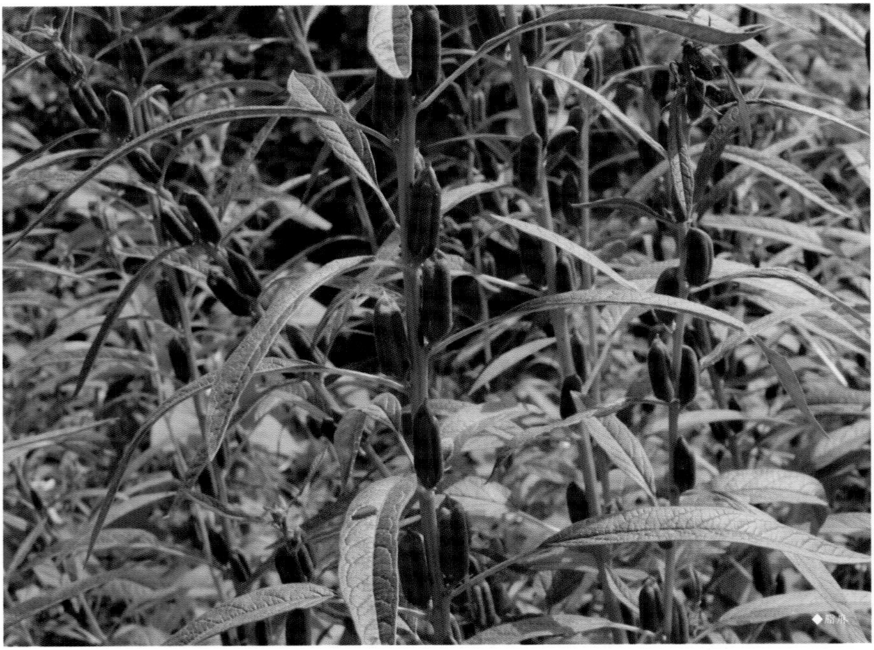

◆脂麻

黄豆猪骨汤

鲜猪骨250克，黄豆100克。黄豆提前用水泡6～8小时；将鲜猪骨洗净，切断，置水中烧开，去除血污；然后将猪骨放入沙锅内，加生姜20克，黄酒200毫升，盐适量，加水1000毫升，煮沸后用小火煮至骨烂，放入黄豆继续煮至豆烂，即可食用。每日1次，每次200毫升，每周1剂。补骨壮骨。适用于骨质疏松症。

龟甲鳖甲粉

龟甲、鳖甲各150克。将龟甲、鳖甲烤炒后用醋淬，共研成细末，瓶装备用。温开水送服，每日2次，每次3克。滋阴潜阳，补肾健骨。适用于肾阴虚型骨质疏松症。

核桃粉牛奶

核桃仁20克，蜂蜜20毫升，牛奶250毫升。核桃仁洗净，晒干（或烘干）后研成粗末，备用；牛奶倒入沙锅中，用小火煮沸，调入核桃粉，再煮沸后停火，加入蜂蜜，搅匀即成。早餐时食用。补肾壮骨。适用于肾阳虚型骨质疏松症。

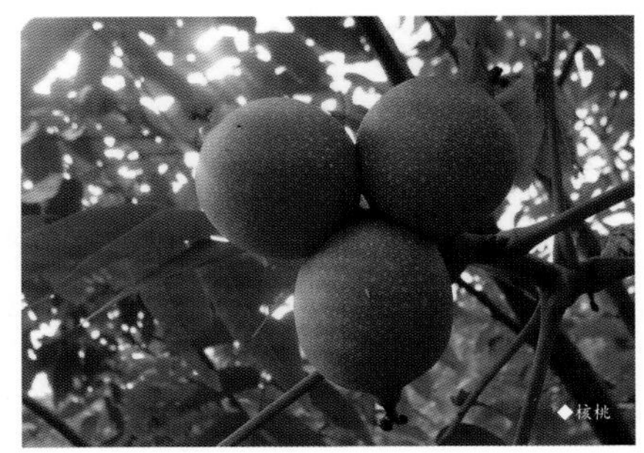
◆核桃

养生知识

骨质疏松患者要动起来

患有骨质疏松症的人应经常运动，进行力量训练、有氧运动、柔韧性训练。

力量训练不妨靠器械来完成，如哑铃等，以此来增强上臂和脊柱的力量，同时还能减缓骨质疏松的进展。有氧运动可以锻炼下肢及脊柱下部的骨骼，减少骨骼中矿物质成分的流失。散步、跳舞、爬楼梯、游泳以及园艺劳动等，就是很不错的有氧训练。游泳运动更适合严重骨质疏松症患者。柔韧性训练能够增加关节韧性，提高身体的平衡能力，并防止肌肉损伤。柔韧性运动过程中，动作幅度不能太大，缓慢、温和地进行。

有些运动对骨质疏松症患者不太适合，如跳跃、跑步等冲击性强的运动，它们会增加脊柱和下肢末端的压力，使脆弱的骨骼易发生骨折。前后弯腰的运动如仰卧起坐、划船等，也最好不要做。

骨质增生

骨质增生是一种常见的骨质不同程度的增生性改变，又称退变性关节病、增生性关节炎、骨刺等。骨质增生的部位很多，包括颈椎、腰椎、膝盖骨、足跟骨等。部位不同，症状也有很大的差异，如腰椎骨质增生，腰椎及腰部软组织就会产生酸痛、胀痛、僵硬与疲乏之感，一旦影响到坐骨神经，剧烈疼痛就会向下肢放射；足根骨质增生时，就会脚底疼痛，早晨重，下午轻，起床下地第一步痛不可忍，有石硌、针刺的感觉，活动开后症状减轻。骨质增生分为原发性和继发性两种，一般多发生在中年以上，与年龄、慢性劳损、外伤、代谢、精神等多种因素相关。本病属于中医“骨痹”范畴。治疗时宜滋补肝肾、活血通络、除寒散寒。本病的防治偏方秘方如下。

骨金丹

炙马钱子、炙川乌、炙草乌各5克，威灵仙、川续断、桑寄生、赤芍各10克，乳香、没药各15克，茜草、丁公藤各20克。上药烘干研为末，炼蜜为丸，每丸重10克（马钱子沙炒，以黄褐色为度）。每次1丸，早、晚空腹服用，3个月为1个疗程。温经活络，祛温散寒。适用于寒湿型骨质增生。

威灵苁蓉汤

威灵仙、肉苁蓉、熟地黄、清风藤、丹参各15克。上药加水煎2次，混合所煎药汁。每日1剂，每日2次分服。补肾益精，祛风通络。适用于颈椎、腰椎、足跟等部位的骨质增生。

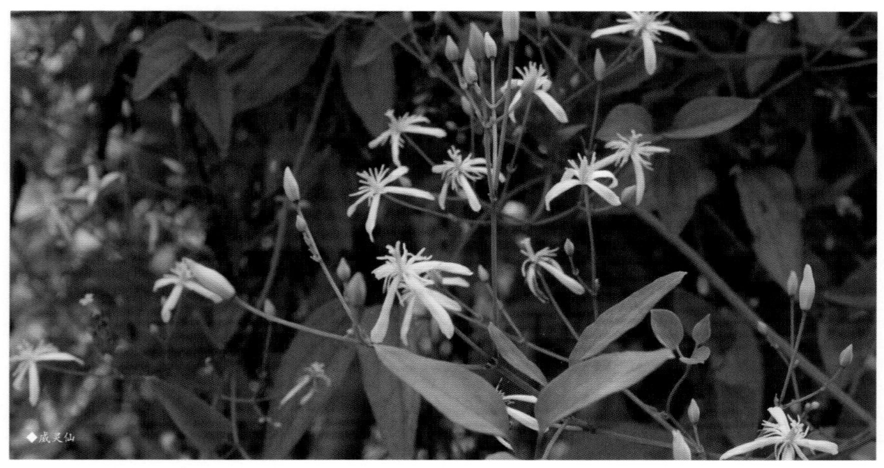
◆威灵仙

补肾克刺汤

淫羊藿、独活、木瓜、杜仲各15克，巴戟天、川芎、鹿胶（兑服）各10克，薏苡仁30克，续断、狗脊、黄芪各20克，当归12克，炙甘草3克。水、酒各半，煎取药汁。每日1剂，口服。补肾壮骨，祛风散寒，除湿通络。适用于腰椎骨质增生。

木瓜灵脾汤

淫羊藿、鹿衔草、鸡血藤各30克，骨碎补、木瓜各15克，熟地黄、当归、鳖甲、龟甲、甘草各10克，桂枝、细辛各5克。水煎取药汁。每日1剂，分2次温服。滋补肝肾，活血通络，软坚化瘀。适用于骨质增生。

威灵仙甲散

威灵仙60克，穿山甲、乌梢蛇、土鳖虫各30克，白花蛇2条，皂角刺、生川乌、生草乌、透骨草、细辛、川芎、茜草、生没药、生乳香各50克，冰片15克。上药共研极细末，用米醋（或黄酒）调成糊状，备用。将药糊敷于患处，隔日换药1次，7日为1个疗程。祛风湿，消骨鲠，通经络。适用于骨质增生。

益肾坚骨汤

黄芪、鸡血藤各30克，干地黄20克，骨碎补、狗脊、川续断、菟丝子、枸杞子、葛根、当归、白芍、川芎各12克，补骨脂15克。水煎取药汁。每日1剂，每日2次。益肾养血，和络止痛。适用于颈椎增生。

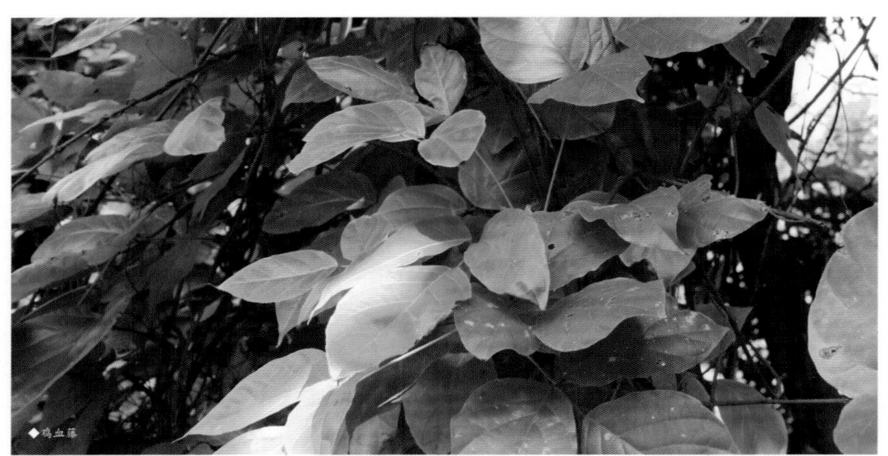
◆鸡血藤

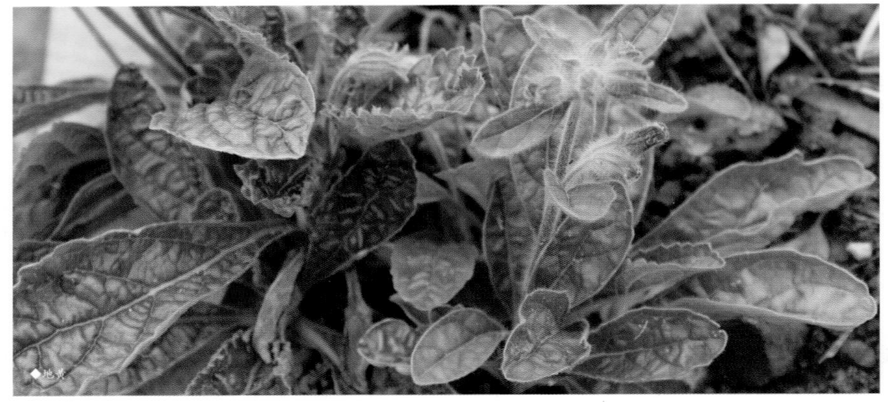
◆地黄

骨刺丸

熟地黄、骨碎补、炙马钱子、肉苁蓉、鸡血藤各60克，净乳香、旱三七、净没药、老川芎各30克。上药共研末，炼蜜为丸，每丸重6克。用温开水或黄酒送服，每日2次，每次1丸。补肝益肾，填精益髓，活血止痛。适用于肝肾不足引起的骨质增生。

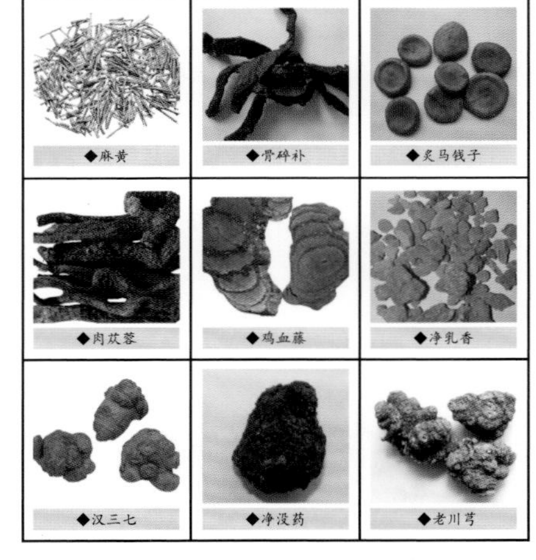
◆麻黄 ◆骨碎补 ◆炙马钱子 ◆肉苁蓉 ◆鸡血藤 ◆净乳香 ◆汉三七 ◆净没药 ◆老川芎

骨刺增生疼痛缓解方

杭白芍30～60克，制川乌、制草乌各12克，生甘草10克，野木瓜15克，威灵仙、黄精各30克。水煎取药汁。每日1剂。滋补肝肾，去邪止痛。适用于骨质增生，包括颈椎、腰椎、膝关节、足跟骨质增生等引起的疼痛、麻木等。

养生知识

预防骨质增生

长期剧烈的运动可使骨骼及周围软组织受力不均，负荷过重，导致骨质增生，因此人们进行体育锻炼时，一定要适量适度。中老年人防止膝关节骨质增生，可以每日做蹲起训练。训练前，先用双掌轻轻拍打膝盖四周，活动肌骨。然后身体直立，双手分别放于身体两侧，下蹲，起立时，双手可按住膝关节处借力。可连续做10～30次。

软组织损伤

软组织是指人体的皮肤、皮下组织、肌肉、肌腱、韧带、关节囊、滑膜囊、神经、血管等，具有保护人体脏器、支持身体运动等功能。软组织损伤是一种由于牵拉、挤压或长期超负荷工作引起骨组织损伤的疾病，是常见的骨科疾病的一种。典型症状为疼痛、肿胀、畸形、功能障碍。疼痛为局限性，咳嗽、深呼吸都可导致疼痛加剧。肿胀是由软组织内出血或炎性反应所致。软组织损伤严重时，会影响到人体行走等肢体和活动障碍。另外，根据损伤的严重情况，伤口和创面会有出血现象。

软组织损伤属于中医“跌打损伤”范畴。中医治疗这种病有许多经验并总结了许多方法，原则为活血散瘀，行气止痛，消肿。本病的防治偏方秘方如下。

消瘀止痛膏

生川乌、生栀子、赤芍各1000克，紫荆皮、川续断、生南星、泽兰、白芷各500克。上药共研细末，过45目筛，与凡士林、蜂蜜混合调成膏状，三者的比例约为2：1：4.5，储藏备用；制膏时，需先把凡士林、蜂蜜加热。取少许药膏摊纱布上，然后敷患处，再用绷带固定；切记，皮肤破损者勿直接敷用。消肿止痛。适用于软组织损伤。

栀黄酒

栀子60克，大黄、没药、乳香、一枝蒿各30克，樟脑饼7克。上药共研成细末，放入容器内，加白酒适量（以淹没药物为度），密封浸泡14日。取药外敷患处，敷药范围与疼痛面积大小相应，然后用敷料盖上，再用胶布固定。消肿止痛。适用于软组织损伤。

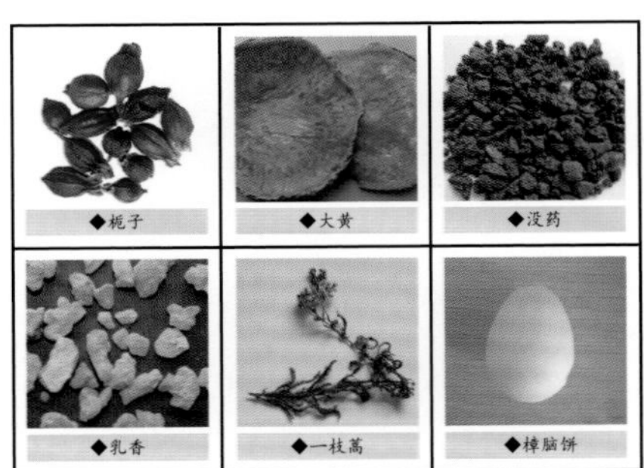
◆栀子 ◆大黄 ◆没药 ◆乳香 ◆一枝蒿 ◆樟脑饼

三六九软膏

乳香、莪术、三棱、木香、没药、延胡索各250克，丁香、羌活、甘松、当归、山柰各200克，生川乌、生草乌、地鳖虫、红花各300克，血竭400克，煅自然铜500克，冰片100克。上

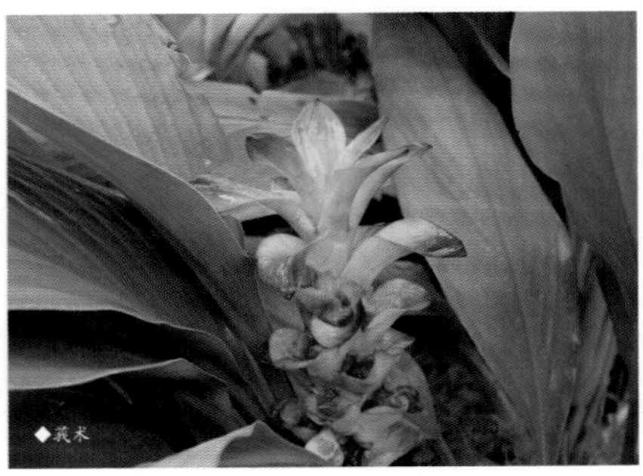
◆莪术

药（冰生除外）全部晒（烘）干，碾成粉末，拌入冰片细末，和匀后用凡士林调成糊状，装入药罐内备用。视伤痛部位面积大小，将软膏均匀地摊在纱布上，软膏表面再撒些冰片粉，然后敷于患处，每2～3日换药1次，直到病愈。活血化瘀，行气止痛。适用于软组织损伤。

少林跌打煎

羌活、桂枝、枳壳、川芎、当归各10克，苏木、泽兰各15克，防风、荆芥末、干姜各5克。上药加水煎2次，混合所煎得的药汁。每日1剂，口服。活血化瘀，散寒止痛。适用于跌打损伤。

土鳖川芎膏

雄土鳖、川芎各12克，胆南星、血竭、红花、防风、白芷、升麻各15克，没药24克，马钱子（微炒）9个，龙骨、羌活、螃蟹壳、当归、菖蒲各9克，净乳香30克。上药共研极细末，装瓶备用。治疗伤患处时，将药末与适量的凡士林调成软膏，然后将软膏摊在纱布上，敷于软组织损伤处；药量大小视软组织损伤面积而定，用药厚度为0.2～0.3厘米，每3日换药1次。软坚散结。适用于软组织损伤。

活血止痛膏

红花、赤芍、栀子、白芷、乳香、没药、桃仁各15克，大黄30克。上药共研极细末，用酒调匀成糊状，备用。外敷患处，连敷3～4日，再换药1次。散瘀止痛，活血通经。适用于软组织损伤。

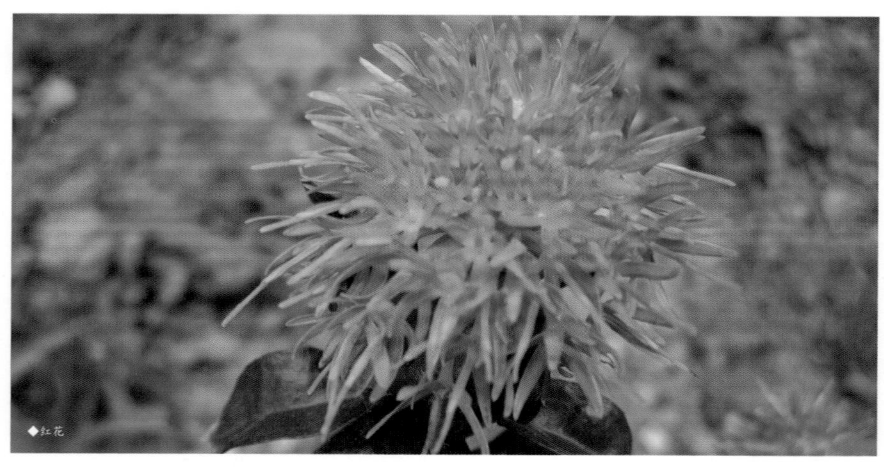
◆红花

生栀子石膏

生栀子10克，生石膏30克，红花12克，桃仁9克，土鳖虫6克。上药焙干，共研细末，装瓶备用。用时，先将药末浸入75%的乙醇中1小时，再加入适量的蓖麻油调成糊状。药糊摊于纱布上，直接敷患处，用绷带固定，隔1日换药1次。止血消肿。适用于软组织损伤。

大黄姜

生大黄、姜黄、生栀子、土鳖虫各150克，生川乌、生半夏、生草乌、生天南星各100克，三七、没药、乳香、青陈皮各50克。上药共研极细末，装入瓶内备用。视伤患部位大小，取适量药末以白酒调糊状，敷患处即可，每日3～4次。祛瘀止血。适用于软组织损伤。

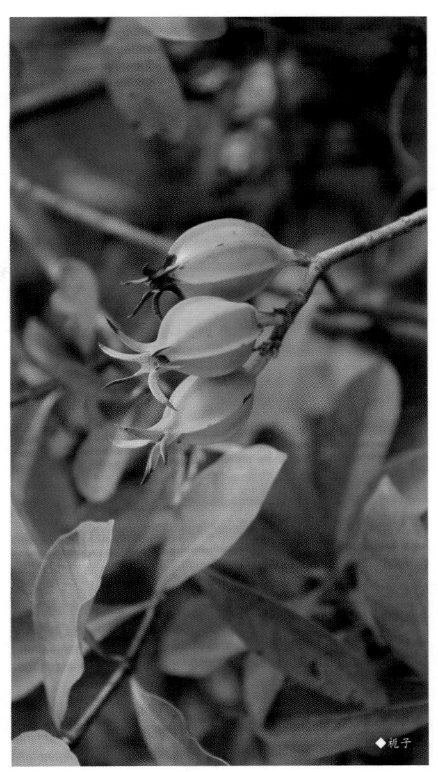
◆栀子

养生知识

软组织损伤的护理要点

许多人在软组织受伤后立刻进行按摩，试图以此来缓解疼痛。这样做是非常不专业的，容易导致受伤部位肿胀，加重病情。软组织受伤后24～48小时，冷敷非常重要，可控制出血和渗出，减轻肿胀、疼痛等症状；中后期可采用按摩、活血药物等方法进行治疗，结合功能锻炼，促进组织修复。

另外，在伤病期间，患者应保持皮肤干燥，防止发生化脓性感染；尽量防止蚊子、昆虫等叮咬，防止感染。有瘙痒性皮肤病者则尽可能不要搔抓，不可任意挤压排脓，以免炎症扩散。

腰肌劳损

腰肌劳损是指腰骶部肌肉、筋膜等软组织慢性损伤，医学界又称“功能性腰痛”或“腰背肌筋膜炎”等。在慢性腰痛病中，本病占的比例最大。病起因多数是由于搬抬重物用力过猛，或姿势不当，弯腰或保持某种姿势时间太长，使腰肌筋膜充血、痉挛。急性发病时，疼痛剧烈，脊柱僵直，动作缓慢，甚至连咳嗽、大笑也会导致腰部剧痛，肢体活动严重受限。

从中医的角度看，腰肌劳损属于中医“痹证”“腰痛”等范畴。王肯堂在《证治准绳》中曰：“腰痛有风、有湿、有寒、有热、有挫闪、有瘀血、有气滞、有痰积，皆标也，肾虚其本也。”这就是说腰肌劳损根本是肾虚，加上风、寒、湿等邪毒影响，于是病发。所以，治疗本病应当标本兼治，在散寒除湿、通络止痛、活血化瘀的同时，兼补益脾肾。本病的防治偏方秘方如上。

二乌通痹汤

川乌（制）、草乌（制）、独活各10克，黄芪20克，牛膝、桃仁、红花、威灵仙、杜仲、桑寄生各15克。上药水煎取药汁，药渣备用。每日1剂，口服药汁，将药渣用布包起来，外敷腰部15～20分钟，30日为1个疗程。补益肝肾，益气活血，祛风除湿，散寒止痛。适用于腰肌劳损。

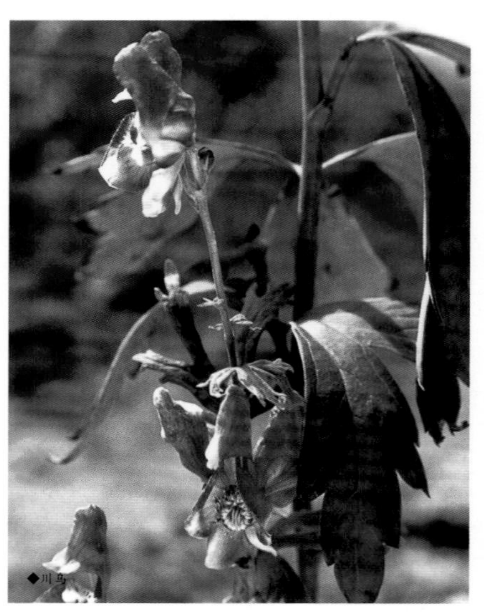
◆川乌

伤筋散

芫花根、草乌、威灵仙、穿山甲、川乌、樟脑各50克，生姜150克。将前5味药研成细末，过100目筛；再将樟脑研细末，两药末混匀，备用。捣碎30克生姜，与50克药末和匀，敷在痛点上，上面盖一层纱布，用胶布固定，再在药上敷以热水袋；48小时后取下，按摩局部皮肤；间隔6小时，按照前面所述的方法再重复敷药，10日为1个疗程，休息3日可进行第2个疗程。行气散结，通络止痛。适用于腰肌劳损。

腰肌劳损方

红花、川乌各20克，草乌15克，白花蛇60克，牛膝50克，当归、甘草、鸡血藤各30克，乌梅10克，冰糖100克，白酒1000毫升。上药共研粗末，倒入白酒中，每日摇晃2～3次，5日后滤取清液即可。每日口服3次，每次10～20毫升；同时取适量药酒外擦疼痛部位；每日3次，15日为1个疗程；1个疗程未愈者，可休息3～5日，开始第2个疗程（不善饮酒者，可单独外擦）。祛风除湿，活血化瘀。适用于风寒湿型腰肌劳损。

党参黄芪汤

党参、当归、黄芪各31克，川续断18克，杜仲24克，延胡索、牛膝各15克。水煎取药汁。每日1剂，水煎服。补肾益精，补气活血。适用于腰肌劳损。

加减身痛逐瘀汤

桃仁、红花、香附、秦艽、当归尾各10克，牛膝15克，五灵脂、川芎各9克，地龙12克，没药、羌活各6克，甘草3克。水煎取药汁。每日1剂，早、晚各服1次。活血化瘀，通络止痛。适用于慢性腰肌劳损。

黄芪鹿角霜白术汤

黄芪40克，鹿角霜、白术各20克，当归、骨碎补、螃蟹、枸杞子各10克，土鳖虫、没药各6克，生麦芽15克。上药水煎，取药汁，药渣备用。药汁每日1剂，分2次服用；将药渣趁热敷腰部；10日为1个疗程。益气通督，破瘀壮筋。适用于腰肌劳损、肝肾亏虚。

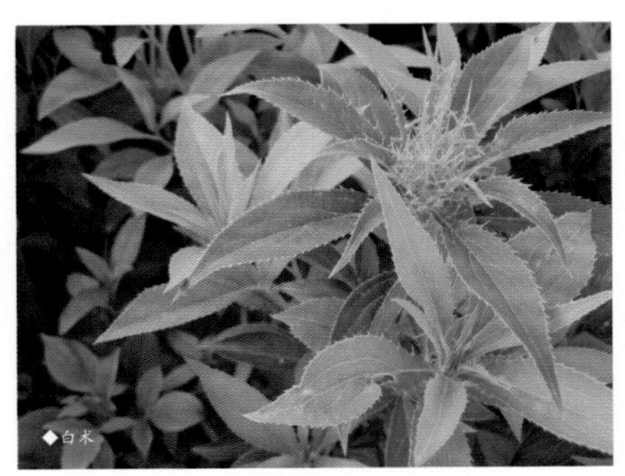
◆白术

阳和汤

熟地黄30克，鹿角胶（另烊）20克，炮姜炭10克，白芥子8克，肉桂3克，生甘草、生麻黄各6克。水煎取汁。每日1剂，分次服用，7日为1个疗程。温经散寒，益气活血。适用于慢性腰肌劳损。

延胡索杜仲

延胡索15克，杜仲、徐长卿、安息香、卷柏、牛膝各10克，马钱子（有毒，慎用）6克，重楼8克。先将马钱子用麻油炸黄，研细末；其他药合研为细末，与马钱子混匀后过80目筛，装瓶备用。温开水冲服，每次3克，每日2次，12日为1个疗程。强腰通络，利湿消肿，行气止痛。适用于腰肌劳损。

威龙舒盘散

威灵仙、五爪龙、乳香、没药各60克，红花、博落回、活血丹、九龙藤、爬山虎、牛大力、千斤拔各50克，无名异40克。共研极细末，装瓶备用。上药为1个疗程的药量，用时取1/3药末，装2个布袋内缝好，放入锅内，锅中加水2000毫升，沸煮20分钟，待药温降至60℃～70℃，取出药袋敷两侧腰部，10分钟换药袋1次，保持药温；每日1次，药袋用2日再换药，6日为1个疗程。活血化瘀，除湿止痛。适用于腰肌劳损。

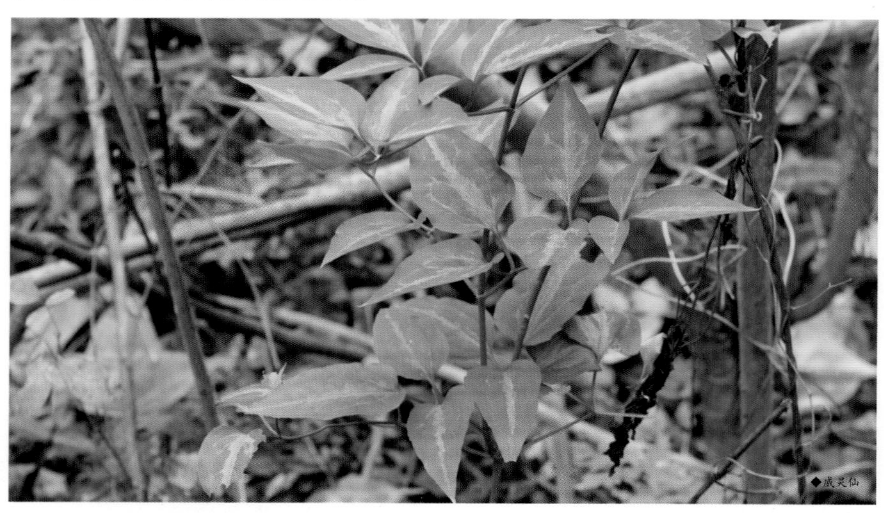
◆威灵仙

养生知识

几招小动作治腰肌劳损

为了加快腰肌劳损的康复，患者可做一些小动作来锻炼腰部。

方法一：空拳叩腰。患者采用端坐位，左手握空拳，在左侧腰部自上而下轻叩10分钟。叩击完，再用左手掌上下按摩或揉搓腰部5分钟。左侧做完，右侧进行同样的动作。每日2次。

方法二：按揉肾俞、腰俞、委中、阿是穴。每穴按揉2分钟。

方法三：转腰。双手叉腰，两腿分开，与肩同宽。腰部放松，前后左右旋转摇动，动作幅度由小渐大，旋转80～100次。

腰肌劳损锻炼切忌操之过急。

腰椎间盘突出症

脊柱是人体的中轴骨骼，有了它的支撑，人才能够直立行走，从事体力劳动。在脊柱的下端，生长着最大的椎骨，即腰椎。腰椎由5块椎骨组成，各椎骨之间由腰椎间盘连接。腰椎间盘结构分为三部分，即软骨板、纤维环、髓核。髓核是一种富有弹性的胶性物质，像橡皮筋一样，可受外部压力而改变其位置和形状。

人成年后，椎间盘发生退行性改变，髓核中的纤维物质变粗，逐渐失去原有的弹性，无法担负原来承担的压力。在过度劳损、体位骤变、猛力动作等情况下，髓核通常向外膨出，膨出部压迫神经组织，引起局部充血，继而水肿，以致发生炎症病变，导致腰腿痛，行走吃力，这种情况称为腰椎间盘突出症。青壮年常患此病。

腰椎间盘突出症中医归为“腰痹”范畴，病因分内因和外因，内因是肝肾亏损，气血不足；外因是跌扑闪挫，瘀血阻络，气血不通，不通则痛。所以，中医治疗此病的原则是补肾疏肝、活血化瘀、舒筋通络。本病的防治偏方秘方如下。

舒筋化瘀汤

川续断、伸筋草、牛膝各30克，白芍、木瓜各20克，独活、红花、秦艽、土鳖虫、没药（后下）各15克，炙甘草10克。上药加水煎3次，每次煎取药液200毫升，3次煎液混合共600毫升。每日1剂，每日3次，每次200毫升，每服相隔4小时。补肝肾，强腰骨，化血瘀，通经络。适用于腰椎间盘突出，腰腿痛，腿不能抬高，甚至不能行走。

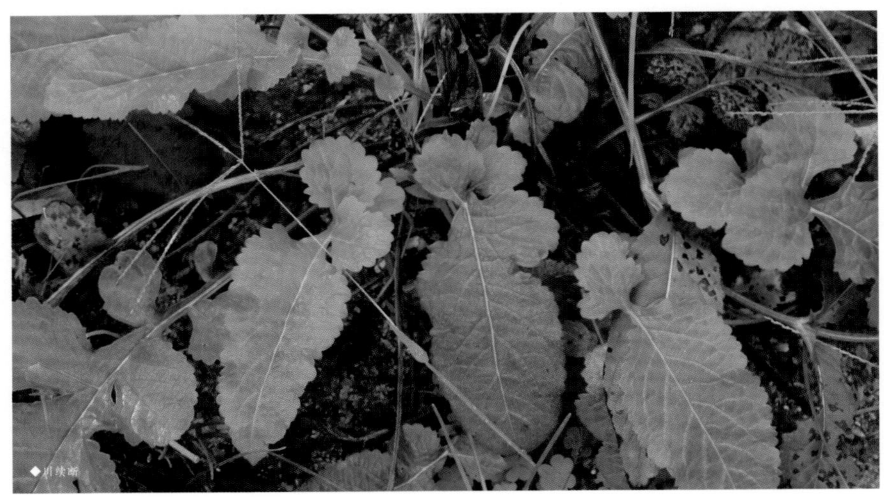
◆川续断

通络止痛饮

黄芪、当归各30克，鸡血藤、川续断、千年健各20克，红花、白芍、独活各15克，牛膝、炙甘草、透骨草、胆南星各10克，炙马钱子3克，蜈蚣2条。上药加水煎2次，混合两次所煎药汁；在首煎前，应先用水浸泡药材半小时。每日1剂，分上午、下午服，30剂为1个疗程。行气活血，补肾壮腰，祛风化浊。适用于腰椎间盘突出，腰腿痛，行走不利。

舒腰汤

桑枝（先煎）、鸡血藤各30克，葛根、杜仲、牛膝、川续断各20克，红花、独活、地龙各15克，川芎5克。上药加水煎2次，混合两次所煎药汁。每日1剂，分上午、下午服。补肾壮腰，散风通脉，活血化瘀。适用于腰椎间盘突出，腰腿痛，活动不利。

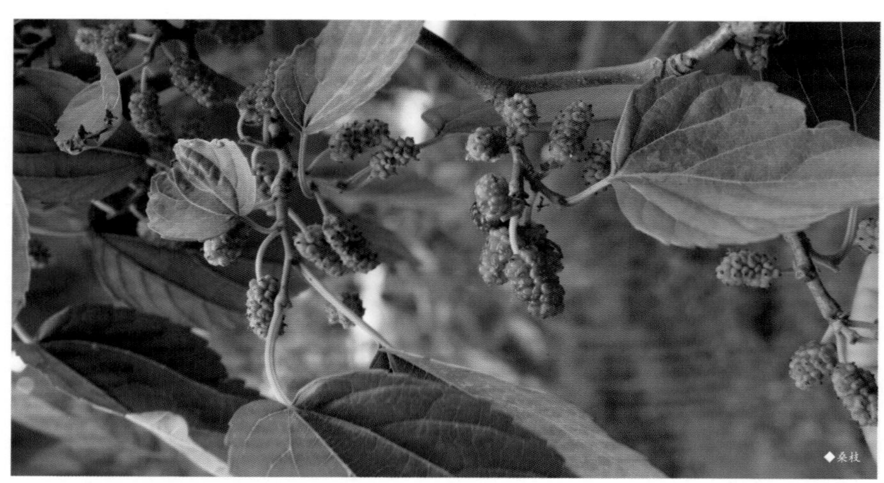
◆桑枝

养生知识

腰椎间盘突出症的日常保健注意事项

腰椎间盘突出症患者应该睡较硬的木板床，睡软床会加大腰椎及其肌肉受力，不利于疾病康复。

穿裤子不系腰带看似放松，实则不利于腰椎间盘突出症的治疗。系腰带，相对给腰部起了一个固定作用，可起到保护腰椎的作用。

患者仰卧时，宜在腰部另加一薄垫，或令膝、髋保持一定的弯曲度，使肌肉充分放松。俯卧位时，则床垫要平，以免腰部过度后伸。

风湿性关节炎

风湿性关节炎是一种常见结缔组织炎症，多发生在膝、踝、肘、腕等大关节处。病发时，病灶所在关节肿胀、酸痛，局部皮肤温度增高，呈微红色，有的还伴有轻度发热、脉搏加快等症状。关节疼痛是不固定的，呈游走性，而且常呈对称性。

环境对风湿性关节炎有影响，气候多变的地区尤为多见。

风湿病中医归为痹病，属于“痹症”“历节风”，有风痹、寒痹、湿痹及热痹（急性风湿热）4型。风痹型关节炎的特点是关节疼痛游走不定；湿痹型关节炎的特点是湿邪内侵影响关节，关节拘挛，屈伸不利，活动不便，肢体沉重；热痹型关节炎的特点是关节红肿灼热，疼痛拒按，伴有发热、出汗、口渴、尿短赤等热证；寒痹型关节炎喜热怕凉，局部拘挛，痛如锥刺，痛处不移。

风湿性关节炎的治疗原则是正气固卫，祛风散寒，化寒温通。本病的防治偏方秘方如下。

五加皮醪

五加皮50克，糯米500克，酒曲适量。五加皮洗净，先用水浸泡透，再煎煮，每30分钟取煎液1次，共煎2次，然后用所得煎液与糯米共同烧煮，做成糯米干饭；待米饭冷却，加酒曲拌匀，发酵成酒酿，即成。每日适量，佐餐食用。祛风除湿，通利关节。适用于风痹型风湿性关节炎。

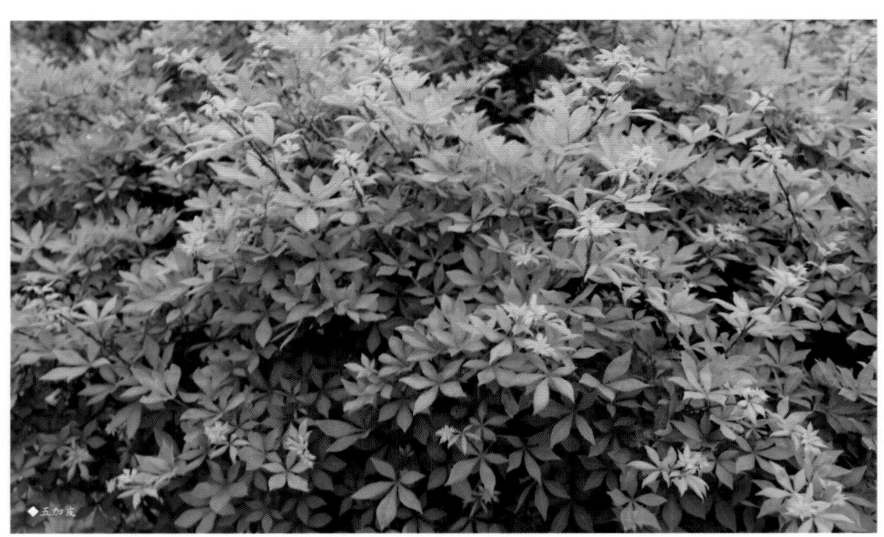
◆五加皮

狗骨木瓜酒

狗骨3克（油炙酥），木瓜9克，白术、桑枝各12克，五加皮、当归、天麻、川牛膝、红花、川芎各3克，秦艽、防风各1.5克，冰糖100克，白酒1000毫升。上药同放酒中，密封浸泡3～4个月后即可服用。每次温服1～2羹勺，每日2次。祛寒消痛。适用于寒痹型风湿性关节炎。湿热或阴虚火旺者慎用。

复方桑枝茶

新鲜桑枝100克，金银花藤、威灵仙30克，海风藤20克，甘草3克。先将新鲜桑枝拣去杂质，洗净后晒干，切成片，再将银花藤、威灵仙、海风藤、甘草分别洗净，晒干后切成片，与桑枝片同放入沙锅，加水煎煮半小时，过滤取汁。代茶频饮，上午、下午分服，当日饮完。清热解毒，疏风通络。适用于热痹型风湿性关节炎。

清炖乌蛇

乌梢蛇1条，葱花、姜末、料酒、盐、味精、五香粉各适量。将乌梢蛇宰杀，除去皮和内脏，洗净后切成长5厘米的小段，放入沸水锅中，烹入料酒，加葱花、姜末，以小火煮1小时，待乌梢蛇酥烂后，加盐、味精、五香粉调味，即成。佐餐或当菜，随意服食。祛风，通络。适用于风寒湿痹型风湿性关节炎。

威灵仙狗骨汤

威灵仙20克，狗骨250克。将威灵仙拣洗干净，晒干后切片。狗骨洗净，砸碎后与威灵仙片同放入沙锅中，加水适量，大火烧沸后，改中火煎煮1小时，滤取浓汁即成。饮汤汁，上午、下午分服。驱散湿寒，疏通经络。适用于风寒湿痹型风湿性关节炎。

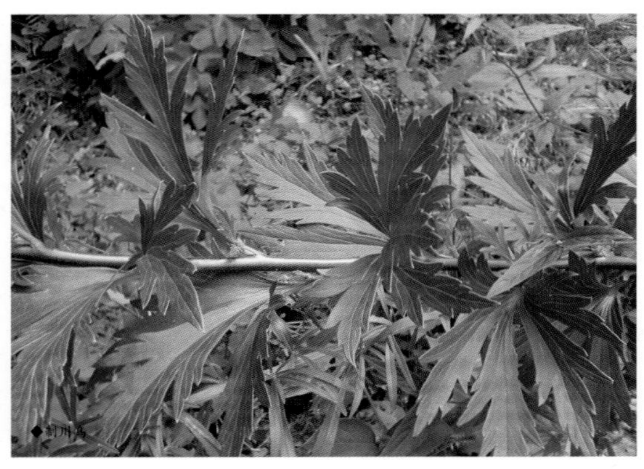
◆制川乌

草乌酒

制川乌、制草乌各15克，当归、牛膝各20克，低度优质白酒500毫升。将上述4味药材分别拣洗干净，晒干（或烘干）后切成片，同放入玻璃瓶中，加入白酒，加盖密封，每日摇动2次，浸泡15日即可饮用。每日2次，每次1小盅（约15毫升）。祛风除湿，温经止痛。适用于风寒湿痹型风湿性关节炎。

强氏蛇肉汤

蛇肉250克，胡椒40克，盐少许，姜片适量。将蛇肉加姜片炖汤，以胡椒、盐来调味。每日1剂，连用数日。利湿通络，温里散寒。适用于湿痹型风湿性关节炎。

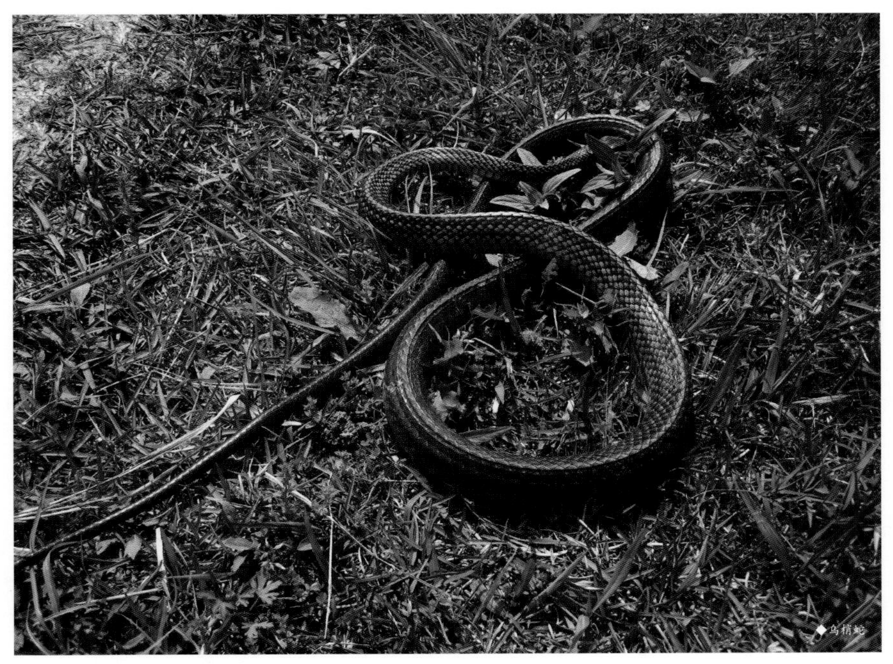

◆乌梢蛇

养生知识

风湿性关节炎患者饮食注意事项

风湿性关节炎患者一般宜进高蛋白、高热量、易消化的食物，少食辛辣刺激及生冷、油腻之物。饮食应有节制，定时定量，不可暴饮暴食，以免增加脾胃负担，伤及消化功能。人参、白木耳、阿胶等补益食品不能乱吃，它们能助长人体湿热，而风湿性关节炎又因湿热引起，所以嗜食补品会适得其反，非但病不能去，反添病痛。

类风湿关节炎

类风湿关节炎是一种以周围关节骨质损害为特征的全身性自身免疫性疾病。先是关节的滑膜发炎，进而致关节的软骨、韧带、肌腱发炎。炎症渗出液进入关节腔致使关节腔积液，关节肿痛。

简单判断个人是否患有类风湿关节炎，可以看两个标准。一个标准是是否有两个以上的关节同时肿痛；另一个标准是关节是否晨僵大于1小时。所谓关节晨僵，是指人早晨起来关节僵硬，屈伸困难。

类风湿关节炎对人体危害极大。若长期得不到有效治疗，其可导致关节滑膜、软骨和骨质的破坏，致残率高达30％。除关节损害外，还累及心、肺、神经系统等器官或组织。

类风湿关节炎属于中医“痹症”范畴。痹，就是闭塞不通的意思。人体如果肾虚脾弱，卫气不固，就易受到风、寒、湿等外邪侵袭，致使气血不畅，外邪顺着经络侵扰关节，久而久之，关节就会产生肿痛等一系列症状。

痹症分寒痹、热痹两大类。寒痹发病较缓，关节肿而不红，疼痛日轻夜重，遇寒加重，遇热则减，便溏，舌苔白或白腻，脉势沉缓。寒痹治疗的原则为补肾健脾，温经散寒，祛风胜湿。

热痹发病较急，关节红肿、疼痛，拒按，有时还会导致人体发热。患者口干喜饮，烦躁，舌红，苔黄或黄腻，脉数。热痹中的热，是由外邪久郁化热而来。治疗热痹的原则为清热解毒，散风通络，凉血活血，健脾祛湿。

总之，类风湿关节炎起因是人体正气不足，感受风寒湿热之邪所致，治疗时需依此理。本病的防治偏方秘方如下。

除痹汤

续断30克，鹿角片、当归、秦艽各15克，威灵仙、松节、羌活、桑枝、乌药、防风、延胡索、蚕沙各10克。上药加水煎2次，每次加水500毫升，煎取药汁150毫升。每日1剂，分2次服用，15日为1个疗程。补益肝肾，祛风通络，蠲痹止痛。适用于类风湿关节炎寒热不显者。

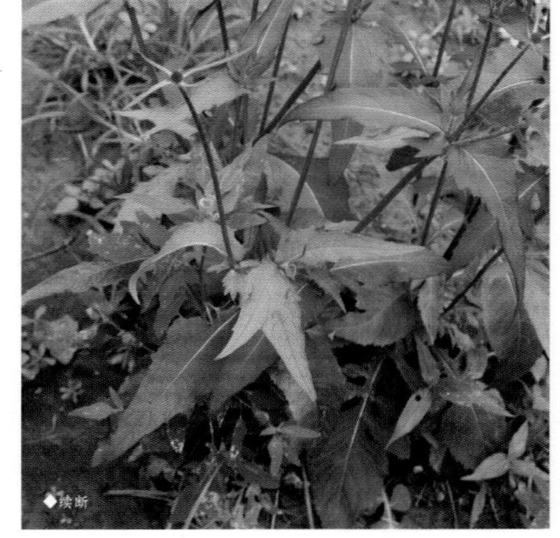
◆续断

独活寄生汤

黄芪30克，党参、白术、千年健、金刚刺、鸡血藤各10克，当归15克，白芍、杜仲、桑寄生、牛膝、防风各6克，独活9克。水煎取药汁。每日1剂，分2次服用。补气血，养肝肾，蠲痹通络。适用于类风湿关节炎寒湿证。

乌头汤加味方

草乌、川乌各15克，黄芪30克，麻黄、芍药、防己、甘草各10克，鸡血藤、伸筋草各20克。取上药每次加水500毫升，煎取药汁2次，将两煎混合；草乌、川乌先煎煮1～2小时。每日1剂，分2次服用。温经散寒，祛风除湿。适用于类风湿关节炎寒湿证。

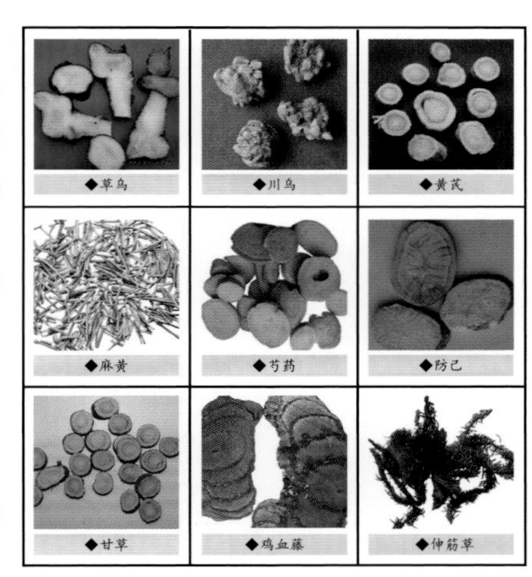
◆草乌 ◆川乌 ◆黄芪
◆麻黄 ◆芍药 ◆防己
◆甘草 ◆鸡血藤 ◆伸筋草

独活寄生汤

独活、杜仲、牛膝、秦艽、防风、川芎、当归、芍药各10克，细辛、甘草各3克，肉桂5克，桑寄生、干地黄各15克，党参30克，茯苓12克。上药加水煎2次，每次加水500毫升，混合两煎所得药汁备用。每日1剂，分2次服用，30日为1个疗程。滋补肝肾，益气养血，佐以祛风散寒。适用于类风湿关节炎肝肾两虚证。

加味身痛逐瘀汤

秦艽、地龙、牛膝各12克，羌活、红花、桃仁、川芎、当归、五灵脂、没药、香附、蜂房各10克，鸡血藤30克。取上药每次加水500毫升，煎取药汁2次，将两煎混合。每日1剂，分2次服用，30日为1个疗程。祛风除湿，活血化瘀，通络止痛。适用于类风湿关节炎风湿热证。

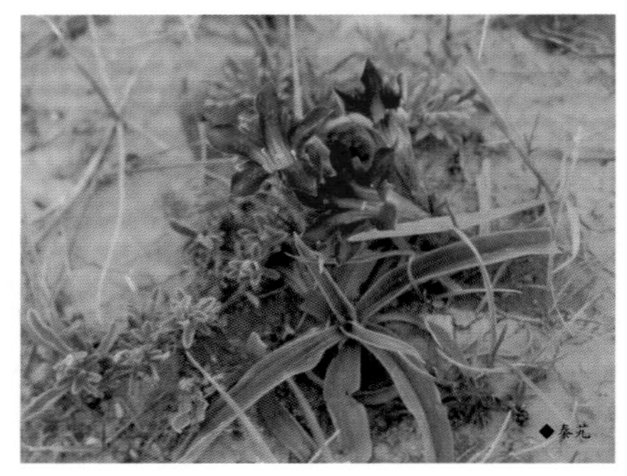
◆秦艽

桃红饮

当归、桃仁、川芎、威灵仙各15克，红花、熟地黄、制僵蚕、露蜂房、地龙、路路通各10克，赤芍、制天南星、白芥子各6克。水煎取药汁。每日1剂，分2次服用。化痰祛瘀，搜风通络。适用于类风湿关节炎寒湿证。

补脾消痹汤

黄芪100克，党参40克，蚂蚁、地龙、白术各20克，白芍、补骨脂、淫羊藿、地鳖虫各15克，当归12克，丹参30克，乌梢蛇、没药各10克，制川乌头3克，制马钱子0.5克。将川乌先煎煮1～2小时，再用上药加水500毫升，煎取药汁2次，将两煎混合。每日1剂，分2次服用。补虚祛瘀。适用于类风湿关节炎寒湿证。

柽柳功劳汤

西河柳、功劳叶、虎杖根各30克，豨莶草、威灵仙各15克，防己、秦艽、地鳖虫、当归、芍药各12克。上药每次加水500毫升，煎取药汁2次，将两煎混合。每日1剂，分2次服用，10剂为1个疗程，一般服用1～3个疗程。祛风透邪，化湿宣痹，清热活血，和营止痛。适用于类风湿关节炎风湿热证。

消痹汤

黄芪、白芍、桑枝、鸡血藤各30克，桂枝、熟附子各12克，知母、乌梢蛇、防风各10克。取上药每次加水500毫升，煎取药汁2次，将两煎混合。每日1剂，分2次服用，30剂为1个疗程。益气扶正，通络祛风，通阳逐湿，清热止痛。适用于类风湿关节炎风湿外侵、寒热夹杂证。

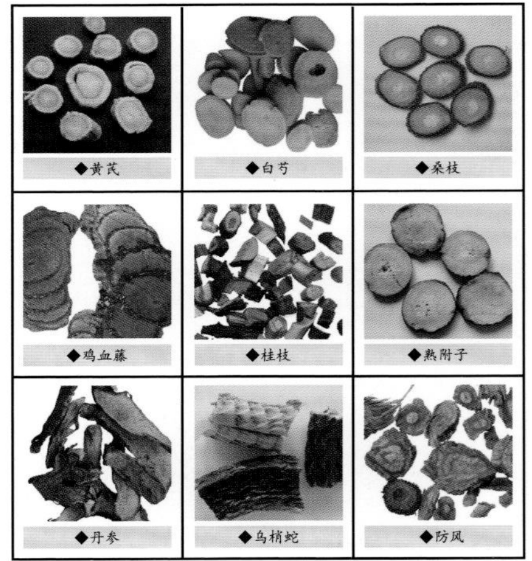
◆黄芪 ◆白芍 ◆桑枝
◆鸡血藤 ◆桂枝 ◆熟附子
◆丹参 ◆乌梢蛇 ◆防风

乌附三虫汤

熟附子、熟地黄、制川乌、制穿山甲、当归各10克，蜈蚣2条，全蝎、砂仁各8克，炙甘草6克。上药每次加水500毫升，煎取药汁150毫升，将两煎混合；制川乌、熟附子应先煎1小时，砂仁应后入，待他药煎煮将成时投入，煎沸几分钟即可。每日1剂，分2次服用，30日为1个疗程。祛风除湿，化痰祛瘀，温经通络，健脾补肾，养血柔筋。适用于类风湿关节炎风寒湿痰、久瘀脉络脾肾两虚证。

祛痹方

熟地黄15克，制川乌3克，当归、淫羊藿、络石藤、寻骨风各10克，鸡血藤20克，炙蕲蛇、炙蜂房、穿山甲、蜣螂虫各6克，炙全蝎、炙蜈蚣各1.5克，地龙、炙地鳖虫、僵蚕各10克，甘草5克。上药水煎2次，每次加水500毫升，煎取药汁150毫升，将两煎混合；制川乌应先煎1小时。每日1剂，分2次服用。益肾壮骨，通痹活络。适用于类风湿关节炎痹久肾虚、风寒湿入型。

三龙历节方

乌梢蛇、黄芪、知母各15克，蜈蚣、川乌、草乌各2.5克，炙地龙、徐长卿、淫羊藿、威灵仙各10克，三七5克，鹿角片1.5克，生地黄20克，甘草3克。上药每次加水500毫升，煎取药汁2次，将两煎混合。每日1剂，分2次服用。补肾壮骨，养肝荣筋，活血搜风，散寒止痛。适用于类风湿关节炎肝肾不足、风寒湿阻证。

寒湿痹汤

麻黄、炙甘草各6克，附子、制川乌、威灵仙、木瓜、白术各10克，蜈蚣、细辛各3克，桂枝8克，黄芪15克，当归、白芍各12克。川乌先煎煮1～2小时；上药再加水500毫升，煎取药汁2次，将两煎混合。每日1剂，分2次服用，20日为1个疗程。祛风散寒，化湿通络，益气活血。适用于类风湿关节炎风寒湿证。

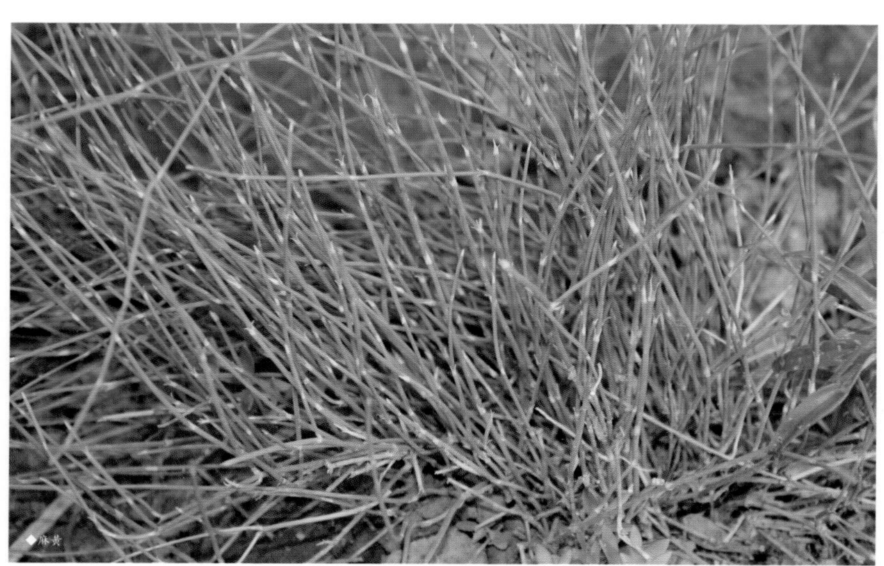
◆麻黄

全消痹汤

黄芪、防己各40克，蜂房、桂枝各15克，细辛、三七各5克，全蝎10克，蜈蚣2条，穿山龙50克，炙马钱子0.3克。炙马钱子先煎1～2小时，使其中的士的宁成分充分溶解破坏，以免服药后产生抽搐现象；再取上药加水500毫升，煎取药汁2次，将两煎混合。每日1剂，分2次服用，1个月为1个疗程。益气扶正，祛风除湿，散寒通络，活血止痛。适用于类风湿关节炎风寒湿证。

黄芪狗脊川乌汤

黄芪、鹿衔草各30克，狗脊、羌活、炙蜂房各15克，淫羊藿、制川乌、桂枝、甘草、麻黄、炙乌蛇各10克，当归20克。用上药水煎2次，每次加水500毫升，煎取药汁150毫升，将两煎混合。每日1剂，分2次服用。扶正祛邪，散寒除湿，通络。适用于风寒湿痹型类风湿关节炎。

拔脓散外敷方

生川乌、生草乌、生天南星、生半夏、荜茇各7.5克，蟾酥3克，胡椒25克。上药共研细末。治疗时，取高度白酒与药粉调成药饼，直径1厘米，厚0.3厘米，每次取1～5个穴位（压痛点），放上药饼，加医用胶布固定，24小时后揭开药饼可看见脓液；用棉签挤压出脓液，涂上万花油，用胶布固定，2～3日后出脓处干燥，5～7日结痂脱落，间隔10日后可再次敷药。温经散寒，祛风除湿。适用于类风湿关节炎寒湿证。

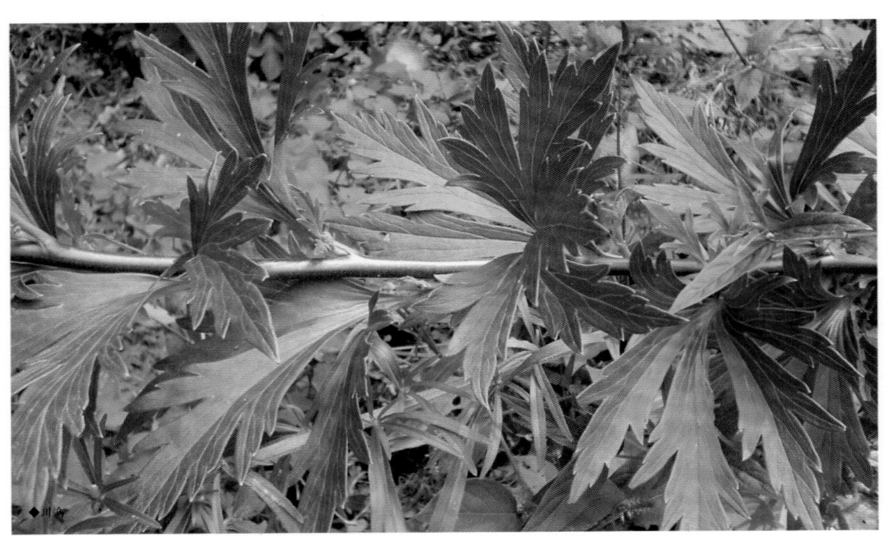

◆川乌

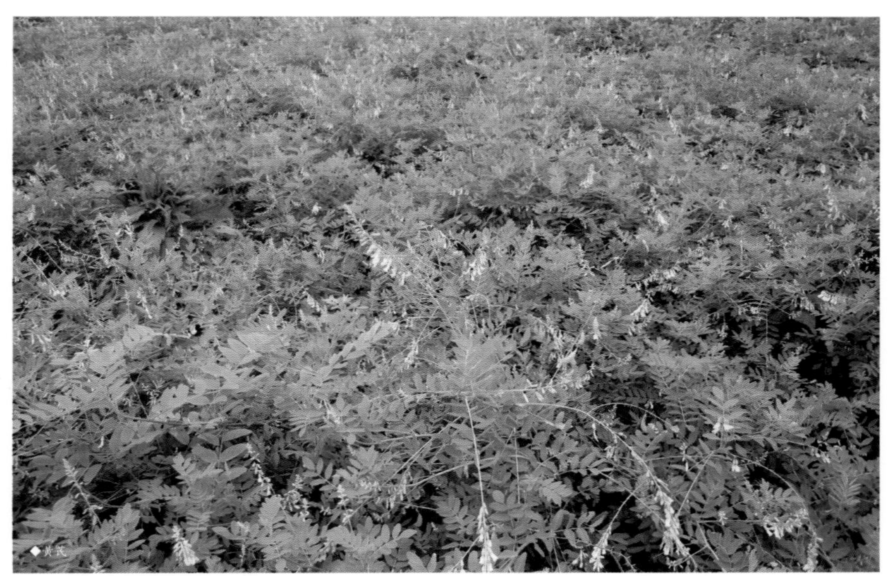
◆黄芪

芪杞土茯苓汤

黄芪、枸杞子、土茯苓、萆薢、白花蛇舌草、当归、薏苡仁各30克，蒲公英、丹参、紫花地丁各20克，黄柏15克，生地黄10克。上药加水煎2次，每次加水500毫升，煎取药汁150毫升，将两煎所得药液混合。每日1剂，分2次服用。扶正祛邪，清化瘀热，降泄浊毒。适用于类风湿关节炎风寒湿证、瘀热浊毒证。

薏苡仁乌头汤

薏苡仁30克，羌活、独活、炙麻黄、苍术、威灵仙、川芎各10克，制川乌、松节各6克，老鹳草15克。水煎取药汁。每日1剂，分2次服用。祛风散寒，除湿通络。适用于类风湿关节炎寒湿证。

养生知识

物理按摩有助于类风湿关节炎的治疗

类风湿关节炎患者在疾病发作期，最好请一些专业的按摩师进行物理按摩。物理按摩虽然不能根治类风湿关节炎，但可增强患者的肌力，改善血液循环，扩大关节活动范围。按摩方法一定要恰当，否则容易引起不良后果。

另外，类风湿关节炎患者在一年四季都应注意防寒、防潮、保暖，可以采用不同护具来保护关节。

骨髓炎

骨髓炎为一种骨的感染和破坏，好发于椎骨，多由需氧菌或厌氧菌、分枝杆菌及真菌引起。最典型的全身症状是恶寒、高热、呕吐，呈败血病样发作。局部症状为疼痛，关节肿胀、化脓是由细菌在骨干部骨骼内繁殖引起的，亦有炎性出血表现。小儿是骨髓炎的高发人群，新生儿及幼儿多会出现拒乳、换尿布时哭闹、发热及呕吐等表现。本病的防治偏方秘方如下。

九夏冬软膏

救必应、杉木寄生（干品）、毛冬青叶、夏枯草各100克，凡士林400克。上药（凡士林除外）共研为末，过80目筛，备用；凡士林入锅加温煮沸，再徐徐加入药末搅拌均匀，晾干备用。根据患部面积大小，选大小适中的消毒纱布，再将适量的九夏冬软膏放于纱布上压平，直接敷于患部皮肤上，每隔3日更换药膏1次。消炎止痛。适用于骨折、局部软组织外伤肿痛、痔肿痛、蜂窝织炎等。

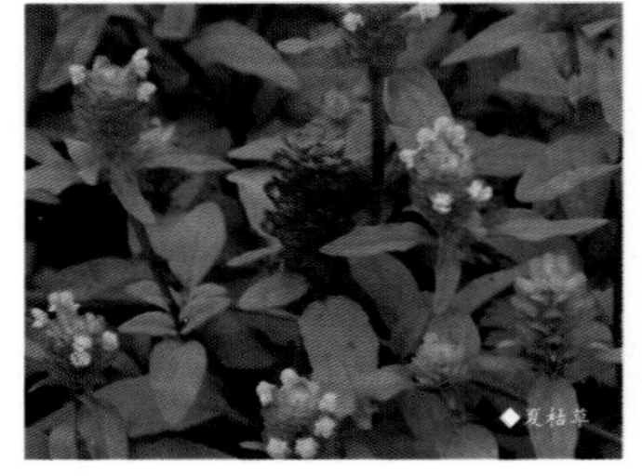
◆夏枯草

复方骨髓炎片

夏枯草、巴豆仁各100克，川黄连40克，蜜蜡150克。蜜蜡放入锅内，加温煮沸，加入巴豆仁，以小火续煎，待巴豆仁由白色转黄紫色时取出，晾干，与川连、夏枯草共研为细末，过120目筛，压片，每片含0.5克，过糖衣备用。温开水送服药片，每日3次，每次4～6粒；老年、儿童服用剂量减半，孕妇忌服。健脾益胃，补气补血，杀菌灭菌。适用于急慢性骨髓炎、骨结核。

养生知识

怎样预防骨髓炎

预防骨髓炎，至少要做到以下3点：首先要预防骨折，预防软组织受伤。一旦遇到这类伤情，应及时就治，防止细菌向人体深处入侵。其次要预防感冒发热，感冒看似小病，但是高热如果控制不及时的话，容易演变成其他大病，例如骨髓炎。所以，感冒时，一旦出现体温超过38.5 ℃的情况，应立刻使用抗菌、消炎、退热类药物。最后，在日常生活中，人们要防止过度劳累。过于劳累会造成人体抵抗力下降，免疫功能低下，使细菌有机可乘，易发生骨髓炎以及其他疾病。

骨折

骨的完整性遭到破坏或连续性中断时，称为骨折。按外伤造成的后果，分为闭合性骨折、开放性骨折；按骨折程度，可分为不完全骨折（仍有部分骨质相连）和完全骨折（骨质完全离断）。骨折发生后，应及时就医。骨折固定期应遵医嘱定期复查。

下面几个骨折偏方秘方仅供参考。

续骨糖蟹糕

续断、骨碎补各6克，白砂糖30克，鲜活河蟹250～300克。将续断、骨碎补混合粉碎，过100目筛备用；鲜活河蟹去泥污，连壳捣碎，以细纱布过滤取汁，装入碗中，加入续断、骨碎补及白砂糖，锅中加少许水，把碗放入锅中蒸30分钟呈糕状，即成。温服，每日1次，晚间服用，7日为1个疗程。接骨续筋。适用于骨折。

壮骨汤

制何首乌、熟地黄、丹参、续断、当归、枸杞子各15克，鹿角胶、骨碎补、甘草、千年健各10克，黄芪、煅龙骨各30克，砂仁6克，三七粉（吞服）5克。水煎取药汁。每日1剂，分2次服用，2周为1个疗程。补肾壮骨，益气活血，接骨续筋。适用于骨折。

接骨舒筋汤

黄芪、赤芍、煅自然铜、白芍、落得打、补骨脂、杜仲、枸杞子各10克，当归、党参、生地黄、川续断、骨碎补各15克，地鳖虫、制乳香、制没药各5克。上药水煎2次，每煎得药液100毫升，混合两煎所得药液。每日2次，每次口服100毫升，2周为1个疗程，连续服用3个疗程。活血化瘀，接骨续筋。适用于骨折。

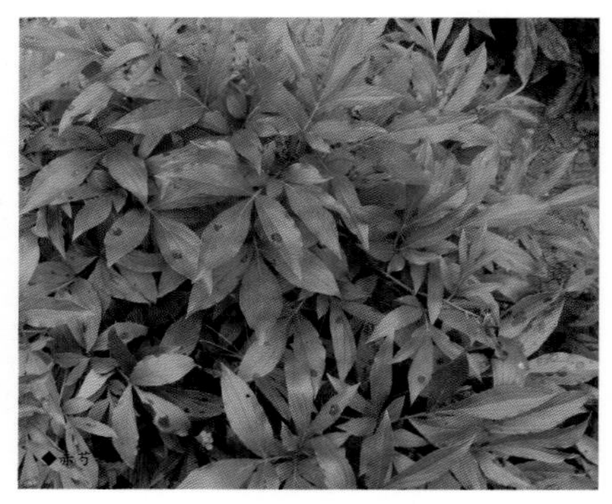
◆赤芍

生骨散

骨碎补30克，煅自然铜、金毛狗脊、龙骨、牡蛎各50克，龟甲、鳖甲各20

克。研为细末，装胶囊，每粒1.5克。每日3次，每次3粒。强筋壮骨，活血止痛，补肝益肾。适用于骨折。

接骨汤

熟地黄、党参、当归、山药各30克，云茯苓、补骨脂各18克，白术、龟甲各15克，炙甘草10克，赤芍、川续断、骨碎补各20克。水煎取药汁。每日1剂，分2次服用。补益气血，生髓壮骨。适用于骨折延迟愈合。

益肾壮骨汤

鹿角霜、锁阳各15克，熟地黄20克，水蛭、甲珠、片子姜黄、黄明胶、香附各10克，骨碎补30克。水煎取药汁。每日1剂，每日2次。益肾壮骨，舒筋通络。适用于陈旧性骨折。

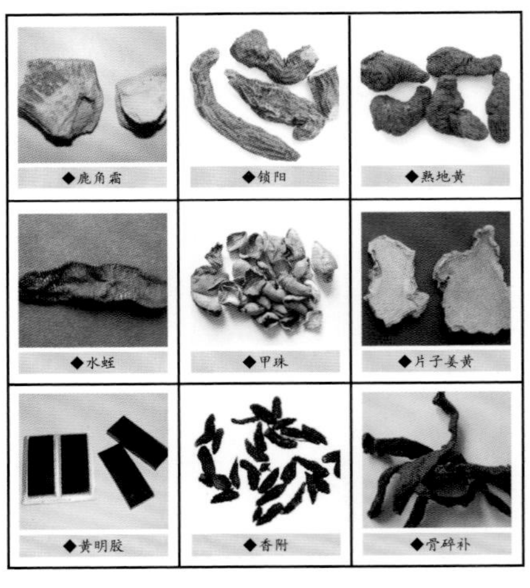
◆鹿角霜 ◆锁阳 ◆熟地黄
◆水蛭 ◆甲珠 ◆片子姜黄
◆黄明胶 ◆香附 ◆骨碎补

续骨汤

煅自然铜、地龙各10克，骨碎补15克，续断12克，龙骨20克，鹿角片30克，土鳖虫、血竭各6克。水煎取药汁。每日1次，分2次服用，15日为1个疗程。补肝益肾，接骨续筋。适用于骨折迟缓愈合。

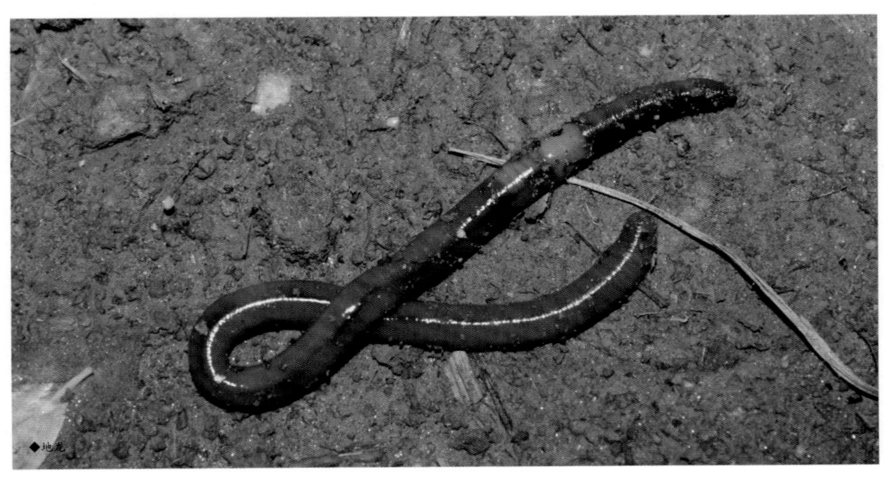
◆地龙

健脾补肾汤

党参、黄芪各20克，白术、山药、茯苓、生地黄、山茱萸、续断、骨碎补、牡蛎各15克，陈皮、当归、自然铜各10克，木香、甘草各5克。水煎取药汁。每日1剂，分2次服用，6周为1个疗程。健脾益肾，接骨续筋。适用于骨折迟缓愈合。

土鳖虫接骨汤

土鳖虫、续断、桃仁、赤芍、当归、生地黄、骨碎补、自然铜各12克，川芎6克，血竭（冲服）1.5克。水煎取药汁。每日服1剂，分2次服用，共服60剂。补肝益肾，接骨续筋。适用于骨折。

当归乳没接骨汤

当归尾、骨碎补、自然铜（煅用）、穿山甲、川牛膝、杜仲、桑寄生、桃仁、山茱萸、刘寄奴各10克，炙乳香、炙没药、红花各5克，甘草3克。水煎取药汁。每日1剂，4周为1个疗程，连用1～2个疗程。补肝益肾，和营接骨。适用于骨折迟缓愈合。

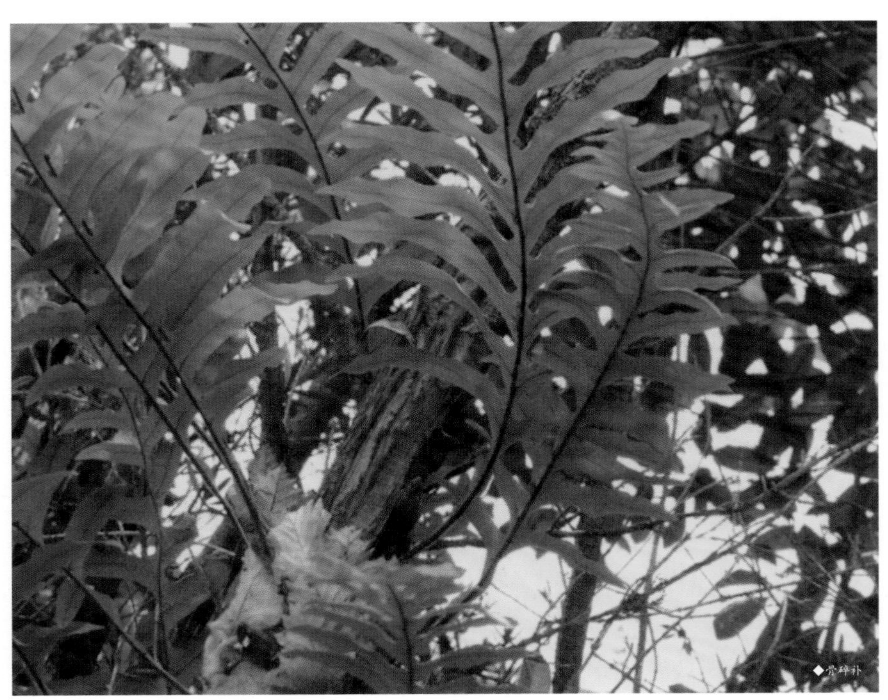
◆骨碎补

接骨疗伤汤

大黄9克，厚朴、枳壳、桃仁、苏木、当归、土鳖、自然铜、龟甲各10克，川续断、骨碎补、枸杞子、熟地黄、杜仲各15克，红花6克。水煎取药汁。每日1剂，分2次服用，14日为1个疗程。补益肝肾，强筋壮骨，活血止痛。适用于新鲜骨折。

消肿方

当归、鸡血藤、丹参、茯苓各15克，黄芪20克，川芎、地鳖虫、桂枝、地龙、泽泻、猪苓、木通、牛膝各10克，苍术6克。上药水煎3次，将3次所得药汁混合，备用。每日1剂，分3次服用。补气活血，健脾利湿，消肿。适用于骨折及术后下肢肿胀。

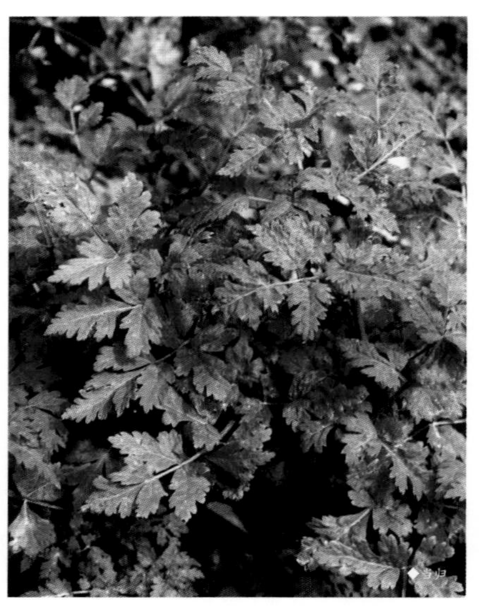

◆当归

壮骨填精汤

黄芪18克，当归、枸杞子各12克，红花5克，黄精、自然铜、鹿角霜各15克，白芍、续断、土鳖各10克。上药以冷水浸泡30分钟，小火煎沸20～30分钟，取汁，约200毫升。每日1剂，分2次服用。补气血，养肝肾，通经络，壮筋骨。适用于骨折迟缓愈合。

养生知识

骨折患者应该吃什么

骨折患者应吃高蛋白质、低脂肪、维生素充足、钙质丰富的食物。每日的蛋白质摄入量应较健康人多一些，尤其是伤情较重、身体较为虚弱的人。饭菜的品种也应多样化，注意色、香、味、形的搭配，以促进患者的食欲，让其早日康复。

含钙、磷、铁等丰富的食物有利于患者康复，如骨头汤、虾皮、银鱼、牛奶、鸡蛋、海带、发菜等，这些食物一定要多吃。

骨折给行动带来不便，一些患者需要卧床休息。为了防止便秘的发生，一定要吃含纤维素多的果蔬。一些患者因行动较困难，于是少喝水，以为就可以少去厕所，这样做其实是不对的。应不限制饮水，也不要有意识地憋尿。

第五章
感觉器官疾病的防治偏方秘方

感觉器官由感受器及其附属结构组成，能接受特定的刺激，并将刺激转化为冲动，通过特殊传导线路传至大脑皮质的特定功能区，经综合分析而产生感觉。感觉器官包括眼、耳、舌、鼻、口和皮肤等。

眼

眼是视觉器，有感知物体的形象、运动和颜色的功能。眼由眼球和眼的附属器官构成。

眼球位于眶内。眼球壁可分为3层，即纤维层、血管膜和视网膜。纤维膜位于最外层，其前1/6无血管而透明，称为角膜；后5/6质地坚硬，不透明，称为巩膜。血管膜位于中层，由前而后可分为虹膜、睫状体和脉络膜三部分，虹膜的中央有一圆孔称为瞳孔。视网膜衬于血管膜的内面，其后部有感光细胞分布，因而有感光功能。感光细胞有两种，即视锥细胞和视杆细胞。视锥细胞含有视紫蓝质，有感受强光、分辨颜色的作用；视杆细胞含有视紫红质，能感受弱光。眼的屈光物质包括角膜、房水、晶状体和玻璃体。眼的作用与照相机相似，晶状体相当于透镜，瞳孔相当于光圈，眼球的巩膜和脉络膜相当于暗箱，视网膜相当于感光底片。眼前的物体通过屈光物质，以倒像的形式投影在视网膜上，使视网膜上的感光细胞产生冲动。冲动沿着视神经到达大脑后半球的视区，经过神经细胞的综合分析，形成了我们对物体的主观感觉。

眼的附属器官包括眼睑、结膜、泪器和眼外肌等，有保护眼球的作用，眼外肌还具有运动眼球的功能。

耳

耳是听觉器官，可分为外耳、中耳和内耳三部分。外耳有收纳和传导声波的作用，内耳中藏有听感受器与位觉感受器。

外耳包括耳郭和外耳道。中耳由鼓膜、鼓室、咽鼓管和乳突小房构成。鼓室内有锤骨、砧骨和镫骨3块小听骨。内耳又称迷路，可分为骨迷路和膜迷路。骨迷路与膜迷路之间的腔隙充满外淋巴，膜迷路内充满内淋巴。骨迷路由3个骨半规管、前庭和耳蜗构成。膜迷路由膜半规管、椭圆囊、球囊和蜗管构成。膜半规管、椭圆囊和球囊的内腔有位觉感受器。蜗管内有听觉感受器。耳郭接受的声波，经外耳道传送，振动了鼓膜。鼓膜将空气振动转换成机械运动，使听小骨的小关节产生运动，镫骨将机械能转换成液体的波动，使迷路的外淋巴和内淋巴波动，蜗管内的听觉感受器将内淋巴波动的刺激转换为神经冲动，经听觉神经传导通路传到大脑皮质的听觉区，经大脑皮质的分析综合而产生听觉。

口腔

口腔是人体消化道的一部分，也是五官之一。口腔内有牙、舌等器官。牙龈、牙周膜和牙槽骨共同构成牙周组织，对牙有保护、支持和固定作用。舌为人的味觉器官，舌辨百味。口腔的前壁为唇、侧壁为颊、顶为腭、口腔底为黏膜和肌等结构。

皮肤

皮肤被覆人体的表面，总面积在成年人约为1.54平方米。皮肤由表皮和真皮构成，其深面有皮下组织，此外还有毛发、皮脂腺、汗腺、指（趾）甲等附属结构。

皮肤的构造由表皮和真皮构成，其深面有皮下组织。

真皮位于表皮的深面，由致密结缔组织构成，可分为乳头层和网状层。皮下组织位于真皮的深面，由疏松结缔组织和大量的脂肪细胞构成，内含丰富的血管和淋巴管，以及压力感受器、汗腺分泌部、毛根及毛球等。

毛发可分为毛干和毛根两部分，露出于皮肤表面的部分，称为毛干；毛根的基部膨大，称为毛球。毛球的深部向内凹陷，为毛乳头。毛根的周围被毛囊包绕。毛囊的一侧有竖毛肌。

皮脂腺位于毛囊与竖毛肌之间，有导管开口位于毛囊的上段，可分泌皮脂，有润滑皮肤、毛发和减少水分蒸发的作用。

汗腺可分为分泌部和排泄部，分泌部位于真皮深层或皮下组织；排泄部为单管道，呈螺旋状通过表皮，开口位于皮面。汗腺能分泌汗液。

指（趾）甲为特殊的角化上皮，有保护指（趾）端的作用。

皮肤具有保护、感觉、调节体温、分泌、排泄、参与体内新陈代谢、吸收等作用。

皮肤瘙痒症

皮肤瘙痒症是指全身皮肤瘙痒难忍，人不由自主地用手指搔抓，致使皮肤出现明显抓痕，甚至皮肤被抓破，产生血痂，但不起风团。瘙痒发病是有一定时间规律的，从季节来讲，秋冬季发病率高于春秋季；从时间上来讲，一般昼轻夜重，夜间发作时使人难以入睡，严重影响睡眠。

老年人是皮肤瘙痒症的高发人群，故又称老年性皮肤瘙痒症。对皮肤瘙痒，西医和中医有着各自的认识。西医认为，老年人腺体器官萎缩，腺体功能减退，腺液分泌量减少，故而皮肤干燥、粗糙，瘙痒产生。

皮肤瘙痒症属于中医“痒风”范畴，认为此症是老年人肝肾不足、肾阴亏虚而导致血虚，血虚致血燥，血燥则血液无法充分营养肌肤，加之风邪趁虚而入，于是产生了皮肤瘙痒。

治疗皮肤瘙痒症，中医有4个基本原则，即滋补肾阴、养血润燥、祛风除湿、行血通络。本病的防治偏方秘方如下。

丹蝉土地饮

土茯苓30克，熟地黄、丹参、地肤子、生地黄各20克，牡丹皮15克，土鳖虫、蝉蜕、僵蚕各10克。上述诸药加水以小火浓煎2次，每次煎取药液250毫升，两次煎液混合共得500毫升。每日1剂，每剂分3次服，每次服食间隔4小时。滋阴养血，凉血润燥，祛风除湿，清热解毒。适用于老年性皮肤瘙痒，症见全身瘙痒、不起风团、昼轻夜重。

◆土茯苓 ◆熟地黄 ◆丹参
◆地肤子 ◆生地黄 ◆牡丹皮
◆土鳖虫 ◆蝉蜕 ◆僵蚕

四地饮

地肤子、生地黄、熟地黄、地龙、当归、丹参各20克，乌梢蛇25克，白鲜皮、白芍、赤芍各15克，蝉蜕8克，甘草5克。上述诸药加水以小火浓煎2次，每次煎取药液250毫升，两次煎液混合共得500毫升。每日1剂，分3次服食，每次服食间隔4小时。滋阴养血，祛风除湿，活血通络。适用于全身皮肤瘙痒，症见痒无定处、昼轻夜重。

加味四物汤

熟地黄、何首乌、当归、白芍、川芎、威灵仙、刺蒺藜各12克，地肤子20克，蛇蜕1克，防风、全蝎各6克，白鲜皮15克。将上述药物加冷水浸泡半小时，煎煮，取汁150毫升，两煎后混匀。每日1剂，分早、晚2次温服。养血润燥息风，祛风除湿止痒。适用于单纯性老年皮肤瘙痒症。

大枣桂枝干姜饮

大枣12枚，桂枝6克，干姜9克。上述3味共煎取汁，即成。代茶饮之，每日1剂。益气和营，止痒。适用于各种皮肤瘙痒。

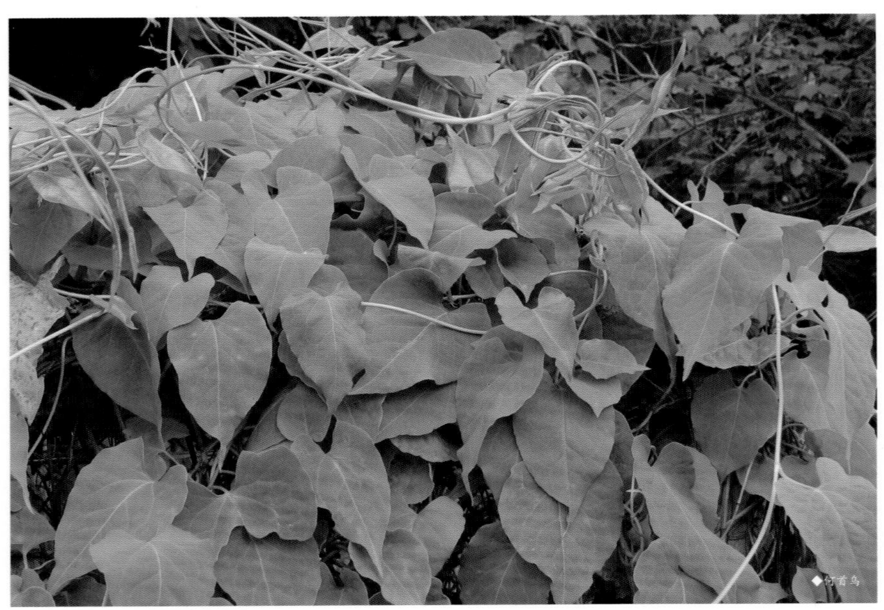

◆何首乌

七味地黄益母汤

熟地黄、山茱萸各20克，山药、益母草各30克，泽泻、牡丹皮、茯苓各10克。上药水煎，取药汁200毫升。每日1剂，分早、晚2次温服，10日为1个疗程；服药期间，忌食辛辣之物。养血息风，滋阴止痒。适用于老年性皮肤瘙痒。

润肤止痒液

生甘草、蛇床子各30克。上药加水煎2次，滤渣取汁，浓煎至200毫升，装瓶备用。取少许药液，搽涂皮痒处。润肤止痒。适用于老年性皮肤瘙痒。

润肤饮

熟地黄、白鲜皮、生龙骨、生牡蛎、珍珠母、灵磁石各30克，何首乌、白芍、玄参、鸡血藤、刺蒺藜各15克，当归、黄精、僵蚕各10克，生甘草6克。上药水煎取汁200毫升。每日1剂，分早、晚2次温服。养血息风，滋阴润燥。适用于老年皮肤瘙痒症。

止痒息风汤

生地黄30克，元参、当归、煅龙牡、丹参各9克，炙甘草6克。水煎取药汁。每日1剂，分2次服用。息风止痒，养血润燥。适用于皮肤瘙痒症。

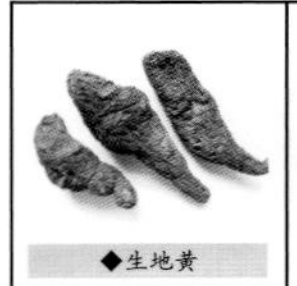
◆生地黄

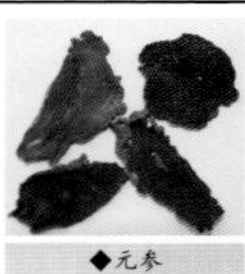
◆元参

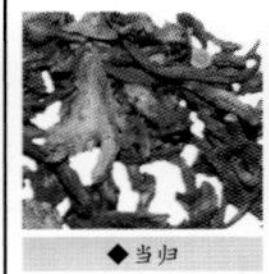
◆当归

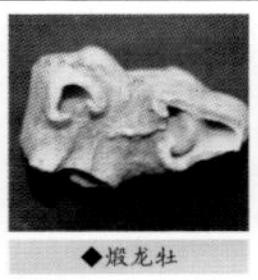
◆煅龙牡

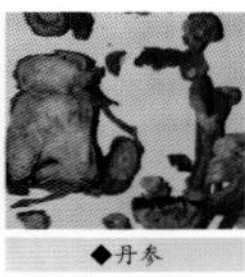
◆丹参

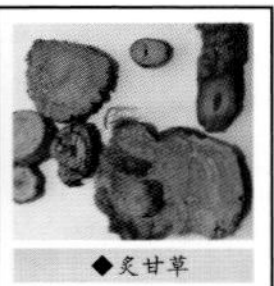
◆炙甘草

祛风止痒汤

蝉蜕、徐长卿、生地黄各15克，大枣10枚。上药加水煎2次，混合两煎所得药汁，备服。每日1剂，分2～3次服用。止痒息风。适用于老年性皮肤瘙痒。

养生知识

皮肤瘙痒症的季节性

夏季，人的皮肤会分泌出大量的汗液和皮脂，皮肤常处于潮湿状态，瘙痒不太容易发生。相反，春、秋、冬三季，则因为皮肤分泌的汗液减少，加之空气干燥、气温偏低、风力较大等外界环境因素，易发生皮肤瘙痒症。另外，冬、春两季，大气中漂浮着尘埃、花粉、煤灰等粒子，它们都是带电体，与皮肤接触后也易引发瘙痒。

一些人会发现，夜间往往瘙痒发作较厉害，这是为什么呢？这与人们穿衣及活动有关。白天，人们经过一系列的运动后，内衣和皮肤间积累了大量静电荷，晚上脱衣睡觉时，便出现静电放电现象。皮肤细胞受静电电场的刺激，会感不适而出现高度瘙痒。为了减少夜间皮肤瘙痒程度，人们可以选择穿棉织品或软的内衣，适量擦些护肤品等。

脂溢性皮炎

脂溢性皮炎是一种皮肤炎症，多发生于头皮、眼睑、鼻等皮脂腺丰富的部位。主要症状为头皮糠状脱屑或头、面等部位出现红色或黄色的斑片，表皮覆有油脂性鳞屑或痂皮，严重时可渗出液体；自觉瘙痒，人会抓搔痒处来止痒。

脂溢性皮炎属于中医“白屑风”范畴，认为是血燥、复感风热、郁久化燥、肌肤失去濡养所致。另外，此病还与过食辛辣、肥腻等食物，脾胃运化失常，湿热积于皮层有关。本病的防治偏方秘方有以下几种。

苦参菊鲜洗方

苦参、白鲜皮、野菊花各30克，硫黄10克。上药水煎取汁。以药汁温洗皮损处。解毒止痒。适用于脂溢性皮炎。

透骨草洗方

透骨草、侧柏叶各120克，皂角60克，明矾9克。上药加水2000毫升，沸煮10分钟，晾温后备用。以药汁温洗皮损处，洗浴15分钟，每周洗2次。除脂止痒。适用于脂溢性皮炎。

苍耳子王不留行洗方

苍耳子、王不留行各15克，苦参13克，明矾8克。上药加水1500毫升，煎沸后去渣取汁，备用。以药汁洗皮损处，每次15分钟，每日1剂，可洗2次，间隔3日再用1剂。解毒止痒。适用于脂溢性皮炎。

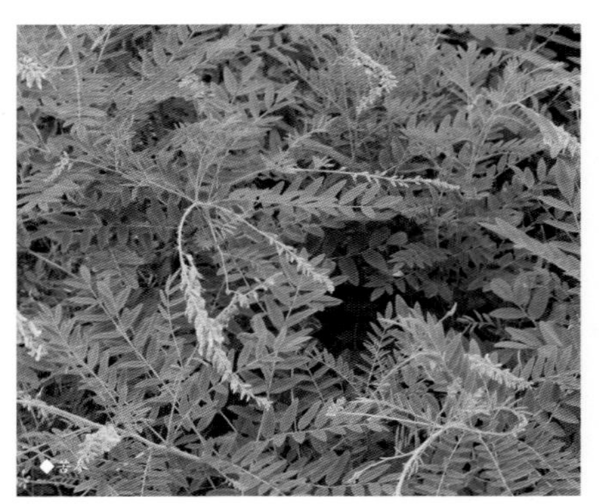

白鲜皮生地酒

白鲜皮15克，鲜生地黄30克，白酒150毫升。将白鲜皮、生地黄浸泡入白酒内，5日后去渣取汁，备用。以药汁擦洗头部。清热燥湿，祛风解毒。适用于脂溢性皮炎。

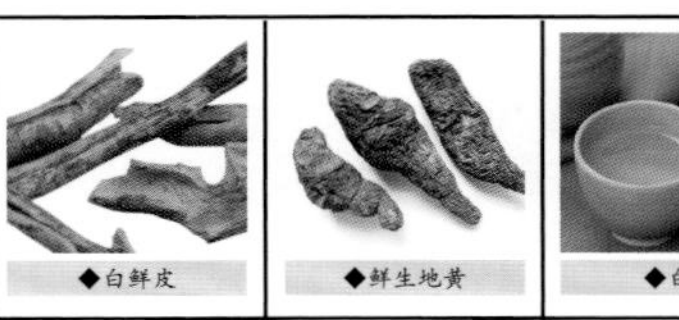

◆白鲜皮 ◆鲜生地黄 ◆白酒

接触性皮炎

接触性皮炎是因为皮肤、黏膜接触刺激物或致敏物后，在接触部位所发生的急性或慢性皮炎。能引起接触性皮炎的物质很多，有原发性刺激物和致敏物。有些在低浓度时为致敏物，但浓度增高时，则具有毒性和刺激性。它们的来源可分为动物性、植物性和化学性三大类。中医根据接触物的不同，分别命名“马桶癣”“漆疮”“膏药风”“粉花疮”等，治疗时宜疏风解毒、清热除湿。本病的防治偏方秘方如下。

银花藤公英汤

金银花藤、蒲公英各15克，蜂房、薄荷（后下）、地龙各9克，桔梗、甘草各6克。水煎取药汁。口服，每服1剂。疏风止痒，清热解毒。适用于接触性皮炎。

荆芥防风白鲜皮汤

荆芥、防风各10克，白鲜皮12克，生地黄20克，金银花、蒲公英各30克，连翘15克，首乌藤20克，蝉蜕9克，甘草6克。水煎取药汁。每日1剂，分3次服用，3日为1个疗程。清热凉血解毒。适用于染发剂致接触性皮炎。

知柏连翘石膏汤

生石膏12克，连翘、玄参各9克，黄连3克，知母、黄柏、蝉蜕各6克。水煎取药汁。口服，每服1剂。清热解毒，疏风凉血。适用于接触性皮炎。

山楂百合沙参饮

山楂、百合、沙参各9克。取上药水煎服。代茶饮。活血化瘀，清热消肿，清心安神。适用于风盛血燥型接触性皮炎。

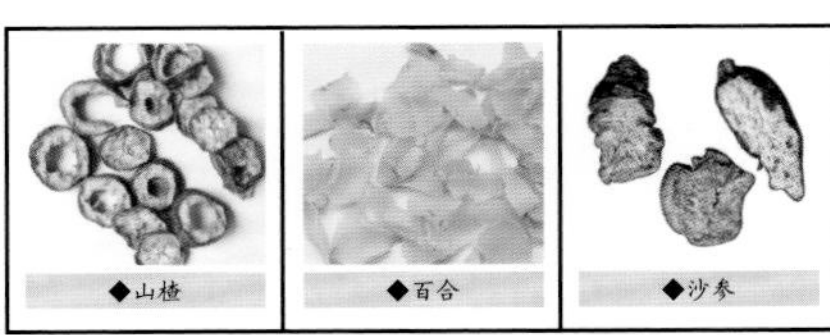
◆山楂 ◆百合 ◆沙参

大黄芒硝饮

生大黄8～12克，芒硝6～9克。以大火煎大黄5～10分钟，取500毫升滤液，加芒硝，溶解。每日分3～6次口服。泻火解毒。适用于接触性皮炎。

白鲜皮银翘饮

白鲜皮、滑石、金银花各15克，大豆黄卷、生薏苡仁、连翘、土茯苓各12克，牡丹皮、紫花地丁各9克，木通、栀子、生甘草各6克。水煎取药汁。口服，每服1剂。除湿利水，清热解毒。适用于急性接触性皮炎。

生地丹皮黄芩汤

生地黄、牡丹皮、黄芩各20克，黄柏、甘草各15克，白鲜皮、金银花、防风、土茯苓各30克。水煎取药汁。分3次服用，每日1剂。清热解毒，除湿止痒。适用于接触性皮炎等。

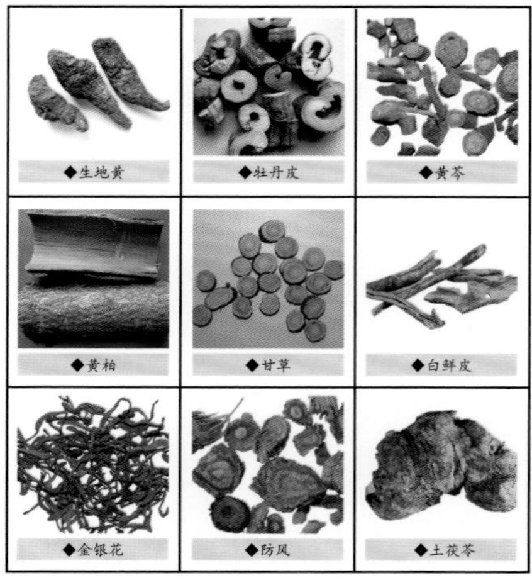
◆生地黄 ◆牡丹皮 ◆黄芩
◆黄柏 ◆甘草 ◆白鲜皮
◆金银花 ◆防风 ◆土茯苓

养生知识

夏季染发诱发皮炎

染发成为大多数女性生活中的一部分，不少人却发现，夏季染发时很容易发生皮炎，这究竟是为什么呢？一是染发剂多有化学成分，染发过程中难免会伤到皮肤。二是夏季天气炎热，人体出汗较多，头皮毛孔是张开的，染发剂中的化学成分更易通过皮肤被人体吸收；三是头部流出的汗液中有大量的代谢物，它们为细菌滋生、繁殖提供了便利条件。各种因素综合到一起，夏季染发时发生头皮瘙痒、红肿等问题也就可以理解了。

为了安全起见，染发时，最好先用染发剂做皮肤试验。方法是：染发前24～48小时，将染发剂涂抹在耳后皮肤上，看有无过敏反应。另外，染发后，应彻底地清洗头皮，把未渗入头发的化学残留物洗掉。

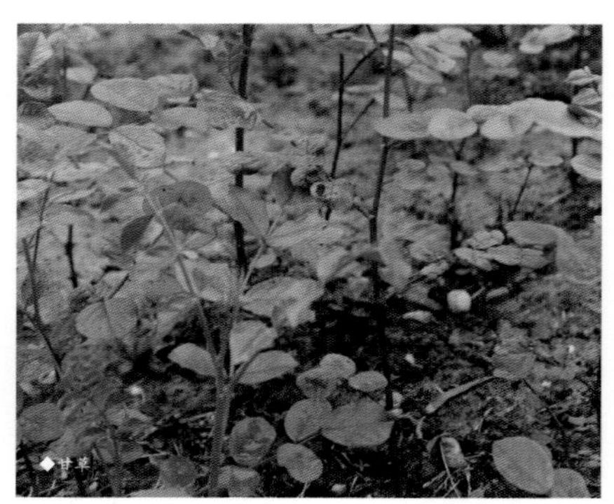
◆甘草

神经性皮炎

神经性皮炎又称慢性单纯性苔藓，是一种以阵发性剧痒和皮肤苔藓样变为特征的慢性炎症性皮肤病。一般认为本病的发生可能系大脑皮质抑制和兴奋功能紊乱所致，精神紧张、焦虑、抑郁、局部刺激（如摩擦、多汗）以及消化不良、饮酒、进食辛辣等均可诱发或加重本病。

本病多见于成年人。好发于颈侧、项部、背部、肘部、膝部、股内侧、会阴、阴囊等处。初起时为局部皮肤瘙痒，无皮疹。以后因为搔抓或摩擦，局部出现苔藓样变。患处皮肤干燥，浸润肥厚，表面可有抓伤、血痂及轻度色素沉着。皮疹若局限在某一部位，称为局限性神经性皮炎；皮疹若广泛分布至全身，称为播散性神经性皮炎。患者要保持心情舒畅，解除精神过度紧张，生活有规律，忌食辛辣刺激食物，禁饮烈酒及浓茶、咖啡等，保持大便通畅，禁用热水及肥皂洗烫，避免日晒，避免搔抓及摩擦止痒。本病治疗时宜疏肝清热、疏风止痒。本病的防治偏方秘方如下。

养血祛风饮

当归、丹参、白芍、生地黄各15克，秦艽、苦参、苍耳子各10克，黄芩、栀子、白鲜皮各12克，甘草6克。水煎取药汁。每日1剂，分2次服用。养血，祛风，止痒。适用于泛发性神经性皮炎。

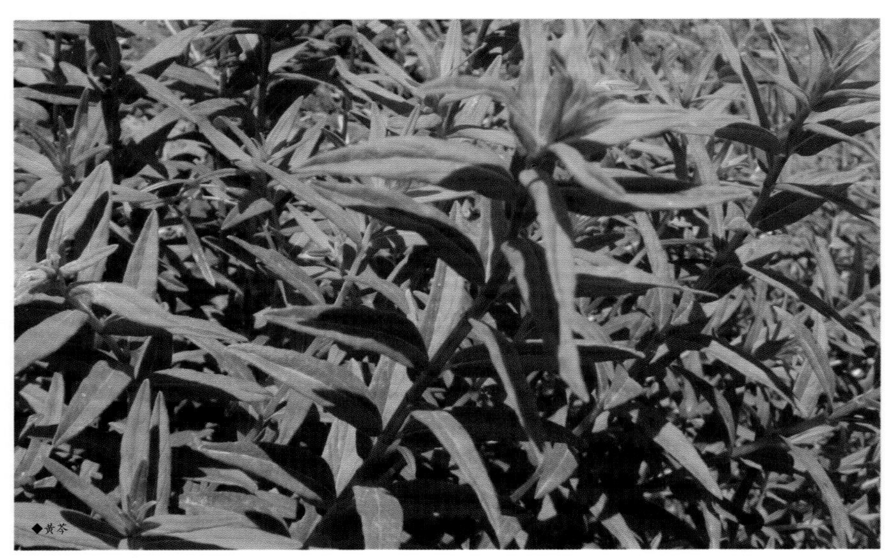

◆黄芩

皮癣膏

黄柏、轻粉各25克，白芷5克，煅石膏、蛤粉、五倍子各30克，硫黄、雄黄、铜绿、章丹各15克，枯矾、胆矾各6克，凡士林500克。上药（凡士林除外）共研细末，加凡士林调和成膏。取适量药膏搽涂患处，每日1～2次。消炎止痒。适用于神经性皮炎、脂溢性皮炎。

白鲜皮饮

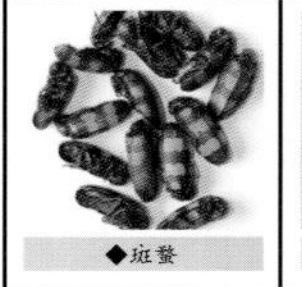
◆斑蝥

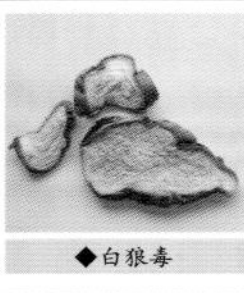
◆白狼毒

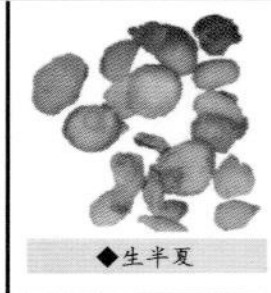
◆生半夏

白鲜皮15～30克，黄芩、防风、荆芥、蝉蜕、苍术、当归各9克，赤芍、丹参各15克，甘草6克。水煎取药汁200毫升。每日1剂，分2次服用。清热祛风，凉血活血。适用于神经性皮炎。

斑蝥散

斑蝥、白狼毒、生半夏各10克。上药分别研成细末，备用。用时，以10%稀盐酸调和成糊状，外涂患处，每日3～4次，至患处产生水疱后停药。攻毒蚀疮，发疱破血，散结。适用于神经性皮炎，属湿热结聚证。

新克银煎

雷公藤、鸡血藤、红藤、黄芪、黄精各20克。水煎取药汁。每日1剂，分2次服用。凉血清热，祛风止痒。适用于泛发性神经性皮炎。

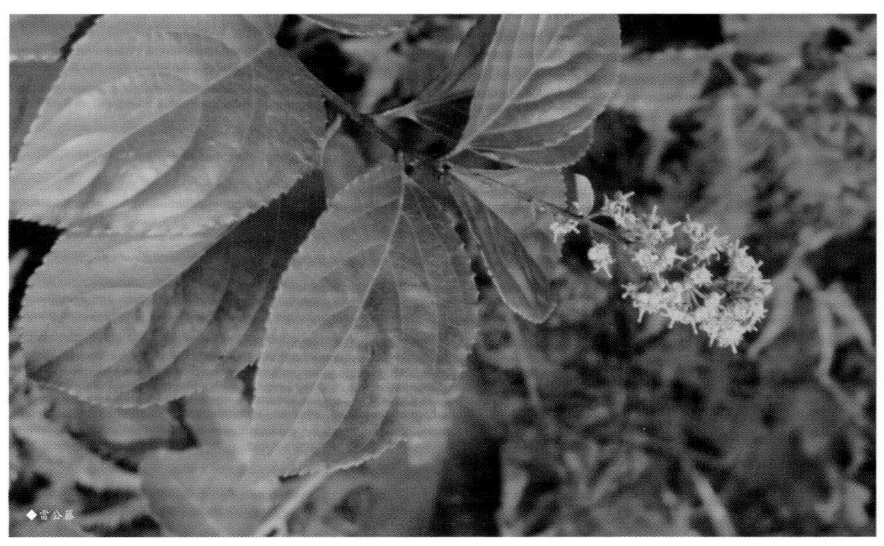
◆雷公藤

加减丹栀逍遥散

柴胡、栀子、龙胆、牡丹皮、赤芍、白芍各10克，何首乌30克，生地黄、当归、钩藤各15克。水煎取药汁200毫升。每日1剂，分2次服用。疏肝理气，清肝泻火。适用于神经性皮炎。

龙蛇消痒汤

地龙、乌梢蛇、当归、苦参各15克，刺蒺藜、冬凌草、生地黄、制何首乌、焦山楂各30克，川芎、红花、苍术各10克，黄芩20克。水煎取药汁。每日1剂，分2次服用。凉血解毒，祛风止痒。适用于神经性皮炎。

潜阳息风方

生地黄、磁石、赭石、生龙牡、熟地黄各15克，当归、白芍、何首乌各9克，紫贝齿、珍珠母各30克。水煎取药汁。口服，每日1剂。潜阳息风，止痒消炎。适用于泛发性神经性皮炎。

五皮止痒饮

梓白皮、榆白皮、白鲜皮、川槿皮、海桐皮、生地黄、熟地黄各15克，当归、赤芍、地肤子、蛇床子各9克，苦参、何首乌各10克，甘草5克，红花6克。上药加水煎2次，混合两煎所得药汁；药渣留用。每日1剂，分2次服用；药渣以适量水煎煮，于每晚睡前洗浴患处。消炎止痒，逐风凉血。适用于神经性皮炎，属血热风盛证。

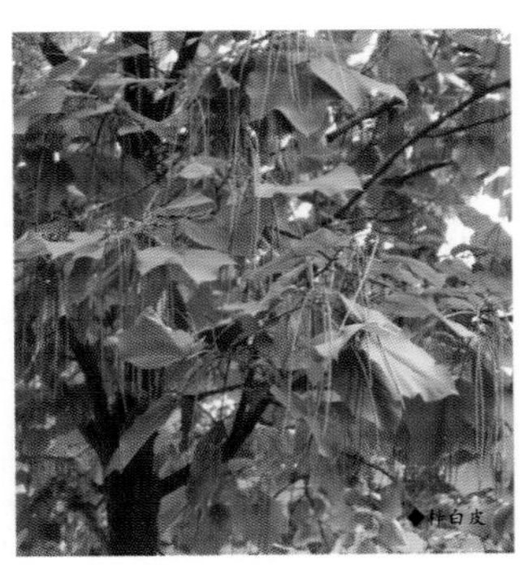
◆梓白皮

养生知识

神经性皮炎日常注意事项

神经性皮炎发病与自主神经功能紊乱有关，过度紧张、兴奋、忧郁、焦虑等皆是诱因。局部刺激、衣领的摩擦、过敏体质、进食刺激性食物等，可能引发神经性皮炎。所以，日常生活中应注意以下几点。

一是不吃刺激、辛辣的食物，忌饮酒、喝浓茶，有胃肠道功能失调者，应予纠正；二是保持良好心情，待人接物时的态度要随和，克服烦躁易怒、焦虑不安、失眠等不良精神状况；三是尽量避免搔抓患处，忌用热水及肥皂洗擦，如果瘙痒难忍，可用冷水洗一下，或者立即擦药；四是坚持用药，即使皮损处不痒了，也勿自行停止用药。

水痘

水痘是指由水痘病毒引起的以皮肤黏膜分批出现丘疹和疱疹为特征的急性传染病，病后多有终身免疫力，小儿常见，但成人以前未得过此病的，若与水痘患者直接接触也可感染此病。水痘病毒依靠直接接触和飞沫传染。此病传染性强，常易造成流行病。以发热、皮肤及黏膜分批出现斑疹、丘疹、疱疹、痂盖为特征。1～6岁小儿患病较多。中医认为，水痘是因为外感时邪病毒，内有湿热蕴郁所致。可酌选中草药方进行预防和治疗。本病的防治偏方秘方如下。

清热解毒汤

生地黄、黄连各3克，牛蒡子8克，荆芥、牡丹皮、紫草、连翘各10克，薄荷、木通各5克，竹叶6克（此为6～10岁小儿用量，可根据年龄增减）。上药用水煎取浓汁120毫升，加糖调味。每日1剂，分2次服用，5日为1个疗程。透表凉营，解毒渗湿。适用于重症水痘。

加味三仁汤

杏仁5克，豆蔻、川厚朴、法半夏、白通草、淡竹叶各4克，滑石、生薏苡仁各6克。水煎取药汁。每日1剂，分2次服用。清热利湿。适用于水痘。

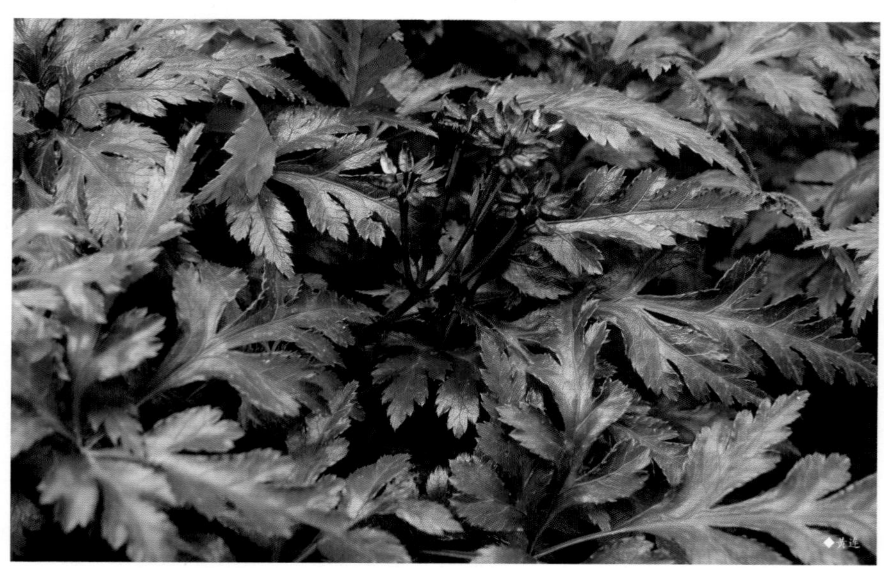
◆黄连

加味黄连解毒汤

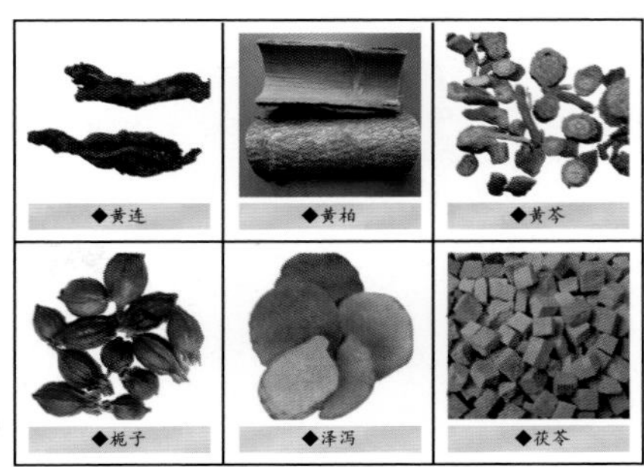
◆黄连 ◆黄柏 ◆黄芩 ◆栀子 ◆泽泻 ◆茯苓

黄连、黄柏各2～6克，黄芩3～10克，栀子3～6克，泽泻5～10克，茯苓6～10克。水煎取药汁。每日1～2剂，分2次服用。清热解毒，健脾渗湿。适用于水痘。

薏苡竹叶散

薏苡仁、滑石、鸭跖草各15克，茯苓12克，连翘9克，通草4克，黄芩、淡竹叶、紫草、牛蒡子各6克，鲜空心菜50克。水煎取药汁。每日1剂，分3次服用。祛湿利尿，解毒凉血。适用于小儿重症水痘。

痘疹方

野菊花、金银花、蒲公英各10～20克，板蓝根、土茯苓各20～30克，紫花地丁、当归、白芷、浙贝母、白鲜皮、白蒺藜各10～15克。上药加水500毫升，浸泡15分钟后煎30分钟，然后将药液滤出，备用。每日1剂，待药液冷却至40℃～50℃时进行药浴（若药液量不够可酌加温开水），每剂药煎洗2次。清热解毒，疏风止痒。适用于水痘。

松肌通圣汤

荆芥、防风、羌活各4克，牛蒡子、赤芍各8克，紫草、当归、青皮、山楂、芦根各10克，紫花地丁15克，红花、蜂房各3克。水煎取药汁。每日1剂，分早、晚2次服用。清热解毒，活血透疹。适用于水痘。

荆芥大青叶洗方

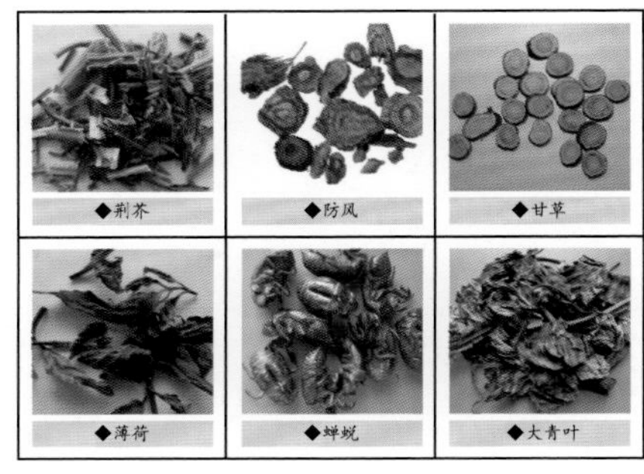
◆荆芥 ◆防风 ◆甘草 ◆薄荷 ◆蝉蜕 ◆大青叶

荆芥、防风、甘草、薄荷、蝉蜕、大青叶各15克。将以上6味加水煎汤，滤渣备用。洗浴患处，每日2次。清热解毒，利湿除疹。适用于水痘。

化斑汤

石膏、知母各12克，牛蒡子、升麻、葛根、浮萍各10克，水牛角、牡丹皮、紫草、甘草各6克。水煎取药汁80～120毫升。每日1剂，分4～5次服用；若疱疹痒甚，可用棉签蘸药汁外搽。

清热解毒，利水渗湿。适用于水痘。

清痘饮

金银花、滑石各9克，连翘、赤芍、牡丹皮、桔梗、淡竹叶、茯苓、灯心草各6克，蝉蜕、木通各4克。水煎取药汁。每日1剂，分早、晚2次服用。清热凉血，泻火利湿。适用于水痘。

清痘解毒汤

连翘、白鲜皮各15克，金银花、赤芍、牡丹皮各10克，薄荷、蝉蜕各5克，生薏苡仁、大青叶各30克。水煎取药汁。每日1剂，分早、晚2次服用，3日为1个疗程。辛凉清透，凉血解毒。适用于水痘。

苦参浮萍芒硝洗方

苦参、芒硝各30克，浮萍15克。上药加水煎汤，去渣备用。洗浴患处，每日2次。清热解毒，利湿除疹。适用于水痘。

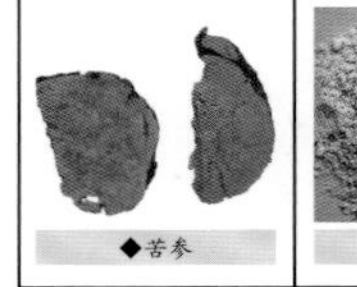
◆苦参

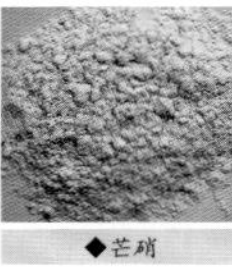
◆芒硝

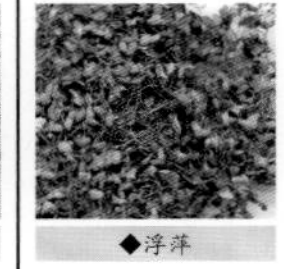
◆浮萍

清气凉营解毒汤

金银花、连翘、大青叶、紫草、生地黄、升麻各10克，生石膏40克，黄连6克，碧玉散18克。水煎取药汁。每日1～2剂，分2次服用。清气凉营解毒。适用于重型水痘。

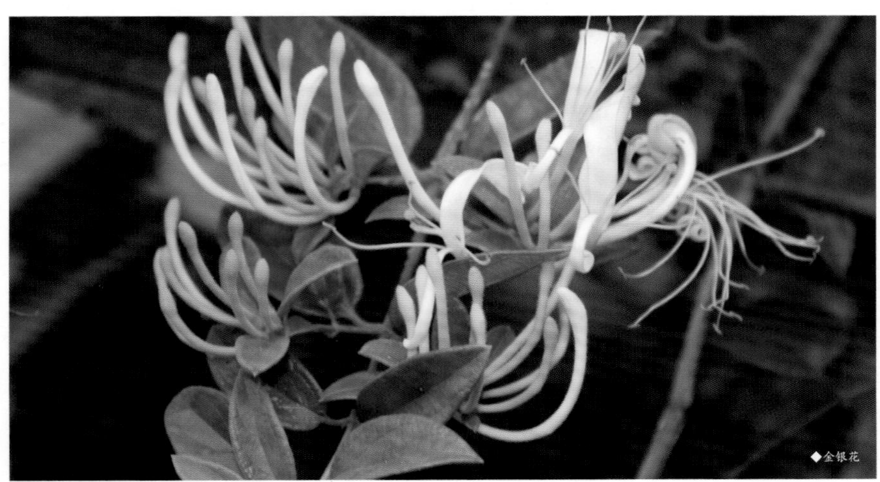
◆金银花

大黄全蝎蛋清膏

大黄、全蝎、防风、石膏、青黛各等量，鸡蛋清适量。用以上前5味共研细末，加入鸡蛋清调和成膏状，备用。敷于脐部，然后用消毒纱布覆盖，再用胶布固定，每日换药2次。清热泻火，解毒祛风。适用于小儿水痘，症见发热不恶寒、面赤唇红、口臭、尿黄便秘。

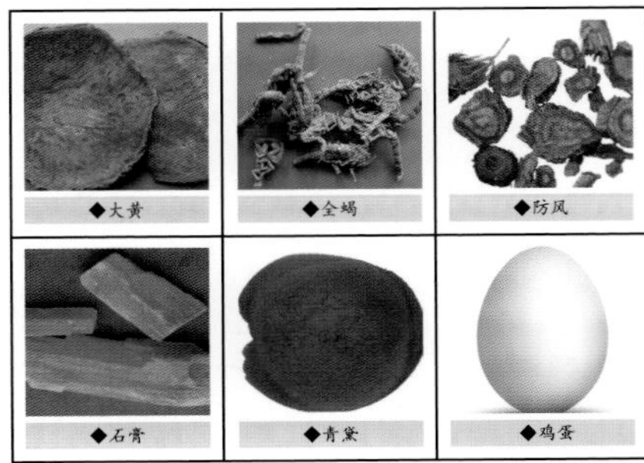
◆大黄 ◆全蝎 ◆防风
◆石膏 ◆青黛 ◆鸡蛋

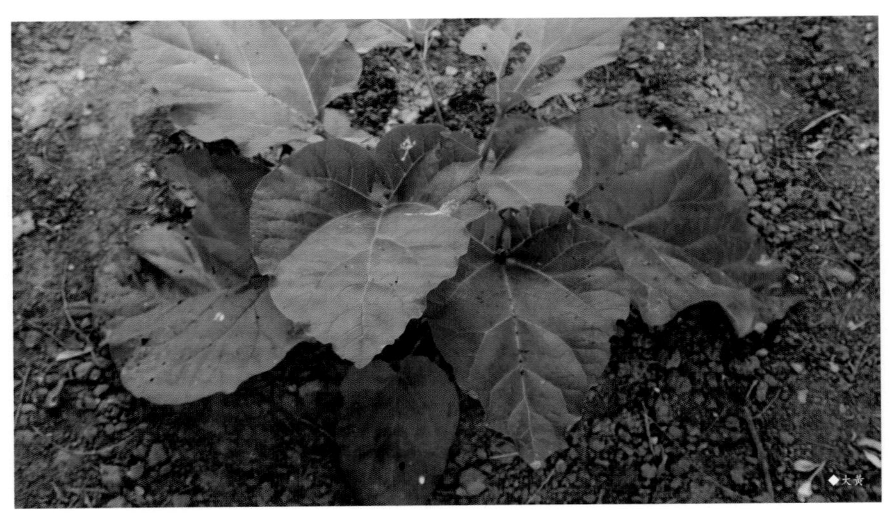
◆大黄

养生知识

小儿战"痘"护理

小儿易患水痘，一旦确认患了此病，一定要在家隔离，直至水痘结痂。居室一定要通风，孩子的衣服要宽大、柔软，这样才不会刮破孩子皮肤上的疱疹。孩子穿衣服也不要太多，太多会焐出汗，而汗液易引起皮肤瘙痒，致使孩子用手抓挠，增加皮肤感染的概率。水痘伴有皮肤瘙痒，为了防止孩子抓破皮疹导致皮肤感染，家长一定要剪短孩子的指甲，让孩子双手保持清洁。如果孩子出现高热不退、咳嗽或呕吐、烦躁不安、嗜睡等症状，应立即就医，以防并发肺炎、脑炎等合并症。

饮食上也有讲究。孩子的食物以清淡为主，多让孩子休息，多喝水和果汁。忌食一些姜、辣椒等刺激性食品，忌吃燥热、滋补性食物。

鱼鳞病

鱼鳞病是最常见的一种先天性角化病，对称地发生于四肢身侧，皮肤干燥、粗糙，形似鱼鳞状，无自觉症状，夏季症状轻，冬季症状加重。本病具有遗传性，大部分鱼鳞症患者是从父亲或者母亲一方遗传过来；也有部分患者为后天染病。本病治疗时宜养血活血，祛风润燥。本病的防治偏方秘方如下。

当归川芎首乌汤

全当归、川芎、制何首乌、熟地黄、党参、白术、地肤子各10克，赤芍、白芍各6克，荆芥4克，甘草3克。水煎取药汁。口服，每服1剂。滋阴养血，活血祛风。适用于鱼鳞病。

润肤丸

桃仁、熟地黄、红花、防风、防己、独活各30克，粉丹皮、川芎、全当归各45克，白鲜皮、生地黄、羌活各60克。上药共研细末，水泛为丸，如绿豆大，即成。每次服3～6丸，每日2次。活血润肤，祛风止痒。适用于鱼鳞病。

黄芪膏

黄芪5000克，蜂蜜适量。黄芪加水5000毫升，煎煮6～7小时，滤渣取汁，再煎熬成膏，加入蜂蜜，混匀装瓶备用。取适量药膏，搽涂于患处。补中益气，托毒生肌。适用于鱼鳞病。

柏叶洗方

侧柏叶、紫苏叶各120克，蒺藜秧240克。上药共研细末，装入袋内，扎紧袋口，加水2500毫升煎沸，再沸煮30分钟，取汁备用。用软毛巾蘸药汤擦洗患处。清热解毒，润肤止痒。适用于鱼鳞病、牛皮癣等皮肤病。

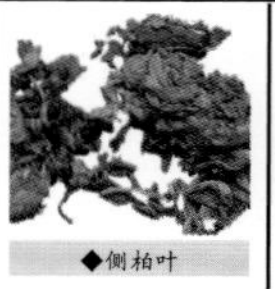
◆侧柏叶

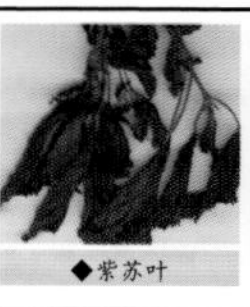
◆紫苏叶

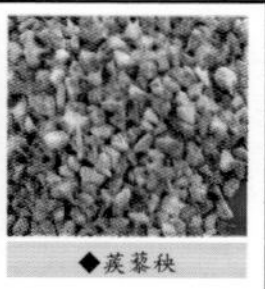
◆蒺藜秧

鱼鳞祛燥方

生地黄、熟地黄、北沙参、当归各20克，赤芍、白芍、桃仁各10克，防风、葛根各8克，天冬、麦冬、丹参、白僵蚕、黄精各15克，桂枝6克。水煎取药汁。内服，隔日1剂。滋阴养血，活血宣肺。适用于鱼鳞病。

鱼鳞汤

生黄芪50克，黑芝麻40克，丹参、地肤子各25克，苦参、防风、生山药各15克，当归、生地黄、熟地黄、枸杞子、白鲜皮、何首乌各20克，川芎、桂枝、蝉蜕、甘草各10克。上药3煎，混合三煎所得药汁，备用。每2日服药1剂，分4次服用，早、晚各1次。滋补肝肾，健脾润燥，益气养血，祛风活络。适用于鱼鳞病。

蛇皮灵膏

当归、白及、生甘草各30克，姜黄60克，紫草10克，生槐花25克，冰片、轻粉各6克，蜂白蜡90克，黑芝麻油600毫升。将当归、姜黄、白及、生槐花、紫草、生甘草浸泡在黑芝麻油中，10日后在炉火上熬至诸药枯黄，离火，去渣滤清，待油微温时再放入轻粉、冰片，最后加入蜂白蜡炼成药膏，备用。取药膏适量，每日早、晚各搽患处1次，20日为1个疗程。祛燥润肤。适用于鱼鳞病。

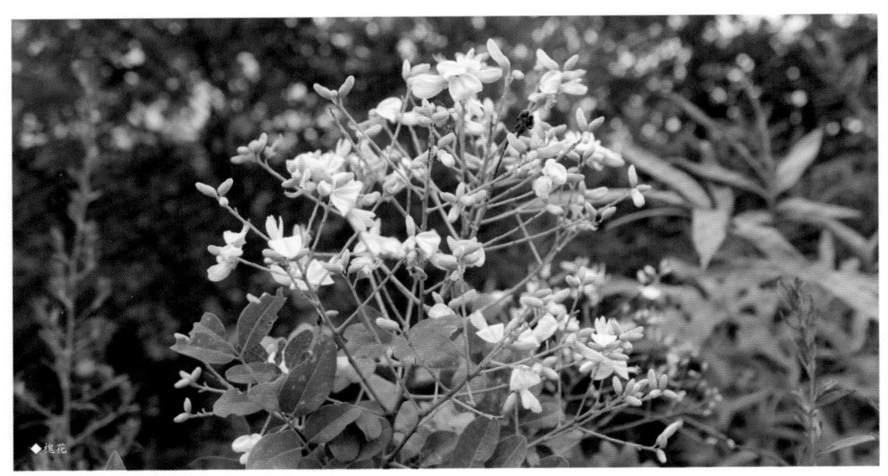
◆槐花

养生知识

鱼鳞病患者注意事项

患者应避免近亲结婚。防止皮肤过度干燥。禁用热水烫洗及肥皂等碱性较重之物品。冬季气候干燥的时候，注意外涂油脂类护肤品以使皮肤保持润泽。宜食高维生素、高蛋白的食物，尤其是含高维生素A、维生素D的食物，如胡萝卜、动物肝脏、鱼等。慎起居，避风寒。

痤疮

痤疮俗称粉刺，是一种毛囊、皮脂腺的慢性炎症，好发于面部、前胸及背部，可形成黑头粉刺，丘疹、脓疱、结节、囊肿等为特点的损害。多见于青年男女。至今，对于痤疮的发病机制尚未完全明了。不过，有一点是可以明确的，即雄性激素在痤疮的发病过程中起着重要的支配作用，像皮脂的瘀积，毛囊内细菌、螨虫等微生物感染，内分泌因素，等等，也是诱发痤疮的重要因素。另外，痤疮的发病还与人们的生活、饮食、居住环境等有关，嗜食甜食，患痤疮的概率会明显提高；居住在气候闷热潮湿的环境，也使痤疮高发；精神紧张、使用化妆品以及使用某些药物等，也可导致痤疮出现。最让人担心的是痤疮在消失后，往往形成瘢痕疙瘩，影响人的容貌美观。

中医对痤疮有着很长时间的研究，形成一套自己的观点。中医认为，素体血热偏盛，是痤疮发病的根本原因；饮食不节，外邪侵袭是致病的外在因素；血郁痰结，则导致病情复杂加重。治疗痤疮，应辨证施治。本病的防治偏方秘方如下。

硝丑饮

芒硝、白丑、大黄各30克，黄芩、黄连、浙贝母、天花粉、白芷、桔梗各20克。上药共研粗末，备用。每次取药末15～30克，以沸水冲服，每日2次，连服5日为1个疗程。清泻心肺，散结消肿。适用于痤疮。

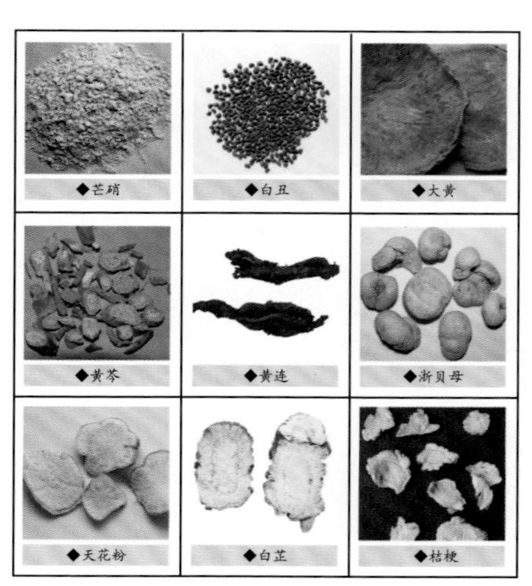
◆芒硝 ◆白丑 ◆大黄 ◆黄芩 ◆黄连 ◆浙贝母 ◆天花粉 ◆白芷 ◆桔梗

平痤汤

金银花、白花蛇舌草各20克，川芎、苍术、合欢皮、僵蚕各10克，丹参、赤芍、山楂、大贝、玄参、炒栀子各12克，夏枯草15克。上药加水煎2次，混合两煎所得药汁，药渣留用。口服药汁，每日1剂，早、晚分服；药渣煮水取汁，趁温热外敷患处，每次15分钟；15剂为1个疗程。清热解毒，活血化瘀，祛湿散结。适用于痤疮。

五黄汤

黄连、黄芩、黄柏、栀子、桑叶各10克，大黄10～15克，连翘、牡丹皮各

12克，桑白皮、丹参、赤芍各15克，生甘草6克。上药用水浸泡30分钟，然后煎30分钟，取药汁；再加水煎，取药汁，混合两煎所得药汁，备用。每日1剂，早、晚分服；大便溏薄者，大黄适当减量。清热凉血止痛，活血祛瘀生新。适用于痤疮。

颠倒散

大黄、硫黄各等份。上药共研细末，调匀备用。以凉开水调敷患处，每日1～2次。活血祛瘀。适用于痤疮。

消痤汤

生地黄、虎杖、丹参、白花蛇舌草各30克，玄参、黄柏、麦冬、知母、土大黄各9克，地骨皮、桑白皮、生山楂各15克，生甘草3克。上药3煎，前两煎所得药汁混合，备服；第3煎药汁作为洗剂，备用。口服前两煎的药汁，每日1剂；第3剂药汁晾温，熏洗患处，每晚1次，每次20～30分钟。清热利湿，活血解毒，化痰软坚。适用于痤疮。

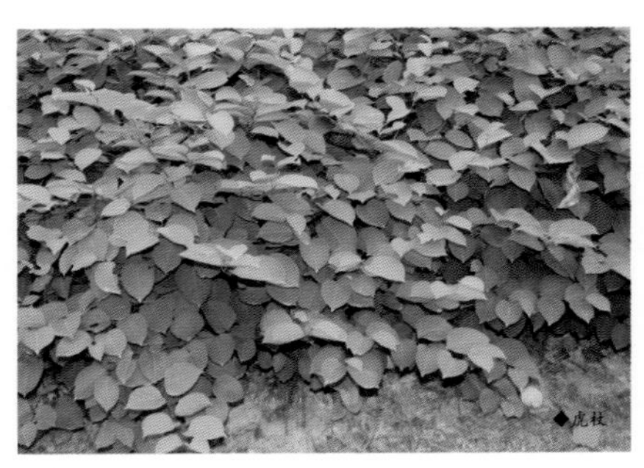
◆虎杖

粉刺汤

金银花、橘核、赤芍、茵陈、牡丹皮各15克，苍术、大贝各12克，蒲公英21克，薏苡仁30克，黄柏、桃仁、半夏各9克，甘草6克。水煎取药汁。口服，每日1剂，7剂为1个疗程；大便秘结者，加大黄9克；血热明显、皮疹鲜红者，加生地黄15克；瘙痒甚者，加白鲜皮30克。清热化湿，凉血活血，化痰散结。适用于痤疮。

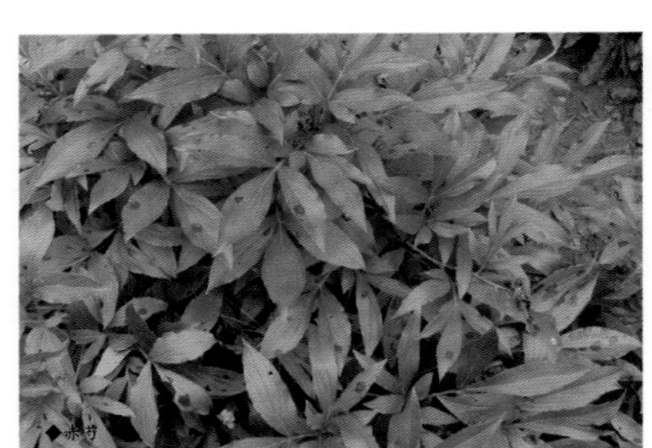
◆赤芍

消痤饮

黄芩、桃仁、知母、生大黄（后下）、丹参、红花各10克，金银花20克，赤芍、丹参、川芎各12克，黄柏6克，野菊花、地丁各15克，牡蛎（先煎）30克。上药3煎，前两煎所得药汁混合，备服；第3煎所得药汁作为洗剂，备用。口服前两煎所得药汁，每日1剂；用第3煎药汁洗患处，每次20分钟，每日2次。清热泻火，凉血活血。适用于痤疮。

三黄汤

黄芩、黄柏、生大黄各20克，苦参30克。水煎取药汁，备用。以药汁清洗患处，每日3次，每次15～30分钟。疏风止痒。适用于痤疮。

面膜消痤方

金银花、零陵香花、薄荷各10克，紫草、绞股蓝各12克，白芷、大黄、桃花、赤芍、黄柏各6克，白及、牡丹皮各3克，连翘9克。上药共研细末，备用。先清洗面部痤疮，然后将药末加凉开水调成糊状，均匀地涂抹于面部，20～30分钟后洗掉，每周2～3次，6次为1个疗程。清热解毒，活血化瘀。适用于痤疮。

外敷消痤方

桃仁、白芷各10克，赤芍、当归各15克，白及20克，川柏8克，鸡蛋清适量。上述6味中药共研细末，备用。用鸡蛋清调匀药末，搽涂在患处，早、晚各1次；如果患处有小米或米粒样白色脂栓出现，加大黄10克。清热燥湿，凉血活血。适用于痤疮。

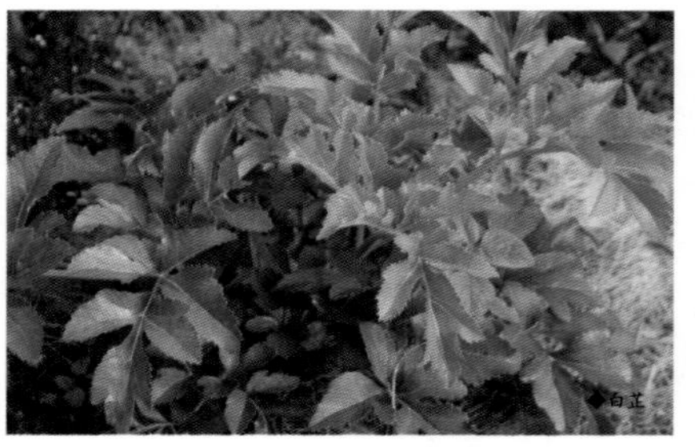
◆白芷

养生知识

痤疮患者需忌口

患有痤疮的人，有些食物是不能随便入口的，否则会导致痤疮加重。

第一类不能吃的是辛辣食物，这些食物性热，食后容易上火，致痤疮恶化。

第二类是补品。补品也多为热性，进入人体后使人内热加重，更易诱发痤疮。

第三是高脂类食物。高脂类食物如猪油、奶油、肥肉、鸡蛋等，能产生大量热能，使内热加重，痤疮皮损症状更加严重。

第四类是腥发。腥发之物包括海产品，如海虾、海蟹、带鱼等，肉类中的羊肉、狗肉也属于发物，这些东西入口，可引起过敏而导致痤疮病情加重，越发难以治愈。

第五类是高糖食物。高糖食品被人体吸收后，会加快新陈代谢，促使皮脂腺分泌增多，从而使痤疮连续不断出现。白糖、红糖、冰糖、葡萄糖、巧克力、冰淇淋等食物，都属于高糖食物，忌食。

黄褐斑

黄褐斑俗称“蝴蝶斑”，为边界不清楚的褐色或黑色的斑片，主要发生在面部，以颧部、颊部、鼻、前额、颏部为主，多为对称性。

许多原因导致黄褐斑的出现。妇女妊娠后，体内激素发生变化，黄体酮和雌激素分泌旺盛，引起面部皮肤色素沉着，出现黄褐斑；长期在野外工作、过多的阳光照射，也会诱发黄褐斑；肝炎晚期、肝癌、肝硬化、肝功能差的患者，皮肤变黑、发黄，也会形成黄褐斑；少女子宫、卵巢等功能失调，会使体内的黑色素沉着于皮肤内，形成黄褐斑；长期服用盐酸氯丙嗪、苯妥英钠等药物，也会导致黄褐斑的出现；等等。

中医认为，黄褐斑多与人体情志不遂、气血失和、肝气郁结有关。本病的防治偏方秘方如下。

七草汤

夏枯草6～15克，益母草10～30克，白花蛇舌草15～60克，墨旱莲15～30克，谷精草、豨莶草各10～15克，紫草6～12克。上药加水煎2次，混合两煎所得药汁，备用。每日1剂，分服，1个月为1个疗程。清肝养阴，凉血活血。适用于黄褐斑。

退斑汤

生地黄、熟地黄、当归各12克，柴胡、香附、茯苓、川芎、白僵蚕、白术、白芷各9克，白鲜皮15克，白附子、甘草各6克。水煎取药汁。每日1剂，分3次服用。疏肝解郁，养血健脾。适用于肝郁化火导致的黄褐斑。

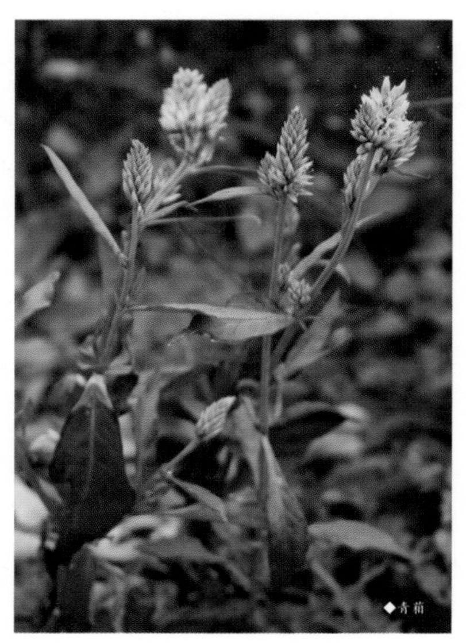
◆青葙

消斑汤

珍珠母30克，鸡血藤、青葙子各21克，茵陈、丹参各15克，浙贝母、杭白菊、茯苓各12克，红花、杭白芍各9克。上药加水煎2次，混合两煎所得药汁，备用。每日1剂，早、晚分服，2个月为1个疗程。活血化瘀，清肝利湿。适用于黄褐斑。

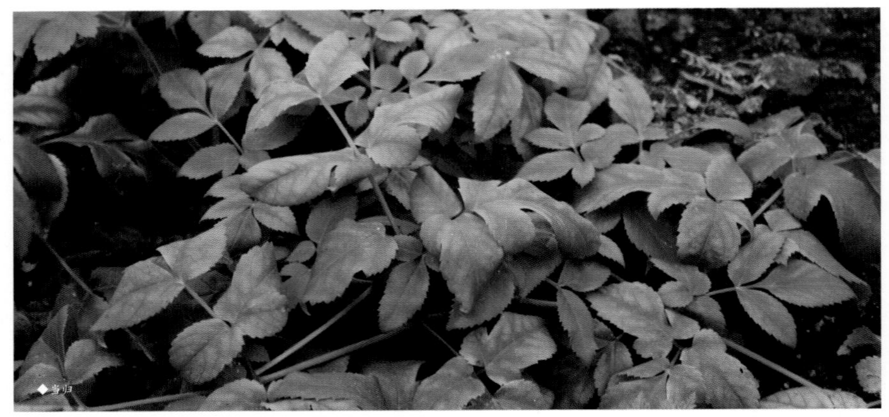
◆当归

活血散风汤

当归12克，益母草、泽兰、白芷各9克，荆芥穗、羌活各6克，川芎、柴胡各4.5克，蝉蜕3克。水煎取药汁。每日1剂，分3次服用。活血散风。适用于黄褐斑。

熟地补阴汤

熟地黄18克，山药20克，茯苓、泽泻各15克，黄柏、菊花各12克，牡丹皮、山茱萸、枸杞子、陈皮各9克。水煎取药汁。每日1剂，分2次服用。滋补肝肾。适用于肝肾虚亏导致的黄褐斑。

益精灵

何首乌、枸杞子各15克，茯苓12克，陈皮9克。上药加水煎2次，混合两煎所得药汁，备用。每日1剂，分早、中、晚3次服用，连服30～60日。益气补血，养精祛斑。适用于黄褐斑。

菟丝祛斑汤

生地黄、熟地黄各15克，女贞子、何首乌各12克，墨旱莲、白芍、当归各10克，阿胶、枸杞子各9克。水煎取药汁。每日1剂，分2次服用。滋肾养血，除斑。适用于肾亏血虚导致的黄褐斑。

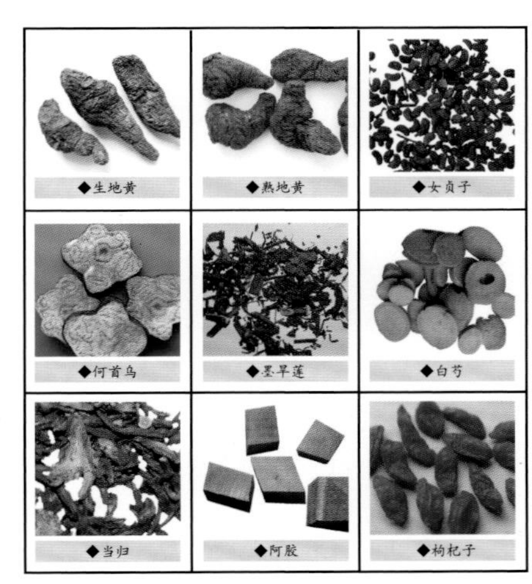
◆生地黄 ◆熟地黄 ◆女贞子
◆何首乌 ◆墨旱莲 ◆白芍
◆当归 ◆阿胶 ◆枸杞子

阳虚黄褐斑方

制附片、淫羊藿、熟地黄各9克，仙茅、桃仁、红花各6克，冬瓜子、生薏苡仁各30克，党参、茯苓各12克，白附子、蔓荆子、细辛各3克。水煎取药汁。每日1剂，分3次服用。补阳祛斑。适用于肾阳虚导致的黄褐斑。

丹栀龙胆逍遥汤

柴胡、当归、白芍、茯苓、白术、薄荷、牡丹皮各9克，龙胆、甘草各6克，生姜3克。水煎取药汁。每日1剂，每日服2次。疏肝扶脾，清热凉血。适用于肝脾不和、火燥郁滞导致的黄褐斑。

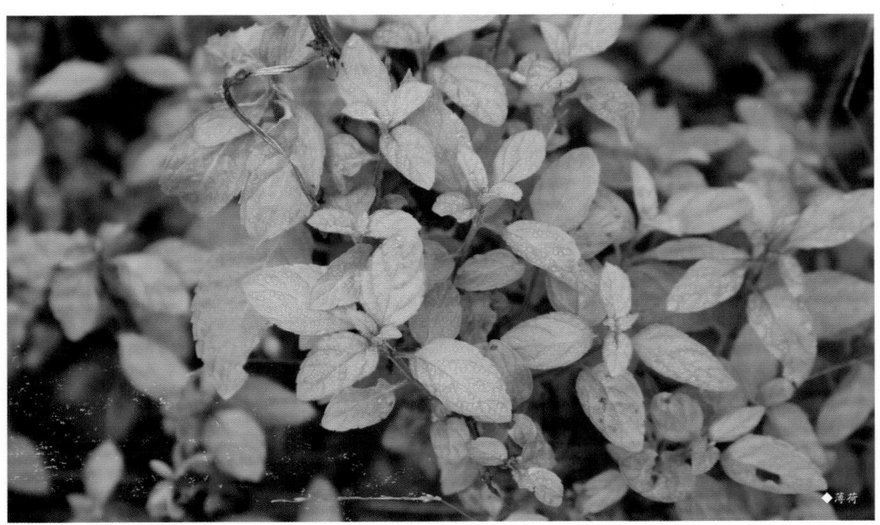

◆薄荷

养生知识

黄褐斑的日常护理

黄褐斑的日常护理很重要，主要包括以下几点。

首先，保持乐观的心态。压力过大，是造成人脸上长黄褐斑的主要原因。所以，人们应注意精神方面的调理，保护良好情绪，适当运动，乐观面对生活。

其次，多食新鲜果蔬。果蔬中含有大量的维生素，可营养肌肤，宜多食。

再次，勿在阳光下暴晒。长时间在阳光下暴晒，是诱发脸上长黄褐斑的原因之一，所以人们外出时，要做好防晒工作。

最后，调整好内分泌问题。内分泌出现问题，多引发黄褐斑。特别是女人，应注重补气养血，祛除瘀积在体内的毒素。

鹅掌风

鹅掌风西医称为角化性手癣，因风毒或湿邪侵于皮肤而发病，多始于一侧手指尖或鱼际部。初起皮下小水疱，自觉瘙痒，以后迭起白皮而脱屑，皮肤开始粗糙变厚，入冬则皲裂、疼痛。如果皮损处局限于掌心，称为“掌心风”；如果皮损蔓延到指甲，使甲板失去光泽，变形增厚，称为“鹅爪疯”。本病特别顽固，会反复发作，甚至终年不愈。本病的防治偏方秘方如下。

小枣丹

防风、白僵蚕、全蝎、蔓荆子、羌活、荆芥、何首乌、牛蒡子、黄芩、独活、威灵仙、赤芍、生地黄、大枫子肉、大黄、苦参各60克，薄荷、天南星、枸杞子、天麻各30克，柏枝、栀子各120克，甘草15克，两头尖3克，白术500克，枣肉适量。上药共研细末，与枣肉拌匀制成药丸，如梧桐子大。内服，每服60丸，以薄荷汤送服。发表祛风，胜湿止痒。适用于鹅掌风。

鹅掌风浸泡方

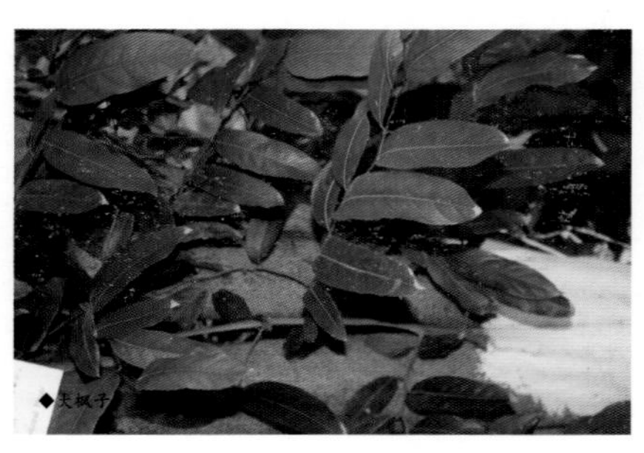
◆大枫子

大枫子肉、花椒、鲜昙花各9克，皂荚、土槿皮各1.5克，地骨皮6克，藿香18克，白矾12克，米醋1000毫升。将各味中药浸泡于米醋内24小时，煎沸，待药汁温后放入塑料袋内。将手伸入袋中，扎住袋口，泡6～12小时；隔日将药汁煎沸，待温后再浸，共浸3～4日；治疗后的1周内，不宜用碱水、肥皂水洗手；如有皲裂者，暂缓使用。杀虫止痒。适用于鹅掌风，兼治其他手足癣。

三油膏

牛油、柏油、麻油、黄蜡、银朱各30克，官粉、麝香（研细）各6克。先将上药中的3种油混合加热化开，再入黄蜡，待黄蜡熔化后离火；放入银朱、麝香、官粉，搅匀成膏备用。以药膏搽涂患处，再用火烘，以油干滋润为度。润肝止痒。适用于鹅掌风。

透骨丹

大黄、青盐、轻粉、儿茶、胆矾、铜绿、雄黄、枯矾、皂矾各1.2克，杏仁3个，麝香0.3克，冰片0.15克。上药共研细末，然后以苏合油调匀，即成。以药油搽患处，然后用火烘之，以助药性渗透皮肤。凉血解毒。适用于鹅掌风。

砒油

红砒3克，麻油30毫升。将红砒敲碎，投入麻油中煎至砒烟尽，去砒留油备用。先用火烘热皮肤患处，搽上药油，每日3次。攻毒杀虫，蚀疮去腐。适用于鹅掌风。

鹅掌风浸剂

斑蝥1克，蜈蚣4条，砒霜3克，樟脑、白及、土槿皮、大黄、马钱子各9克，米醋1000毫升。上药共研细末，用米醋浸泡42小时，即可使用。将患手浸入药液中，开始时每日浸5～10分钟，3日后逐渐延长，每日浸1～2小时，连用2～15日。杀虫止痒。适用于鹅掌风及其他手癣。

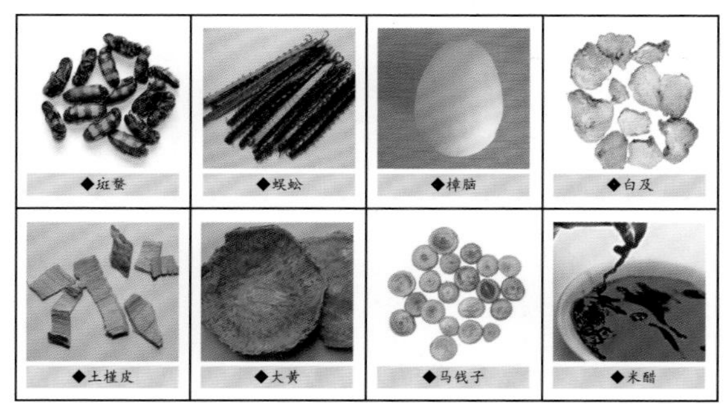

◆斑蝥	◆蜈蚣	◆樟脑	◆白及
◆土槿皮	◆大黄	◆马钱子	◆米醋

养生知识

首饰能诱发鹅掌风

鹅掌风患者以女性居多，而且有戴戒指史。这是为什么呢？女性做家务前，为了保护金戒指，习惯在戒指上面缠一些布条、线之类的东西。可做家务，双手就难免接触水，缠在戒指上的布条、线难以一下子擦干，这样戴戒指的地方就会变得潮湿，时间久了，戴戒指的地方就会磨破，让真菌滋生，出现红斑、丘疹、脱屑症状。治疗不及时，鹅掌风就会蔓延到双手。

汗疱疹

汗疱疹又称出汗不良性湿疹，为一种手掌、足跖部的水疱性疾患。本病的发生与精神因素、手足多汗、汗液排泄不通畅有关。患者治疗期间应注意保护双手和双脚，勤换袜子，少接触肥皂、洗衣粉等有刺激性的化学物品。治疗时宜清热、凉血、利湿。本病的防治偏方秘方如下。

乌蛇蝉蜕汤

乌梢蛇、荆芥、牡丹皮、赤芍、苦参、藿香、佩兰各10克，蝉蜕8克，薏苡仁15克，土茯苓30克，牡蛎20克。水煎3次，取药汁。每日1剂，1～2煎口服，第3煎取汁浸泡患处。祛风止痒，解毒除湿。适用于汗疱疹。

浸泡方

王不留行、白鲜皮、白及各30克，明矾10克。上药（除明矾外）加水2000毫升，先浸泡30分钟，再煎至水沸后20分钟；然后加入明矾，再煎10分钟，用双层纱布过滤取汁。趁热泡洗患处，每日泡洗2次，每次15～20分钟，再泡时加温即可，每日1剂，3日为1个疗程。活血通络，祛风清热，燥湿止痒，生肌润肤。适用于汗疱疹、剥脱性角质松解症、手足多汗。

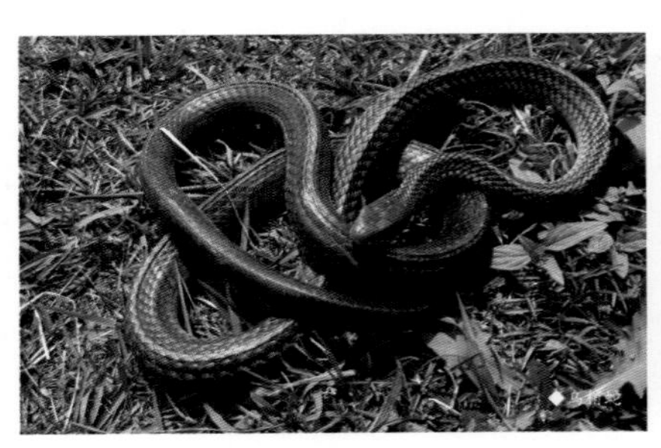
◆乌梢蛇

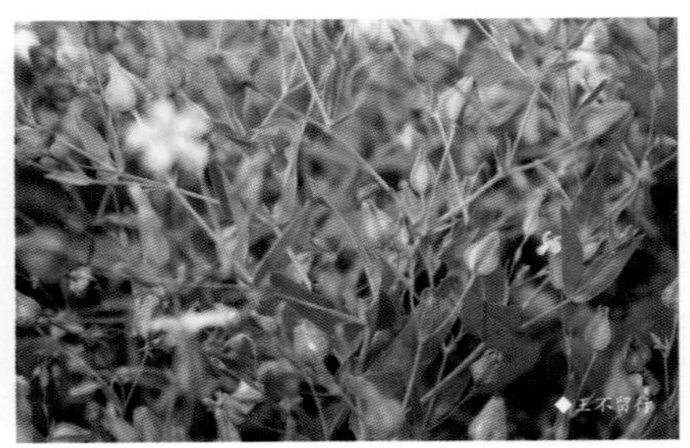
◆王不留行

养生知识

手上汗疱疹该注意

患者在治疗手上汗疱疹时，不要挤破水疱，不要撕脱干燥皮屑；注意饮食，不要吃辛辣刺激性食物，不要喝酒；治疗期间少沾水，更不要接触一些洗涤剂，如洗衣服、肥皂、洗洁精等；不要接触汽油。

脓疱疮

脓疱疮中医称为黄水疱，是由金黄色葡萄球菌或溶血性链球菌，或由两者混合感染所引起的化脓性皮肤病，多发于夏秋季节。夏秋季节气温高、湿度大、皮肤浸渍等，易使病菌侵入皮肤繁殖，为脓疱疮发病创造了条件。本症好发于颜面、四肢等部位，自觉瘙痒，初起为丘疹或水疱，迅速变为有炎性红晕的脓疱。本病的防治偏方秘方如下。

三黄栀子汤

黄连15克，黄芩、黄柏各12克，栀子9克。把上药加水煎取药汁。口服，每服1剂。清热解毒。适用于脓疱疮。

菊花地丁公英汤

野菊花、紫花地丁、蒲公英、金银花藤、夏枯草各20克，赤芍、黄芩、牡丹皮各10克。水煎取药汁。口服，每服1剂。清热解毒。适用于脓疱疮。

三黄侧柏叶生地方

黄连、大黄各25克，雄黄15克，侧柏叶、生地黄各20克，轻粉10克，松香6克，麻油适量。把以上前7味共研细末，用麻油调成糊状，备用。用盐水洗净患处，将药糊敷于患处，每日用药1次。清热解毒消肿。适用于脓疱疮。

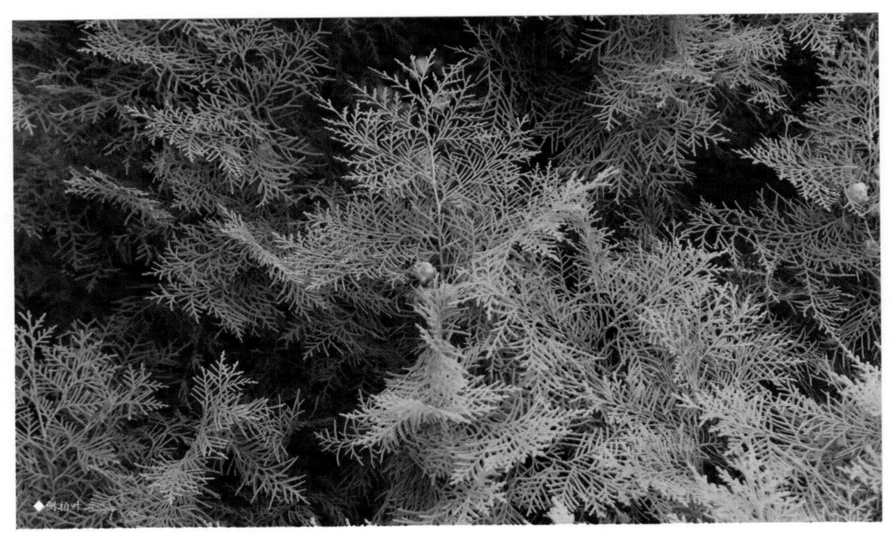

◆侧柏叶

连翘地肤子土茯苓汤

连翘、地肤子、土茯苓各20克，当归、荆芥、苍术、黄柏、白鲜皮各10克，生甘草6克。水煎取药汁。口服，每日1剂，分2次服用。清热解毒。适用于脓疱疮。

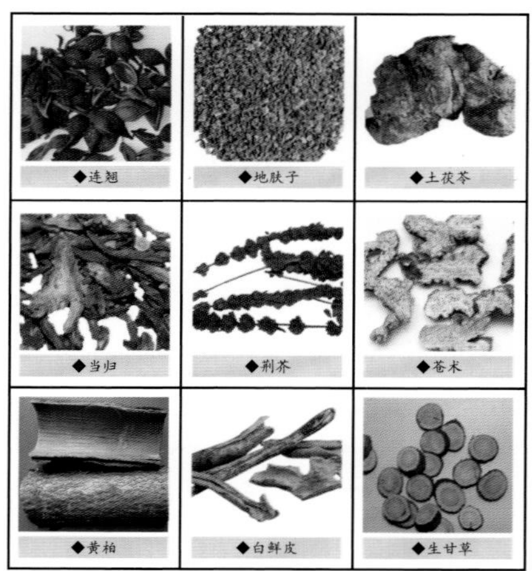

银翘瓜蒌竹叶汤

金银花、连翘、瓜蒌、滑石、车前子、泽泻、绿豆衣各10克，赤芍、竹叶各6克，甘草3克。水煎取药汁。口服，每服1剂。清热利湿。适用于湿热型脓疱疮。

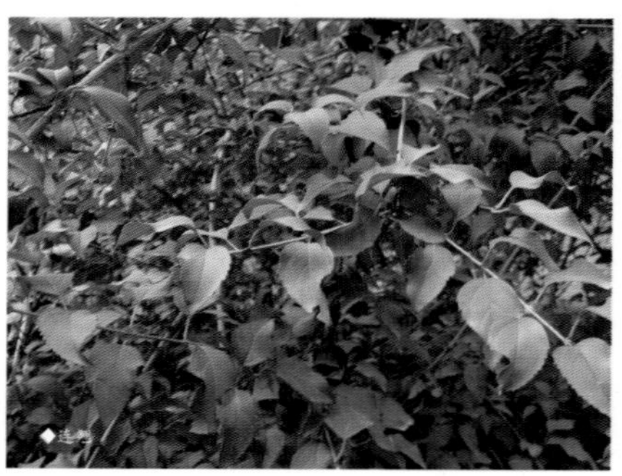

银翘七叶一枝花栀子汤

金银花30克，连翘20克，七叶一枝花15克，栀子10克，丹参12克，皂角刺、葛根、防风各9克，生甘草6克。水煎取药汁。口服，每服1剂。清热解毒。适用于脓疱疮。

养生知识

预防脓疱疮传染

脓疱疮具有一定的传染性，传播方式为接触性传染。小儿往往由玩具和污染的手指传播，成人多在理发室、浴室和患病的子女而感染。为了预防感染，人们一定要管理好自己的日常用品卫生，用具、毛巾等应消毒。饮食多吃一些易消化、富含营养的食物，忌食辛辣刺激的东西。中医认为，本病为脾胃湿热内蕴、复感毒邪、郁于肌肤所致，治疗时宜清热、利湿、解毒。

寻常狼疮

寻常狼疮是一种杆菌感染性皮肤病，其病原体是结核分枝杆菌，多由附近淋巴结结核或骨结核通过淋巴管传至皮肤；少数由皮肤伤口直接侵入；偶尔由血循环传至皮肤。其好发于面部、胸背部，初起时多是眼睑皮肤出现米粒至黄豆大的结节，周围绕一圈红晕，半透明，呈棕红色或褐色，质柔软。随着病情的发展，结节部位会恶化，形成黑头粉刺、丘疹、脓疱、囊肿等损害。任由本病发展下去，可导致结膜炎、角膜溃疡甚至失明。中医认为，本病主要是因为肺肾阴虚、水亏火旺，邪热郁阻肌肤，炼熬津液为痰，痰浊瘀滞筋脉，伤害肌肤而致。本病的防治偏方秘方如下。

人参熟地鹿角胶汤

人参、熟地黄各15克，鹿角胶、当归、贝母各10克，川芎、白芥子、炮姜各6克，香附、桔梗各12克。水煎取药汁。口服，每日1剂。温阳消散。适用于阳虚证寻常狼疮。

柴胡黄芩丹皮汤

柴胡、黄芩、牡丹皮、赤芍、炒枳壳各10克，浙贝母、连翘各12克，海藻、生牡蛎、夏枯草各30克，天龙1条，黄白药子各6克。水煎取药汁。每日1剂，分3次服用。清肝泻胆，祛湿散结。适用于颜面粟粒性狼疮。

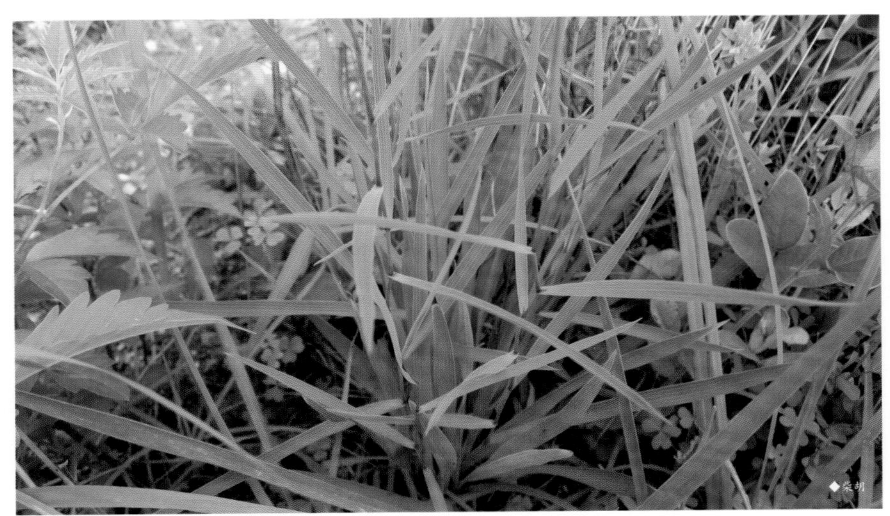
◆柴胡

生地丹皮茯苓汤

生地黄、地骨皮各15克，牡丹皮、茯苓、泽泻、山药、当归、丹参、茜草、红花各9克，生甘草6克，三棱10克。水煎取药汁。口服，每服1剂。滋阴清热，活血软坚。适用于颜面粟粒性狼疮。

知柏熟地龟甲汤

黄柏、知母、石斛各12克，熟地黄、玄参、麦冬、玉竹各15克，龟甲20克。水煎取药汁。口服，每日1剂。滋阴降火。适用于阴虚证寻常狼疮。

海藻昆布贝母汤

海藻、昆布、浙贝母、茯苓各12克，青皮5克，海带、猫爪草各15克，半夏、当归尾各10克，川芎6克。水煎取药汁。口服，每日1剂。化痰祛瘀。适用于痰瘀证寻常狼疮。

生地玄参麦冬汤

生地黄、玄参、麦冬、鳖甲各15克。水煎取药汁。口服，每日1剂。补肺益胃，清热软坚。适用于颜面粟粒性狼疮。

壁虎散

壁虎10条。取壁虎裹入泥中，火煅存性，去泥研末，瓶装备用。口服，每次0.2～0.5克，陈酒或温开水送下，每日2次。化瘀消散。适用于寻常狼疮。

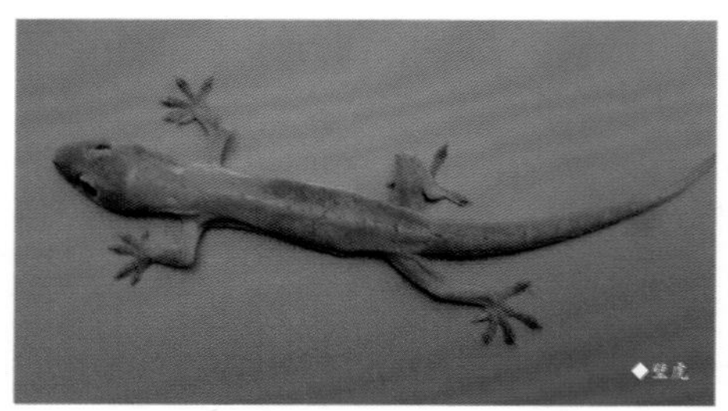
◆壁虎

养生知识

有关寻常狼疮的五点常识

寻常狼疮日常护理与治疗应遵循以下几点：一是按照医嘱应用有效药物；二是保护疮面，穿宽松棉质衣物；三是如皮肤结有痂皮，严禁用手强行揭去，应待其自然脱落；四是寻常狼疮多伴有身体其他部位的结核，而结核分枝杆菌易产生抗药性，难以一下子治愈，所以治疗结束后，也需要长时间做定期检查，防止复发；五是治疗应采用全身和局部治疗的综合疗法，既要治疗皮肤损害，也要治疗内脏结核。

单纯疱疹

单纯疱疹是由单纯疱疹病毒引起的一种常见皮肤病，本病好发于皮肤黏膜交界处，如口唇边缘、鼻孔周围、外生殖器等，以局限性、簇集性水疱为主要表现。本病患者应锻炼身体，增强抗病能力，避免搔抓，发生于生殖器部位多与性生活有关，应洁身自爱。本病的防治偏方秘方如下。

辛夷黄芩栀子汤

辛夷、黄芩、栀子、麦冬、百合、石膏、知母、甘草、枇杷叶、升麻各10克。水煎取药汁。口服，每服1剂。疏风清肺。适用于单纯疱疹。

大青叶板蓝根饮

大青叶、板蓝根、薏苡仁各30克。水煎取汁。每日1剂，分3次服用；儿童用量酌减。清热利湿，解毒。适用于单纯疱疹。

板蓝根马齿苋紫草汤

板蓝根、生薏苡仁、马齿苋、紫草各15克。水煎取药汁。每日1剂，分3次服用。抗病毒。适用于单纯疱疹。

桔梗细辛人参汤

桔梗、细辛、人参、甘草、茯苓、天花粉、白术、薄荷各10克。水煎取药汁。口服，每服1剂。清热，益气，透毒。适用于单纯疱疹。

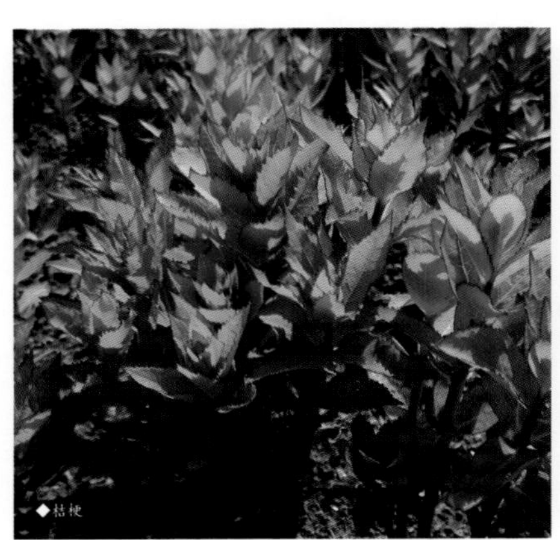
◆桔梗

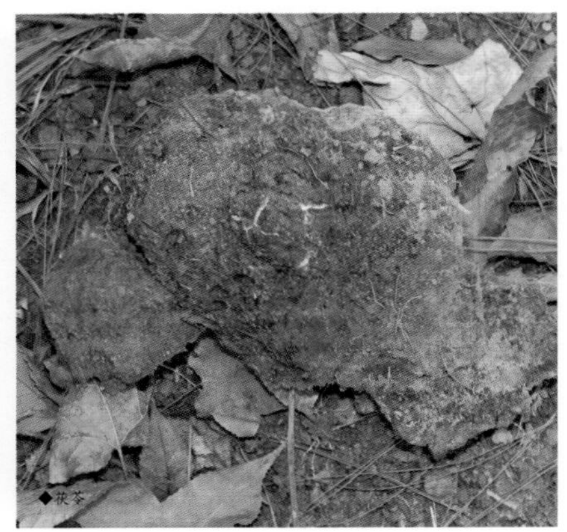
◆茯苓

带状疱疹

带状疱疹是由水痘-带状疱疹病毒所致的一种急性皮肤病，常见于腰胁间，蔓延如带，故有“缠腰龙”之称，中医称为“缠腰火丹”“蛇丹”“蛇串疮”。除常见于腰胁间外，还可见于胸部、四肢、颈部、耳、鼻、眼、口腔等。少数严重者可发生带状疱疹性脑膜脑炎以及胃肠道或泌尿道带状疱疹。

本病皮疹出现前常有发热、倦怠、食欲不振及局部皮肤知觉过敏、灼热、针刺样疼痛等症，然后皮肤出现红斑、水疱，簇集成群，互不融合排列成带状。治疗时宜泻火解毒定痛。患者应锻炼身体，增强抗病能力，皮肤保持清洁干燥，防止继发感染，饮食方面，宜食高蛋白、高维生素及易消化食物，忌辛辣刺激之品。本病的防治偏方秘方如下。

化带解毒汤

马齿苋、大青叶各15克，金银花30克，黄连、苦参、泽泻、黄芩、牡丹皮、柴胡各10克。上药加水煎2次，混合两煎所得药汁。每日1剂，早、晚2次分服。清热解毒，祛湿止痛。适用于带状疱疹。

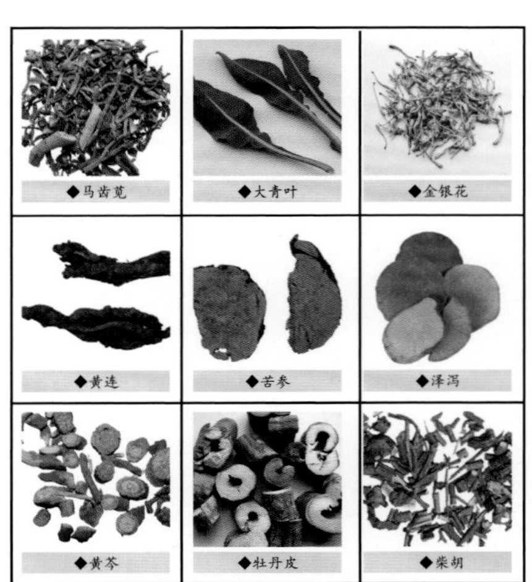

止痛汤

当归、丹参、木瓜各15克，鸡血藤、伸筋草各30克，白芍60克，金铃子、延胡索各12克，甘草6克。水煎3次，取药汁。每日1剂，分早、中、晚服用。柔肝缓急，理气活血，通络，解痉，止痛。适用于带状疱疹后遗神经痛。

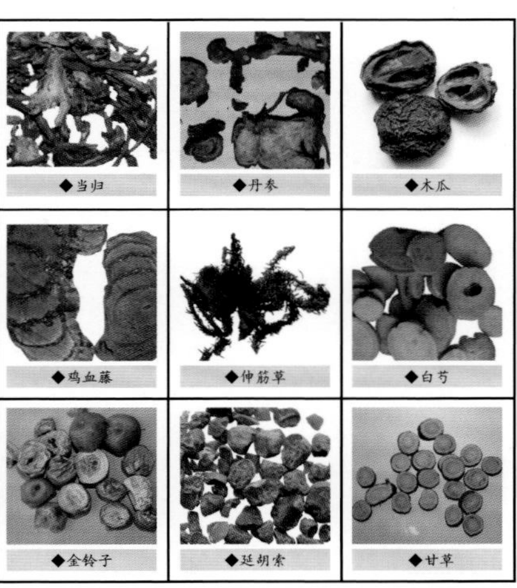

加味龙胆泻肝汤

龙胆、黄芩、栀子、紫草、柴胡、当归、木通、泽泻、车前草各10克，板蓝根、延胡索、生地黄各30克。上药加水煎2次，混合两煎所得药汁。每日1剂，分早、晚服用。清热利湿，解毒止痛。适用于带状疱疹后遗神经痛。

治带方

龙胆15克，大黄炭8克，苦参、薏苡仁、乌梢蛇各30克，赤芍10克，金银花、连翘、茯苓各20克，全蝎4克。上药加水煎2次，混合两煎所得药汁。每日1剂，分早、晚服。泻火燥湿，活血通络。适用于带状疱疹。

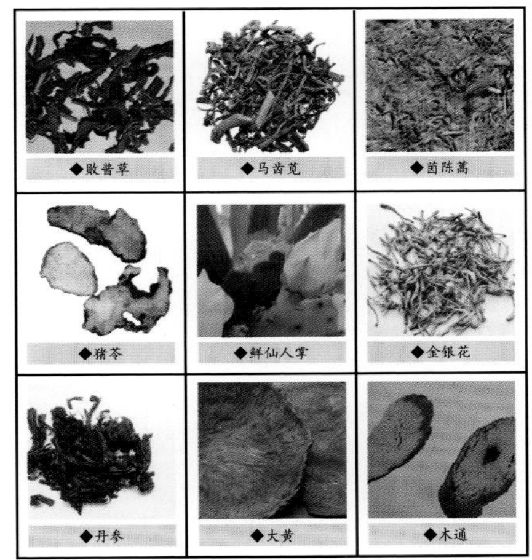

清热解毒利湿方

败酱草、马齿苋各15克，茵陈蒿、猪苓、鲜仙人掌各10克，金银花、紫草、大黄、木通各5克。上药加水煎2次，混合两煎所得药汁。每日1剂，分早、晚服。清热利湿，解毒。适用于带状疱疹。

养生知识

老年人如何预防带状疱疹

老年人是带状疱疹多发人群，在日常生活中，做到以下几点，可起到有效预防作用。

一是坚持适当的户外锻炼，以增强体质，提高抗病能力。

二是做好各种疾病的预防感染，尤其是在冷暖交替季节，应适时增减衣服，避免受寒引起上呼吸道感染；此外，口腔、鼻腔的炎症应积极给予治疗。只有这样，才能最大限度地掐断带状疱疹的感染源。

三是防止外伤。外伤使人体的抗病能力降低，易导致带状疱疹发病，因此老年人应避免发生外伤。

四是尽量避免接触化学品及毒性药物，以防伤害皮肤。

五是合理膳食，多食豆制品、鱼、蛋、瘦肉等富含蛋白质的食物，多食新鲜的瓜果蔬菜。

湿疹

湿疹是一种浅层真皮及表皮炎症。诱发湿疹原因很多，常因个体因素和疾病的不同阶段而异，因此不易确定。简单来说，湿疹诱因可分为外因和内因。外因又可分为若干种，如生活环境中的日光、炎热、干燥等，食物中的鱼、虾等，吸入的花粉、尘螨等，各种动物皮毛、皮屑，以及化妆品、肥皂、合成纤维等各种化学物质，它们均能成为湿疹的致病原。

根据病情发展的程度，湿疹可分为急性、亚急性和慢性3个时期。急性和慢性湿疹有明显的特征，亚急性期常是急性期缓解的过程或是向慢性过渡的表现。湿疹治疗的原则是清热健脾利湿，疏风止痒，健脾养血润燥。本病的防治偏方秘方如下。

加味龙胆泻肝汤

龙胆、黄芩、泽泻各9克，栀子、柴胡各12克，生地黄、车前子、当归各15克，金银花、土茯苓、大胡麻各21克，甘草6克。水煎取药汁。每日1剂，分2次服用，15日为1个疗程。清热利湿，养血润燥。适用于湿疹。

加减三仙汤

炒麦芽、炒谷芽、炒神曲各10克，薏苡仁、山药、土茯苓、苍术、防风各5克。水煎取药汁。每日1剂，分2次服用。健脾消食，清热除湿。适用于婴儿湿疹。

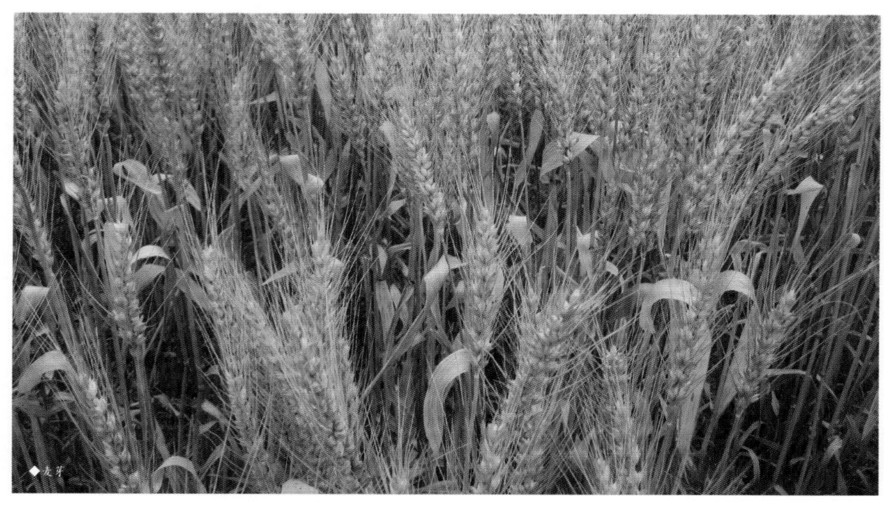

◆麦芽

黄柏除湿汤

黄柏、牛蒡子各9克，苦参、知母、浮萍各5克，泽泻、防风、荆芥、甘草各10克，苍术15克，土茯苓30克。水煎取药汁。每日1剂，分2次服用。清热利湿，祛风燥湿。适用于急性、亚急性湿疹。

清热利湿方

黄连、黄芩、苦参、白鲜皮、百部、菊花各10克，黄柏、蒲公英各12克，土茯苓15克，蝉蜕6克。水煎取药汁。每日1剂，分3次服用。清热利湿。适用于眼睑部湿疹。

湿疹煎

黄芪、苦参、白鲜皮各30克，丹参20克，白术、苍术、柴胡、防风、蝉蜕、刺蒺藜、蛇床子、五味子、泽泻各15克，雷公藤、甘草各10克。水煎取药汁。每日1剂，分2次服用，10剂为1个疗程。健脾除湿，祛风止痒。适用于急性、亚急性湿疹。

野菊花洗剂

野菊花全草250克，陈石灰粉100克。把草药切碎置铝锅中，加水2000毫升，小火煎至800毫升，过滤取汤汁。用药汁趁热熏洗患处15分钟，然后用陈石灰粉扑之。每日1剂，分2次用。清热解毒。适用于湿疹。

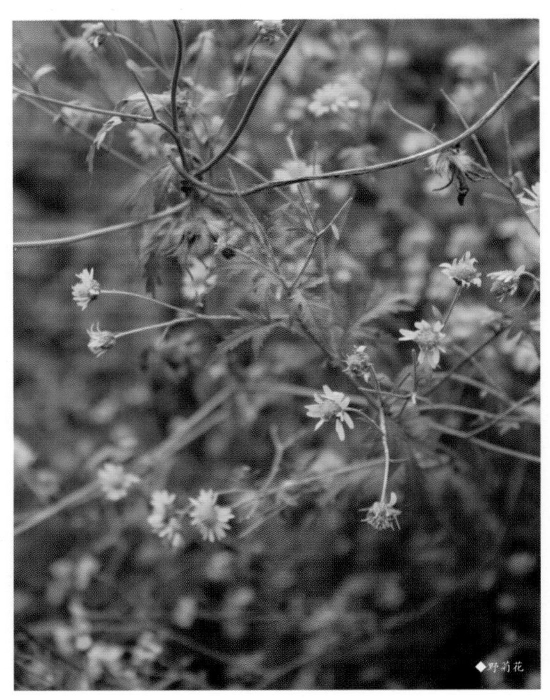
◆野菊花

加减除湿胃苓汤

苍术、白术、厚朴、陈皮、茯苓、猪苓、泽泻、赤芍、苦参各10克，丹参、白鲜皮各15克，黄柏6克。水煎取药汁。每日1剂，分2次服用。健脾除湿。适用于亚急性湿疹。

泻心汤

大黄、黄芩、黄连、黄柏、牛膝各15克，龙胆10克，猪苓、茵陈、栀子、连翘、地肤子、白鲜皮、泽泻各20克。水煎取药汁。每日1剂，分2次服用。清热利湿，解毒。适用于急性湿疹。

土茯苓汤

土茯苓、薏苡仁各20克，龙胆、黄柏、黄芩、苦参各15克，白鲜皮、丹参、地肤子、牛膝各10克。水煎取药汁。每日1剂，分2次服用，连续用药1周为1个疗程。清热，祛风，利湿。适用于阴囊急性湿疹。

养生知识

湿疹快速止痒方法

湿疹奇痒难忍，患者会忍不住抓挠，可抓挠很容易造成皮肤感染。那么该如何止痒呢？瘙痒难耐时，可以适当地用手拍击皮疹处，但不要用力过猛，这样可以起到止痒的作用。

还可以试试擦香蕉皮的方法。香蕉内皮含的蕉皮素，具有抑制真菌、细菌生长繁殖以及止痒的作用，对湿疹、手癣、体癣等引起的皮肤瘙痒症均有效。用香蕉内皮轻擦皮损处，或者贴敷到皮损处，能快速止痒。

荨麻疹

荨麻疹是一种常见的过敏性皮肤病，以时隐时现大小不等的风团为特征。常见的病因有食物、药物、感染、动物及植物因素，物理及化学因素，内脏和全身疾病及情绪紧张等。一般多发生于过敏体质者。主要表现为皮肤突然出现风团，形状大小不一，颜色为红色或白色，迅速发生，消退亦快，也可一日发作多次，有剧烈的瘙痒。患者饮食上应忌食鱼、虾等易致敏的蛋白质食物及辛辣刺激之品，忌饮酒、浓茶、咖啡等，避免皮毛、化纤织物直接接触皮肤，避免搔抓止痒。本病属于中医“瘾疹”等范畴，治疗时宜疏风止痒。本病的防治偏方秘方如下。

祛风通泻汤

荆芥、防风、栀子、地骨皮、白鲜皮各10克，葛根、竹叶、蝉蜕、苦参各12克，大黄（后下）、甘草各6克。将上述药物（不包括大黄）投入沙锅，加适量冷水煎开后再以小火煎10分钟，放入大黄，然后再煎5～10分钟；倒出滤出药液后复煎1次。早、晚分2次温服，小儿酌减。祛风，清热，通利。适用于荨麻疹。

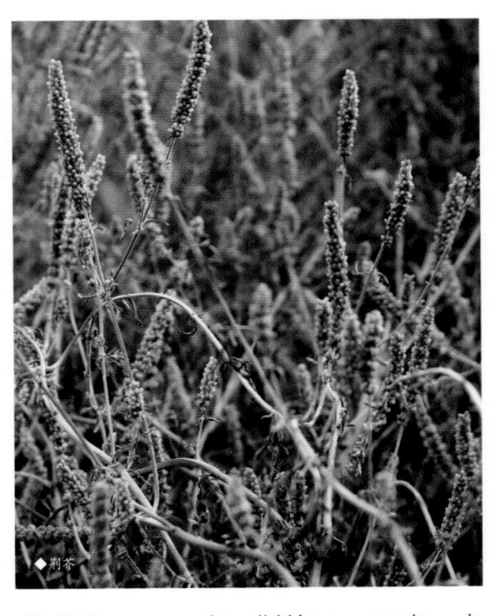
◆荆芥

阳和汤

熟地黄30克，麻黄、肉桂各5～10克，黑芝麻20克，当归、蝉蜕、甘草、鹿角胶各10克，白芥子10～15克，苦参、防风各10～30克，荆芥10～20克。水煎取药汁200毫升。每日1剂，分早、晚2次服用，7日为1个疗程，治疗1～4个疗程。养血补血，温经散寒，祛风止痒。适用于慢性荨麻疹。

多皮饮

黄芪30克，扁豆皮、五加皮、牡丹皮、地骨皮、大腹皮、防风、浮萍各10克，白鲜皮、茯苓皮各15克，干姜皮、桑白皮各15克，当归6克。水煎取药汁200毫升。每日1剂，分早、晚2次服用，2周为1个疗程。疏风散寒，除湿清热。适用于慢性荨麻疹。

当归饮子

当归、生地黄、白芍、黄芪各20克，荆芥、防风、白蒺藜、何首乌各15克，蛇蜕、川芎、浮萍、炙甘草各10克。水煎取药汁200毫升。每日1剂，分早、晚2次服用，1个月为1个疗程。养血益气，祛风止痒。适用于血虚风燥型慢性荨麻疹，要求1个月内未用皮质激素或免疫制剂。

夜肤汤

首乌藤、地肤子各60克。水煎服取药汁。口服后取微汗，每日1剂。利湿止痒。适用于顽固性荨麻疹。

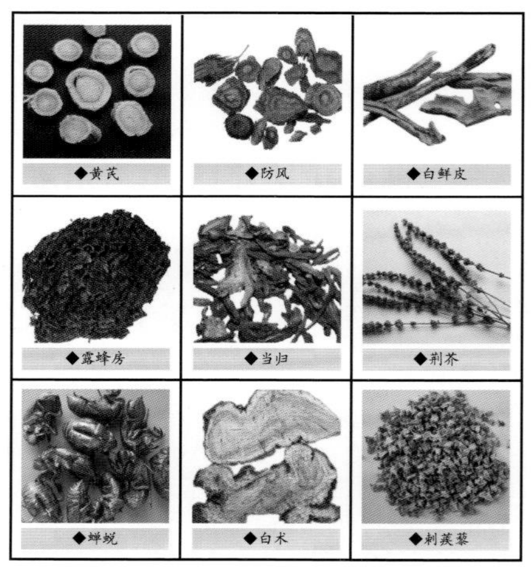

固表消风汤

黄芪30克，防风、白鲜皮、露蜂房、当归各12克，荆芥、蝉蜕、白术各10克，刺蒺藜20克。水煎取药汁200毫升。每日1剂，分早、晚2次服用，15日为1个疗程。益气固表，祛风止痒。适用于慢性荨麻疹，中医辨证为风寒型、风热型、阴血亏虚型。

温经汤

桂枝、吴茱萸、炙甘草各6克，党参、麦冬、阿胶、川芎、当归、白芍、牡丹皮、僵蚕、生姜、半夏、防风各9克。水煎取药汁200毫升。每日1剂，分早、晚2次服用。养血行血，祛风止痒。适用于女性荨麻疹患者，伴有不同程度的月经提前或推后、量或多或少、血块或有或无。

黄芪消风散

黄芪18克，荆芥12克，防风、蝉蜕、知母、苦参、当归、生地黄、苍术、牛蒡子各10克，石膏15克，胡麻、木通、甘草各6克。水煎取药汁200毫升。每日1剂，分早、晚2次服用，7日为1个疗程，2个疗程间隔1～2日，最多不超过4个疗程。益气固表，疏风养血，清热除湿。适用于慢性荨麻疹。

荨麻疹汤

黄芪、党参各20克，何首乌、当归、生地黄各15克，玄参、赤芍、川芎、僵蚕、蝉蜕、炒蒺藜各10克。水煎取药汁200毫升。每日1剂，分早、晚2次服用，2周为1个疗程。益气固表，养血祛风。适用于慢性荨麻疹。

疏风凉血汤

水牛角、生石膏、生地黄炭、麦冬、连翘、玄参、白僵蚕各15克，牡丹皮30克，知母12克，龟甲、大黄各6克，刺蒺藜20克，麻黄根、防风、薄荷各9克。水煎取药汁200毫升。每日1剂，分早、晚2次服用，5日为1个疗程。清热疏风，凉血清营。适用于胆碱能型荨麻疹。

祛风汤

苍耳子、土茯苓、汉防己、生甘草各13克。将苍耳子炒黄，与其他药一同水煎，取药汁300毫升。分2次口服，连服3日；如效果不佳，可再服用2～3剂；小儿剂量酌减。祛风利湿，止痒。适用于风寒型荨麻疹，症见风团色淡，遇寒受风则发，舌苔淡白。

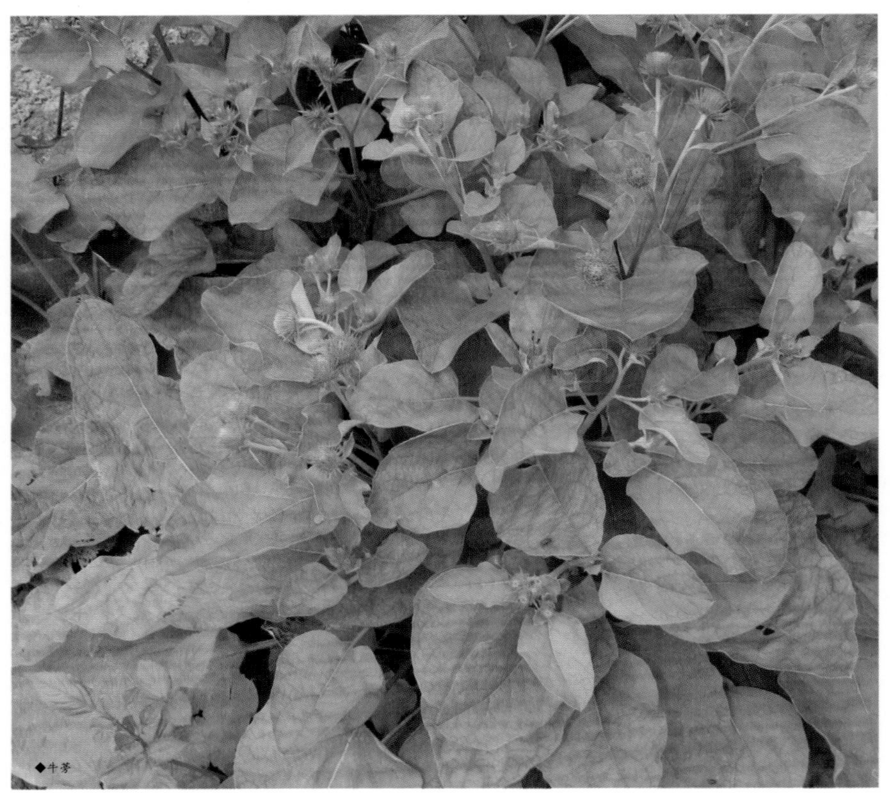

◆牛蒡

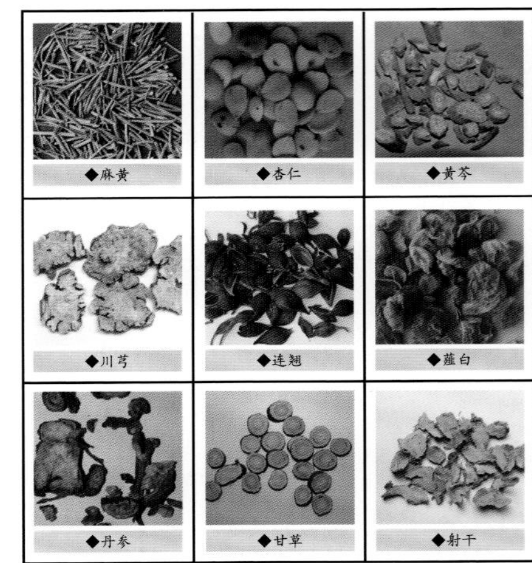

桂枝汤

桂枝、白芍各10克，生姜3片，甘草5克，大枣、蝉蜕各6克，防风9克，黄芪15克，白鲜皮12克。水煎取药汁300毫升。每日1剂，分早、中、晚3次服用，10日为1个疗程。调和营卫，祛风止痒。适用于慢性荨麻疹。

全蝎蛋

全蝎1只，鸡蛋1个。在鸡蛋顶部开一小孔，将全蝎洗净塞入，小孔向上，放入容器内蒸熟。弃全蝎食蛋，每日2次，5日为1个疗程。疏风止痒。适用于慢性荨麻疹。

艾叶酒剂

生艾叶10克，白酒100毫升。用上药共煎至药酒50毫升。顿服，每日1次，连服3日。祛风散寒，调和营卫。适用于风寒型荨麻疹，症见风块色淡，受凉则发，舌苔淡白。

养生知识

预治荨麻疹小窍门

一些人容易长荨麻疹，甚至在吃了鱼、蛋、肉后都会发病。遇见此种情况，人们应该可多吃些生的蔬菜、海藻类。如果想立即止痒，可以把龙虾烧至成灰，撒到身上；把洋葱对半切开，切口按在患部慢慢地擦，也能起到止痒的作用。

荨麻疹重在预防，研究发现，每日吃2~3个梅干，就可起到预防荨麻疹的作用，就算长出来也不会太严重。

预防荨麻疹发病，锻炼皮肤抗过敏能力也十分重要。方法是用水冲皮肤，或用冷水摩擦皮肤。这种方法对小儿特别适用。

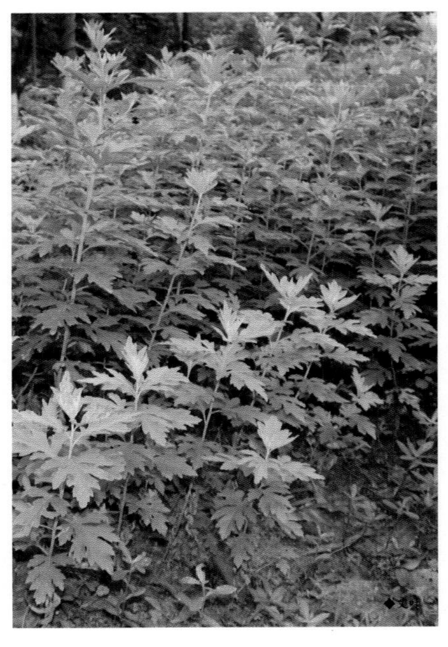

扁平疣

扁平疣是由人乳头状瘤病毒感染引起的皮肤病。扁平疣多发于青年人面部、手背部，大都骤然发生为浅褐色或正常肤色，约如针尖至米粒大小，表面光滑、界限清楚，损害常为多个，散在或密集，一般无自觉症状或有微痒，可自愈，亦可复发。本病治疗时宜散风平肝、清热解毒。本病的防治偏方秘方有以下几种。

克疣汤

白花蛇舌草、马齿苋、生薏苡仁、板蓝根各30克，土茯苓、牡蛎（先煎）各20克，夏枯草、木贼草、紫草各12克，红花、生甘草各6克，赤芍10克。水煎取药汁。每日1剂，分早、晚2次服用。利湿清热解毒，活血软坚散结。适用于扁平疣。

消疣汤

磁石、生牡蛎、紫贝齿各30克，鸡苏散18克，赤芍15克，川芎9克。水煎取药汁。每日1剂，10日为1个疗程，最长服3个疗程。活血解毒，镇肝潜阳。适用于扁平疣。

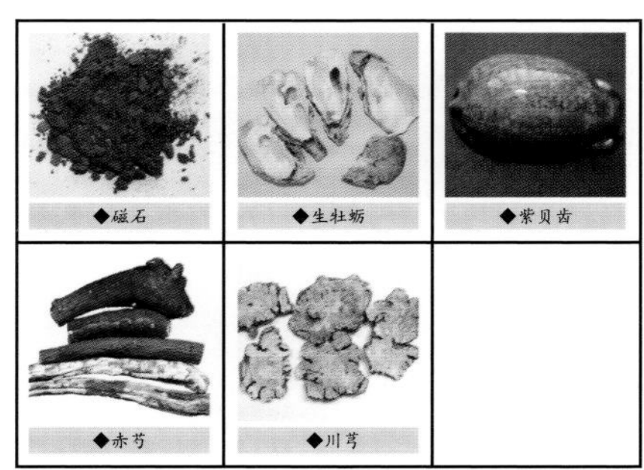
◆磁石 ◆生牡蛎 ◆紫贝齿 ◆赤芍 ◆川芎

马齿苋汤

鲜马齿苋300克（干品100克）。水煎取药汁。每日1剂，早、晚温服，连服6剂为1个疗程；马齿苋渣外敷患处，每日4～6次，每次10～15分钟。解毒消疣。适用于扁平疣。

活血解毒汤

红花、紫草各10克，穿山甲、马齿苋、木贼、薏苡仁各30克。水煎取药汁。每日1剂，分2次口服；第3次煎汁加食醋适量，擦患处至皮肤发红或发热为止，每日1次，妇女避开月经期。活血散结，清热解毒。适用于扁平疣。

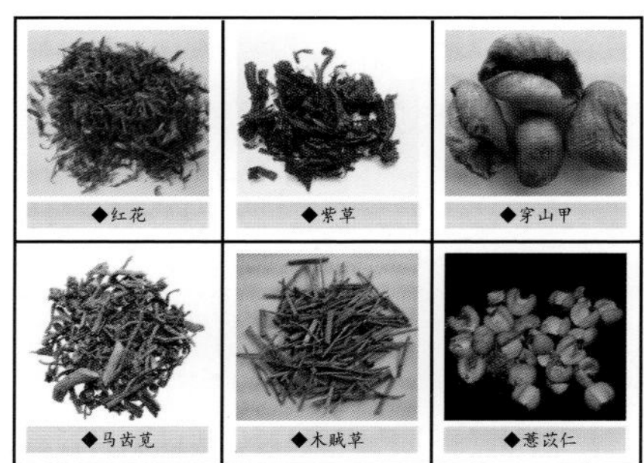
◆红花 ◆紫草 ◆穿山甲 ◆马齿苋 ◆木贼草 ◆薏苡仁

桃苡汤

桃仁、紫草、香附各15克，川芎、赤芍、牡蛎、七叶一枝花各30克，薏苡仁90克，甲珠、红花、木贼草各10克，板蓝根20克。上药加冷水浸泡1小时，煎沸3分钟。取汁内服，留少许药汁，加入食醋适量，用纱布浸药液外搽，使皮肤微红为止；每剂药煎服及外搽4次，每日2次，6剂为1个疗程。活血化瘀，清热散风，利湿解毒。适用于扁平疣。

红花饮

红花10克。每日1剂，反复泡开水。代茶饮，至无色即可丢去。活血消疣。适用于青少年扁平疣。

益气解毒活血汤

生黄芪10～30克，党参、柴胡、木贼草各10克，土茯苓、生薏苡仁各30克，土贝母、莪术、丹参、赤芍各15克，升麻6克，生香附12克。上药水煎3次，分别取药汁备用。每日1剂，前二煎分2次服用，第三煎药液熏洗患处，并用小毛巾蘸药液用力搓擦皮损处，连用7剂为1个疗程。益气，解毒，活血。适用于扁平疣。

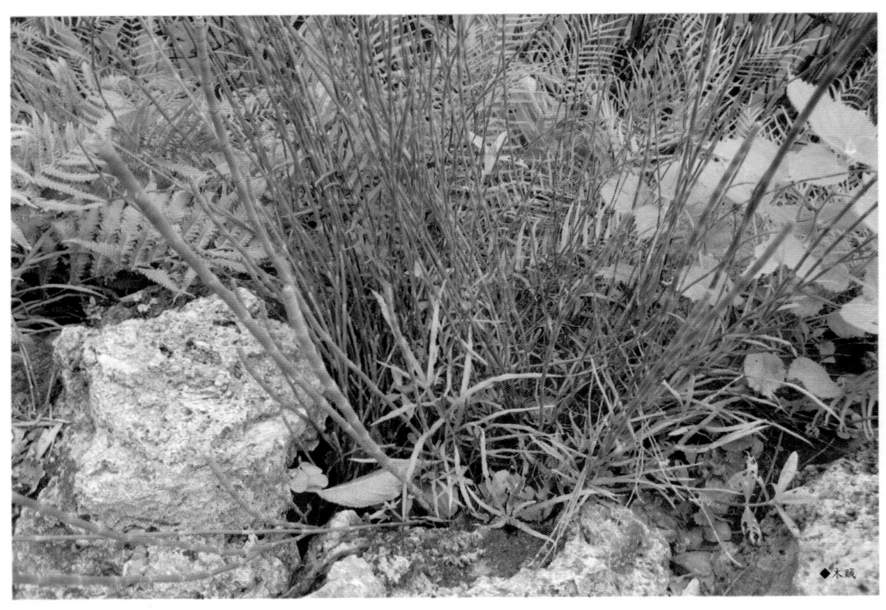

◆木贼

除疣汤

羌活、茵陈、苦参各15克，防风、当归、黄芩、白芷、僵蚕各12克，猪苓、泽泻、知母、蝉蜕、炙甘草各10克，升麻、苍术、葛根、白术各6克。上药加水800毫升，浸泡30分钟后，大火煎煮15分钟即可。取汁服用，每日服3次（空腹服用为宜）。疏风祛湿，清热健脾，抗毒除疣。适用于扁平疣。

消风散

荆芥、防风、蝉蜕、苦参、苍术、当归、生地黄、麻仁、知母、石膏、牛大力各15克，木通10克，甘草6克。用上药先煎取浓汁约30毫升供外用，再加水煎取药汁1次，口服。每日1剂，用消毒药棉浸药汁外擦疣体局部皮肤，每日涂擦数次，并将以后煎取的药汁分3～4次口服；服药期间，忌食辛辣油腻的食物。疏风养血，清热除疣。适用于扁平疣。

四仁洗方

薏苡仁、冬瓜子各80克，桃仁、杏仁各10克。用以上4味加水煎煮取汁，再将药渣加水煎取药液1000毫升，备用。第一煎药液内服，每日服用1剂；第二煎药液用于擦洗患部，每次10～15分钟；7日为1个疗程，可连用治疗4个疗程。清热解毒，健脾利湿。适用于扁平疣。

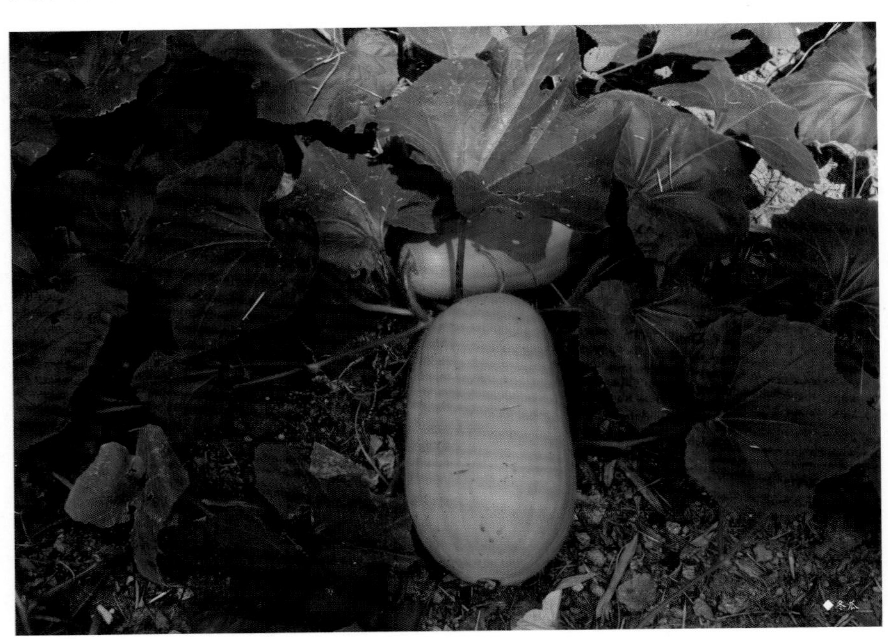
◆冬瓜

双石牡蛎汤

赭石、磁石、煅牡蛎各30克（另包另煎），大青叶、板蓝根、薏苡仁各30克，桑叶、白芍各12克，金银花20克，甘草3克。水煎取药汁。每日1剂，口服，10日为1个疗程。清热解毒，祛瘀散结，滋阴潜阳。适用于扁平疣。

蠲疣汤

板蓝根、金银花、蒲公英、薏苡仁各20克，紫草、土茯苓各30克，赤芍15克，玄参12克，浙贝母6克，麻黄5克。水煎取药汁。每日1剂，分2次服用，10日为1个疗程。清透瘀热，除湿散结。适用于扁平疣。

治疣方

桂枝3克，荆芥5克，板蓝根、玄参、牡蛎各30克，紫草、赤芍、白芍各9克，黑豆衣、补骨脂各10克，牡丹皮6克，花粉15克，夏枯草12克。上药加水煎2次，混合两煎所得药汁。每日1剂，早、晚分服，10日为1个疗程；儿童用量酌减。调和气血，解毒散结。适用于扁平疣。

化湿解毒汤

土茯苓、紫草、大青叶、薏苡仁各30克，白术、苦参、徐长卿、甘草各10克，昆布、海藻、地肤子各15克，车前子（包）12克，赭石（先煎）30～60克。水煎取药汁。每日1剂，水煎取汁200毫升，分早、晚2次服用，并待药渣温热时擦洗患处皮损，10日为1个疗程；儿童用量酌减。清热解毒，化湿散结。适用于扁平疣。

去疣汤

马齿苋、板蓝根、生薏苡仁、白花蛇舌草、生龙骨（先煎）、生牡蛎（先煎）各30克，紫草、野菊花、金银花、桃仁、红花、炙穿山甲、炙僵蚕各9克，七叶一枝花15克。用上药加水浸泡45分钟，再加水至药浸没，用温水煎熬15分钟（先煎的中药需先煮30分钟），头煎取汁300毫升；二煎加水煮10分钟，取汁500毫升。头煎分2次饭后服；二煎分多次擦洗疣体，稍用力，以皮肤感觉灼热而不被损伤为度；每日1剂，3个月为1个疗程。清热解毒，活血化瘀。适用于扁平疣。

三子养亲汤

莱菔子、白芥子、紫苏子各30克，糯米250克，白糖100克。将前4味分别炒黄，共研细末，加白糖调匀。每日3次，每次服用10克。消疣。适用于青年扁平疣。

消疣散

板蓝根30克，桑叶、当归、白芍、晚蚕沙、补骨脂各10克，紫草、熟地黄各12克，大青叶15克，生薏苡仁20克。水煎取药汁。口服，每日1剂，2周为1个疗程。疏风解毒，调气活血。适用于扁平疣。

薏苡仁白糖饮

薏苡仁50克，白糖少许。将薏苡仁煮至刚裂开，加入白糖。将薏苡仁与水同时服下，每日1剂；儿童酌情减量。解毒消疣。适用于扁平疣。

扁平疣方

红花6克，鸡内金1个。用开水冲泡红花。红花饮内服，用鲜鸡内金反复外擦皮损处5～10分钟。若为干鸡内金，可用温水泡软后使用，1个月为1个疗程，可连续2～3个疗程。活血消疣。适用于扁平疣。

加味麻杏薏甘汤

麻黄、杏仁各9克，苍术15克，薏苡仁45克，板蓝根20克，甘草3克。上药加水煎2次，混合两煎所得药汁。每日1剂，早、晚2次分服，15日为1个疗程。解表利湿，清热解毒。适用于扁平疣。

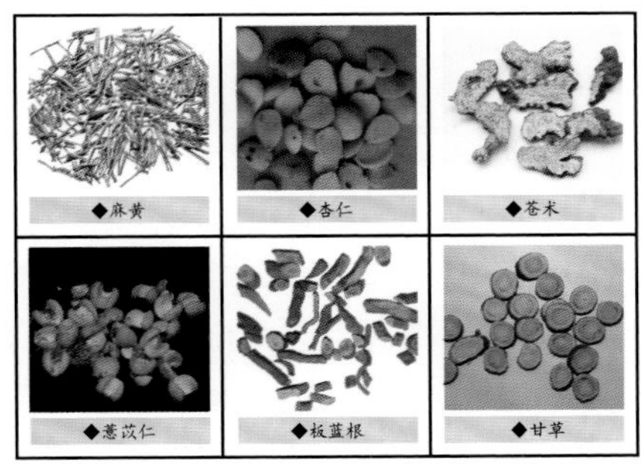
◆麻黄 ◆杏仁 ◆苍术
◆薏苡仁 ◆板蓝根 ◆甘草

养生知识

扁平疣的注意事项

扁平疣多发于青少年面部，严重影响美观，因此许多年轻人总想除之而后快，总想着把它抓掉。殊不知，这种做法是错误的。因为扁平疣是病毒感染性的疾病，具有传染性，用手把它抓破后，它会顺着抓痕的方向生长，越长越多。正确的方法是不去理会它，尽量减少刺激。

另外，扁平疣使用外用药膏治疗时，需要谨慎。像地塞米松（皮炎平）这类外用药膏，属于激素类药物，主要是用来治疗皮炎湿疹类皮肤病的，如果用于治疗扁平疣，不仅起不到什么效果，而且还会抑制皮肤的免疫系统，使疣体短时间内迅速发展。使用外用药物，应选用刺激性小的抗病毒药。

寻常疣

寻常疣是由人乳头状瘤病毒引起的良性赘生物，临床表现为米粒至豌豆大的角质增生性突起，境界清楚，表面粗糙，显示不规则。本病好发于青少年，多见于手指、手背、足缘等处，皮肤和黏膜的损伤是引起感染的主要原因。本病俗称“瘊子”。本病的防治偏方秘方有以下几种。

软坚除疣汤

黄芪40克，当归、红花、山豆根各9克，三棱、莪术、昆布、海藻、山慈菇、香附各15克，生牡蛎30克，穿山甲、七叶一枝花各20克，木贼草10克。取上药加水浸泡30分钟，小火煎煮40分钟，取汁。分早、晚服。清热解毒，活血散结，益气养血。适用于寻常疣。

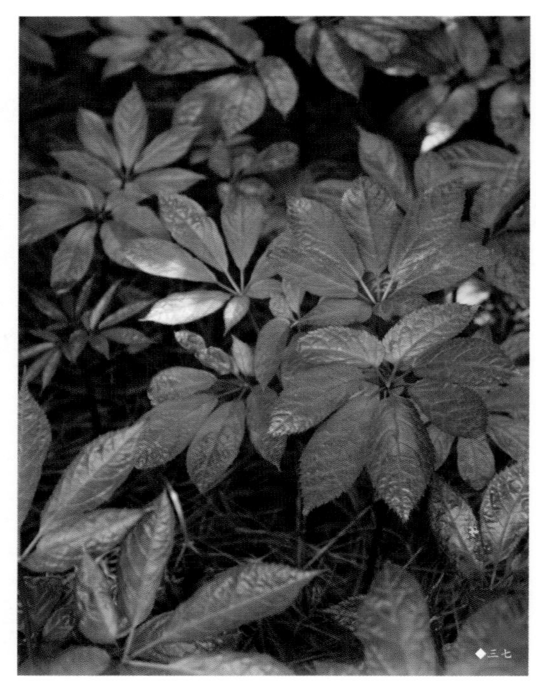
◆三七

生三七粉

生三七适量。将生三七研末。每次服用1克，每日3次（儿童酌减），白开水送服，连服3～5日。活血消疣。适用于寻常疣。

养生知识

星星草籽治瘊子

星星草是生长在华北地区的一年生小草。它的种子呈棕红色，能除瘊子。方法是：洗净患处，用消过毒的针把瘊子顶端挑个小洞，然后敷入洗净的星星草籽，再贴上橡皮膏。一星期后揭开橡皮膏，瘊子即随橡皮膏脱落，永不再发，而且不留瘢痕。

跖疣

跖疣是人乳头状瘤病毒引起的发生于足底部位的寻常疣。跖疣的主要症状是皮损处有明显触压痛；皮损为圆形乳头状角质增生，周围绕以增厚的角质环，表面常有散布的小黑点，削去表面角质层，可见疏松角质软芯；好发于足跟、跖骨头或跖间受压处。外伤和摩擦为本病的主要诱因，足部多汗与跖疣的发生也有一定的关系。治疗时宜平肝活血、软坚止痛。本病的防治偏方秘方如下。

活血解毒汤

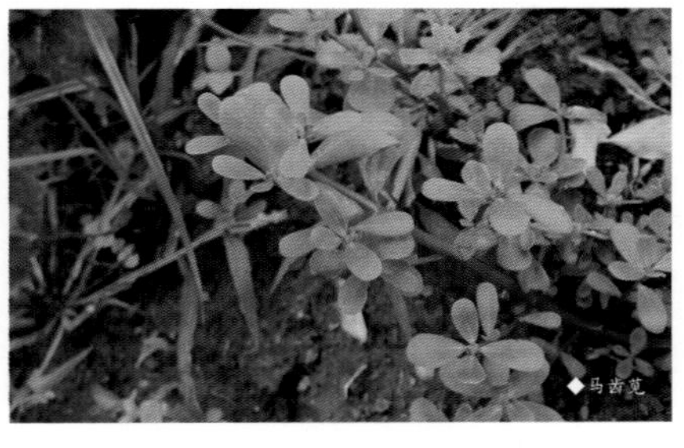
◆马齿苋

马齿苋50克，板蓝根、生薏苡仁各30克，木贼15克，穿山甲、当归、赤芍、红花各10克。上药加水1000毫升，煎至500毫升。趁热浸泡，温度以可耐受、不造成烫伤为度，每日1次，每次至少30分钟，10日为1个疗程，连用3个疗程，待疣体变白变软、与周围健康组织分离，可将疣体剥出或待其自行脱落。活血化瘀，清热解毒。适用于跖疣。

磁石归柏赤芍汤

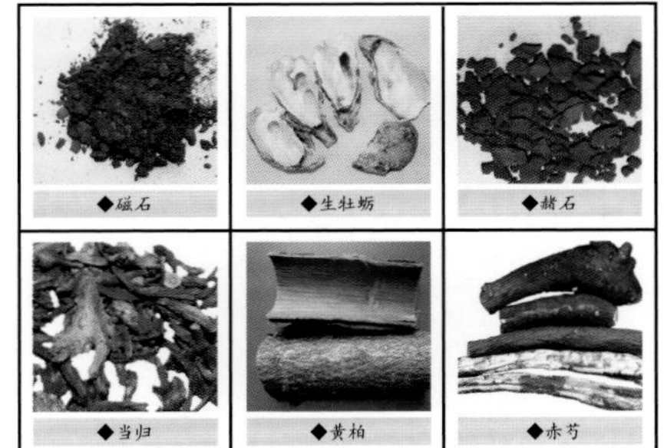
◆磁石 ◆生牡蛎 ◆赭石
◆当归 ◆黄柏 ◆赤芍

磁石、生牡蛎、赭石各30克，当归、黄柏各6克，赤芍10克。水煎取药汁。分2次服用，每日1剂，10日为1个疗程。清热解毒。适用于跖疣。

解毒散瘀汤

大青叶、白芷、红花、桃仁、紫草各9克，生牡蛎25克，忍冬藤15克，甘草3克。水煎取药汁。口服，每日1剂。活血散瘀，解毒破结。适用于跖疣。

平肝软坚汤

香附、木贼、乌梅、柴胡、红花、板蓝根各30克，薏苡仁（另泡）50克。水煎20分钟，取药汁。每日1剂，分2次口服。平肝活血，软坚止痛。适用于跖疣。

牡蛎蝉蜕赤芍汤

生牡蛎30克，蝉蜕10克，赤芍、生地黄各20克。水煎汁。每日1剂，30日为1个疗程；服药期间每晚用热水泡脚15分钟，并轻微撕扯疣体。清热消风。适用于跖疣。

三棱莪术桃仁方

三棱、莪术、桃仁、僵蚕、炙百部、干蟾皮、生地黄各9克，板蓝根、大青叶各15克，蒲公英30克，生甘草4克。水煎取药汁。口服，每服1剂。活血软坚，解毒消疣。适用于跖疣。

桃仁红花郁金汤

桃仁、红花、郁金、牛膝、穿山甲各9克，透骨草12克，珍珠母、生牡蛎各30克。水煎取药汁。口服，每服1剂。活血化瘀，软坚除疣。适用于跖疣。

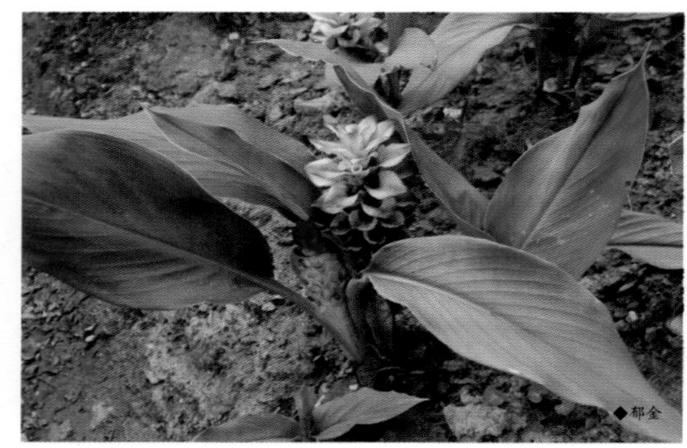

◆郁金

养生知识

跖疣会传染吗

跖疣是由病毒感染引起的，具有一定的传染性，可以通过皮肤的微小破损自身接种传染，从而越来越多。另外，跖疣病毒在脱离人体后，一般还能存活3～5日，这时正常人接触到它们，也可能会被感染。所以，有些时候一个人患跖疣，慢慢地全家人都会被感染。

跖疣因其主要生长在足部，而足底每日受力，再加上鞋的摩擦，所以跖疣病毒很容易繁殖，给治疗带来困难，很难一次性根治。

毛囊炎

毛囊炎是指葡萄球菌侵入毛囊部位所发生的化脓性炎症。本病多发于头部、项部、臀部、肛周或身体其他部位，初起为一粟米大小的疮粒，数目多少不一，可化脓，性质顽固，有复发倾向，迁延难愈。

中医对本病早就有认识，把生于项后发际部位的称为“发际疮”；生于下颌部位的称为“羊须疮”“须疮”“燕窝疮”；发于眉间的称为“眉恋疮”；发于臀部的称为“坐板疮”等。本病因为人体湿热内蕴，外受热毒，郁于肌肤所致；或身体虚弱，腠理不固，外受热邪所致。治疗时宜解毒清热、活血软坚。本病的防治偏方秘方如下。

银连黄菊汤

金银花、紫花地丁各15克，川黄连、黄芩、野菊花、栀子、黄柏、绿豆衣、连翘、赤芍、茯苓各9克，生甘草6克。水煎取药汁。每日1剂，分2次服用；舌尖红、面部升火、口渴、乏力、失眠等阴虚内热者，可加天花粉、鲜生地黄；痛痒甚者，可加苦参、白鲜皮；皮损硬结明显者，可加大黄。清热解毒，利湿。适用于毛囊炎。

解毒排脓汤

蒲公英、紫花地丁、金银花各30克，连翘、当归各15克，川芎12克，陈皮、桔梗各9克，皂角刺、穿山甲各6克，甘草3克。水煎取药汁。每日1剂，分2次服；气虚者，加生黄芪、党参；阴虚者加生地黄、玄参、花粉；湿热重者，加黄芩、黄连。清热解毒，化瘀排脓。适用于头部脓肿性毛囊炎。

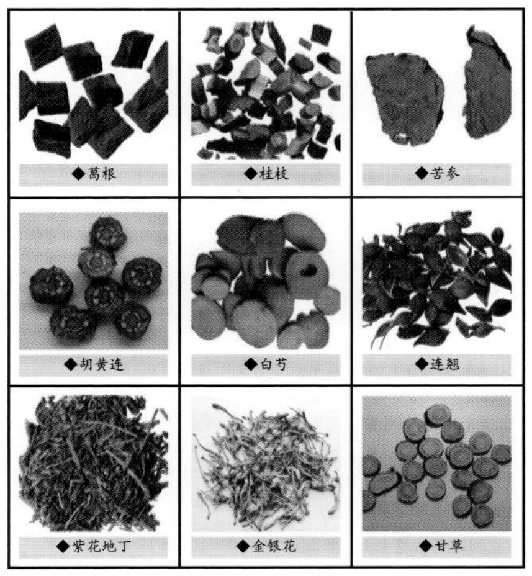
◆葛根　◆桂枝　◆苦参
◆胡黄连　◆白芍　◆连翘
◆紫花地丁　◆金银花　◆甘草

桂枝葛根汤

葛根12克，桂枝、苦参、胡黄连、白芍、连翘各9克，紫花地丁15克，金银花30克，甘草3克。水煎取药汁。每日1剂，分次服用。清热解毒，温经通络。适用于多发性毛囊炎。

除湿清热散

白术、泽泻、炙甘草、苍术、猪苓各3克，茯苓、蒲公英各6克，天花粉4.5克，白芷1.5克。水煎取药汁。口服，每日1剂。除湿清热。适用于颈项部多发性毛囊炎、下颏湿疹。

芩连平胃汤

黄芩4.5克，黄连、厚朴（姜炒）、陈皮各3克，苍术（炒）6克，生甘草1.5克，姜1片。上药加水300毫升，煎取药汁240毫升。饭后服，每日1剂。除湿清热。适用于颈项部多发性毛囊炎。

雄麝散

雄黄30克，麝香、肉桂、胡椒各3克。上药共研极细末，装瓶备用。用时，取药末掺在膏药内，外敷。解毒消瘀，散肿止痛。对毛囊炎、疽、流注等均有治疗效果。

四黄散

大黄末、雄黄末、黄柏末、硫黄末各15克。上药共研为极细末。用麻油调药末成糊状，搽涂患部。清热解毒，消肿。适用于毛囊炎、疖肿、脓疱疮等。

双黄饮

黄芩、黄连须各15克，陈皮、甘草、薄荷、柴胡、连翘、马勃、玄参、桔梗各6克，僵蚕、升麻各3克，野菊花、金银花、紫花地丁各9克。水煎取药汁。每日1剂，分2次服用。疏风，清热解毒。适用于面颊、颌部多发性毛囊炎。

五倍冰黄方

五倍子末8克，冰片1.5克，鸡蛋2个。鸡蛋煮熟，取蛋黄放入铁勺内，捣碎后用温火炒至蛋黄变焦，改用大火炒至出油，去渣取油，与五倍子末、冰片一起调匀呈粥状，备用。将患部洗净，外涂蛋黄药油，每日1～2次。杀菌消炎，收敛止痒。适用于多发性毛囊炎。

解毒生肌汤

透骨草、蛇床子、红花、金银花、当归、泽兰叶、地肤子、连翘、白芷、地骨皮各9克，威灵仙、苍术、赤芍、没药、乳香、防风各6克，牡丹皮、芥穗子各3克。上药加水1500毫升，煎熬15分钟，去渣取汁。剪短患处头发，温洗湿敷头部患处，去除溢脓痂皮，每次20分钟，洗后擦干暴露；每日1剂，分2次洗，直至皮损消失。解毒消炎，生肌除疮。适用于头部生长的毛囊炎。

收湿解毒汤

黄柏、苦参、明矾各30克，蒲公英90克。上药加水2500毫升，煎40分钟，不过滤，备用。待药汁降温至40℃时，用一条白毛巾浸药液湿敷患处，敷前需将头部毛发剃净；每日湿敷4～6次，每次30分钟，复用药液时再加温，每日1剂。收湿解毒。适用于脓疱性毛囊炎。

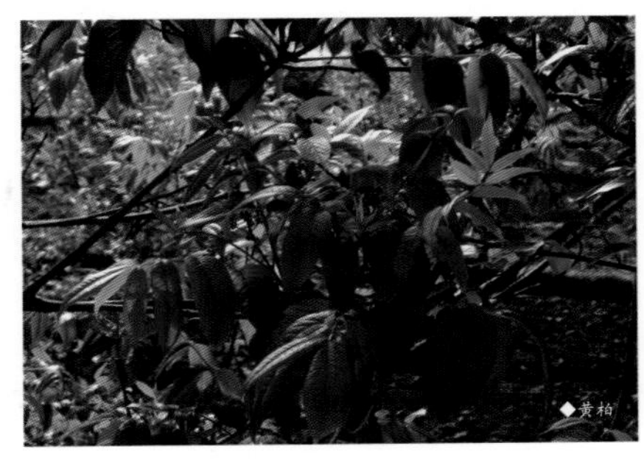
◆黄柏

方松香膏

松香10克，铅丹0.5克，滑石粉、煅石膏各4克，凡士林适量。上药除凡士林外共研细末，用凡士林调成糊状。视疮面大小，将适量药膏敷患处。解毒除湿。适用于毛囊炎。

解毒四妙汤

苍术、连翘、大黄各10克，薏苡仁30克，黄柏、牛膝各12克，蚕沙、金银花藤各24克，木通15克。水煎取药汁。口服，每日1剂。清热除湿，解毒散结。适用于湿热郁滞型发际疮，兼治其他阳证疮疡。

养生知识

毛囊炎患者日常如何自我护理

毛囊炎患者应注意个人清洁卫生，加强体育锻炼，增强抗病能力。头皮的毛囊炎患者应保持头皮凉爽，勿过度洗头，并保持睡眠充足，舒缓压力；前胸、后背及臀部毛囊炎的患者，不要捂汗，注意防湿、防热；大腿毛囊炎的患者不要穿布料质地硬的裤子。

膳食方面，毛囊炎患者应少服酒类及酸、辣等刺激性食物，反复发作者应少吃油腻的食物，多食水果和蔬菜，增加维生素。保持大便畅通。

治疗或控制毛囊炎，局部以杀菌、消炎、干燥为原则，轻度患者可外用消炎药、硫黄药水等，较严重患者可口服中药。

斑秃

斑秃俗称“鬼剃头”，头发在短时间内不明原因地大量脱落，形成边界整齐大小不等的脱发斑。本病可发生在儿童到成年的任何时期，大多时候是一块硬币大小或更大的圆形脱发斑，严重时会发展蔓延至整个头皮以及身体其他部位，毛发全部脱落。斑秃一般没有其他身体不适，但通常会给患者带来巨大的精神压力。

引起斑秃的原因，至今不明。不过，中医认为本病与肝肾不足、血热生风、血瘀毛窍有关。本病的防治偏方秘方如下。

四物汤二至丸加减方

生地黄、熟地黄、墨旱莲、桑椹、制何首乌、黄精、朱茯神各15克，当归、木瓜各9克，磁石30克，砂仁、川芎各6克，白芍12克。水煎取药汁。每日1剂，每日2次。补肾荣发，养血宁心。适用于斑秃。

巨胜子方

黑芝麻、桑椹、川芎、酒当归、甘草各9克，菟丝子、何首乌、白芍各12克，炒白术15克，木瓜6克。水煎取药汁服。每日1剂，每日2次。滋阴补血，乌须生发。适用于斑秃。

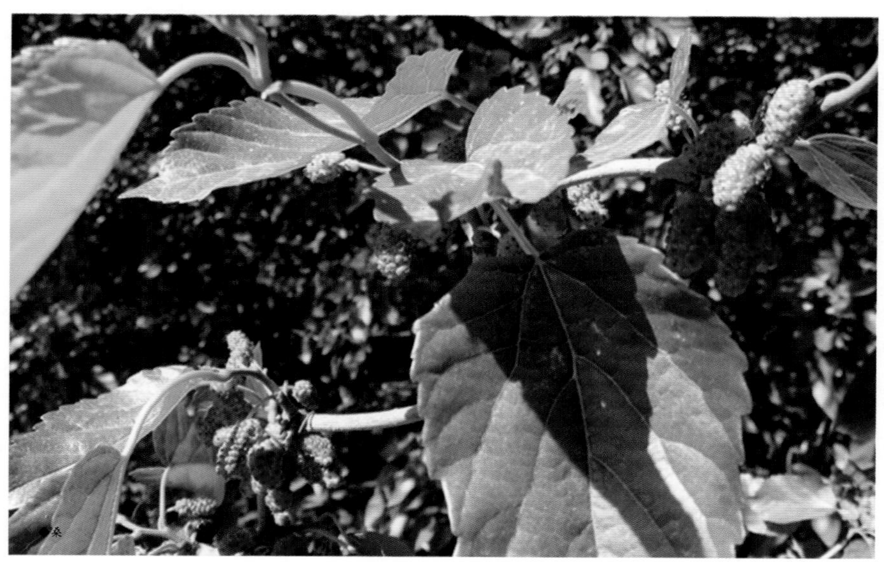

桑

二黄散

硫黄60克，雄黄30克，猪油适量。将硫黄、雄黄共研细末，以猪油调匀，备用。将药膏外涂患处，涂搽时用力按摩，每日换药1次。燥湿祛痰，解毒止痒。适用于斑秃。

柏叶浸剂

鲜侧柏叶32克，75%乙醇100毫升。鲜侧柏叶泡入乙醇中，7日后就可使用。用棉球蘸少许药液，涂搽患处。清泄肺热，凉血解毒。适用于斑秃。

加减美髯汤

何首乌、当归各30克，杭白芍12克，鱼鳔胶（烊化）、补骨脂、淡竹叶各9克，菟丝子、枸杞子、牛膝各10克，赭石6克，连翘心4.5克，炙甘草6克。水煎取药汁。每日1剂，每日3次。补养肝血，佐以益肾。适用于斑秃。

加味养血生发汤

生地黄、熟地黄、鸡血藤、首乌藤、白芍、桑椹各15克，生黄芪30克，天麻、冬虫夏草、木瓜各6克，墨旱莲、川芎各9克。水煎取药汁。每日1剂，每日2次。滋补肝肾，养血生发。适用于斑秃。

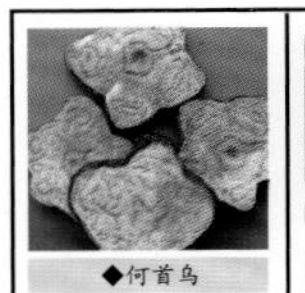
◆何首乌

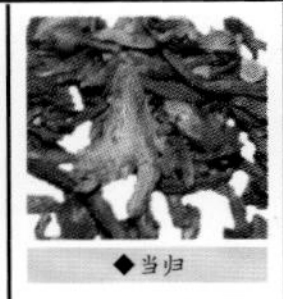
◆当归

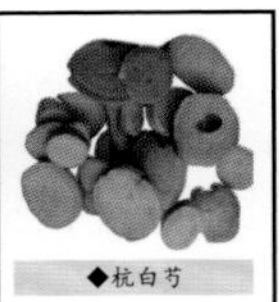
◆杭白芍

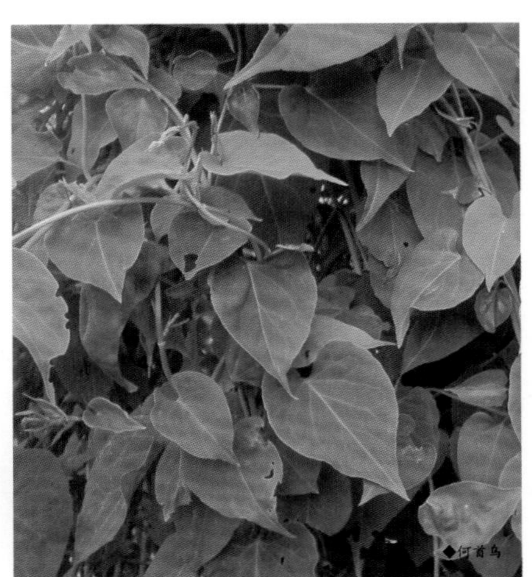
◆何首乌

养生知识

如何预防斑秃

预防斑秃，从以下三点做起：一是保持头发卫生，不用碱性太强的肥皂洗头发，不滥用护发用品。二是饮食要多样化，克服和改正偏食的不良习惯。精血不足的人宜补充一些补精益血的食品，如海参、核桃仁等。三是保持良好心情。心神不宁时，可适当服些具有镇静安神作用的食品，如百合莲子粥、酸枣仁汤等。

雀斑

雀斑是一种具有遗传特性的皮肤色素病变，一般在35岁左右出现，面颊部位长出黑褐色斑点，手背、颈、肩等部位也可发生，小如针尖，大如米粒，数目不定，到青春期时加重，随着年龄增长有减淡的趋势。女性发病者多于男性。

研究发现，雀斑受日晒影响会加重。这也就意味着雀斑很难治愈，因为阳光成了它的生长催化剂，而人又不能不晒阳光。

西医治疗雀斑，主要采用的是脱色疗法、腐蚀和破坏疗法等。中医认为雀斑多因先天肾水不足、阴虚火炎、日晒热毒内蕴所致，治疗时以补益肝肾、滋阴降火为原则。本病的防治偏方秘方如下。

凉血消斑汤

黄芩、牡丹皮、菊花、生地黄、甘草、赤芍、丹参、荆芥、金银花、白鲜皮、石膏、防风、淡竹叶各10克。水煎取药汁。每日1剂，分次温服。清热凉血，解毒消斑。适用于雀斑。

长春散

甘松、藁本、广陵香、小陵香、藿香、山柰、茅香、白檀香、川芎、白附子、细辛、白芷各60克，皂角适量，白丁香、白及、白蔹各90克，滑石、樟脑各250克，天花粉、楮实子、牵牛各120克，绿豆200克，面粉500克。上述各味药材（樟脑、面粉除外）共研细末，与面粉拌和均匀，再入樟脑和匀，即成。外用，取适量药散擦面。洁面消斑。适用于雀斑。

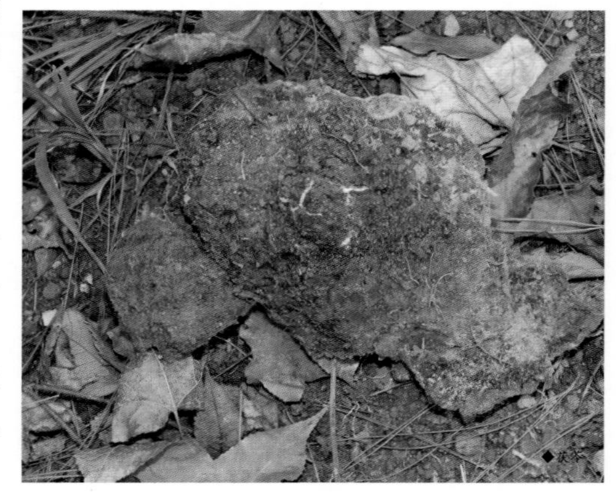

加减六味汤

生地黄、熟地黄、炒牡丹皮、巴戟天、山茱萸、甘草各10克，山药30克，茯苓12克，升麻、细辛、白附子各3克。水煎取药汁。每日1剂，分次温服。滋肾，消斑。适用于雀斑。

养血美容汤

生地黄、当归、北沙参各15克，酒炒白芍、香附、党参、红花、炒白术各10克，茯苓、川芎、广木香各6克。水煎取药汁。每日1剂，分次温服，7日为1个疗程。解毒除斑。适用于雀斑。

正容散

皂角、浮萍、白梅肉、樱桃枝各适量。上药共研细末，备用。以水调药末，搽患处。活血消斑。适用于雀斑。

柴胡桂枝汤

柴胡、桂枝、半夏、黄芩、当归、白芍各9克，薏苡仁30克，甘草、生姜各6克，大枣5枚。上药水煎取汁。每日服2次，每日1剂。调和营卫，宣通气血。适用于雀斑。

玉盘散

白牵牛、甘松、香附、天花粉各30克，藁本、白蔹、白芷、白附子、铅粉、白及、大黄各15克，皂角500克。将皂角捶烂，与各药材（研末）和匀备用。每日以药散擦面润肤去斑。洁面增白。适用于雀斑。

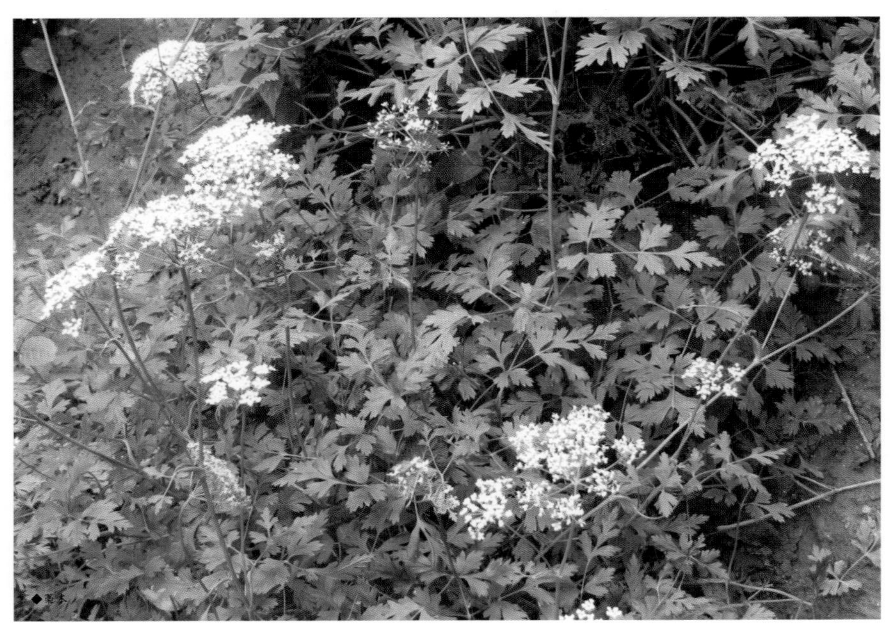
◆党参

犀角升麻汤

水牛角60克，防风、升麻、羌活、生地黄各12克，川芎、当归、白附子、白芷、红花、黄芩、知母各10克。水煎取药汁。每日服2次，每日1剂。凉血祛风，活血解毒。适用于雀斑。

雀斑汤

丹参、鸡血藤、浮萍各30克，红花、川芎、荆芥穗、生甘草各10克，生地黄20克，连翘15克。水煎取药汁。每日1剂，分3次服用。凉血祛痰，清肺祛风。适用于雀斑。

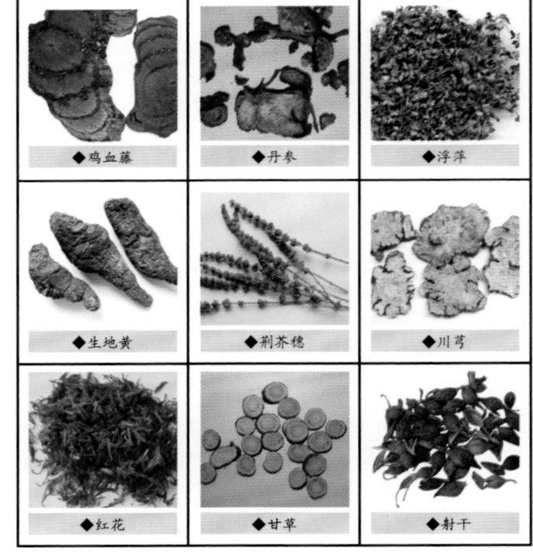
◆鸡血藤　◆丹参　◆浮萍
◆生地黄　◆荆芥穗　◆川芎
◆红花　◆甘草　◆射干

凉血活血汤

鸡血藤、丹参、浮萍各30克，生地黄20克，荆芥穗、川芎、红花、甘草各10克，连翘15克。水煎取药汁。每日1剂，分次温服。凉血活血，祛风通络。适用于雀斑。

养生知识

治雀斑小妙招

日常生活中，有许多治疗雀斑的小方法。茄子皮有消斑的作用，用干净的茄子皮敷脸，一段时间后，就惊奇地发现脸上的小斑点不那么明显了。西红柿汁里含有丰富的谷胱甘肽，可抑制黑色素的滋生，所以，经常食用西红柿，可起到除斑的效果。洗脸时，在水中加一汤匙米醋，会减轻色素的沉着。柠檬中含有大量的维生素C、钙、铁、磷等营养成分，常喝柠檬汁，不仅可以美白肌肤，还能把黑色素“赶跑”。

腋臭

腋臭俗称狐臭，主要症状是腋窝等褶皱部位散发难闻气味，似狐狸肛门排出的气味，故名。腋窝处有大汗腺分布，排出的汗液中往往含有较多的脂肪酸，呈淡黄色，当其浓度达到一定程度，再经细菌的分解，进而产生不饱和脂肪酸，遂发出难闻的气味。腋臭虽然不算什么疾病，但它影响患者的社会生活，严重者可以导致患者心理障碍。本病的防治偏方秘方如下。

青木香散

青木香60克，附子、白灰各30克，矾石15克。上药共研细末。将药末搽腋下。收敛干燥，杀毒消毒。适用于腋臭。

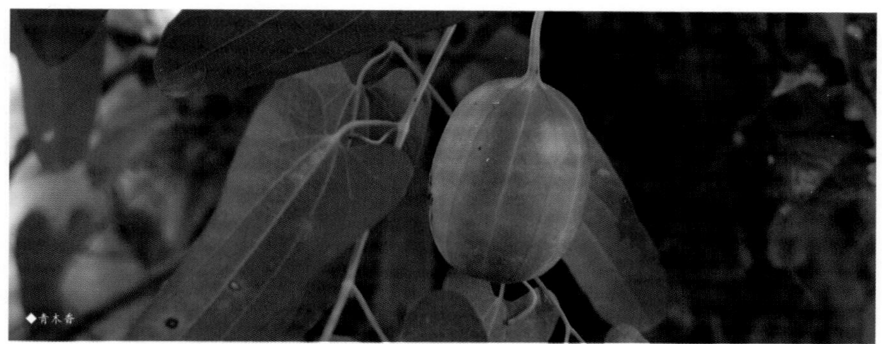
◆青木香

复方陀僧散

密陀僧、枯矾各30克，冰片6克。上药研成细末，装入有色玻璃瓶中备用。先用水清洗腋窝，拭干，将药粉涂于局部并揉擦片刻。秋冬不出汗时，每日涂2次，20日为1个疗程。敛汗，清毒，除臭。适用于腋臭。

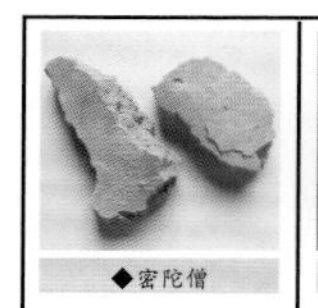
◆密陀僧

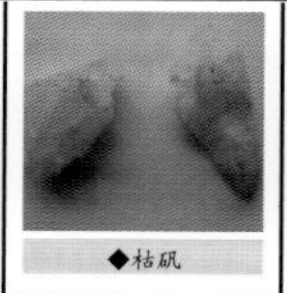
◆枯矾

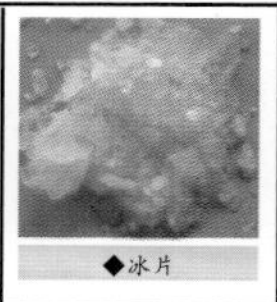
◆冰片

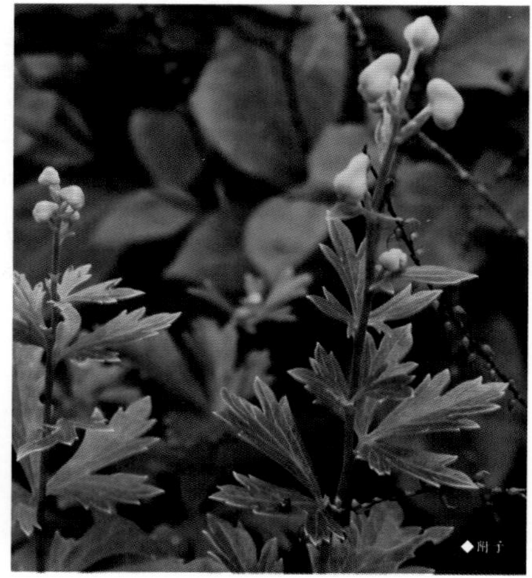
◆附子

五香散

檀香、焚香、沉香、零陵香各9克，麝香1克。上药共研细末，备用。每次取0.15克，水调为糊，搽涂腋下。每3日1次。芳香辟秽。适用于腋臭。

腋臭良方

雄黄、煅石膏各120克，白矾240克。上药共研细末，用水调成药糊，备用。以手指取适量药糊，搽在腋窝处，每日2次。敛汗除臭。适用于腋臭。

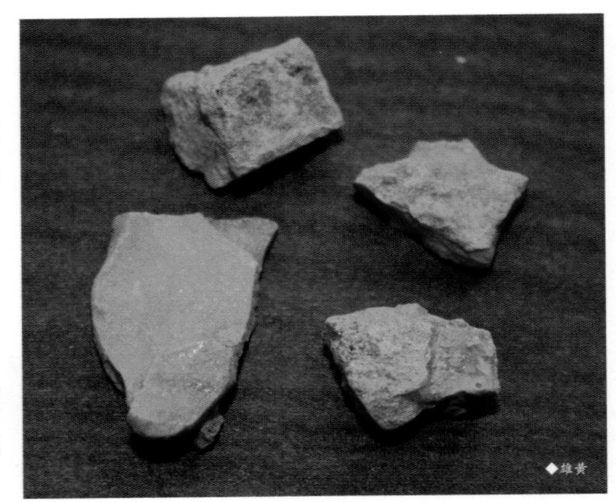
◆雄黄

腋臭散

密陀僧24克，枯矾6克。上药合研成细末。将药末扑撒在腋窝处，每日1次。敛汗，除臭。适用于腋臭。

养生知识

让身体没有异味

腋臭患者通过一些自我调理方法，可以减轻身体上的异味。首先，患者应以清淡、易消化的食物为主，少吃葱、蒜、姜、辣椒、香菜等刺激性的食物，以免引起内分泌紊乱，增加大汗腺分泌异常。其次，注意个人卫生，勤洗澡，尤其注意清洗乳房下、腹股沟、腋窝、脐部等处。最后，患者可以使用一些简单的方法来掩盖臭味，如将牙膏涂搽在腋窝处、使用止汗剂等。

痱子

痱子又称“热痱”“红色粟粒疹”，是夏季常见的一种皮肤损害。夏季高温，人体为了降温，会从皮肤密布的汗腺导管流出许多汗液。一旦汗液蒸发不畅，汗腺导管堵塞、破裂，汗液会渗入周围组织，皮肤表层遂出现小丘疹、小水疱，产生瘙痒，这就是痱子。瘙痒会使人不由自主地搔抓皮肤以止痒，所以痱子如果不及时治疗，可致继发感染，发生毛囊炎、疖或脓肿等皮肤病。小儿是痱子高发人群。本病的防治偏方秘方如下。

痱子粉

冰片、薄荷冰、甘石粉各5克，滑石粉50克，黄柏10克。上药共研细粉，混匀备用。将药粉扑撒在患处。清热敛汗，解毒止痒。适用于痱子。

绿豆滑石粉

绿豆粉、滑石粉各等份。将两粉调和均匀，装瓶备用。用时洗净患处，将粉扑撒在痱子上。清热解毒。适用于炎夏长痱子成疮。

苦参浮萍汤

苦参60克，浮萍30克。水煎取药汁。以药汁洗患处，每日2～3次。清热解毒。适用于痱子。

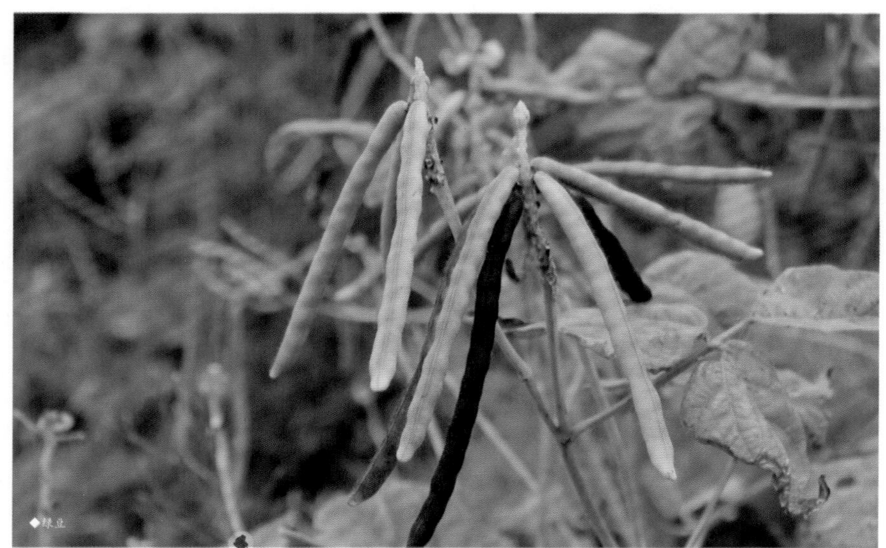

◆绿豆

生蒲黄枯矾末

生蒲黄30克，枯矾10克。上药共研细末。将药末直接扑撒患处，每次2次。燥湿止痛。适用于痱子。

枸杞梗煎

带叶枸杞梗适量。将带叶枸杞梗洗净，加水煮60分钟，晾温备用。用煮的枸杞梗汁水冲洗身体上的痱子，每日2次。清血热，止痛痒。适用于痱子。

鹅黄散

绿豆粉30克，滑石粉15克，轻粉6克，黄柏9克。上药共研细末。将药末直接扑撒在患处。收干除痒止痛。适用于痱子。

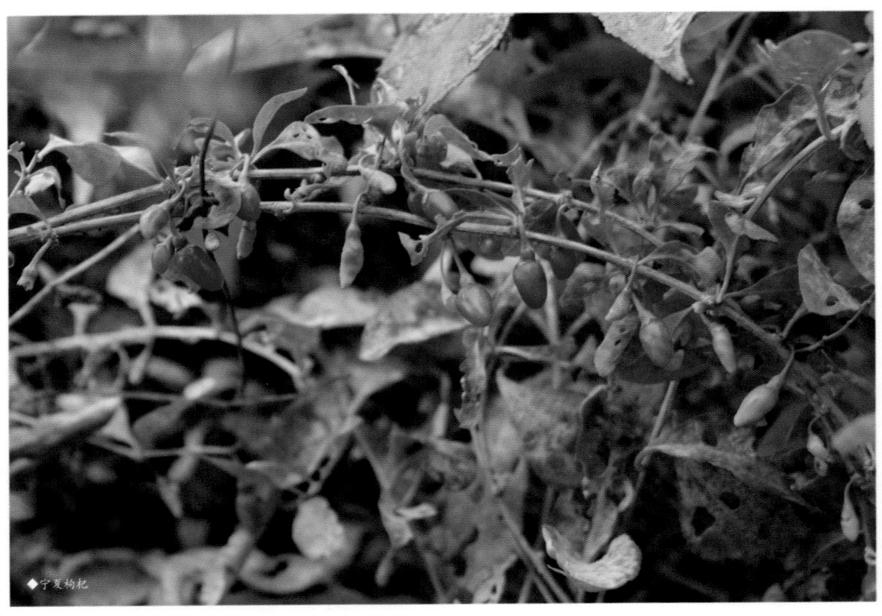

◆宁夏枸杞

养生知识

把痱子“吃”下去

一些食物对治疗痱子有帮助。夏天是苦瓜的生长季节，把苦瓜切开，用带汁的苦瓜肉擦在痱子处，早、晚各1次，痱子能很快消失。吃完西瓜，西瓜皮不能丢，用它熬汤喝，也能治痱子。冬瓜具有清热祛暑的功效，取一小块冬瓜熬汤喝，效果也不错。

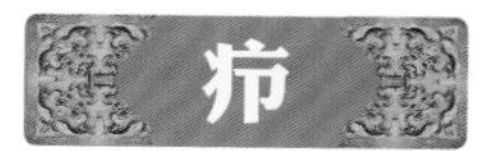

疖

皮肤上的毛囊、汗腺和皮脂腺都是空腔器官，细菌等很容易侵入到腔内而存留，继而发生感染，形成疖。疖最初为毛囊口脓疮或局部隆起的炎性小结节，初起局部色红、灼热疼痛，范围在3厘米左右，以后逐渐增大，呈圆锥形，有红、肿、热、痛等症状。数日后，炎症继续发展，硬结增大，疼痛加剧，出现黄白色脓头，脓栓脱落溃破，流出黄白色脓液，肿痛逐渐消退，疮口愈合。疖一般无全身症状，但严重者可伴有发热、恶寒等全身症状。如果疖发生在血液比较丰富的部位，而且患者全身抵抗力较低时，可有不适、畏寒、发热、头痛和厌食等毒血症状。本病的防治偏方秘方如下。

益气解毒汤

黄芪、党参、白术、莲心、大贝母、蒲公英、紫草、麦芽、连翘、龟甲各10克，乳香、没药各3克，大黄、甘草各6克。水煎取药汁。每日1剂，少量多次喂服，7日为1个疗程。益气扶正，托毒生肌。适用于疖。

消疖汤

黄芪、土茯苓各15～20克，地龙10～15克，金银花10～20克，皂刺、山慈菇各10克。把山慈菇焙干研粉，随药液冲服，余药水煎取300毫升。每日1剂，分2次服用，连续服药5～10剂。消痈散结，托毒生肌。适用于疖。

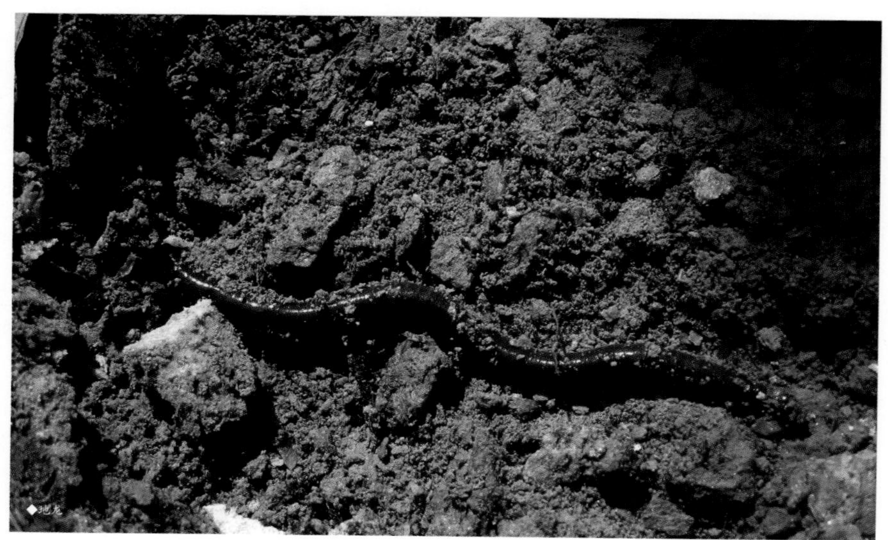

◆地龙

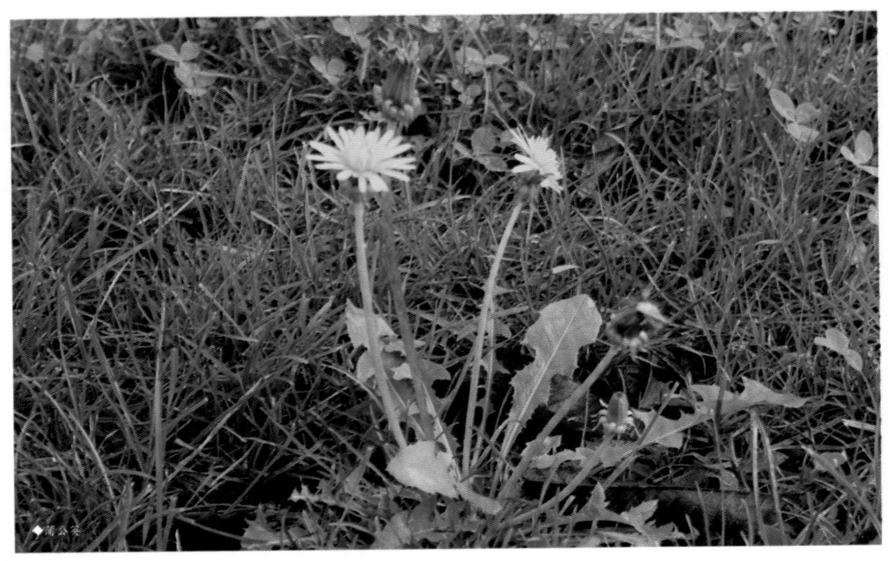
◆蒲公英

僵蚕饮

僵蚕20克，紫花地丁、蒲公英各30克，金银花、黄芪、赤芍各15克。水煎取药汁。每日1剂，分2次服用，1个疗程1~3周。清热解毒。适用于小儿多发性疖肿。

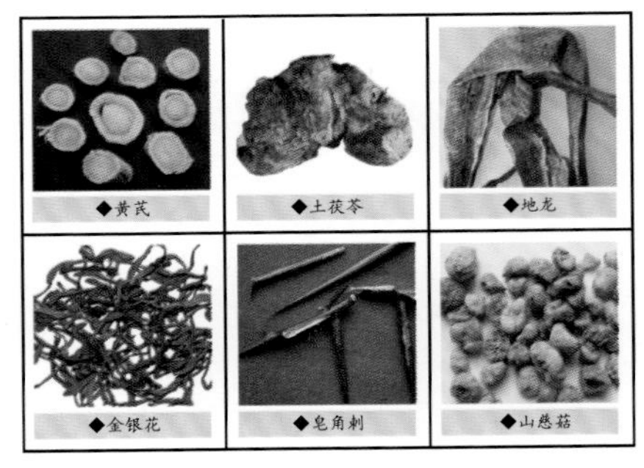
◆黄芪 ◆土茯苓 ◆地龙 ◆金银花 ◆皂角刺 ◆山慈菇

疔痈方

炮穿山甲、皂角刺各12克，蜈蚣3克，乳香、没药各9克，天花粉、知母各18克。水煎取药汁。每日1剂，分2次服用。清热解毒，理气化瘀，通络消肿。适用于疖。

养生知识

如何预防疖

平时要注意个人卫生，勤洗澡、勤理发、勤修指甲、勤换衣服等。夏季少吃辛辣助火的食物，做好防暑降温工作，要多饮清凉饮料。患疖肿后不宜自行挤压，防止外伤碰撞。外敷箍围药宜保持湿润。

痈

痈是由多个相邻的毛囊和皮脂腺的急性化脓性感染所致，亦可由多个疖肿融合而成。中医所讲的痈有内痈、外痈之分，其外痈通常是指发生于皮下、肉脉之间的化脓性疾患，发病迅速，属阳证，易脓、易溃、易敛。初期表现为患部皮肤有粟粒样脓头，形似小疖，发痒作痛，逐渐向周围或深部扩大，形成多头疖肿，局部红肿热痛，全身伴有恶寒、发热、头痛、舌淡红、苔薄白、脉浮或弦。患者要注意个人卫生，及时治疗疖肿。忌食鱼腥、辛辣等刺激发物以及甜腻食物。本病的防治偏方秘方如下。

五味消毒饮合四妙散

金银花30～60克，蒲公英、天花粉、玄参、野菊花各30克，连翘、赤芍、紫花地丁各20克，生黄芪30～45克，当归、牡丹皮各15克，甘草6克。水煎取药汁。每日1剂，分2次服用。清热解毒，托疮生肌。适用于痈。

普济消毒饮

黄芩、玄参各10克，黄连、牛蒡子、柴胡、陈皮各6克，连翘15克，板蓝根30克，僵蚕、马勃、升麻、桔梗、生甘草各3克。水煎取药汁。每日1剂，分2次服用。清热解毒，疏风散邪，化痰通络。适用于颈痈。

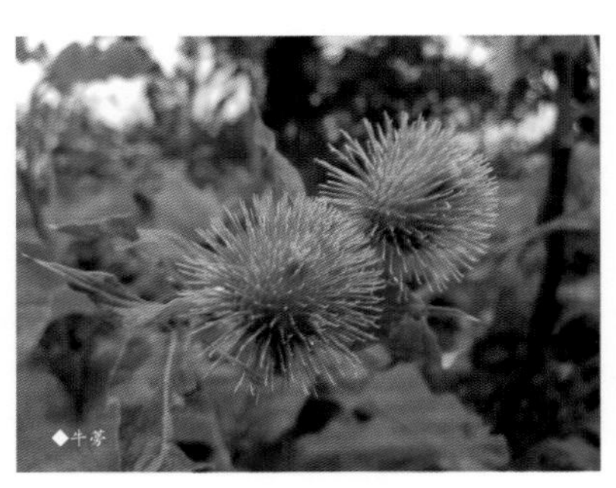
◆牛蒡

银甲五味消毒饮

蒲公英、白花蛇舌草、紫花地丁、薏苡仁、金银花各30克，王不留行、茯苓、板蓝根各20克，黄柏、甘草各10克，川芎、穿山甲、荠菜、赤芍、桔梗各15克。水煎取药汁。每日1剂，分2次服用。清热凉血解毒，活血化瘀，除湿排脓。适用于痈、疖。

黄连解毒汤合四逆散

黄连、炙甘草、黄芩各6克，栀子、枳实、柴胡、赤芍、金银花各9克。水煎取药汁。每日1剂，分2次服用。清热解毒，疏肝理气。适用于颈痈、背痈。

丹毒

丹毒为皮肤网状淋巴管感染性疾病，因其色如涂丹，故称为丹毒，其特点是病起突然，局部皮肤忽起红斑，迅速蔓延成鲜红一片，稍高出皮肤表面，边界清楚，压之红色减退，放手又显红色；表皮紧张光亮，灼热肿痛，有的可出现瘀斑、水疱，间有化脓或皮肤坏死。丹毒治疗以凉血清热、解毒化瘀为总原则，根据部位配合疏风、清肝、利湿等。本病的防治偏方秘方如下。

四物消风饮

生地黄18克，赤芍、当归、独活、川芎、荆芥、防风各9克，蝉蜕、薄荷（后下）、柴胡各3克，大枣、白鲜皮各15克。水煎取药汁。每日1剂，分2次服用。清热解毒，凉血祛风。适用于丹毒。

清解汤

金银花、蒲公英、紫花地丁、土茯苓、板蓝根、赤芍各30克，牡丹皮、黄柏、牛膝各15克，薏苡仁、苍术各20克，生甘草10克。水煎取药汁。每日1剂，7日为1个疗程，用药2个疗程。清热解毒燥湿，凉血活血消肿。适用于丹毒。

活血通脉饮

赤芍、土茯苓各60克，丹参、金银花各30克，当归、川芎各15克。用上药加水煎取药汁400毫升。每日1剂，分2次服用。活血化瘀，利湿消肿。适用于丹毒，属血瘀证者。

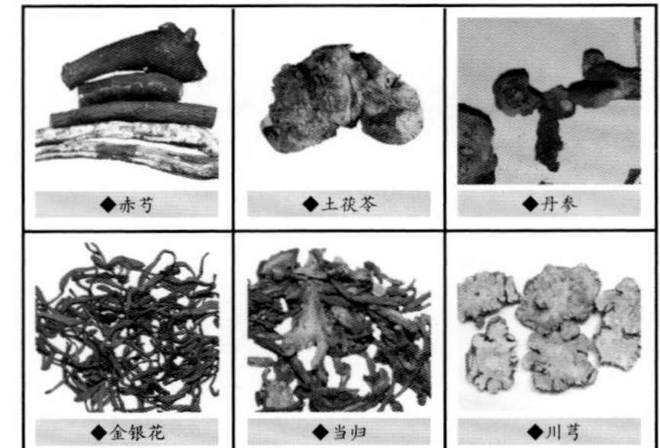
◆赤芍 ◆土茯苓 ◆丹参
◆金银花 ◆当归 ◆川芎

萆薢渗湿汤

萆薢20克，薏苡仁、泽泻、赤茯苓各15克，黄柏、牡丹皮、牛膝各10克。水煎取药汁。每日1剂，分2次服用。清利湿热，活血化瘀。适用于下肢丹毒。

清血汤

蒲公英、紫花地丁、川芎、牡丹皮、七叶一枝花、金银花、当归尾、丹参、赤芍各15克，防风、生甘草各10克。上药加水煎2次，取两煎所得的药汁混合。

每日1剂，分2次内服；药渣再煎1次，用药汁湿敷皮损局部；治疗用药2～4周。清热解毒，凉血活血。适用于丹毒。

加味三妙散

苍术、黄柏、泽泻、萆薢、牡丹皮、赤芍、野菊花、连翘、蒲公英各10克，川牛膝、金银花各15克，生薏苡仁、白茅根、生地黄各30克，生甘草6克。水煎取药汁。每日1剂，分2次，饭后半小时服用。清热解毒，利湿消肿。适用于丹毒。

金银花解毒汤

金银花、生薏苡仁各30克，牡丹皮、野菊花、丹参各20克，天花粉、黄柏各12克，赤芍15克，苍术5克，甘草6克。水煎取药汁。每日1剂，分2次温服，15日为1个疗程。清热解毒，凉血活血。适用于丹毒。

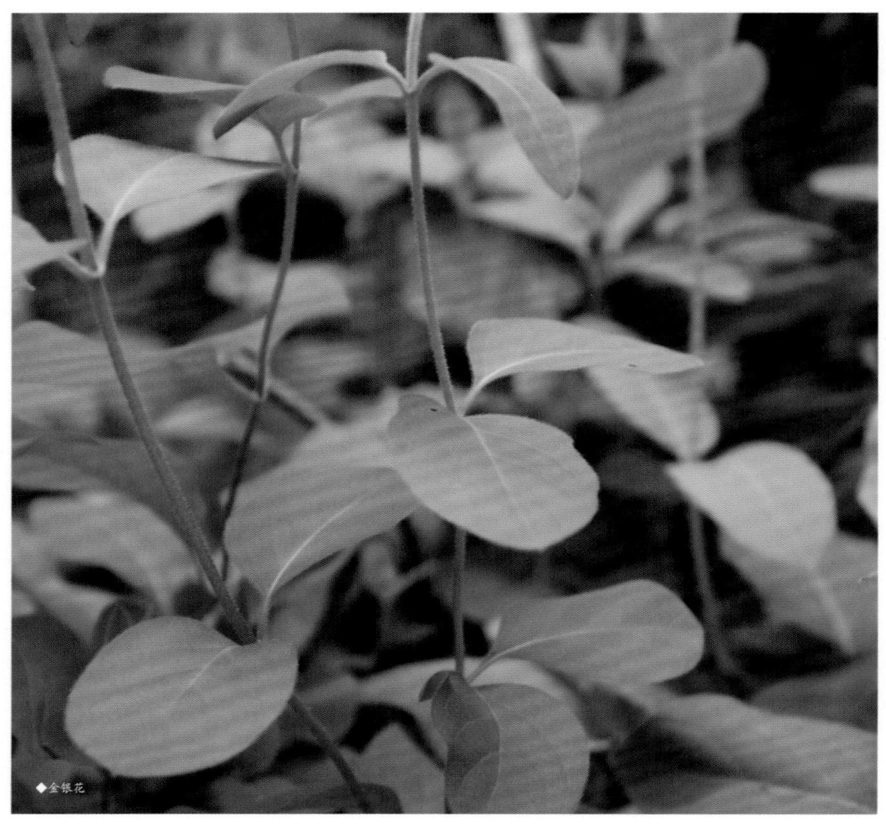

◆金银花

银黄败毒汤

金银花30克，紫花地丁20克，车前草、川牛膝各10克，牡丹皮15克，萆薢、黄芩、生薏苡仁各12克。水煎取药汁。每日1剂，早、晚2次分服。清热解毒，凉血化瘀。适用于丹毒。

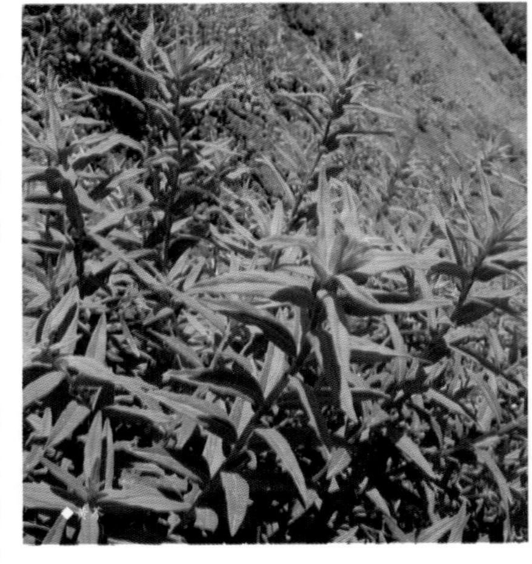

解毒化瘀汤

金银花、连翘、蒲公英、紫花地丁、玄参、赤芍、败酱草各30克，当归12克，蜈蚣3条，甘草6克。水煎取药汁。每日1剂，分2次服，10日为1个疗程。清热解毒，凉血消肿，活血化瘀。适用于下肢丹毒。

加味二陈汤

陈皮15克，半夏10克，茯苓、白芥子各12克，甘草、牛膝各6克。水煎取药汁。每日1剂，分服2次。健脾祛痰，理气通络。适用于下肢慢性丹毒。

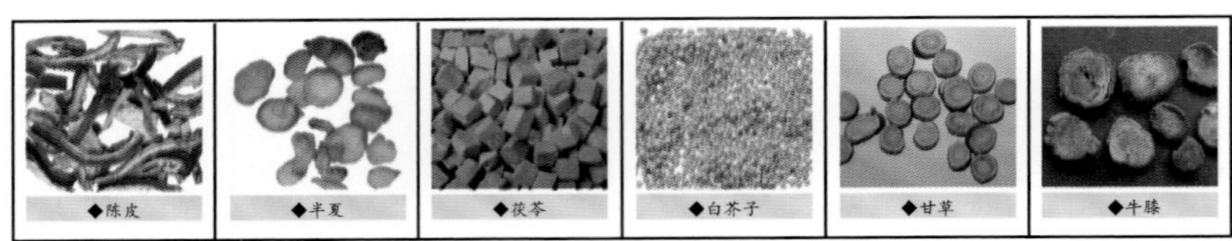

◆陈皮 ◆半夏 ◆茯苓 ◆白芥子 ◆甘草 ◆牛膝

养生知识

预防丹毒记住三点

在预防丹毒方面，应注意以下3点：

第一，预防脚气。日常养成洗脚的好习惯，保持足部清洁卫生。特别是脚出汗多的人更应注意。袜子也要勤洗勤换。

第二，防止过度疲劳。人不能太疲劳，劳动时间不能过长，劳动量不能过大。过度劳累耗损人的精气，使机体抵抗力下降，若偶遇皮肤破损即可继发感染，诱发丹毒。因此，人们应该劳逸结合，加强体育锻炼。

第三，防止再发。丹毒痊愈后，常有复发的倾向，所以人们应注意保护原发部位，不要用力搔抓，也要防止意外撞伤、蚊虫叮咬等。一旦发现原发部位破损，应及时治疗，控制感染。

甲癣

甲癣俗称灰指甲，是由浅表皮肤真菌侵犯手足指趾甲板或甲下的一种甲真菌病。在甲类疾病中，甲癣占一半以上，趾甲发病率要高于指甲。本病初起时，一般无自觉症状，只是合并甲沟炎时才有疼痛、瘙痒感。病甲颜色出现变化，通常变为灰黄色，故名“灰指甲”。病甲形状和质地也出现明显改变，甲变厚、失去光泽等，变形微凹，甚至呈“钩”状、“喇叭”状。

与其他癣类一样，甲癣是种顽疾，任其发展下去，不仅指（趾）甲全部脱落，严重影响美观，而且还会引起人体其他组织病变，导致血管炎病发。

中医认为，甲癣多因手足癣日久不愈，虫毒蔓延至甲，以致肝虚血不荣爪而致。治疗以局部用药为主。本病的防治偏方秘方如下。

花椒醋浸液

花椒、大枫子、明矾各10克，皂角、雄黄、信石各5克，土槿皮30克，凤仙花适量，米醋1500毫升。将上述所有中药用米醋浸泡1日，次日煮沸后放凉，将药液倒入瓷器内备用。每日2次浸泡患甲，每次30分钟。解毒，杀虫，止痒。适用于甲癣。

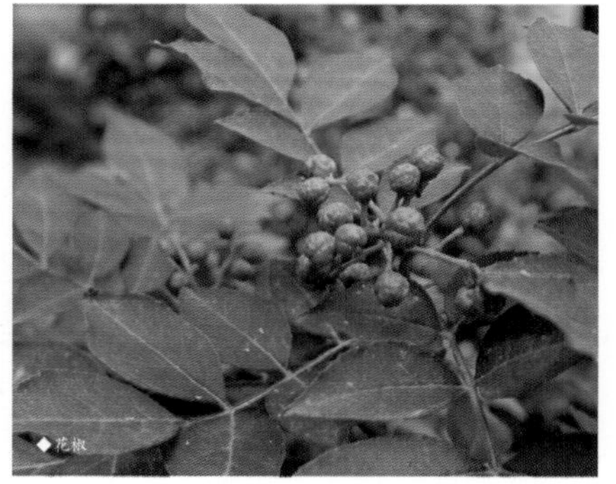
◆花椒

解毒杀虫液

蛇床子、苦参、野菊花、土大黄各15克，黄柏10克。上药加水250毫升，煎沸5分钟。药汁晾温后，浸泡患处，每晚1次，每次不少于30分钟，7日为1个疗程。清热解毒，杀虫止痒。适用于甲癣。

荆防红枫液

荆芥、红花、防风各5克，大明矾15克，五加皮、大枫子、地骨皮各10克，皂角2根，陈醋1000毫升。上述各味中药浸泡醋中，24小时后去渣取汁。取药汁适量，倒入小瓶内，以浸没患指（趾）甲为度，每日2次，每次20分钟，30日为1个疗程；1个疗程过后停药5日，再进行下个疗程，一般2～3疗程后观察疗效。祛风杀虫，解毒止痒。适用于甲癣。

口臭

口臭指口中散发出令人难闻的口气。人长期不刷牙会导致口臭，但更多的口臭与某些疾病有关。譬如，牙周炎、牙龈炎等一些口腔疾病常会导致口气难闻，让人难以忍受。临近口腔的组织疾病如化脓性扁桃体炎、萎缩性鼻炎等，也可导致口臭；急慢性胃炎则会让口腔发出酸臭味；晚期胃癌、糖尿病酮症酸中毒、尿毒症等，会让患者出现口臭症。所以，不能忽视口臭，它常是某些疾患的信号。

中医认为，“脾开窍于口”，口臭病根源在于脾，多是因积食、脾胃积热等诱发的。治疗口臭，应以清泻脾胃之火、清积导滞为原则。本病的防治偏方秘方如下。

藿香汤

藿香叶9克，石菖蒲3克。水煎取药汁。每日1剂，以药汁多次漱口，也可内服。化湿开胃，清新口气。适用于口臭。

茯神丸

茯神、郁李仁、白术、诃子、陈橘皮各30克，桂心、白槟榔、枳壳（炒）、缩砂蜜（去皮）各9克，大麻仁（另研）、厚朴（姜汁研）各60克，大黄（煨）、人参、白鲜皮、地骨皮、芍药、旋覆花各15克。上药共研为末，炼蜜为丸，如梧桐子大。每次服20丸，每日2次。健脾益气，清新口气。适用于口臭。

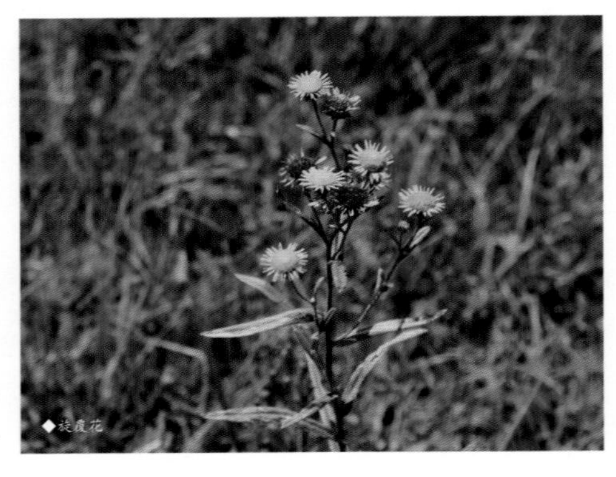
◆旋覆花

大黄冰片末

大黄、冰片各适量。大黄炒炭，研为末备用。早晨起床后，取少许大黄炭末及适量冰片，刷牙漱口。清热祛火。适用于口臭。

川芎白芷汤

川芎、佩兰、藿香各9克，细辛、白芷各3克。水煎取药汁。每日1剂，以药汁多次漱口，也可内服。行气开郁，清新口气。适用于口臭。

丁香白芷汤

丁香6克，白芷、藿香各12克，木香10克，葛根粉30克。水煎取药汁；不要久煎。每日1剂，分多次漱口。清新口气。适用于口臭；口腔溃疡患者不宜服用。

五香丸

肉豆蔻、藿香、零陵香、丁香、青木香、白芷、莲子心各50克，香附子100克，甘松香、当归各20克，槟榔2枚。上药共研末，炼蜜为丸，每丸重0.5克。每次含1粒药丸，每日3次。清新口气。适用于口臭。

粉葛根白芷粉

粉葛根30克，藿香、白芷各12克，木香10克，公丁香6克。水煎取药汁，注意不要久煮。以药汁多次漱口，每日1剂。清爽口气，清热解毒。适用于口臭。口腔溃疡患者不宜使用。

芥穗滑石汤

荆芥穗、薄荷（后下）、薏苡仁、滑石（包煎）、石膏（先煎）各9克，桔梗、白僵蚕、黄柏、生地黄、枳壳各6克，防风、猪苓、前胡、泽泻各4.5克，黄连、淡竹叶各3克，青黛1.5克。水煎取药汁。口服，每日1剂。清热解毒。适用于口臭、口苦干燥诸症。

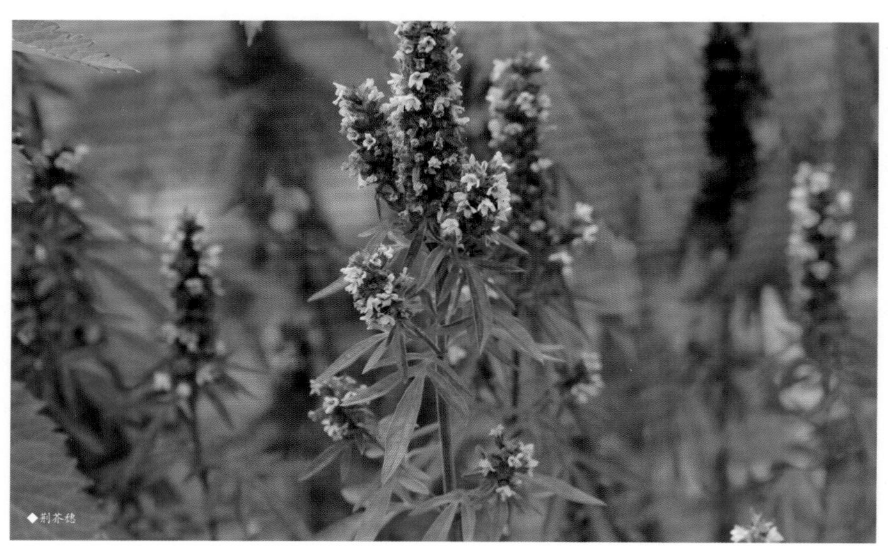
◆荆芥穗

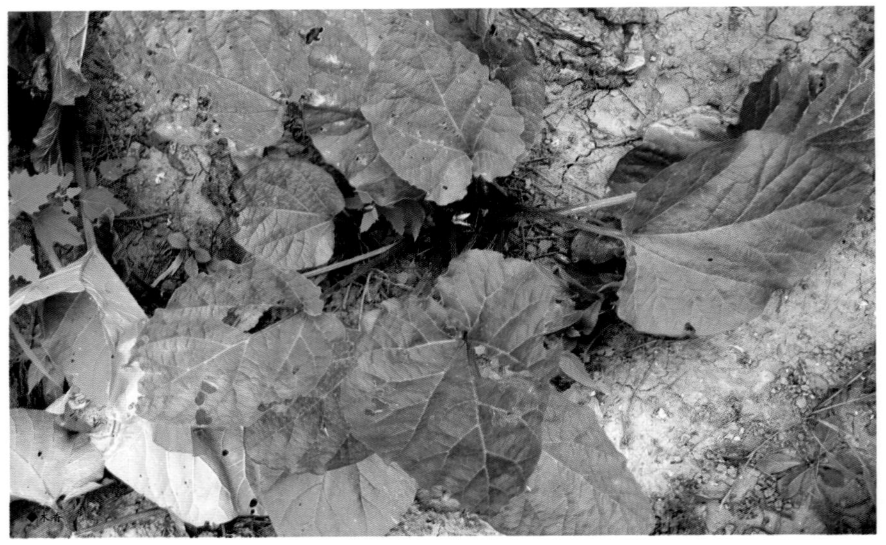
◆木香

三香汤

木香10克，藿香11克，葛根30克，白芷12克，公丁香6克。水煎取药汁。以药汤多次漱口，每日1剂。生津除臭，芳香化湿。适用于口臭。

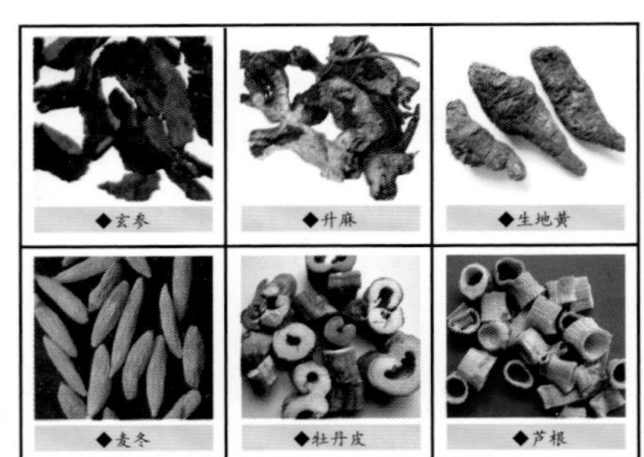
◆玄参 ◆升麻 ◆生地黄 ◆麦冬 ◆牡丹皮 ◆芦根

养阴清胃散

玄参、升麻、生地黄、麦冬、牡丹皮各10克，芦根30克。水煎取药汁。每日1剂，早、晚分服，4日为1个疗程。清新口气。适用于口臭。

养生知识

让口气清新小方法

人吃完大蒜、葱后，口腔常会产生异味，影响社交。怎么办呢？这时，不妨嚼点茶叶，或者吃几枚大枣，嘴里的异味即除。喝一杯牛奶也能除去口腔内的大蒜异味。如果在家中，最好的方法是用些淡盐水漱口，不仅能除臭，还能杀灭口腔中的细菌。

牙周炎

牙周炎是牙周组织的慢性炎症。常见症状为牙齿松动、牙龈出血、牙龈肿胀、露牙根、牙垢多、口臭等，病情发展下去，可对牙龈、牙槽骨、牙周膜等牙周组织造成实质性破坏。造成牙周发炎的主要病因是菌斑和牙石，全身其他疾患也可对牙周炎的发生发展形成一定的影响。

牙周炎主要发生在成人群体，一旦发病，病情迅速恶化，治疗不及时常会导致牙齿过早松动脱落。本病的防治偏方秘方如下。

石膏金银花汤

生石膏（先煎）15克，金银花12克，知母9克，谷精草18克，蝉蜕6克，甘草3克。水煎取药汁。口服，每日1剂，重症者可每日2剂。消炎止痛。适用于急性牙周炎。

甘草雄黄散

甘草3克，雄黄、冰片各1.5克，滑石粉18克，朱砂0.5克。上药分别研为极细末，混匀，装瓶备用。先刷牙，然后用牙刷蘸药末刷患处，每日早、晚各1次。收敛止血。适用于牙周炎。

菊花汤

菊花、乌贼骨、生甘草各30克。水煎取药汁。每日1剂，早、晚饭前1小时服用。清热解毒，补脾益气。适用于牙周炎。

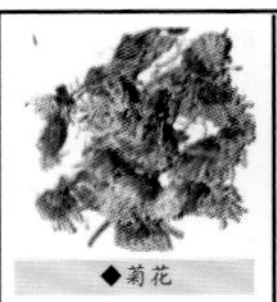
◆菊花

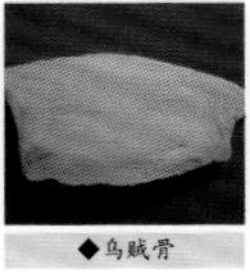
◆乌贼骨

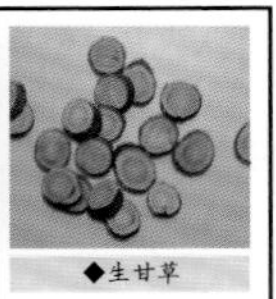
◆生甘草

清胃散

生地黄、天花粉各20克，牡丹皮、连翘、当归各15克，黄连、升麻、淡竹叶、虎杖、大黄各5～10克，生石膏（先煎）30克。水煎取药汁。每日1剂，分3次服用。清热解毒。适用于牙周炎所致的牙龈红肿热痛。

山药知母黄柏汤

山药、茯苓各12克，知母、黄柏、女贞子、枸杞子、山茱萸、泽泻各10克，生地黄、熟地黄各15克。水煎取药汁。每日1剂，分2次服用。滋阴降火。

适用于牙周炎所致的疼痛。

固齿散

滑石粉18克，朱砂面0.9克，雄黄、冰片各1.5克，甘草粉3克。上药共研细末，装瓶备用。刷完牙后，以药刷蘸药末刷患处。早、晚各1次。清热解毒，消肿止痛，化腐生肌，收敛止血。适用于牙周炎。

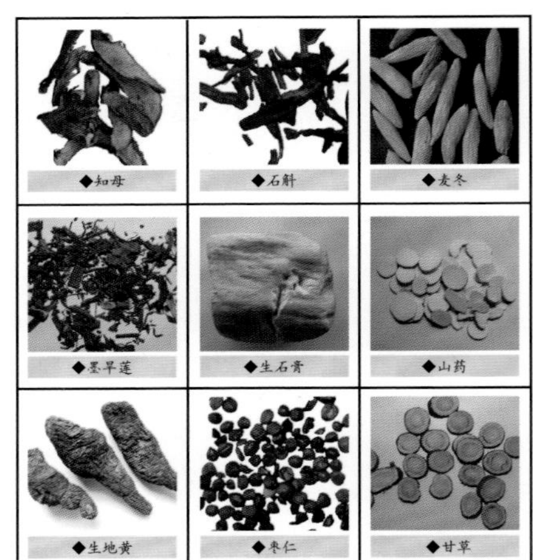
◆知母 ◆石斛 ◆麦冬
◆墨旱莲 ◆生石膏 ◆山药
◆生地黄 ◆枣仁 ◆甘草

白虎汤

知母、石斛、麦冬各10克，墨旱莲、生石膏（先煎）各30克，山药20克，生地黄、枣仁各12克，甘草6克。水煎取药汁。每日1剂，分2次服用，连服10日。清热泻火，除烦生津。适用于牙周炎。

养生知识

牙周炎护理小技巧

牙周炎患者在进行药物治疗时，可以采用按摩牙龈的物理方法来促进牙病痊愈。具体方法如下：

1. 外按摩法。晚上刷牙后，将右手示指（食指）放在牙龈相应的口外皮肤上，做小圆圈旋转按摩，由左至右、由上至下，一个接一个，每个牙龈部位都不放过，各揉50次。按摩过程中，可用舌头抵牙齿内侧的牙龈，以舌头按摩上下牙龈，也各做50次。

2. 口内按摩法。洗手、漱口后，将右手示指（食指）放在口内牙龈上，依外按摩法按摩上下牙，各按摩50次。

3. 注意饮食。牙齿有病的患者宜多吃富含纤维的蔬菜，如芹菜等，它们也可对牙龈起到按摩作用。

红眼病

红眼病医学上称为急性细菌性结膜炎，是一种暴发流行的、剧烈的急性结膜炎，俗称“红眼”，多发生于夏秋季节，常见的致病菌为肺炎链球菌、Kock-Weelks杆菌、乙型溶血性链球菌或金黄色葡萄球菌。本病特点是发病急、传染性强、刺激症状重，结膜高度充血、水肿，合并结膜下出血、角膜损害及耳前淋巴结肿大。具体症状为：有剧烈的疼痛、畏光、流泪等重度刺激症状和水样分泌物；眼睑红肿，结膜高度充血、水肿，球结膜下点、片状或广泛出血；角膜弥漫点状上皮脱落，荧光素着色；耳前或颌下淋巴结肿大。本病为季节传染病，传播方式主要是通过接触传染。正常人接触患者和患者的分泌物，或者与红眼患者握手或用脏手揉眼睛等，都可能被感染。红眼病预后较好，对视力无不良影响。中医认为本病是风热外邪侵扰眼部而发病，治疗时主张清热解毒。本病的防治偏方秘方如下。

消赤汤

柴胡、大青叶、菊花、木通、紫草、大黄、赤芍、荆芥、川芎各10克，薄荷（后下）、甘草各6克，石膏（先煎）30克。水煎取药汁。每日1剂，分2次服用。消眼赤，退热邪。适用于红眼病。

虎杖板蓝根蜜饮

虎杖30克，板蓝根20克，蜂蜜适量。将虎杖、板蓝根洗净，入锅加水，大火烧沸，改用小火煎煮30分钟，滤渣取药汁，待汁温后调入蜂蜜，即成。每日1剂，分早、晚服用。清热解毒，祛风止痛。适用于红眼病。

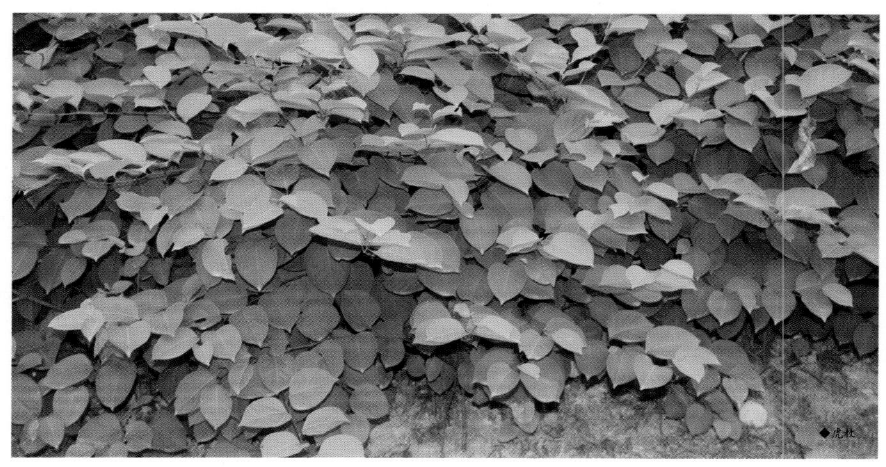

◆虎杖

疏风清热解毒方

金银花、连翘、野菊花、夏枯草各15克，竹叶、桔梗、牛蒡、薄荷（后下）各9克，芦根18克，甘草3克。水煎取药汁。每日1剂，分3次服用。清热解毒。适用于风热上攻型红眼病。

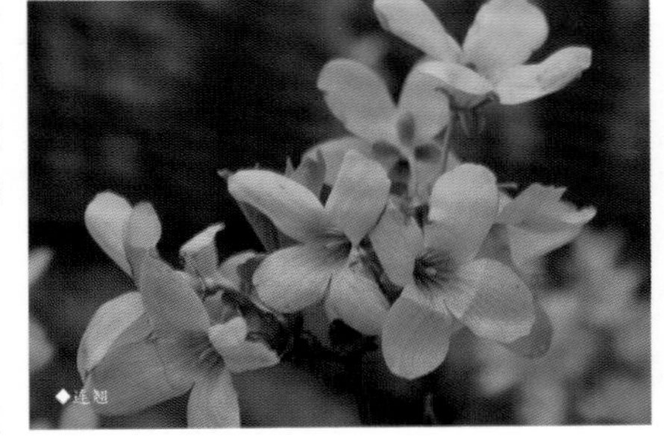
◆连翘

大青叶薄荷汁

大青叶、薄荷（后下）各15克。水煎取药汁。以药汁洗眼部，每日3次。消炎除肿。适用于红眼病。

淡竹叶黄连洗

淡竹叶、栀子仁、车前草各9克，黄连15克，青黛5克，大枣20枚。上药加水浓煎，去渣取汁。用药汁清洗眼部，每日6次，直至痊愈。杀菌止痛。适用于红眼病。

秦皮黄柏荆防洗

秦皮、川椒、川黄柏各9克，防风、薄荷（后下）各6克，荆芥5克。上药水煎至沸，滤渣取汁。以药汁熏洗眼部，每日3次，每次20分钟。解毒明目。适用于红眼病。

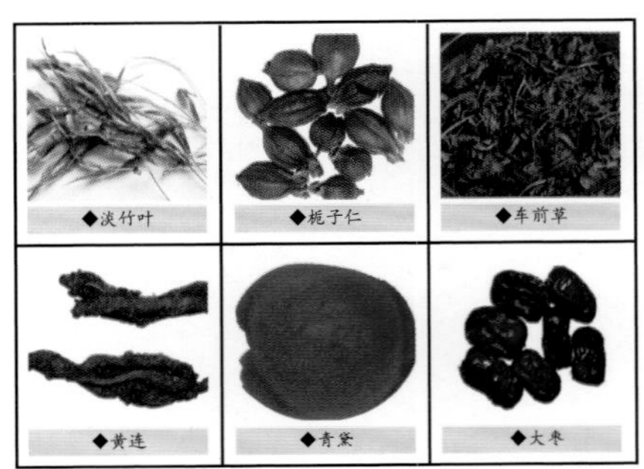
◆淡竹叶 ◆栀子仁 ◆车前草
◆黄连 ◆青黛 ◆大枣

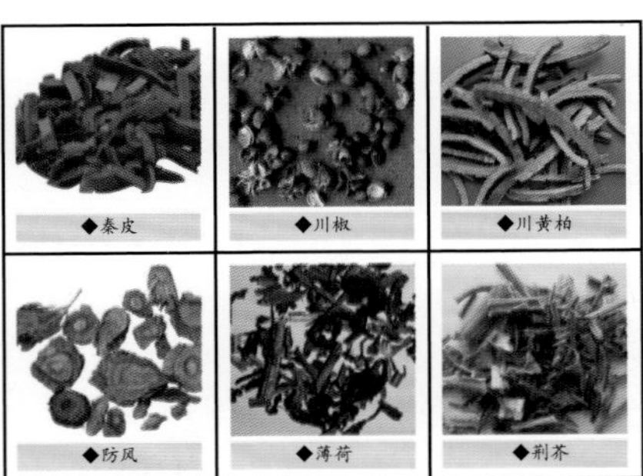
◆秦皮 ◆川椒 ◆川黄柏
◆防风 ◆薄荷 ◆荆芥

青光眼

青光眼俗称青眼，是造成失明的第二大眼科疾病。病发时，眼球内部的眼压增加，且眼球表面硬化，产生眼睛痛、不舒服，视线模糊，光源四周有光环，瞳孔失去在黑暗中的调节放大功能等。一般情况下，青光眼多发生在40岁以后的人群，而且女性患者高于男性患者。

西医和中医对青光眼都有着自己的解释。西医认为，青光眼是眼内压过度增高的结果。中医则把青光眼称为绿风内障，认为病起于肝肺痨热、痰湿功伤，也就是眼内液体调节功能失常，由于水毒而引起的眼球疾患。临床研究发现，青光眼的起因很多，特别是与紧张、营养问题有关。本病的防治偏方秘方如下。

五味女贞子汤

茺蔚子、女贞子各10克，五味子8克，夏枯草12克，茯苓15克。水煎取药汁。每日1剂，分2次服用。补益肝肾，利水明目。适用于青光眼症，伴头晕耳鸣、腰膝酸软、精神乏力等。

槟榔汤

槟榔9克。水煎取药汁。口服；服后若有腹痛、呕吐、恶心等症状，均属正常现象。下气破积，清热明目。适用于青光眼。

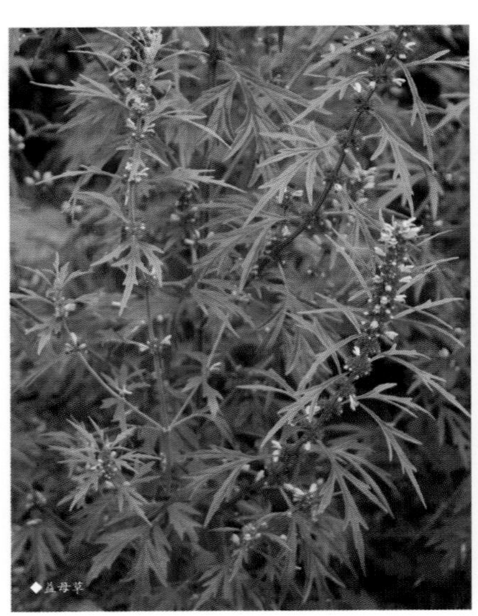
◆益母草

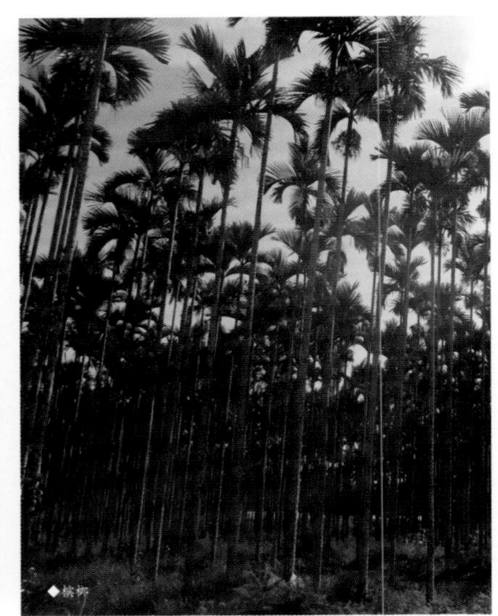
◆槟榔

生熟地汤

生地黄、熟地黄各12克，夏枯草、女贞子、黄芩各9克，珍珠、生牡蛎各30克。水煎取药汁。每日1剂，分2次服用。滋阴补肾，清热明目。适用于慢性青光眼。

泻肝解郁汤

茺蔚子、桔梗、防风、黄芩、香附、车前子各9克，夏枯草、芦根各30克，甘草3克。水煎取药汁。每日1剂，分2次服用。明目益精。适用于青光眼。

绿风安丸

芦荟、丁香、黑丑各50克，磁石100克。上药共研细末，混匀，装入空心胶囊内，备用。根据病情，每日早、晚各服3～5粒（重2～4克），饭后1小时服用。清热明目。适用于原发性青光眼。

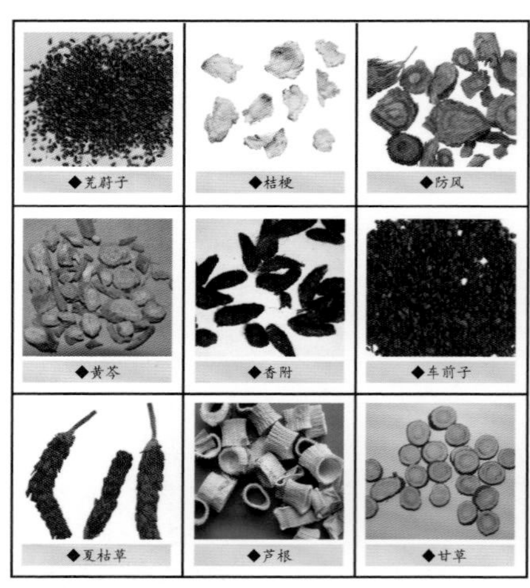

◆茺蔚子 ◆桔梗 ◆防风
◆黄芩 ◆香附 ◆车前子
◆夏枯草 ◆芦根 ◆甘草

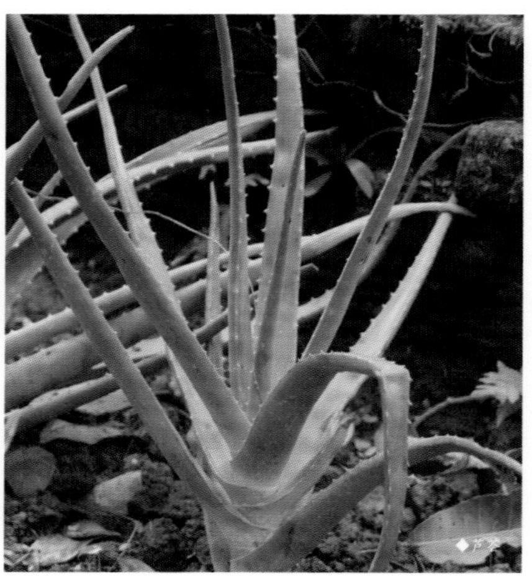

◆芦荟

养生知识

青光眼的日常养护

青光眼日常护理十分重要，可减缓病情的恶化，降低失明的危险。第一，调解心态，保持乐观，不要生气，避免情绪波动过大。情绪波动会引起瞳孔散大，眼压增高，加重病情。第二，起居有常，预防感冒。患者所穿的衣服要宽松，睡眠要充足，不能洗冷水澡。第三，注意用眼卫生，不要在强光下读书，也不要在暗室内停留时间太久。第四，接受正规治疗，与医生保持随时沟通，定期检查视力、视野以及眼底、眼压的变化等。

白内障

什么是白内障呢？眼球内的晶状体受某种原因的影响，发生混浊，透明度降低，或者变得完全不透明的一种眼病。说简单点，白内障就是眼球蒙上了一层不透明的膜，使人视物不清，或完全失明。

白内障致病原因复杂，种类也很多，有先天性、外伤性、并发性、中毒性、电光性、放射性等。在多种类型的白内障中，老年性白内障最为常见。一般来讲，老年性白内障是晶状体新陈代谢障碍所致。老年性白内障可分4期。

第一，初发期：晶体周边开始出现混浊，但中间是透明的，视力不变。

第二，膨胀期：晶体日益膨胀，混浊加剧，视力逐渐下降。

第三，成熟期：晶体已变得完全混浊，视力消失，但仍有光感。

第四，过熟期：晶体皱缩变小，皮质可出现液化，晶体核可能已产生沉积。

本病的防治偏方秘方如下。

桂枝茯苓汤

桂枝、牡丹皮、赤芍、茯苓、泽兰各9克。水煎取药汁。每日1剂，分2次服用。软坚化翳。适用于老年性白内障。

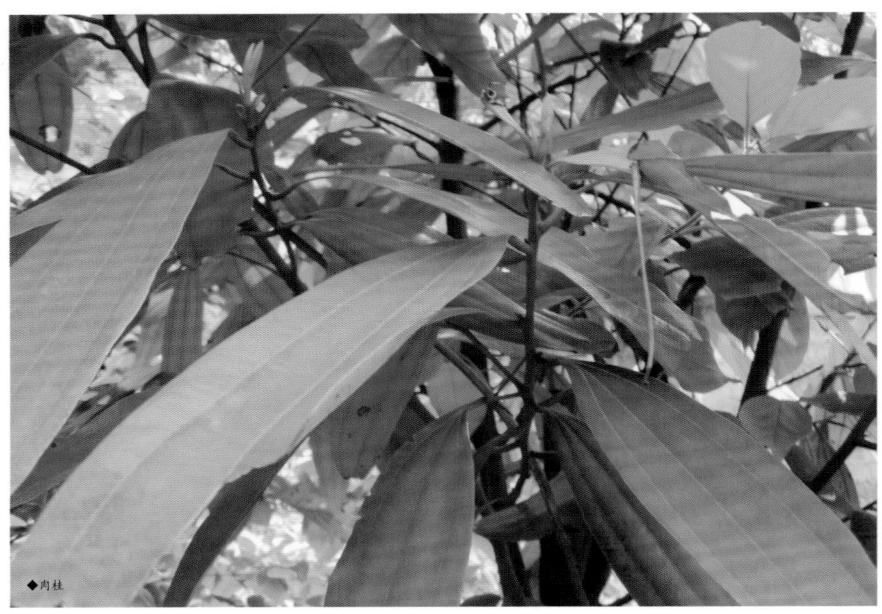
◆肉桂

磁石神曲蜜丸

磁石60克，琥珀末、生蒲黄各15克，朱砂30克，神曲120克。上药共研细末，炼蜜为丸。每日3次，每次内服9克。祛障明目。适用于白内障。

活血祛障汤

桃仁、白芍、神曲、益智、桑椹、菊花、夜明砂、青葙子各10克，红花、蝉蜕、陈皮、川芎、白蒺藜、磁石各6克，当归12克，熟地黄、草决明、枸杞子、丹参各15克。水煎取汁。每日1剂，分2次温服，4个月为1个疗程。滋补肝肾，退翳明目，活血化瘀。适用于老年性白内障。

地黄枸杞丸

生地黄、熟地黄、玄参、钩藤、麦冬各20克，白芍、茺蔚子各15克，车前子、当归、云茯苓、菊花、青葙子、决明子各12克，防风、红花、香附各10克，石决明30克。上药共研末，水泛为丸，青黛为衣。每日2次，每次服6～10丸。滋肝养肾，祛障明目。适用于未成熟的白内障。

补消汤

熟地黄、何首乌、枸杞子、黄精各15克，菟丝子、云茯苓、楮实子各12克，昆布、海藻各10克。水煎取汁服。每日1剂，分2次温服。滋补肝脏，软坚化翳。适用于老年性白内障。

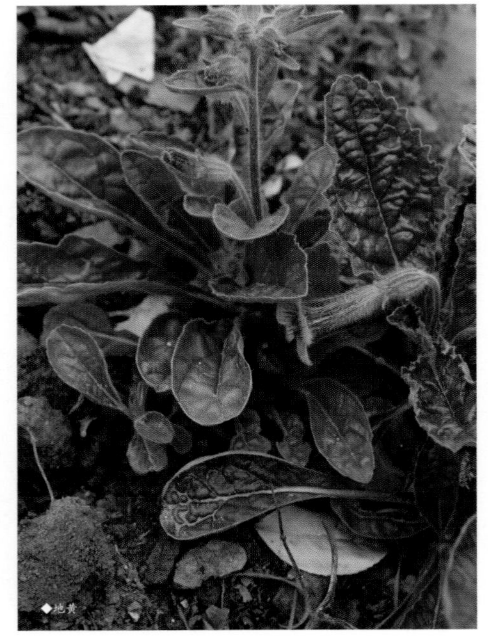
◆地黄

化翳汤

生石决明30克，草决明15克，谷精草、生地黄、赤芍、女贞子、密蒙花、菊花、沙苑子、白蒺藜、党参、黄芪、黄芩各12克，炙甘草6克。水煎取汁。每日1剂，分2次温服。滋补肝肾，补中益气为主，以平肝潜阳、退翳明目为辅。适用于老年性白内障。

耳鸣、耳聋

许多人40岁以后，听力减退，出现耳鸣、耳聋的病症。耳鸣，指人们在没有任何外界刺激条件下所产生的异常声音感觉。耳聋，指听力减退或完全失去听力。耳聋有突发性耳聋、药物中毒性耳聋、神经性耳聋等。突发性耳聋发病骤急，往往1小时或1周后病情加重，病发时有眩晕感，甚至能听到耳内“呼”或“卡嗒”一声，此声过后即感耳聋。药物中毒性耳聋主要表现为听觉系统的慢性中毒，以耳聋、耳鸣为主。耳聋多在用药后1～2周出现，并逐渐加重，多以双耳耳聋出现。神经性耳聋指内耳听觉神经、大脑的听觉中枢发生病变，从而引起听力减退甚至消失，常常伴有耳鸣、耳内闷塞感，有的人还会出现眩晕、恶心及呕吐等症状。

中医认为，耳为肾的外窍，胆及三焦等的经脉会于耳中，所以耳鸣、耳聋多与肾、胆、三焦有关。本病的防治偏方秘方如下。

芍红汤

赤芍、红花、桃仁、没药、白芷各9克，川芎、水蛭各6克，三七、干姜各3克，大枣15克。水煎取药汁。口服，每日1剂。活血化瘀，清热凉血。适用于突发性耳聋。有脑血管疾病者不宜服用。

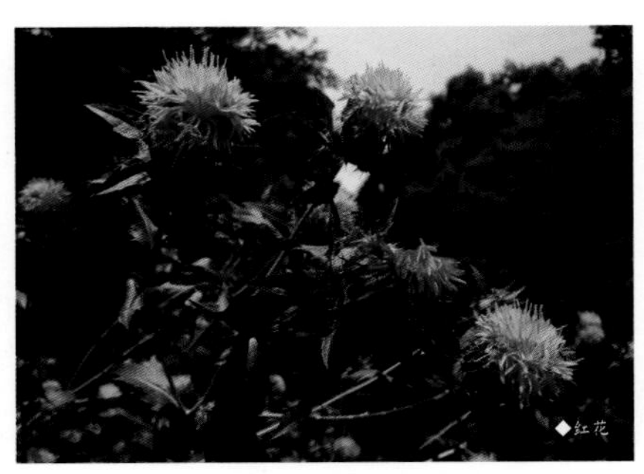
◆红花

血腑逐瘀汤加减方

生地黄、枳壳、当归、赤芍、川芎各9克，桔梗、柴胡、甘草、桃仁、红花各6克，牛膝、丝瓜络各20克，路路通10克，石菖蒲15克。水煎取药汁。每日1剂，分2次服用。活血化瘀，通络开窍。适用于神经性耳聋。

耳鸣耳聋方

熟地黄50克，黄柏、石菖蒲各9克。上药放入沙锅内，加水500毫升，浓煎至250毫升，取汁。每日1剂，温服。滋阴去火。适用于阴虚火旺所致的耳鸣、耳聋。

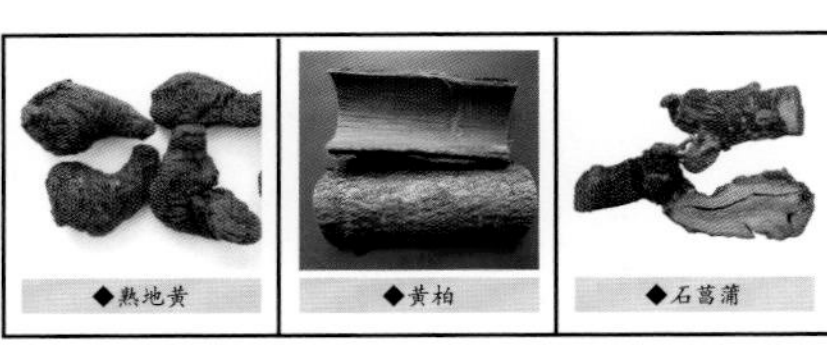
◆熟地黄 ◆黄柏 ◆石菖蒲

耳鸣方

冰片1克，石菖蒲2克，麝香0.5克。石菖蒲研为细末，与冰片、麝香一起用纱布包扎。将药包塞入一耳内，双耳交替塞，鸣止即取出。开窍醒神。适用于神经性耳鸣。

耳聋左慈丸

磁石（煅）20克，熟地黄160克，山茱萸（制）、山药各80克，牡丹皮、茯苓、泽泻各60克，竹叶柴胡20克。上药共研细末，水蜜为丸，每丸重9克，备用。每次服食1丸，每日2次。滋肾平肝。适用于耳鸣耳聋、头晕目眩。

菖蒲根饮

石菖蒲根6～15克。水煎取药汁。每日1剂，顿服，连服数日。开窍醒神，宁神益志。适用于神经性耳聋。

清耳增听汤

金银花、龙胆、胡黄连、栀子、紫草、石菖蒲各6克，杭菊花、连翘、骨碎补、荷叶各10克，乳香2克。水煎取药汁。口服，每日2剂。清热滋阴。对耳聋、耳流脓、头部欠清朗感均有疗效。

解毒闻声汤

甘草、紫草、菊花、百合、石菖蒲、路路通各6克，黑豆15克，骨碎补、磁石、荷叶各10克，黄羊角屑5克。水煎取药汁。口服，每日1剂。解毒清热，补益肝肾。适用于链霉素中毒之耳聋。

养生知识

按摩耳朵防耳聋

经常按摩耳朵，可预防和缓解耳聋。具体方法如下：

1. 按摩耳郭。双手握空拳，用拇指和示指（食指）轻捏耳郭，做上下来回摩擦运动，直至耳郭充血发热。

2. 拉耳垂。用双手拇指和示指（食指）捏住耳垂向下拉，拉15～20次。

3. 推摩耳根。示指（食指）放在耳前，拇指放在耳后沿耳根由下向上推摩，做50次。

4. 上拉耳郭。右手绕过头部拉住左耳郭上沿，并向上拉扯20次，动作要柔缓；一侧动作完成，再做另一侧。

上述按摩清晨起床和晚上睡前各做1次，每次做5分钟，整套按摩动作要轻柔，以耳朵不觉疼痛、耳郭发红发热为限。耳部如果有炎症、皮肤病等，则不宜进行按摩。

中耳炎

中耳炎就是中耳发炎，有急性和慢性之分。急性中耳炎多由细菌感染引起，常见致病菌为肺炎链球菌、流感嗜血杆菌等，症见耳部持续性隐隐疼痛，听力下降，耳鸣。急性中耳炎治疗不彻底，会变成慢性中耳炎。慢性中耳炎很难治愈，常会导致耳聋。

8岁以下儿童易发中耳炎，发病时表现为不明原因的搔耳、摇头、哭闹不安。病情继续恶化下去，会出现恶心、呕吐、腹泻等消化道中毒症状。

中医将中耳炎称为“耳脓”“耳疳”，认为本病是由肝胆湿热、邪气盛行而引起。治疗时，有虚实之分。实证表现为耳内胀闷、耳痛耳鸣、面色红赤、耳道脓液黄稠，多见于急性化脓性中耳炎；虚证表现为耳道流出脓色清稀、耳聋耳鸣、面色萎黄、头昏眼花、四肢乏力。本病的防治偏方秘方如下。

蒲公英药汁

蒲公英适量。将蒲公英洗净，晾干，捣成糊，挤出汁备用。清洁耳道，用滴管将药液滴入患耳耳孔，早、中、晚各滴1次。清热解毒，消肿散结。适用于化脓性中耳炎。

耳脓散

水龙骨（煅）、海螵蛸、飞青黛、石榴花瓣（炙脆）、五倍子（炒黄）各3克，枯矾、煅黄鱼齿、细薄荷各1.5克，梅片、川雅连、蛀竹屑各0.9克。上药研为细末，备用。清洁耳道，取少许药末吹入耳内。行气活血，消肿散瘀。适用于化脓性中耳炎。

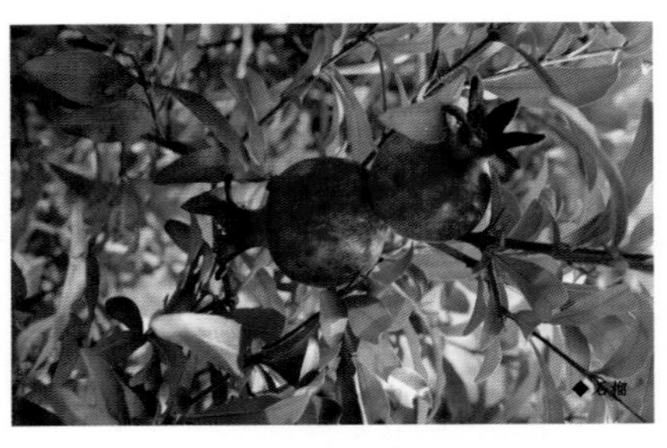
◆石榴

耳疳散

五倍子、海螵蛸、枯矾、龙骨、黄连各6克，冰片0.6克。先将五倍子研碎，海螵蛸去皮，与枯矾、黄连、龙骨、冰片共研成极细末，备用。先用过氧化氢溶液将耳道内外的脓液清洁干净，再以消毒棉花卷条蘸药塞入耳中，

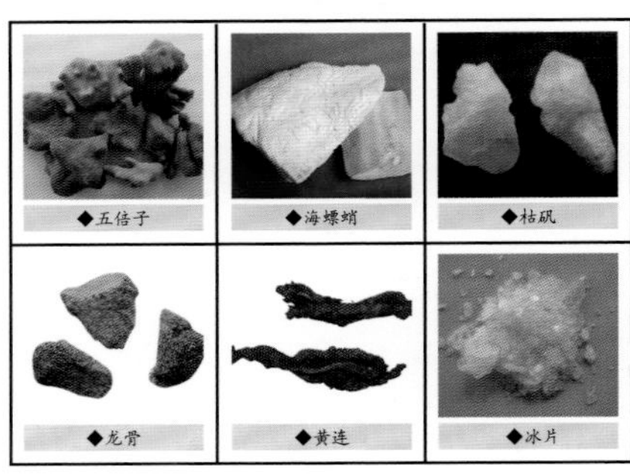
◆五倍子 ◆海螵蛸 ◆枯矾
◆龙骨 ◆黄连 ◆冰片

每日3～5次。清热泻火，解毒燥湿，祛腐生肌。适用于慢性化脓性中耳炎。

核桃仁冰片

核桃仁3个，冰片3克。将核桃仁挤压出油，加入冰片，调匀备用。用时洗净耳内外，拭干耳道，将药油滴于耳内。每日1或2次，5～10日可愈。清热，消肿。适用于化脓性中耳炎。

猪胆白矾末

猪胆1个，白矾9克。将白矾捣碎，放入猪胆内，阴干（或烘干）后研成细末，过筛备用。用时，以过氧化氢溶液清洗耳朵，拭干脓液，然后吹入猪胆粉剂。每隔2日用药1次。清热解毒，消肿止痛。适用于化脓性中耳炎。

通气银翘散

金银花20克，川芎15～25克，连翘、赤芍各15克，石菖蒲30克，桔梗、柴胡各6克，菊花、香附、泽泻各10克。水煎取药汁。每日1剂，分早、晚2次服用。行气活血，疏肝清热，利湿通窍。适用于非化脓性中耳炎。

复聪滴耳液

石菖蒲、地龙各9克，全蝎3个，55度白酒100毫升。将石菖蒲、地龙、全蝎浸泡白酒中，密封，每日摇晃2次，7日后取上清液装入小塑料瓶中，备用。患耳朝上，清洁外耳道，往耳内滴入2滴药汁，然后侧卧1小时。每日1次。通络开窍。适用于急性非化脓性中耳炎。

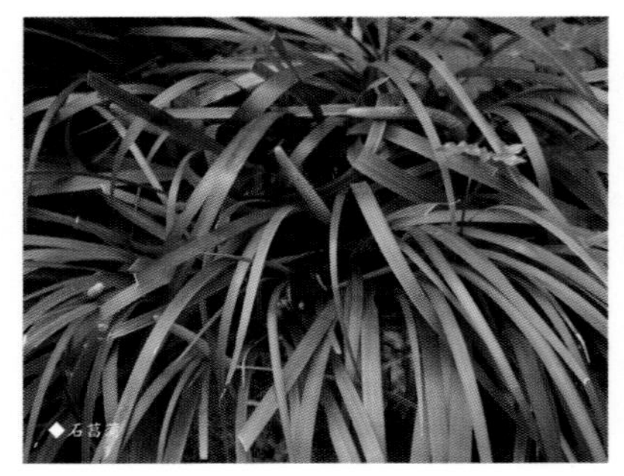
◆石菖蒲

黄檗核桃油方

核桃油120毫升，黄檗、五倍子各9克，薄荷油1克，冰片4.5克。先将黄檗、五倍子切片，然后用核桃油炸至焦黄，去渣过滤，冷却后加入冰片、薄荷油，拌匀装瓶备用。清洁患耳，然后滴入药油少许，每日3次。清热解毒，消肿止痛。适用于中耳炎。

蚯蚓液

蚯蚓5条，白糖10克。将蚯蚓剖开，洗净，放入白糖，半小时后用洁净纱布滤出清液。将滤液滴入患耳内，每次4滴，每日3次。通络清热。适用于中耳炎。

蛋黄油冰片

冰片粉2克，鸡蛋3个。鸡蛋煮熟，取蛋黄放入铁锅中，用小火煎出蛋黄油，然后与冰片和匀，备用。用棉球拭干耳内脓水，滴入冰片蛋黄油。每日3次，直到痊愈。消肿止痛。适用于化脓性中耳炎。

耳脓独龙丹

生川乌（去皮脐）适量。将生川乌研为细末。取少许药末吹入耳中。敛疮止痛。适用于中耳炎，症见耳中脓血长流不息。

半夏酒

生半夏50克，白酒150毫升。生半夏研成细末，加入白酒中浸泡24小时，取上清液备用。洗净患耳，滴入药酒数滴。每日1～2次。消肿止痛。适用于急、慢性中耳炎。

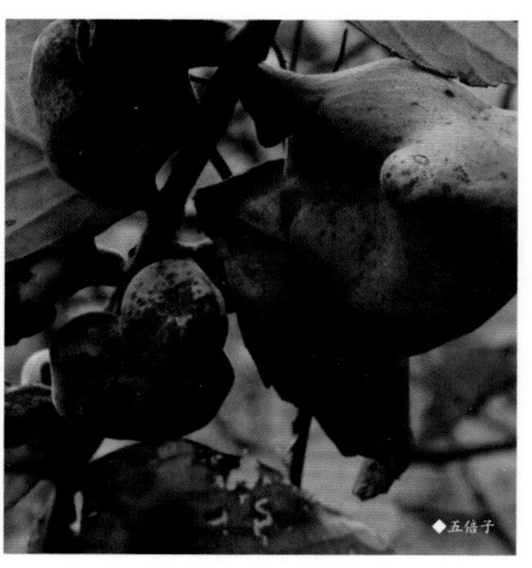
◆五倍子

五倍子枯矾

五倍子30克，枯矾6克。五倍子烘干，与枯矾共研细末，备用。清洁耳道，取少许药末放到纸上，吹入耳内。收敛止血，燥湿止痒。适用于中耳炎。

养生知识

小儿如何预防中耳炎

小儿是中耳炎的高发人群，中耳炎对他们伤害很大，治疗不及时可导致听力障碍。孩子在3岁以前，约有70%得过中耳炎，其中有99%是因感冒引起的。所以，一定要预防小儿感冒。怎么样预防呢？一是让小儿的鼻腔尽可能保持清洁。二是干燥季节，空气干燥会引起鼻腔干燥甚至发炎，造成咽鼓管肿大、阻塞，所以晚间在小儿睡觉的房间宜使用喷雾加湿器。三是为小儿及时注射流感疫苗。四是让小儿少含奶嘴，研究发现频繁的吸吮动作容易使病菌从鼻腔后端进入到咽鼓管，进而不可避免地增加感染中耳炎的概率。

酒渣鼻

酒渣鼻又称玫瑰痤疮，俗称酒糟鼻、红鼻子，是一种好发于面部中央的慢性炎症皮肤病。多发生在中年人。毛囊虫感染、胃肠功能障碍、内分泌功能失调、情绪激动、嗜酒、过食辛辣、冷热刺激等因素，均可使人患上酒渣鼻。本病发病时，鼻部、面颊处出现红斑，范围由小到大，以后出现丘疹、脓疱及毛细血管扩张，如果病情得不到及时控制，甚至可发展成鼻赘。

中医认为，酒渣鼻多因肺胃积热，症结于鼻所致，治疗时宜清热凉血、活血化瘀。本病的防治偏方秘方如下。

酒渣丸

大枫子肉、水银各3克，桃仁、杏仁各6克，大麻子仁10克（去皮）。上药共捣烂如泥，使水银成针尖大小颗粒，混匀，然后搓成药丸，并用洁净纱布包扎备用。以纱布包扎的“酒渣丸”搽患处，每日3～5次，每次搽3～5分钟，动作轻柔；搽完后，封存药丸以防干燥。每丸药搽10日，30日为1个疗程。祛风燥湿，攻毒杀虫。适用于酒渣鼻。

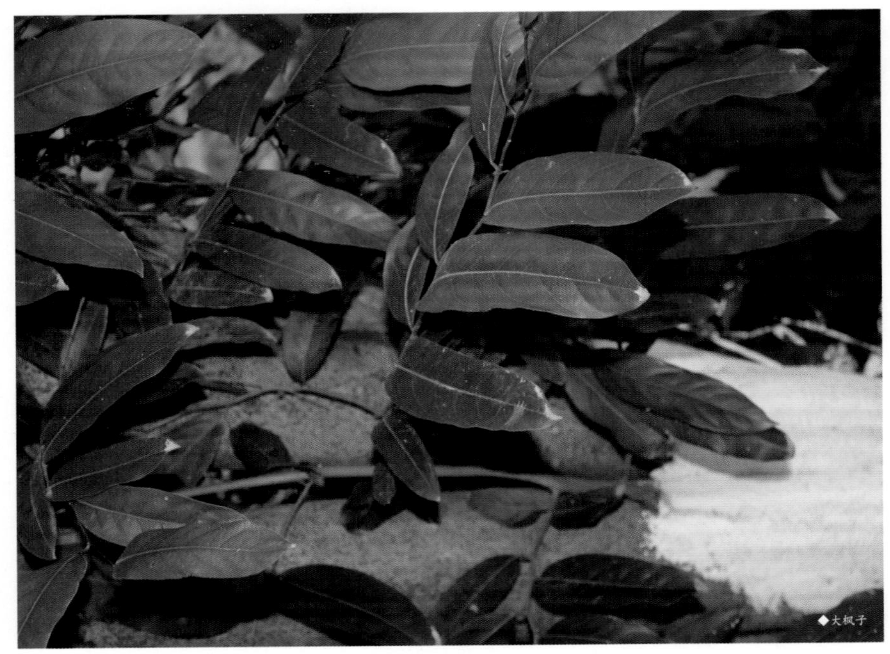

◆大枫子

凉血四物汤

当归、川芎、生地黄、赤芍、黄芩（酒炒）、赤茯苓、陈皮、红花（酒洗）、甘草（生）各3克，姜3片，五灵脂末6克，黄酒20毫升。上药（五灵脂、黄酒除外）用水400毫升，煎至320毫升，加入黄酒、五灵脂末调匀。乘热服用。凉血调荣，散瘀化滞。适用于血液瘀阻所致的酒渣鼻。

二神散

大黄、朴硝各等份。上药共研细末。取少许药末调涂鼻上。泻热毒，破积滞，行瘀血。适用于酒渣鼻。

二子水银膏

大枫子、木鳖子、樟脑粉、核桃仁、蓖麻子、水银各等份。上药共研细末，以水银调成糊状，药膏即成。先清洗鼻患处，然后取二子水银膏薄薄涂上一层。晚上用药，第二日早晨洗去，隔日1次，连用2周为1个疗程。杀虫润肤。适用于酒渣鼻。

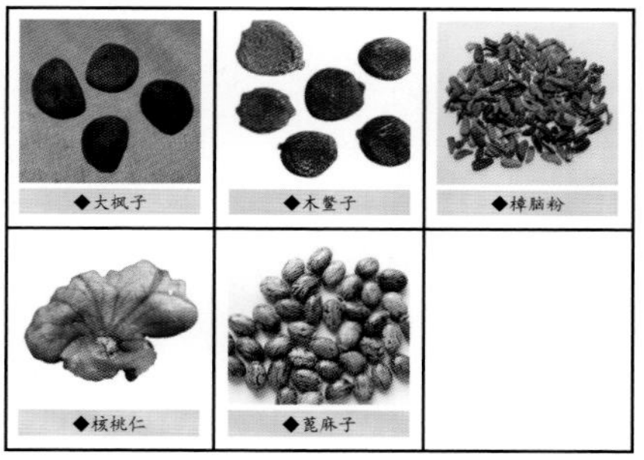
◆大枫子 ◆木鳖子 ◆樟脑粉 ◆核桃仁 ◆蓖麻子

清肺饮

山茶花、黄芩、亚麻子、栀子、葛花、苦参、甘草各60克，连翘、荆芥、芍药、防风各30克，薄荷90克。上药共研为末，装瓶备用。以清茶调服，每次9克。清肺祛风。适用于酒渣鼻。

养生知识

酒渣鼻患者如何洗脸

患有酒渣鼻的人脸部皮肤多为油性，正确洗脸可有效地降低酒渣鼻病情恶化。

洗脸用水的水温要适宜，以23℃左右为宜。切忌用热水洗脸，更不要用热气蒸脸，否则脸上的皮脂腺受热后会大量地分泌皮脂，使酒渣鼻病情加重。

洗脸时不要用刺激性强的洗面乳和香皂，洗脸次数也不要过频。酒渣鼻患者可尝试着用硫黄皂来洗脸。硫黄皂呈弱酸性，具有杀细菌、真菌和螨虫的功效，对一些皮肤病有预防和辅助治疗作用。但硫黄皂也不能长期使用，否则会引起皮肤干燥和脱皮等现象。

洗脸后，应让脸部自然干燥，不要急着搽一些护肤品，否则护肤品会堵塞毛囊、汗腺、皮脂腺，从而使酒渣鼻的病情加重或复发。

手足皲裂

手足皲裂是一种常见的手足皮肤干燥和裂开的疾病。本病好发于手掌、指尖、足跟、足外缘等部位。初起时皮肤干燥、角化增厚、皮纹明显，沿皮纹出现裂口，裂口深浅不一，深者可达皮下，有出血、针刺般疼痛。此病常见于成人及老年人，多发于冬季。冬季皮肤的皮肤汁液分泌减少，遇到机械性摩擦或牵引，就容易发生本病。另外，经常使用碱性肥皂等亦会使皮肤干燥、变厚，失去弹性与韧性，引起皲裂。

中医认为，本病为气血不和、外受风寒，血脉凝滞，致使肌肤失养所致，所以治疗时亦温经散寒，活血润肤。本病的防治偏方秘方如下。

白甘寄奴膏

白及、甘草、刘寄奴、甘油（不用纯甘油，要加入一半75%乙醇）、凡士林按2：2：1：20：20的比例配方。将白及、甘草、刘寄奴分别研细末，再过120目筛；凡士林加温熔化，冷却。将药末和甘油、凡士林混合拌匀，装瓶备用。先将患处用热水浸泡10多分钟，擦干，剪去硬皮，敷上药膏，早、晚各1次，直至痊愈。益气活血，生肌愈裂。适用于手足皲裂，属气虚血瘀证。

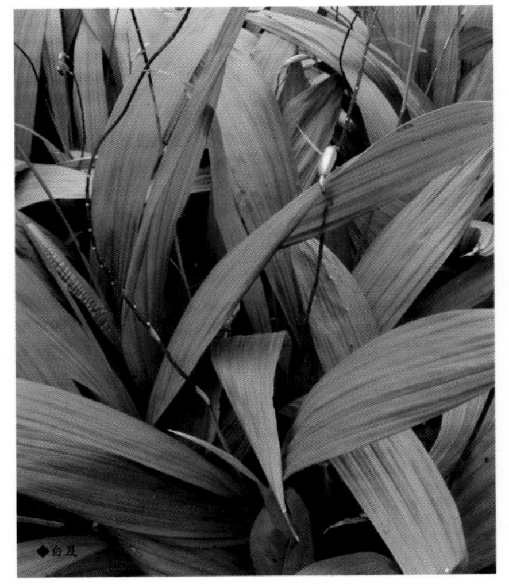
◆白及

白鲜皮油

白鲜皮、当归、龙胆、紫草、苦参、黄柏、威灵仙、地榆各15克，五倍子、白及各10克，菜油适量。以上诸药放在菜油中，以油淹过药材为准，7日后方可使用。用棉签蘸药油，外搽皲裂部1～2次。除湿，止痒，收敛，润肤。适用于手足皲裂。

温阳宣肺汤

炙麻黄、玄明粉各3克，桂枝4.5克，桑白皮、桑枝、玉竹、天花粉各12克，杏仁、肉苁蓉、桃仁各9克，红花6克，豨莶草10克。上药水煎取汁。每日1剂，分2次服。解毒，活血，润肤。适用于手足皲裂，属肾虚肺郁证。

万灵膏

轻粉、红粉各20克，银珠、冰片各10克，凡士林3000克。前4味共制，研为细末，过筛后投入已熔化的凡士林中搅匀，装瓶备用。将皲裂部位用温水洗净，涂上药膏，早、晚各1次，7日为1个疗程。温经散寒，通络止痛，收敛止血。适用于手足皲裂，属湿热结聚证。

忍冬手裂膏

忍冬藤400克，生何草乌、川芎各150克，当归、白及、冰片各100克，麻油2000毫升，黄蜡适量。上药浸泡于麻油中24～48小时，然后加热炸枯，滤渣，再投黄蜡，晾凉成膏，装盒备用。先将患部浸入热水中泡数分钟，擦干，取药膏匀擦，再用热水袋熨数分钟，每日2次，14次为1个疗程。收敛止血，温经止痛。适用于手足皲裂，属寒凝血瘀证。

黄豆膏

黄豆100克，凡士林200克。将黄豆洗净，晾干，研成细末，与凡士林混匀，装瓶备用。洗净患处皮肤，擦干，将药膏填平裂口，外用纱布敷盖。每隔3日换药1次，一般换药2～4次即愈。润燥消水，祛风润肤。适用于手足皲裂。

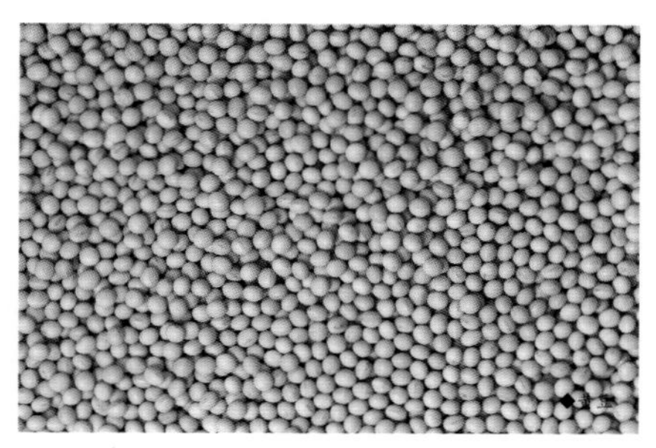

甘草油擦剂

甘草50克，甘油、95%乙醇各150毫升。将甘草浸泡于95%乙醇中，24小时后将药液滤出，再兑入甘油，摇匀即成。用温水清洗患处，擦干后用棉签蘸药涂于患处，每日2～3次，连续使用1～2个月。清热解毒，祛痛杀菌。适用于手足皲裂，属气虚血瘀证。

养生知识

手足皲裂该吃些什么

手足皲裂的患者应该多吃一些富含维生素A的食物。维生素A具有促进上皮生长、保护皮肤、防止皲裂的作用。富含维生素A的食物有鱼类、动物肝脏、胡萝卜、豆类、牛奶以及绿叶蔬菜和水果。另外，应适当多吃一些脂肪类、糖类食物，这样可使皮脂腺分泌量增加，减轻皮肤干燥及皲裂。

冻疮

冻疮是冬季常见病，寒冷是发病的主要原因，一般易发生在气温10 ℃以下的湿冷环境中，至春季气候转暖后自愈，但下一个冬天如果护理不好，会再次复发。本病多见于儿童、青年妇女和血液循环不良的人。好发于手、足、耳郭、面颊等处，初起损害为局限性红斑或暗红带紫色肿块，有痒感，受热后更剧。重症冻疮会导致皮损处溃烂，流出淡黄色或血性浆液，伴有疼痛。本病的防治偏方秘方如下。

桂枝乌头酊

桂枝50克，生川乌、生草乌各30克，细辛、红花、樟脑、冰片各10克，75%乙醇750毫升。上述各味中药浸于乙醇中，7日后用纱布过滤，取上清液备用。先清洗皮损处，拭干后搽药酒，每日3～5次。消肿止痒。适用于冻疮初发者；疮面溃烂者勿用。

白及凡士林膏

白及10克，凡士林100克。白及研成细末，与凡士林调成软膏。将药膏涂于患处，每日3次。收敛止血，消肿生肌。适用于冻疮。

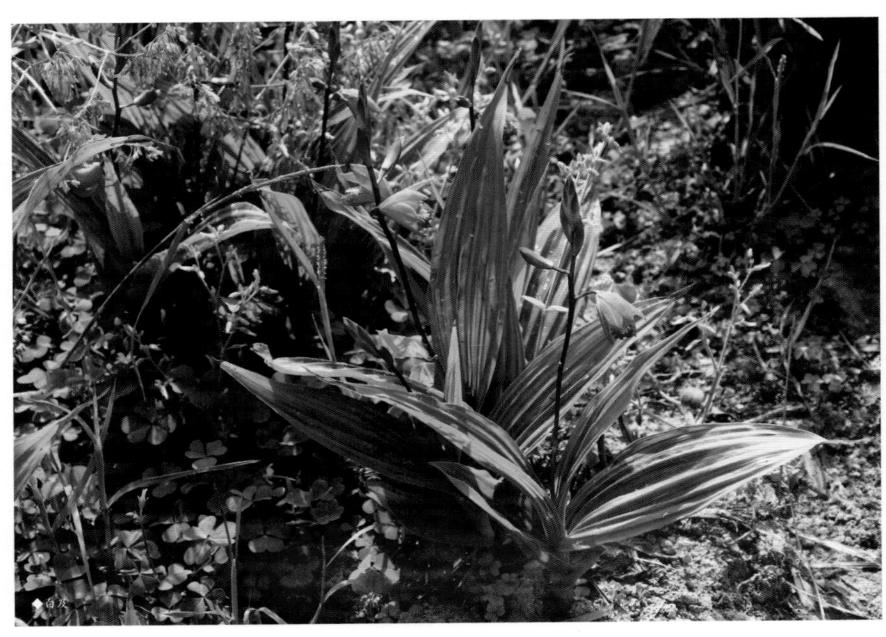
◆白及

冻疮膏

肉桂、熟地黄、紫草各15克，木香身3克，黄柏、炮苍术各30克，凡士林适量。上药除凡士林外，共研为细末，然后以凡士林调为软膏。取少许软膏，涂于患处。散寒止痛，活血生肌。适用于冻疮。

白蜜猪油膏

白及粉1份，蜂蜜3份，猪油6份。猪油炼好凝固后兑入蜂蜜、白及粉，调匀即成。先用棉签蘸淡盐水清洗冻疮溃烂面，再涂适量药膏，以敷料包扎即可。止痛消肿，敛疮生肌。对冻疮溃烂有奇效。

桂枝加黄芪汤

桂枝、炙甘草、大枣、生姜各10克，赤芍15克，细辛5克，黄芪30克。上药水煎，取汁300毫升。每日1剂，分3次温服，7日为1个疗程。调和营卫，散寒消肿。适用于预防冻疮，或用于冻疮初起及手足部冻疮。

当归黄柏膏

当归、黄柏各30克，麻油20毫升，蜂蜡适量。将当归、黄柏和麻油3味混匀，加热10分钟，再加入蜂蜡，待蜡熔化后离火，冷却即成药膏。取适量药膏搽涂患处，每日1～2次。解毒生肌。适用于冻疮。

仙人掌方

仙人掌适量。将仙人掌去刺，洗净，切成薄片后捣烂，备用。将捣烂的仙人掌涂于皮损处，然后用绷带包扎好。每隔2日换药1次。舒筋活络，疗伤止血。适用于冻疮。

冻疮酊

王不留行、当归、红花各50克，干姜、桂枝各30克，细辛、樟脑、冰片各10克，75%乙醇750毫升。上述各味中药浸于乙醇中，7日后用纱布过滤，取上清液备用。清洗皮损处，拭干后搽药酒，每日3～5次。消肿止痒。适用于冻疮；疮面溃烂者勿用。

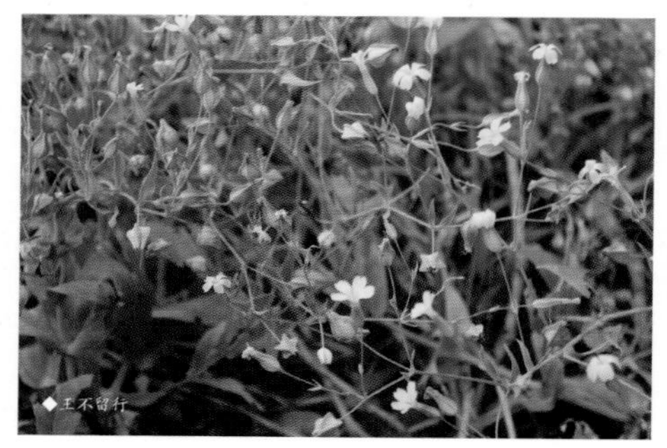
◆王不留行

当归四逆汤

桂枝12克，赤芍、当归各15克，炙甘草6克，通草5克，细辛、生姜各10克，大枣5枚。上药加水煎煮，取汁300毫升。每日1剂，分3次温服，7日为1个疗程。温经散寒，养血通脉。适用于冻疮初起，以及手足部冻疮。

加味阳和汤

鹿角霜20克，熟地黄15克，麻黄、炙甘草、桂枝、生姜各10克，淫羊藿30克。上药加水煎，取汁300毫升。每日1剂，分3次温服，7日为1个疗程。温阳补血，散寒通滞。适用于阳虚寒凝证之冻疮初起。

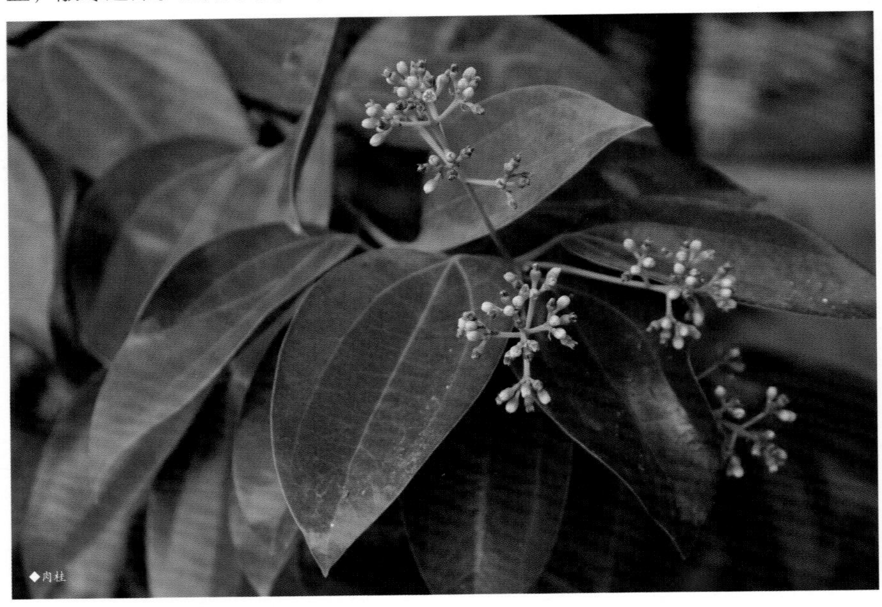

◆肉桂

养生知识

冻疮应科学护理

冬季预防冻疮，最重要的是保持脚的温暖干燥，勤换鞋袜，户外劳动停下来后要注意保暖。不要用饮酒来御寒及预防冻疮，因为饮酒后，人体血液加速循环，会将体内热量散发出去，身体反而更加寒冷。而且醉酒后，大脑对外界环境不敏感，不能及时增添衣物保暖，更容易冻伤。可用生姜涂擦局部皮肤来预防冻伤。

另外，患上冻疮后，禁止把患部直接泡入热水中或用火烤患部，这样不能使冻疮好转，反而会加重病情。冻疮溃烂时，最好不要用手按摩患处，否则容易引起感染。

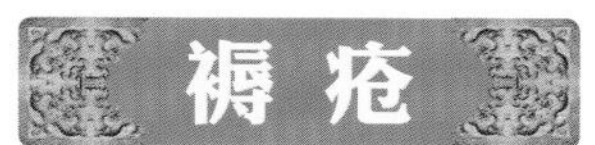

褥疮

褥疮多由局部组织长期受压，发生持续缺血缺氧，营养不良致组织溃烂坏死。本病多与瘫痪在床的患者有关，症状表现为受压部位红斑、水疱、溃疡依次出现，溃疡可深及肌肉，侵犯骨关节，四周可有潜行腔隙和窦道。

褥疮是临床上常见的并发症之一，中药外敷治疗褥疮可取得良好的疗效。本病的防治偏方秘方如下。

褥疮方剂

人参（另煎兑服）、红花各6克，当归尾、赤芍、白芷、桔梗各9克，云茯苓15克，枸杞子、鸡血藤、菟丝子各18克，白术12克，甘草3克，生黄芪24克，连翘15克。水煎取药汁。温服，分次饮用。活血通络，消炎止痛。适用于褥疮。

红当酒

红花、当归尾各30克，50%的乙醇1000毫升。将红花、当归尾浸入乙醇中，密封，1个月后滤取清液，备用。取少许药酒涂于皮损处，然后用手掌按摩3～5分钟，擦滑石粉或爽身粉，每日4～6次。活血通经，去瘀止痛。适用于褥疮。

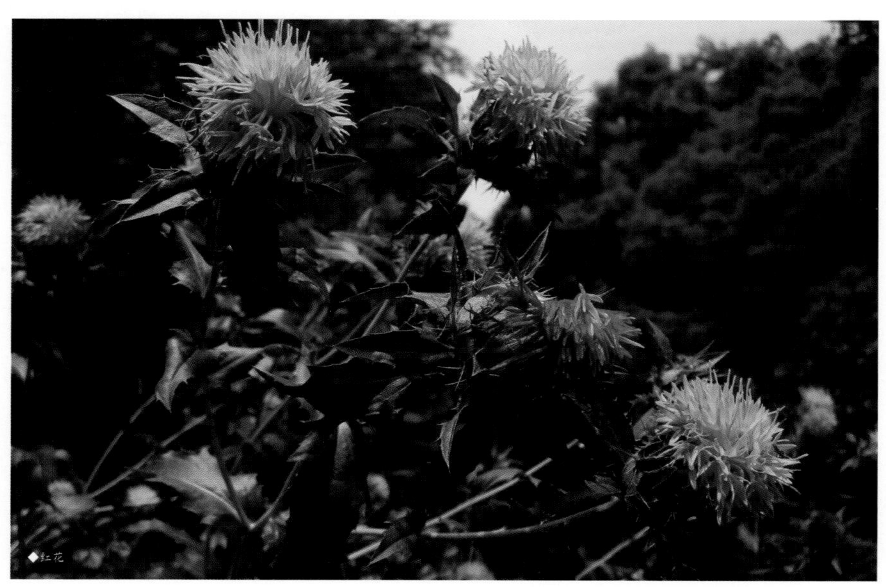

◆红花

三黄药酒

黄连10克，生大黄、黄柏、连翘、桃仁、红花、金银花各20克，自然铜10克，75%乙醇500毫升。上药以乙醇浸泡7日，滤取清液，备用。洗净患处，将药液温热至38℃～41℃，浸入敷料（3～4层纱布）；取出敷料，拧出水分，敷于患处，每次敷20～30分钟，每日3～4次。清热解毒。适用于褥疮。

二黄连翘液

黄连20克，黄芩、连翘各15克。上药加水200毫升，浸泡20分钟，上火煎煮，滤出药液备用。先清洗患处，再用消毒棉签蘸药汁涂擦。褥疮严重时可用无菌纱布浸药湿敷患处；每日3次，14日为1个疗程。泻火解毒。适用于褥疮。

紫草油

紫草200克，麻油500毫升。将紫草泡入麻油中，浸泡时间为24小时，过滤出紫草油，装入500毫升空瓶内，高温消毒后即可使用。以药油搽患处，每日数次。化腐生肌，解毒止痛。适用于褥疮，并能促进疮面愈合。

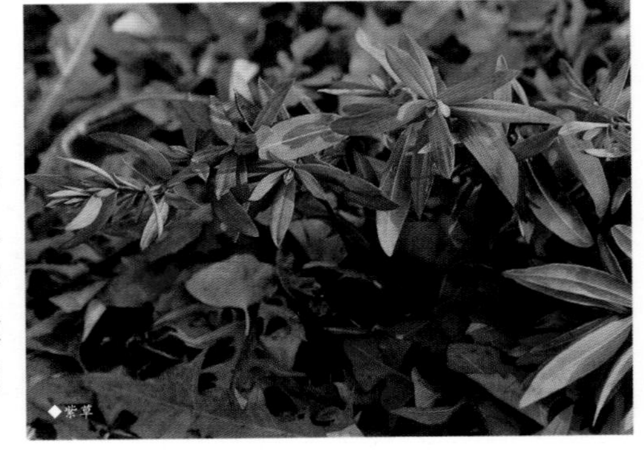
◆紫草

养生知识

对褥疮患者的护理

褥疮患者多为长期卧病在床的人，因此日常科学护理十分重要。首先，应保持患者的床铺平整、清洁、干燥、无碎屑，这是防治褥疮的重要环节。其次，要保持患者的皮肤清洁和干燥，定期给患者的骨骼凸出部位的皮肤进行按摩，如骶尾部、髋部、枕部、肘部、足跟等，以促进局部血液循环，避免或减少褥疮的发生。再者，给患者补充营养，让患者进食高蛋白饮食，这有利于疮面愈合。

尖锐湿疣

尖锐湿疣是发生于外生殖器等皮肤与黏膜交界处的良性疣状增殖，本病多由性接触传染所致，多见于成年人，男多于女，女重于男。其临床表现为皮疹好发在皮肤黏膜交界而又潮湿的部位，特别是外阴和肛门周围，如男子阴茎、包皮冠状沟、龟头、尿道口，女子的大小阴唇内侧、阴道、子宫颈及肛门、会阴等处。皮损初发时为少数微小丘疹，渐增大及增多。本病可由性接触传染，故应洁身自爱，保持外阴清洁，积极治疗相关疾病。衣、被、用品应消毒处理。本病治疗时宜清热利湿、解毒化瘀。本病的防治偏方秘方如下。

二黄枸杞子汤

黄芪、黄精、枸杞子、板蓝根、紫草、赤芍各30克，马齿苋45克，薏苡仁90克，土茯苓50克，七叶一枝花9克，甘草6克。水煎取药汁。每日1剂，分2次服用，10日为1个疗程。除湿解毒，化瘀散结，调补肝肾。适用于尖锐湿疣。

消疣方

生黄芪、生薏苡仁、冬瓜子各50克，炒白术、板蓝根、紫草、大青叶各20克，马齿苋、土茯苓各30克，蜂房10克。水煎取药汁。每日1剂，分2次服用，2周为1个疗程。健脾利湿，清热解毒。适用于尖锐湿疣。

茵陈祛疣汤

茵陈、板蓝根、茯苓、薏苡仁各30克，苍术、黄柏、香附、红花、牛膝各15克，木贼20克，甘草10克。上药加水煎2次，取药汁。每日1剂，第一煎药汁分2次服用，第二煎药汁温洗患处15～20分钟，20日为1个疗程。清热利湿，活血化瘀。适用于尖锐湿疣。

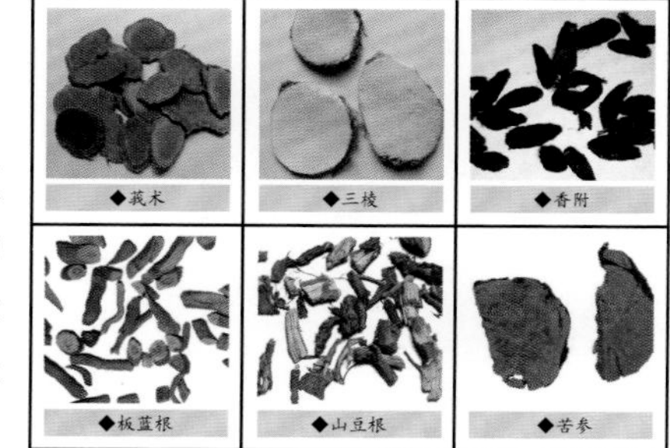
◆莪术 ◆三棱 ◆香附 ◆板蓝根 ◆山豆根 ◆苦参

复方莪术汤

莪术、三棱、香附、板蓝根、山豆根、苦参各30克。上药水煎取汁1000毫升。趁热熏洗，每日2次，每剂用2日，5剂为1个疗程。解毒燥湿，活血止痛，软坚散结。适用于尖锐湿疣。

龙胆柴胡汤

龙胆、柴胡、车前子、木通、生地黄、栀子、黄芩各10克，泽泻12克，当归尾、甘草各6克。水煎取药汁。每日服用2次，每2日1剂，10次为1个疗程。清热利湿，解毒散结。适用于尖锐湿疣。

龙胆泻肝汤

龙胆、炒栀子、黄芩、泽泻、生地黄、车前子、当归各10克，柴胡、木通各6克，甘草3克。水煎取药汁。每日1剂，分2次服用。清利湿热，解毒消肿，杀虫止痒。适用于肛门尖锐湿疣。

参芪丹参白术汤

黄芪、党参、丹参各30克，白术10克，甘草、牡丹皮各9克，猪苓15克，三七6克。水煎取药汁。每日1剂，分2次服用，10日为1个疗程。益气健脾，除湿解毒，化瘀散结。适用于尖锐湿疣。

板蓝根败酱草汤

板蓝根、大青叶、生薏苡仁、生牡蛎各30克，败酱草20克，紫草、金钱草各15克，红花、桃仁各9克，川芎6克。水煎取药汁。每日1剂，分2次服用，10剂为1个疗程。清热利湿，解毒散结。适用于尖锐湿疣。

内外合治方

白花蛇舌草、板蓝根、茵陈各30克，僵蚕、牡丹皮、薏苡仁、黄柏各15克，当归、川芎各12克，牛膝10克，炙甘草4克。用上药加水400毫升，浸泡30分钟后大火煎煮15分钟，即可。取汁服用，每日2次，半个月为1个疗程。清热解毒，除湿止痒，活血消疣。适用于女性尖锐湿疣。

黄芪土茯解毒汤

黄芪、土茯苓各30克，冬虫夏草9克，紫草根、蒲公英、蜂房、赤芍、板蓝根各20克，败酱草15克，蜈蚣2条，甘草6克。水煎取药汁。每日1剂，分2次服用。扶正固本，清热利湿，解毒祛疣。适用于女性尖锐湿疣。

散疣汤

马齿苋60克，板蓝根、大青叶各30克，紫草根、赤芍、红花各15克，薏苡仁20克。水煎取药汁。每日1剂，分2次服用，1个疗程为10～15日。清热解毒，散疣活血。适用于女性尖锐湿疣。

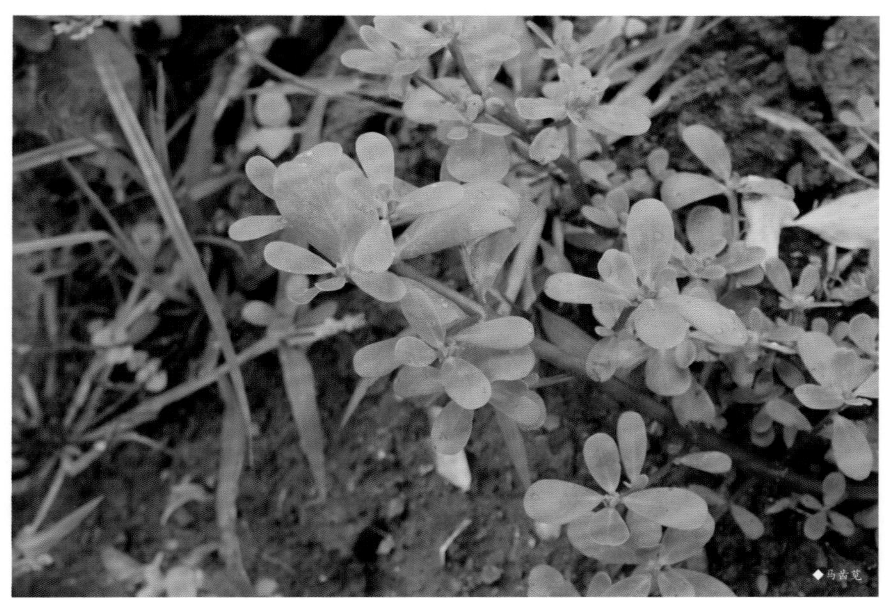
◆马齿苋

养生知识

怎样减轻尖锐湿疣的危害

尖锐湿疣是一种性传播疾病，可对患者及他人造成很大的身体和心理伤害。如何才能减轻尖锐湿疣的危害呢？需要从以下五点做起：

1. 避免婚外性行为，洁身自好。有60%的尖锐湿疣患者是通过性传播的，也就是说性传播是本病的主要传播途径，所以，人们需要洁身自好，避免婚外性行为。

2. 发病后及时治疗。确诊自己患上尖锐湿疣后，应积极就医。性伴侣或配偶也应到医院检查或治疗，以防交叉感染、连绵不愈。

3. 保持个人卫生。每日清洗外阴，尽量用流水清洗外阴。每日都要换洗内裤，个人内裤需单独清洗，单独使用一个盆，不可与其他人的盆互换使用。

4. 配偶患病期间，禁止性生活；如果发生性行为，应使用安全套进行防护。

5. 做好传染防护，勿用他人的内衣、泳装及浴盆；在公共浴池，提倡淋浴，沐浴后不直接坐在浴池的座椅上；在公共厕所，提倡使用蹲式马桶。

生殖器疱疹

生殖器疱疹是由病毒引起的一种性传播疾病，其病原体是单纯疱疹病毒。本病多在性接触后3～7日内发病，患处先有烧灼感，很快出现红斑或丘疹，继而在此基础上出现簇集的小水疱。疱液由清逐渐变混浊或脓样，其后疮破形成一片糜烂面或浅溃疡，可有渗液或覆盖灰黄色假膜，以后干燥结痂，与此同时疼痛加重。全身症状较轻微，有时可有发热、头痛、乏力、纳差，常有腹股沟淋巴结肿大疼痛。男性可并发尿道炎，女性患者常合并排尿困难、尿潴留、白带多。重者伴发宫颈炎和子宫炎、盆腔炎综合征、无菌性脑膜炎和横断性脊髓炎等。本病的防治偏方秘方如下。

雄黄散

雄黄、明矾各8克，蜈蚣2克。上药共研细末，用香油或冷开水调成糊状。搽敷患处，每日3～4次，3日为1个疗程。清热解毒，消肿止痛。适用于生殖器疱疹。

徐长卿七叶莲汤

徐长卿、七叶莲、川芎、黄芪各15克，丹参20克，重楼、远志各10克，牡丹皮12克，琥珀（冲服）1克。水煎取药汁。每日1剂，分2次服用，5日为1个疗程。清热解毒，活血止痛。适用于生殖器疱疹。

疱疹汤

板蓝根、大青叶、金银花各30克，连翘15克，龙胆、栀子、柴胡、牡丹皮、甘草各9克，黄芩、紫草、赤芍、延胡索各12克。水煎取药汁。每日1剂，分早、晚2次服用。清热解毒，凉血，除湿止痛。适用于生殖器疱疹。

柴胡清肝汤

柴胡、当归、生地黄、赤芍、牛蒡子、黄芩、栀子、龙胆、秦艽、延胡索、沙苑子、甘草各10克，连翘、板蓝根各20克，郁金、泽泻各15克，桃仁、红花各6克。水煎取药汁。每日1剂，分2次服用。清泻肝胆，祛风通络，活络止痛。适用于生殖器疱疹。

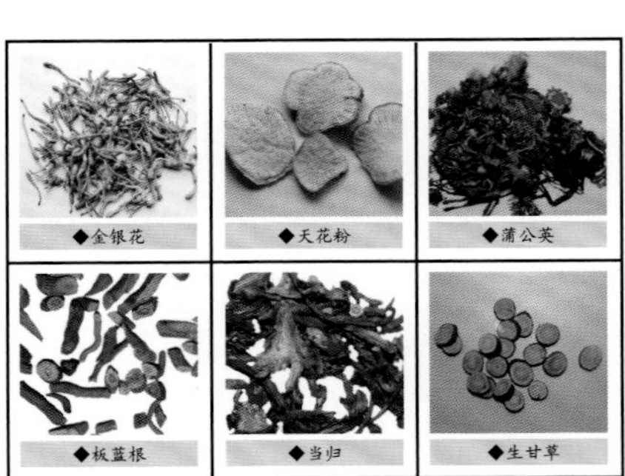
◆金银花 ◆天花粉 ◆蒲公英
◆板蓝根 ◆当归 ◆生甘草

清毒神圣汤

金银花、天花粉、蒲公英、板蓝根各30克，当归15克，生甘草10克。水煎取药汁。清热解毒。每日1剂，分2次服用。适用于毒热蕴结之生殖器疱疹，症见阴部疱疹大而红、局部肿胀、疼痛明显、腹股沟淋巴结肿大，或有低热、排尿困难、舌红绛、脉滑数。

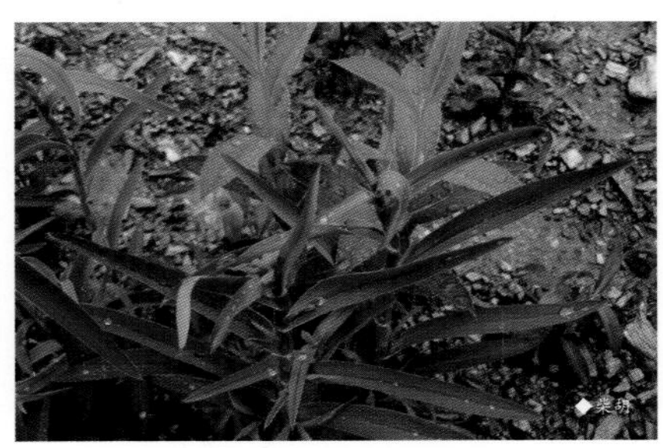
◆柴胡

托毒散

黄芪、丹参、蒲公英各30克，党参、当归、赤芍、茯苓、金银花各15克，甘草、白芷、白术各10克，皂角刺、生晒参（另炖）各5克。水煎取药汁。每日1剂，分2次服用，15日为1个疗程。扶正托毒。适用于生殖器疱疹。

燥湿解毒方

苦参、马齿苋、蒲公英、败酱草各60克，大黄、龙胆、土茯苓各30克。上药加水煎2次，合并两煎所得药液300毫升，水温以不烫皮肤为度。每日早、晚坐浴2次，每次20分钟，7日为1个疗程。清热燥湿，解毒消肿。适用于生殖器疱疹。

疱疹止痛灵

延胡索、丁香、王不留行、大青叶、栀子、黄芩、柴胡、车前子、当归各15克，磁石、板蓝根各50克，郁金25克，龙胆、生甘草各20克，泽泻、木通、甘草各10克。水煎取药汁。每日1剂，分2次服用。清肝泻火，解毒止痛。适用于生殖器疱疹。

蜈蚣解毒汤

蜈蚣2条，黄芩、栀子、延胡索各10克，茵陈、板蓝根、生薏苡仁各30克，制乳香、制没药、生甘草各6克，赤芍、泽泻各15克。水煎取药汁。每日1剂，分2次服用，7剂为1个疗程。清热泻火，解毒除湿，活血通络。适用于生殖器疱疹。

复方板蓝根合剂

黄芪30克，板蓝根、大青叶、贯众、黄柏、苦参各15克，苍术12克，牡丹皮、泽泻各10克，甘草3克。水煎取药汁。每日1剂，口服，早、晚饭后各服1次，7日为1个疗程。清热利湿，扶正解毒。适用于生殖器疱疹。

龙胆生地银花汤

龙胆、生地黄、金银花各12克，栀子、黄芩、柴胡、木通、车前子（包）、紫草、生甘草、板蓝根各10克，苦参15克。水煎取药汁。每日1剂，分2次服用。清热泻火，解毒利湿。适用于邪毒炽盛型生殖器疱疹。

解毒清热汤

蒲公英、野菊花、大青叶各30克，紫花地丁、七叶一枝花、天花粉、虎杖各15克，赤芍9克。水煎取药汁。每日1剂，分2次服用。清热解毒，活血消肿。适用于生殖器疱疹。

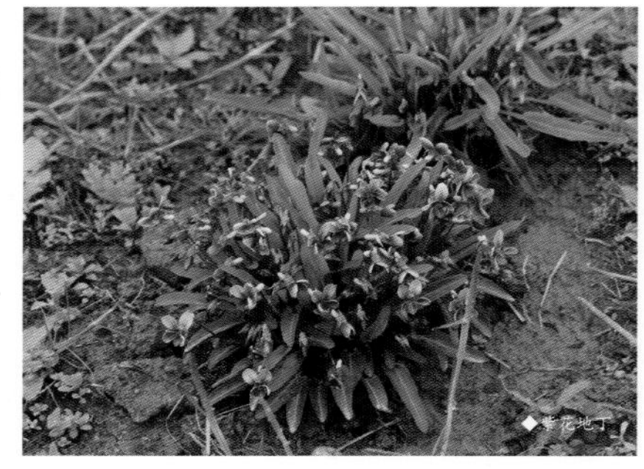
◆紫花地丁

大青连翘汤

大青叶9克，连翘、金银花、茯苓、马齿苋各15克，薏苡仁20克，丹参、贯众、柴胡、黄芩、延胡索各10克，甘草6克。水煎取药汁。每日1剂，分2次服用。清热祛湿，凉血通络。适用于生殖器疱疹。

解毒愈疹汤

龙胆、柴胡、栀子、车前子、黄芩、鱼腥草、连翘、赤芍各10克，板蓝根、金银花各15克，木通、黄连各6克。水煎取药汁。每日1剂，分2次服用。清肝，泻热，解毒。适用于生殖器疱疹。

根叶薏苡仁汤

板蓝根、土茯苓、白花蛇舌草各20克，大青叶15克，薏苡仁30克，柴胡10克，黄柏12克，甘草5克。水煎取药汁。每日1剂，分2次服用。清热解毒。适用于生殖器疱疹。

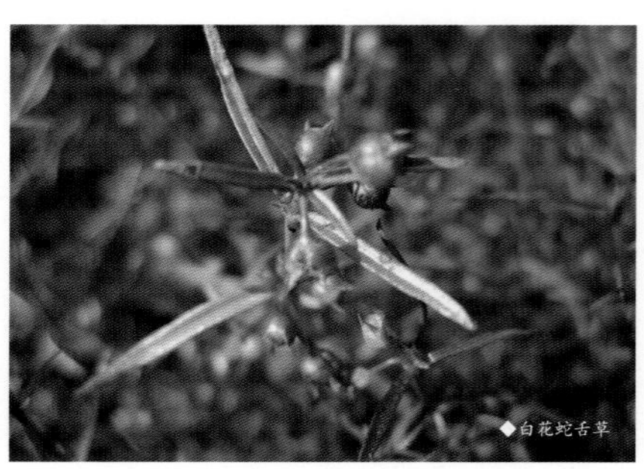
◆白花蛇舌草

白鲜皮归芍汤

白鲜皮、连翘、土茯苓各12克，当归、苦参、苍术、生甘草各6克，赤芍、牡丹皮、桑叶、黄芪各10克，金银花15克。水煎取药汁。每日1剂，分2次服用。清热解毒。适用于生殖器疱疹。

柴胡黄芪土茯苓汤

柴胡、赤芍、熟地黄、泽泻、虎杖各12克，黄芪、茯苓各15克，知母、黄柏各10克，薏苡仁30克，甘草5克。水煎取药汁。每日1剂，分2次服用。养阴清热，扶正祛邪。适用于复发性生殖器疱疹。

益阴活血汤

秦艽、桃仁、红花、地龙、天冬各10克，鸡血藤、玄参各15克，没药、五灵脂（包煎）各6克，生地黄20克。水煎取药汁。每日1剂，分2次服用。益阴活血。适用于生殖器疱疹后遗神经痛。

疱疹消痛汤

赤芍、制乳香、川楝子、地龙、制没药、柴胡、红花、香附各10克，丹参、延胡索各15克，蜈蚣3条，三七粉（冲服）1.5克。水煎取药汁。每日1剂，分2次服用，30日为1个疗程。活血祛瘀，通络止痛。适用于生殖器疱疹后遗神经痛。

参芪归尾汤

黄芪、丹参、当归尾各15克，党参、土炒白术、红花各12克，炙甘草、茯苓、莲子、桃仁各10克，薏苡仁30克，砂仁5克。水煎取药汁。每日1剂，分2次服用。健脾利湿，活血化瘀。适用于脾虚血瘀型生殖器疱疹。

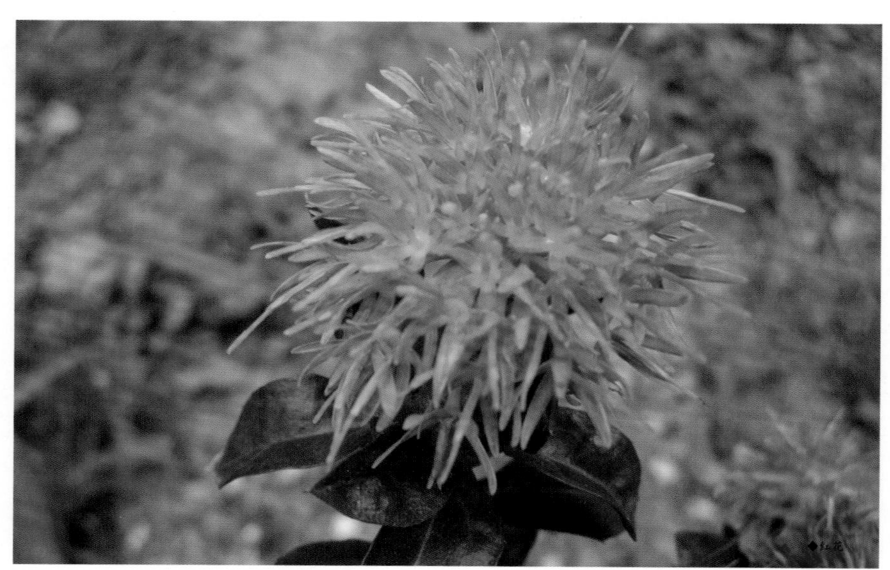

◆红花

水牛角生地赤芍汤

水牛角40克（先煎），生地黄、赤芍、牡丹皮、黄芩、蒲公英、车前子、麦冬各15克，黄连、黄柏、生甘草各10克。水煎取药汁。每日1剂，分2次服用。清热，凉血，解毒。适用于热毒内蕴型生殖器疱疹。

参芪归尾汤

黄芪、丹参、当归尾各15克，党参、白术、红花各12克，炙甘草、茯苓、莲子、桃仁各10克，薏苡仁30克，砂仁5克。水煎取药汁。每日1剂，分2次服用。健脾利湿，活血化瘀。适用于脾虚血瘀型生殖器疱疹。

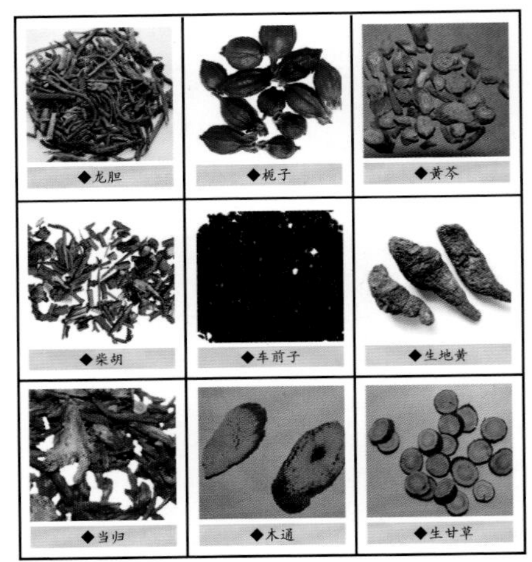
◆龙胆 ◆栀子 ◆黄芩 ◆柴胡 ◆车前子 ◆生地黄 ◆当归 ◆木通 ◆生甘草

龙胆泻肝汤

龙胆、栀子、黄芩、柴胡、车前子、生地黄、当归、木通、生甘草各10克。水煎取药汁。每日1剂，分2次服用。清热除湿。适用于湿热下注型生殖器疱疹，症见生殖器部位水疱成簇，周边有红晕，或有糜烂，有轻痒，可见小便黄赤、口苦、口渴、舌红苔黄腻、脉弦滑。

养生知识

生殖器疱疹的传播与预防

生殖器疱疹的传播途径有4种；一是性交感染，健康人与患有性病的人发生性行为时，由于性器官摩擦，把病原体传给对方；二是血液感染，由静脉注射或输血造成的感染；三是母体感染，即患者在妊娠或分娩中把病原体传染给胎儿或婴儿；四是被动感染，使用患者用过的衣物、用具、毛巾、便盆、浴池、注射器等造成的感染。

预防生殖器疱疹，首先要避免不洁性交及不正当的性关系；其次每日清洗生殖器官，不要搔抓生殖器官，特别是夏季，气温高、出汗多，搔抓容易造成感染；最后是注意个人日用品的卫生，对衣裤等及时消毒处理。

患有生殖器疱疹的人，宜多吃蔬菜、水果、牛奶等食物；应适当忌口，忌食辛辣发物，不抽烟、饮酒。

淋病

淋病是淋病奈瑟菌引起的急性或慢性接触性传染病。本病多因不洁性交传染，少数是由被污染的衣裤、毛巾、便盆、浴盆等用具传染。潜伏期为3～5日。主要临床表现为患病2～3日后，尿道外口和舟状窝处出现灼热和微痛感，尿道外口周围渐渐发红和轻度水肿。2～3日后，始见尿道分泌稀薄的黏液，随后黏液渐增多，大量黏稠的黄白色脓液由尿道口溢出，有时可呈黄绿色，有时固有微血管破伤而有血性脓液。患了淋病应早期诊断及治疗以防转为慢性，注意消毒隔离。饮食忌辛辣刺激之品及饮酒，避免过劳。本病治疗时宜清热，除湿，解毒。本病的防治偏方秘方如下。

通淋祛毒方

龙胆20克，土茯苓30克，萆薢15克，黄芩、金银花各12克，泽泻、甘草各10克，杏仁6克。水煎取药汁。每日1剂，分2次服用。清热解毒利湿。适用于淋病。

毒淋汤

黄柏、萹蓄、瞿麦各10克，萆薢20克，土茯苓、野菊花、鱼腥草、地丁草、马鞭草各30克，赤芍、当归各15克。水煎取药汁。每日1剂，分2次服用，10日为1个疗程。清热解毒利湿，活血化瘀。适用于慢性淋病。

萆薢茯苓乌药方

萆薢、茯苓各25克，乌药、益智、石菖蒲、甘草梢各15克，丹参30克，金银花100克，连翘20克。水煎取药汁。每日1剂，分2次服用。清热利湿解毒。适用于淋病。

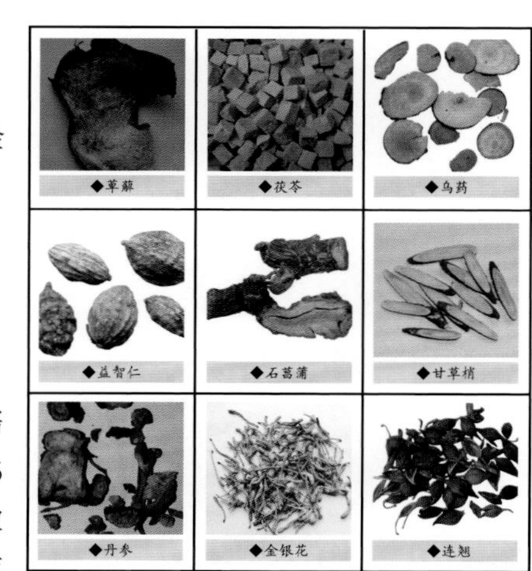

土茯苓败酱草汤

土茯苓、蒲公英、马齿苋、败酱草、瓜蒌各30克，车前子、连翘各15克，蜂房、牛膝、甘草各15克。水煎取药汁。每日1剂，分3次口服，1周为1个疗程。清热解毒利湿，活血化瘀。适用于急性淋病。

龙胆泽泻淋病方

龙胆、泽泻、当归、大黄（后下）、丹参、郁金、龙骨、牡蛎各12克，生栀子、黄芩、柴胡、车前草、木通、生地黄、萹蓄、瞿麦、芡实各15克，滑石30克，甘草6克。水煎取药汁。每日1剂，分2次服用，连服3～15剂。清热利湿，行气活血。适用于淋病。

清淋解毒饮

栀子12克，黄柏、木通、萹蓄、瞿麦、石菖蒲、王不留行各10克，滑石24克，石韦、蒲公英各20克，泽泻15克，甘草3克。水煎取药汁。口服，每日1剂。清热解毒利湿。适用于急性淋病。

连翘银花甘草汤

连翘、金银花各15克，茯苓、菟丝子各10克，牡丹皮、半枝莲各12克，甘草6克。水煎取药汁。每日1剂，分2次服用。清热解毒利湿，益肾活血。适用于淋病。

大黄萹蓄瞿麦汤

大黄12～20克，萹蓄、瞿麦各9克，滑石12克，甘草梢3克，木通6克，车前子15克。水煎取药汁。每日1剂，分2次服用。清热利湿。适用于淋病。

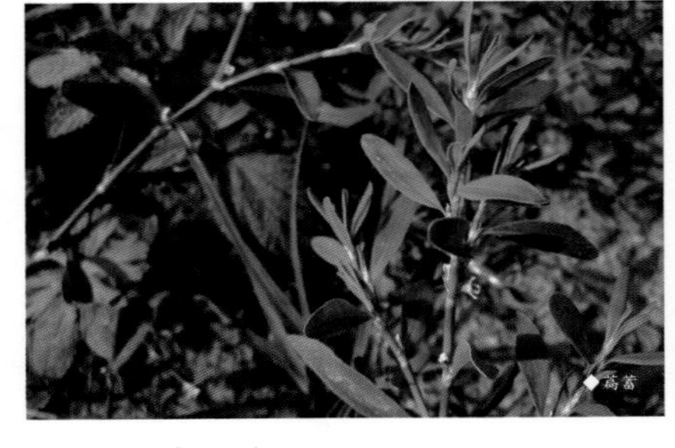
◆萹蓄

三白五草汤

三白草、白花蛇舌草各50克，车前草、金钱草、鱼腥草各20克，蒲公英、金银花、白茅根各30克。水煎取药汁。每日1剂，分2次服用。清热解毒利湿。适用于急性淋病。

苦参皂角刺虎杖汤

苦参20克，皂角刺15克，虎杖、土茯苓各30克。水煎成100毫升药汁。口服，每次50克，每日2次，5日为1个疗程。清热解毒利湿，活血化瘀。适用于淋病。

治淋汤

苦参、红藤、土茯苓、败酱草各30克，黄柏、萆薢、白头翁各15克，赤芍、牡丹皮、木通各10克，甘草5克。水煎取药汁。每日1剂，分2次服用，10日为1个疗程。清热解毒利湿，活血化瘀。适用于淋病。

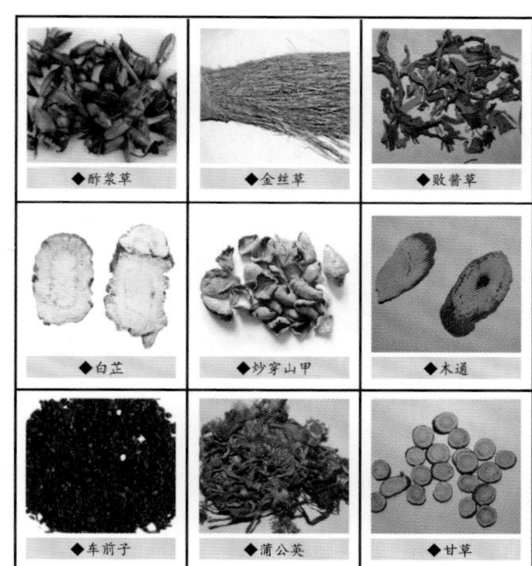
◆酢浆草 ◆金丝草 ◆败酱草 ◆白芷 ◆炒穿山甲 ◆木通 ◆车前子 ◆蒲公英 ◆甘草

酢浆克淋汤

酢浆草30～45克，金丝草、败酱草各20～30克，白芷12～30克，炒穿山甲、木通各10克，车前子（包）15克，蒲公英30克，甘草3克。水煎取药汁。每日1剂，分2次服用，7日为1个疗程。清热解毒利湿，活血化瘀。适用于淋病。

萆薢分清饮

萆薢、黄柏、茯苓、滑石各20克，丹参15克，栀子、车前子、木通、甘草各10克，石菖蒲9克。水煎取药汁。每日1剂，分2次服用。清热利湿。适用于淋病。

八正散

生大黄12～20克，萹蓄、瞿麦各9克，滑石12克，甘草梢3克，木通6克，车前子15克。水煎取药汁。每日1剂，分2次服用。清热利湿。适用于淋病。

龙胆泽泻当归汤

龙胆、泽泻、当归、大黄（后下）、丹参、郁金、龙骨、牡蛎各12克，生栀子、黄芩、柴胡、车前草、木通、生地黄、萹蓄、瞿麦、芡实各15克，滑石30克，甘草6克。水煎取药汁。口服，每日1剂，服3～15剂。清热利湿，行气活血。适用于淋病。

萆薢分清饮

萆薢、茯苓各25克，乌药、益智、石菖蒲、甘草梢各15克，丹参30克，金银花100克，连翘20克。水煎取药汁。每日1剂，分2次服用。清热利湿解毒。适用于淋病。

毒淋汤

土茯苓、金银花各30克，甘草梢5克，白芍15克，海金沙10克（布包），石韦、三七（研细吞服）各6克，鸦胆子（去皮壳龙眼肉裹服）30粒。水煎取药汁。每日1剂，分2次服用。清热解毒利湿，活血化瘀。适用于淋病。

萆薢渗湿汤

萆薢15～30克，黄柏12克，金银花18克，金钱草、滑石、车前子各15克，通草4克，甘草梢10克，鸦胆子30粒。水煎取药汁。每日1剂，分2次服用。清热解毒利湿。适用于急性淋病。

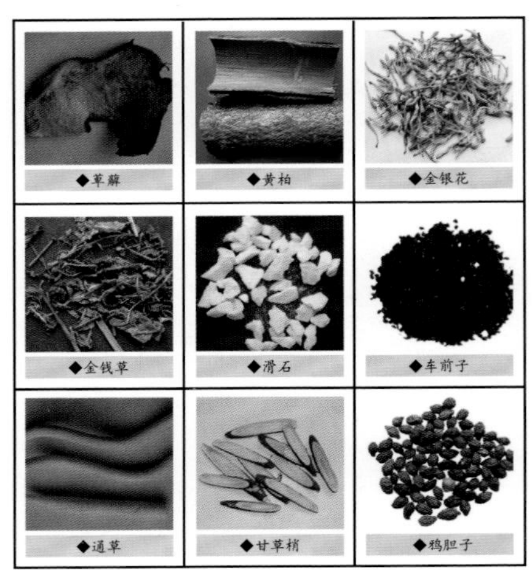
◆萆薢 ◆黄柏 ◆金银花 ◆金钱草 ◆滑石 ◆车前子 ◆通草 ◆甘草梢 ◆鸦胆子

愈淋汤

连翘、金银花各15克，茯苓、菟丝子各10克，牡丹皮、半枝莲各12克，甘草6克。水煎取药汁。每日1剂，分2次服用。清热解毒利湿，益肾活血。适用于淋病。

大黄通淋汤

枳实、甘草、人参须（取蒸液兑服）各10克，半枝莲15克，黄柏、栀子、大黄各20克。水煎取药汁。每日1剂，分3次服用，5日为1个疗程。清热解毒利湿。适用于淋病。

银花黄柏利湿汤

金银花15克，黄柏、茵陈、薏苡仁、淡竹叶、山药、车前子各10克，萆薢12克，白茅根20克，灯心草4根，甘草6克。水煎取药汁。每日1剂，分2次服用。清热解毒，利湿通淋。适用于急性淋病。

淋病祛毒方

龙胆、地龙、杏仁、紫花地丁、山豆根各15克，泽泻、萆薢各20克，桃仁、苍术各12克，甘草6克，石菖蒲、桔梗各10克。水煎取药汁。每日1剂，分2次服用，7日为1个疗程。清热解毒，化湿通淋，活血化瘀。适用于湿热下注型淋病。

清淋解毒汤

土茯苓、蒲公英、马齿苋、败酱草、天花粉各30克，车前子、连翘、蜂房、牛膝、甘草各15克。水煎取药汁。每日1剂，分3次服用，1周为1个疗程。清热解毒利湿，活血化瘀。适用于急性淋病。

养生知识

淋病的预防与调护

淋病是危害较大的性病之一，预防淋病应注意以下几点：

1. 淋病重要的传播途径是性交，所以人们应该洁身自好。

2. 在公共浴池洗澡时，以淋浴为宜，不入池浴。池浴是传播淋病的方式之一。

3. 患上淋病后，不能讳疾忌医，应及时治疗，这既是对自己的健康负责，也是对他人的健康负责。

4. 淋病未治愈前，最好不要过性生活。

5. 经常用肥皂清洗会阴部和手，勿用带脓汁的手去揉擦眼睛。

栀黄车前汤

栀子、车前子、金银花、连翘、石韦、冬葵子、当归、黄柏各10克，白花蛇舌草30克，琥珀粉3克，甘草6克。水煎取药汁，药渣备用。口服药汁，每日1剂，分2次服用；药渣再煎水，外洗局部。清热利湿。适用于湿热下注型淋病。

毒淋汤

金银花、败酱草、茯苓各20克，海金沙、丹参、山豆根各15克，石韦、甘草梢各10克，芍药、茵陈各12克。水煎取药汁。每日1剂，分2次服用，10日为1个疗程。清热解毒利湿。适用于慢性淋病。

消炎灵

苦参20克，皂角刺15克，虎杖、土茯苓各30克。水煎取药汁。每日1剂，分2次服用，5日为1个疗程。清热解毒利湿，活血化瘀。适用于淋病。

白头翁汤

白头翁20克，黄连6克，黄柏、秦皮、车前子各15克，甘草10克。水煎取药汁。每日1剂，分2次服用。清热泻火，解毒利湿。适用于耐青霉素淋菌性尿道炎。

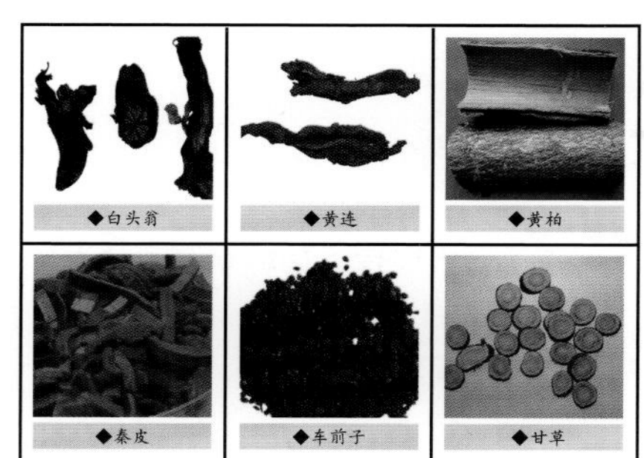

解毒通淋方

苦参、红藤、土茯苓、败酱草各30克，黄柏、石菖蒲、白头翁各15克，赤芍、牡丹皮、木通各10克，甘草5克。水煎取药汁。每日1剂，分2次服用，10日为1个疗程。清热利湿，解毒通淋。适用于淋病性尿道炎。

八正散加味方

滑石、车前子、栀子、地肤子各15克，瞿麦各10克，蒲公英、土茯苓各30克，大黄8克，木通6克，甘草4克。水煎取药汁。每日1剂，分2次服用。清热利湿。适用于湿热下注型淋病。

补肾通淋汤

土茯苓、生薏苡仁、山药、茵陈、白茅根各30克，熟地黄20克，泽泻、山茱萸各15克，车前子12克，桑螵蛸、生甘草、生益母草各9克，麦饭石颗粒50克。水煎取药汁。每日1剂，分2次服用，7日为1个疗程。补肾通淋。适用于淋病属肾虚证者。

土茯苓薏苡仁煎

土茯苓、生薏苡仁、茵陈、白茅根各30克，滑石20克，甘草、黄芩各10克，黄柏、黄连、栀子各10～15克，金银花、连翘各20克。水煎取药汁。每日1剂，分2次服用。清热利湿，解毒通淋。适用于急性淋病，症见尿频、尿痛、尿道口流脓。

葵根饮

冬葵根30克，车前子15克。煎汤取汁。每日1剂，代茶饮。清热利湿。适用于淋病。

败酱草煎液

败酱草150克。取败酱草加水2000毫升，煎30分钟，去渣。每6小时1次，4次服用完。清热利湿。适用于淋病。

马齿苋煎

鲜马齿苋300克（干者150克）。水煎取药汁。每日1剂，早、晚分服，连服10日为1个疗程，可服1～3个疗程。清热通淋。适用于淋病。

淋通治

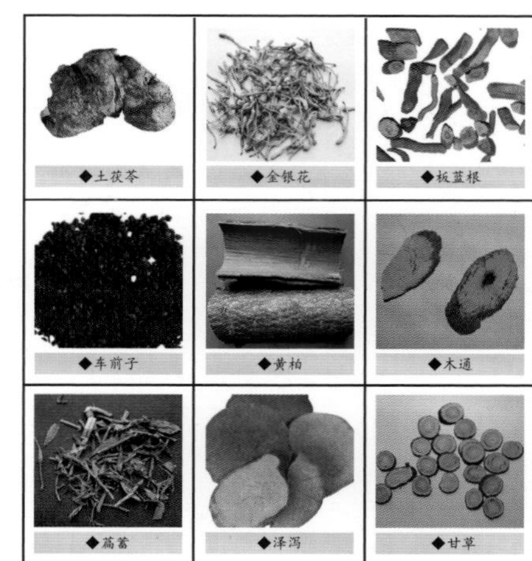

土茯苓25克，金银花、板蓝根、车前子各20克，黄柏、木通、萹蓄、泽泻、甘草各15克。水煎取药汁。每日1剂，分2次服用，12～18剂为1个疗程。清热解毒，利尿通淋。适用于慢性淋病应用大量抗生素久治不愈。

化浊清睾汤

龙胆、柴胡各12克，土茯苓、萆薢各50克，车前子30克，滑石20克，泽泻、石菖蒲各15克，栀子10克，川楝子、甘草各5克。水煎取药汁。每日1剂，分2次服用，7日为1个疗程。清热泻火解毒，清肝利湿导浊。适用于淋菌性附睾炎。

生地茅根黄连汤

生地黄、白茅根各30克，黄连、淡竹叶、石菖蒲各10克，黄柏12克，茵陈25克，木通、萆薢各15克，土茯苓45克，甘草梢6克。水煎取药汁。每日1剂，分2次服用，7日为1个疗程。清热解毒利湿。适用于急性淋病。

蛇草汤

白花蛇舌草30克，七叶一枝花15克，小蓟20克，鱼腥草18克，当归、浙贝母、苦参、瞿麦各12克，生蒲黄9克，滑石40克，淡竹叶、生甘草各6克。水煎取药汁。每日1剂，分2次服用，连服7～10日。清热利湿，化瘀通淋。适用于急性淋病，症见小便涩痛，或兼血尿、外尿道口发炎潮红、分泌物黄稠恶臭。

黄柏萆薢赤芍汤

黄柏、萆薢、赤芍、桃仁、当归各10克，鱼腥草、石韦、泽兰各15克，琥珀粉（分吞）5克，生甘草6克。水煎取药汁。每日1剂，分2次服用。除湿，化瘀，消淋。适用于湿热瘀阻型淋病，症见脓尿、排尿艰难、茎中涩痛、久治不愈。

克淋方

虎杖50克，王不留行30克，萆薢、刘寄奴各20克，海金沙、黄连、黄柏、连翘、焦栀子、甘草梢、远志、石菖蒲各10克，肉桂6克，琥珀末（冲服）4

克。水煎取药汁。每日1剂，分2次服用。行瘀散结，利尿通淋。适用于急性淋病，初起病急，排尿茎中如刀割火灼，溢出脓液，其色黄白秽臭；小便滴沥不畅或阻塞不通、小腹胀满隐痛、舌质紫或有瘀斑、脉涩或细数。

赤苓栀子车前汤

赤苓、生栀子、车前子、淡竹叶、当归各10克，滑石、槐花各15克，萹蓄12克，生甘草、灯心草各5克，土茯苓30克。水煎取药汁。每日1剂，分2次服用。清热利湿，解毒通淋。适用于急性淋病，症见排尿不畅，尿道口红肿灼热刺痛，排尿时尤甚。

灭淋汤

土茯苓50克，萆薢、鱼腥草、黄柏、黄芪各20克，苦参、益智、乌药、延胡索、滑石、甘草各15克，蜈蚣（去头足）2条。水煎取药汁。每日1剂，分2次服用，7日为1个疗程。清热通淋，化湿祛浊。适用于急性淋病，症见小腹胀满，尿急尿痛，小便热涩，尿道口刺痒、红肿、溢脓，会阴部坠胀疼痛。

龙胆泻肝汤加味方

龙胆15克，柴胡6克，栀子12克，黄芩、木通、泽泻、金钱草各20克，当归10克，生地黄、车前子、白茅根、虎杖各30克，甘草3克。水煎取药汁。每日1剂，分2次服用。清肝利湿，通淋解毒。适用于急性淋病，症见小便频急灼热、尿色赤涩混浊、外阴部坠胀、龟头红肿、尿道溢脓稠厚秽臭，兼胁痛口苦、心烦急躁、耳聋耳肿等。

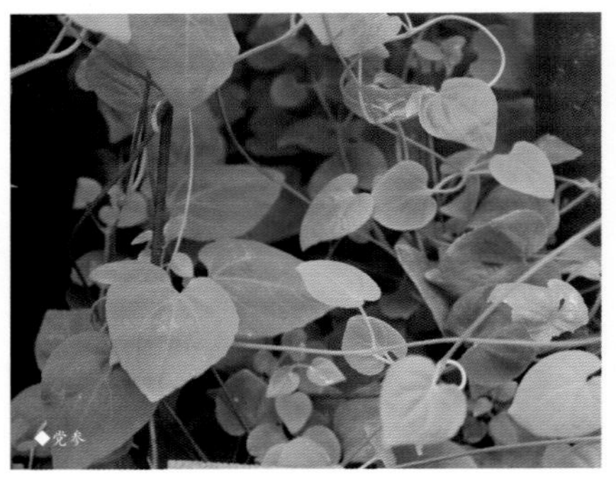
◆党参

加味补中益气汤

黄芪20克，党参、苍术、白术各12克，芡实15克，当归、陈皮、桔梗各9克，升麻、柴胡、炙甘草各6克，薏苡仁、蒲公英、土茯苓各30克。水煎取药汁。每日1剂，分2次服用。健脾升阳，除湿化浊。适用于慢性脾虚湿阻型淋病。

血淋方

陈枳壳（炒）、海金沙、滑石各6克，黄连、瞿麦、冬青子各30克，王不留行28克，生甘草15克。取上药水煎取药汁。每日1剂，分2次服用，空腹服用。利气清热，化瘀通淋。适用于急性淋病。

导赤土茯苓汤

生地黄、土茯苓、金银花各12克，淡竹叶、木通各10克，栀子、甘草各6克。水煎取药汁。每日1剂，分2次服用。清热利湿，通淋解毒。适用于急性淋病，性交感染后2～10日发病，尿道不适，继之尿频急灼热，尿道口刺痒、红肿、溢脓，并分泌大量稀薄分泌物。

生地二丹车前汤

生地黄12克，牡丹皮、丹参、车前子、枸杞子、杭菊、泽兰、泽泻、白芍各10克，鳖甲、牡蛎、土茯苓各30克，知母、黄柏各6克。水煎取药汁。每日1剂，分2次服用。滋阴降火，软坚散瘀。适用于慢性淋病，症见排尿缓慢、尿线变细而分叉、尿黄灼热、时有絮状物排出，附睾结块隐痛，口干便秘，头晕眼花耳鸣，舌红少苔，脉细弦数。

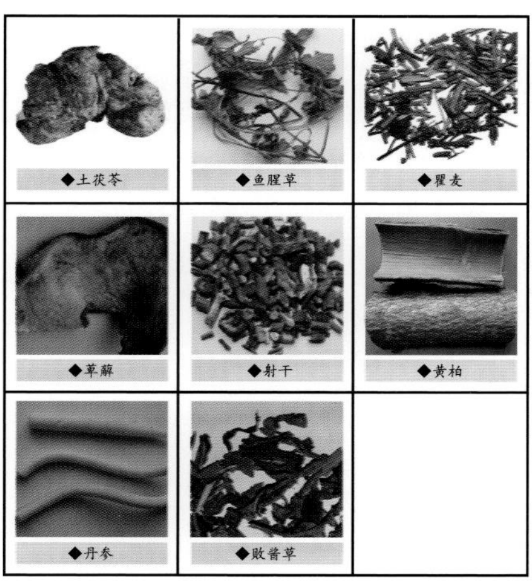

除湿解毒消淋汤

土茯苓、鱼腥草各30克，六一散20克，瞿麦15克，萆薢、黄柏、通草、败酱草、柴胡各10克。水煎取药汁。每日1剂，分2次服用。清热除湿，解毒化气。适用于急性淋病湿热下注，症见尿痛尿急、尿道肿胀溢脓、小便短赤、身有寒热、局部淋巴结肿大、饮食不香、舌红苔黄腻、脉弦滑数。

养生知识

淋病有潜伏期

淋病是一种传染性很广的性病，发病后其症状是逐步显现出来，而不是一下子显示出来的，这就是淋病的潜伏特性。淋病的潜伏期是多久呢？一般是在2～14日，平均为3～5日。在潜伏期期间，患者会有急性尿道炎症状：尿道有浆液或脓性分泌物，尿道内瘙痒、灼热，排尿时疼痛，但没有尿急、尿频的症状。

梅毒

梅毒是主要通过性交感染或胎盘传染上苍白蜜螺旋体苍白亚种（俗称梅毒螺旋体）而发生的慢性全身性传染性皮肤病。因疮的外形似杨梅，故又称杨梅疮。梅毒的传播途径主要是性传播，也可以通过接吻、毛巾、餐具、输血传播，女人妊娠或分娩时还可传染给胎儿。梅毒发病初期，往往侵犯皮肤和黏膜，到了晚期，还会侵犯心脏与中枢神经系统。未经治疗的梅毒患者，在感染后的一年内传染性最强。经治疗后，传染性会减小，而且治疗时间越长，传染性越小，4年后，一般性接触无传染。根据传染途径的不同，梅毒分为后天性梅毒和先天性梅毒。再根据有无传染性，梅毒可分为早期梅毒、晚期梅毒等。

梅毒主要由性接触传染，故人们应洁身自爱，性伴侣应同时检查及治疗，做好隔离，衣被用品应消毒。饮食忌辛辣刺激之品，禁饮酒；避免过劳。治疗应系统全程足量，治疗时宜清热解毒、活血通络。本病的防治偏方秘方如下。

熟地核桃土茯苓汤

熟地黄30克，核桃仁20克，土茯苓15克，巴戟天、补骨脂、菟丝子、何首乌、苍耳子、生甘草各10克。水煎取药汁。每日1剂，分2次服用。培补先天，清解余毒。适用于胎传梅毒，证属先天不足、余毒未尽者。

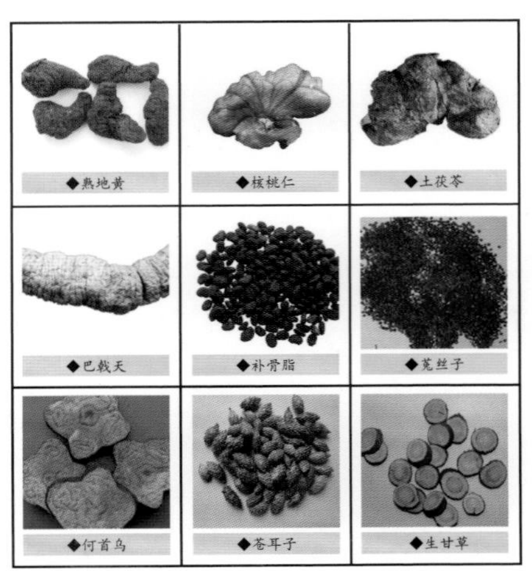

◆熟地黄 ◆核桃仁 ◆土茯苓 ◆巴戟天 ◆补骨脂 ◆菟丝子 ◆何首乌 ◆苍耳子 ◆生甘草

清血搜毒饮

土茯苓40克，当归、白鲜皮各15克，荆芥、防风、羌活、僵蚕、生甘草各10克，生大黄6克。水煎取药汁。每日1剂，分2次服用。清血解毒，祛风除湿。适用于二期梅毒杨梅疮期，毒邪内蕴，外发体肤。

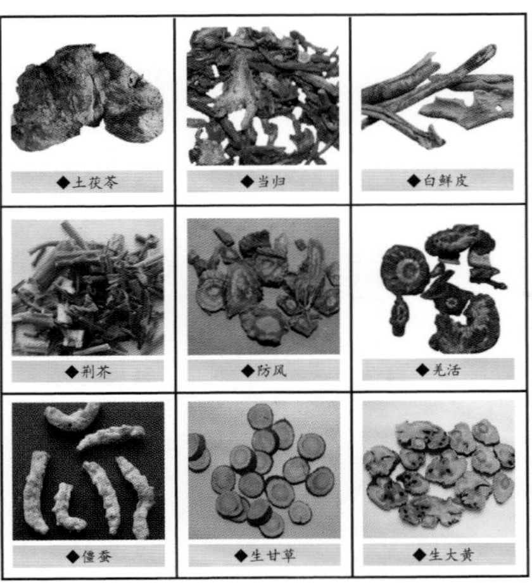

◆土茯苓 ◆当归 ◆白鲜皮 ◆荆芥 ◆防风 ◆羌活 ◆僵蚕 ◆生甘草 ◆生大黄

驱晦汤

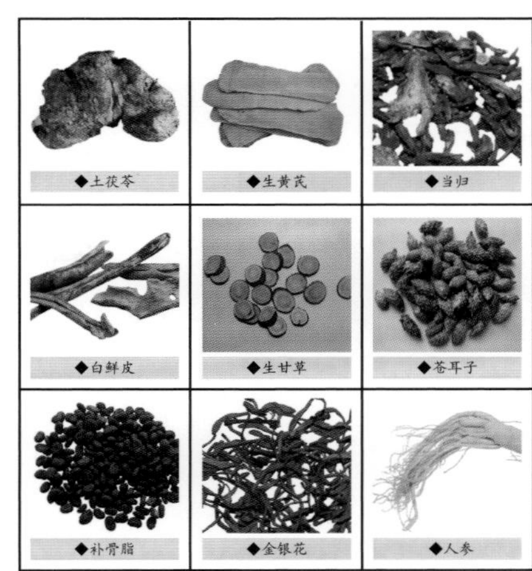

土茯苓、生黄芪各30克，当归、白鲜皮、生甘草各15克，苍耳子、补骨脂各10克，金银花、人参（另炖）各6克。水煎取药汁。每日1剂，分2次服用。补益气血，解毒祛邪。适用于胎传梅毒，证属禀赋不足、毒邪内蕴。

梅毒方

轻粉1克，核桃仁、槐花（炒研）、大枣肉各6克。用上药共捣为丸。分3日服，第1日鸡汤下，第2日陈酒下，第3日茶下。攻毒消肿，润肤敛疮。适用于一期梅毒疳疮期，正虚邪盛，疳疮色红或紫，破溃糜烂渗液，迁延不愈；孕妇忌用。

杨梅丸

黄柏5.1克，三仙丹、甘草各2.6克，滑石粉适量。将黄柏、三仙丹、甘草共研成细末，和匀为水丸，制成40粒，外以滑石粉为衣。每日2次，每次1粒，用土茯苓30克煎水500毫升，早、晚饭后吞服，20日为1个疗程。清热祛湿，除痰利气。适用于三期梅毒，症见结节性梅毒疹，结毒发于皮肤，肿物小如豌豆，大如白扁豆、核桃，簇集成群，隆起皮面，呈铜红色，质坚硬而有浸润，无自觉疼痛。

土茯苓银花苍耳汤

土茯苓30～60克，金银花、苍耳子各15克，威灵仙、熟地黄、白鲜皮、当归各10克，川芎、白芍、生甘草各6克。水煎取药汁。每日1剂，分2次服用。清热利湿，祛风解毒。适用于二期梅毒杨梅疮期，症见胸、腰、腹、四肢、面颈等部位出现皮疹，形态各异，常见有丘疹型、斑疹型、苔藓型、脓疱型或扁平湿疣状等。

土茯苓银花汤

土茯苓30克，金银花120克，威灵仙、白鲜皮、甘草各10克。水煎取药汁。每日1剂，分2次服用，最少服药4周，最多30周。清热解毒，祛风利湿。适用于三期梅毒后期，症见结肿发无定处，侵害脏腑、骨髓、诸窍。

加味龙胆泻肝汤

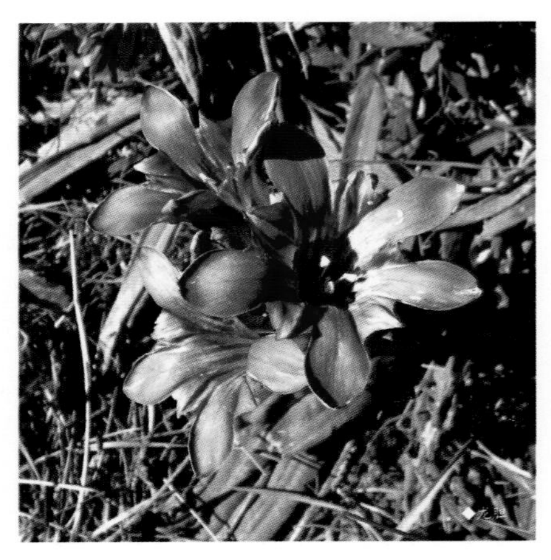
◆龙胆

龙胆、木香各9克，黄芩、栀子、泽泻、柴胡、郁金、浙贝母各12克，生牡蛎30克，山慈菇、当归、炮穿山甲各6克，玄参15克，炙甘草4克。水煎取药汁。每日1剂，分2次服用。泻火解毒，疏肝散结。适用于一期梅毒横痃期，胯腹部出现肿核，形如杏核，或渐大如鸡蛋，色白坚硬，皮核不粘连，不易软化破溃，常持续数月之久；兼见寒热往来、胁痛口苦、舌红苔黄腻、脉弦滑或滑数。

防治梅毒方

威灵仙20克，土茯苓30克，土牛膝25克，徐长卿15克。水煎取药汁。每日1剂，分2次服用。清热利湿，祛邪解毒。适用于性交有梅毒接触史，或经验血有梅毒可疑，属初期而症状不明显者。

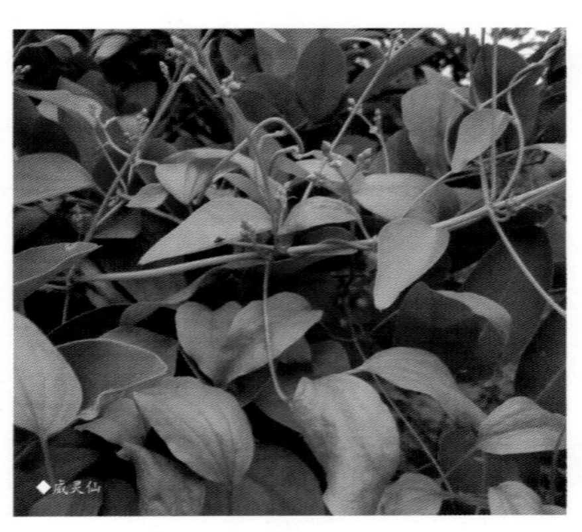
◆威灵仙

地榆甘草银花汤

地榆120克，生甘草、金银花各30克，白芷9克，皂角刺7.5克。水煎取药汁。每日1剂，分2次服用。活血凉血，消肿托毒。适用于一期梅毒横痃期，胯腹部肿核逐渐增大，或硬或软，肿胀痒痛，经久不得消散。

土茯苓银花薏苡仁汤

土茯苓、金银花、薏苡仁各9克，防风、木瓜、白鲜皮各6克，皂荚子3克。水煎取药汁。口服，每日1剂。清热利湿，祛风解毒。适用于各期梅毒，症见男子阴茎糜烂或女子外阴溃烂，全身关节酸痛，散发红色梅斑。

加味防风必效散

防风、防己、黄柏、木通、木瓜各9克，白鲜皮、连翘各15克，牡丹皮、赤芍、苍术、槐花各12克，皂角刺、甘草各6克，金银花、土茯苓各30克，白花蛇舌草20克。水煎取药汁。每日1剂，分2次服用。清热利湿，解毒散结。适用于三期梅毒杨梅结毒初期，梅疮湿热太盛、疮高稠密、心烦口苦、二便艰涩、舌红苔黄腻、脉滑数。

扶正托毒饮

生黄芪60克，当归15克，白花蛇、白芷各10克，白附子、草乌（先煮）各5克，龟甲12克，儿茶3克，全蝎6克。水煎取药汁。每日1剂，分2次服用。扶正祛邪，补气托毒。适用于杨梅结毒日久、正虚邪衰。

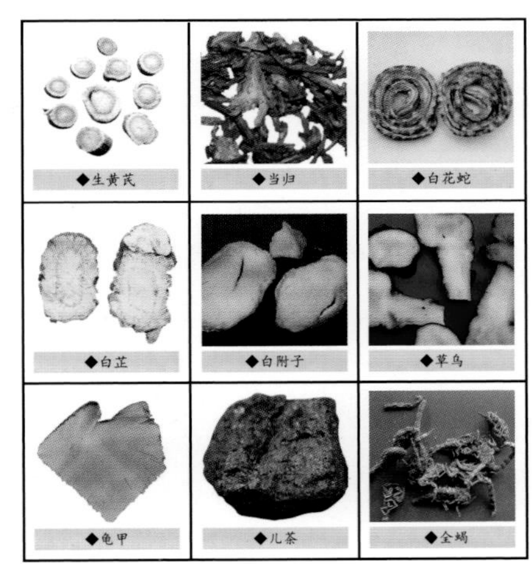
◆生黄芪 ◆当归 ◆白花蛇 ◆白芷 ◆白附子 ◆草乌 ◆龟甲 ◆儿茶 ◆全蝎

加味换肌消毒散

土茯苓、金银花、车前草各30克，薏苡仁、白鲜皮、牡丹皮、赤芍各15克，木通12克，木瓜9克，当归、白芷、皂角刺各6克，炙甘草3克。水煎取药汁。每日1剂，分2次服用。清血解毒，利水导浊。适用于一期梅毒疳疮期，又称梅毒硬下疳。

加减地黄饮

熟地黄、巴戟天、山茱萸、肉苁蓉、熟附子、肉桂、五味子、麦冬、石斛、远志、鹿角胶（烊冲）、枸杞子、锁阳、淫羊藿、何首乌、天麻各10克，茯苓15克，石菖蒲20克。水煎取药汁。每日1剂，分2次服用。温补肝肾，填髓息风。适用于三期梅毒，症见梅毒侵入神经系统及心血管系统，引起脊髓痨，周身性麻痹以及动脉内膜炎、动脉瘤等。

朱砂梅毒丸

龟甲（酒炙3次，取末）60克，石决明（童便淬煅末）、朱砂（水飞研）各6克。上药与黄米饭捣丸如梧桐子大。每次服用3克，土茯苓汤好酒下。补肾健骨，平肝消疮。适用于三期梅毒晚期，梅毒损于头面，伤于筋骨，鼻塌唇缺，目蚀喉穿，筋骨疼痛，手足拘挛，曲直不变。

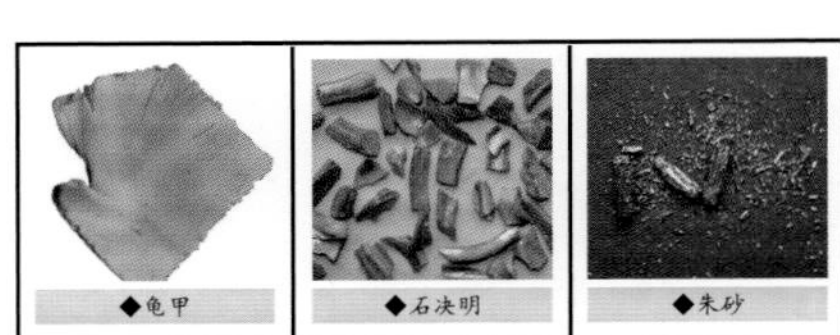
◆龟甲 ◆石决明 ◆朱砂

养生知识

梅毒该如何预防

预防梅毒，最重要的是反对不正当的性行为。另外，还应采取以下措施：

1. 对可疑患者进行预防检查，做到早发现、早治疗。
2. 确诊为梅毒的患者，必须对其进行隔离治疗，患者的衣物及日用品要严格地消毒，以杜绝传染源。
3. 对与患者有性接触的人进行追踪观察，并进行必要的治疗；没有治愈的人禁止性生活。
4. 对疑似患梅毒的孕妇，应及时给予预防性治疗，以防止将梅毒感染给胎儿。

钟乳石琥珀散

钟乳石60克，琥珀18克，朱砂12克，冰片3克，土茯苓100克。将前4味药研粉后分成4包。每次1包，每日2次，用25克土茯苓水煎送服。清热利湿，益肾解毒。适用于梅毒。

三黄解毒汤

黄连、防风各10克，黄芩、蒲公英、黄柏各15克，水牛角40克（先煎），赤芍、牡丹皮、生地黄各12克，土茯苓30克，蝉蜕、甘草各6克。水煎取药汁。每日1剂，分2次服用。凉血解毒，祛风消斑。适用于梅毒。

梅毒关节痹痛方

土茯苓50克，忍冬藤20克，牛膝、防己、独活、海桐皮、秦艽、乳香、没药各10克。水煎取药汁。每日1剂，分2次服用。活血解毒，通络止痛。适用于二期梅毒毒结筋骨，症见毒疮日久，关节、骨头疼痛，夜间为甚，行走或有不便。

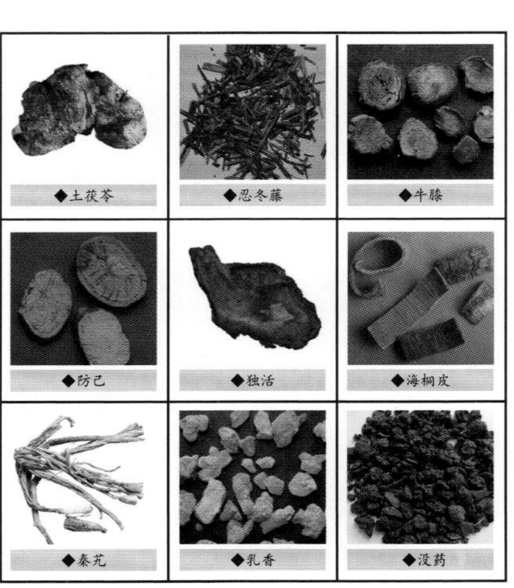
◆土茯苓 ◆忍冬藤 ◆牛膝
◆防己 ◆独活 ◆海桐皮
◆秦艽 ◆乳香 ◆没药

土茯苓饮

土茯苓60克。水煎取药汁。代茶饮，每日1次，15日为1个疗程。解毒化瘀。适用于梅毒。

土茯苓银花玄参汤

土茯苓、生牡蛎各30克，金银花20克，玄参、栀子、白鲜皮各15克，生甘草10克，山慈菇9克，浙贝母12克，当归6克。水煎取药汁。每日1剂，分2次服用。清热解毒，泻火散结。适用于梅毒。

土茯苓川芎木通汤

土茯苓、金银花各9克，川芎3克，木通、大黄各4.5克，茯苓、防风各6克。水煎取药汁。每日1剂，分2次服用。祛毒，养血，活络。适用于梅毒。

托毒汤

金银花、土茯苓各45克，蒲公英30克，生黄芪、薏苡仁、赤小豆各20克，龙胆、马齿苋、苍耳子、皂角刺各10克，大枫子仁3克，车前子15克。水煎取药汁。每日1剂，分2次服用。托里祛毒，化腐生肌。适用于早期梅毒，症见外阴部疳疮隆起成圆形或椭圆形，中心软化发生糜烂及浅溃疡，四周焮肿，中间凹陷，腐烂成窝，色紫红。

土茯苓川芎桔梗汤

土茯苓、黄芪各30克，川芎10克，桔梗12克，芍药15克，大黄、生甘草各6克。水煎取药汁。口服，每日1剂，早、晚2次分服。解毒。适用于病发感染梅毒后10周左右，以发热、头痛、咽痛等全身症状出现后而见全身多处疹疮为特征者。

土茯苓苍耳白鲜皮汤

土茯苓60～240克，苍耳子、白鲜皮各15克，甘草10克。水煎取药汁。每日1剂，分2次服用。利湿解毒。适用于梅毒。

龙胆土茯苓银花汤

龙胆、金银花、泽泻、生地黄、栀子、黄芩各15克，土茯苓30克，赤芍12克，滑石20克，甘草8克。水煎取药汁。每日1剂，分2次服用。清血解毒，利水泻火。适用于疳疮期梅毒。

土茯苓银花甘草饮

土茯苓36克，金银花12克，甘草6克。水煎取药汁。口服，每日1剂，25日为1个疗程。解毒化瘀。适用于梅毒。

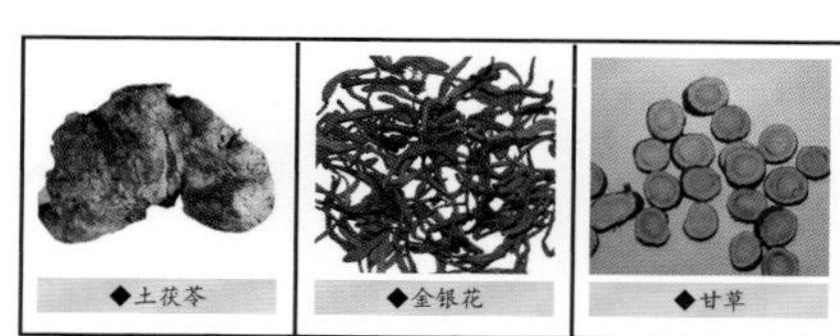
◆土茯苓　◆金银花　◆甘草

银翘公英二黄汤

金银花、大青叶、蒲公英、土茯苓各30克，连翘、生石膏、黄柏、黄芩、紫花地丁、败酱草各20克，黄连10克，甘草15克。水煎取药汁。分3次口服，每日1剂。清热解毒利湿。适用于后天梅毒一、二期患者。

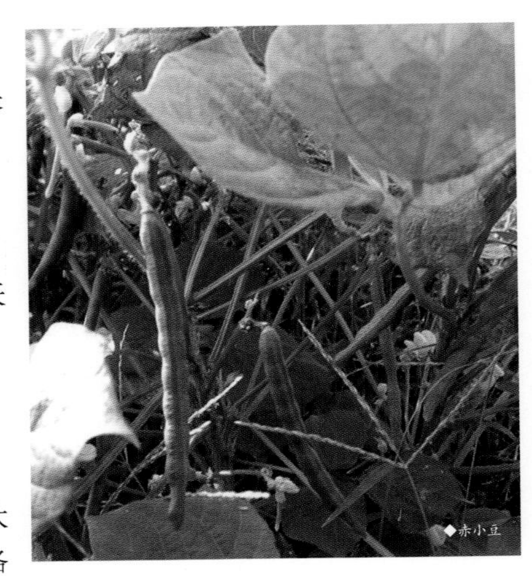
◆赤小豆

防风通圣散

防风、荆芥、麻黄、薄荷、川芎、当归、炒白芍、白术、黑栀子、酒蒸大黄、芒硝各15克，石膏、黄芩、桔梗各30克，甘草60克，滑石90克。上药共研细末。每次服用6克，每日2次。宣表清里，疏风解毒。适用于杨梅疮初起，症见恶寒发热、头痛、骨节酸痛、口苦咽干、大便秘结、苔薄白、脉浮数。

土茯苓马齿苋汤

土茯苓、马齿苋各60克，忍冬藤、半枝莲、黄柏、滑石各30克，萆薢、苦参各15克，生甘草6克。水煎取药汁。每日1剂，分2次服用。清热解毒利湿。适用于早期梅毒。

银花土茯苓苍耳汤

金银花、土茯苓各45克，蒲公英30克，生黄芪、薏苡仁、赤小豆各20克，龙胆、马齿苋、苍耳子、皂角刺各10克，大枫子3克，车前子15克。水煎取药汁。每日1剂，分2次服用。托里攻毒。适用于梅毒。

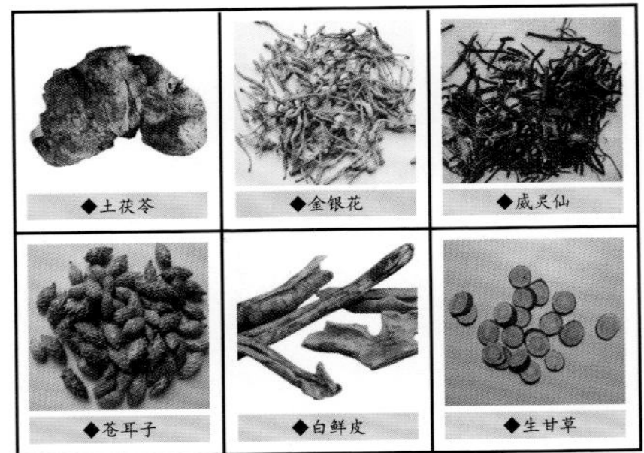
◆土茯苓 ◆金银花 ◆威灵仙
◆苍耳子 ◆白鲜皮 ◆生甘草

土茯苓双花威灵仙汤

土茯苓30～60克，金银花12克，威灵仙、苍耳子、白鲜皮各9克，生甘草6克。上药放沙锅内，加水800毫升，煎成400毫升。每日服1剂，分早、中、晚3次服用，连服2个月为1个疗程。解毒。适用于梅毒。

萆薢苦参汤

萆薢6克，苦参、何首乌各15克，防风、甘草、威灵仙、当归、白芷、苍术、黑芝麻、石菖蒲、黄柏各3克，羌活1克，龟甲5克，花椒、红花各2克。水煎取药汁。每日1剂，分2次服用。养血通络，解毒止痛。适用于梅毒后期，症见毒发于骨节、筋骨疼痛、头胀欲破、肌肉组织溃腐。

杨梅疮方

木鳖子5个，川楝子10个，白鲜皮、金银花、五加皮各30克，沙苑子24克，土茯苓1500克。诸药入大沙罐，加水2500毫升，煎至1750毫升。代茶饮，渣再煎再服；勿过量使用。消肿散结，除湿解毒。适用于三期梅毒结毒期，症见毒发无定处，或破溃渗液、臭秽不堪。

归灵汤

土茯苓60克，川芎、当归、白芍、熟地黄、薏苡仁、防己、天花粉、金银花、白鲜皮、人参、白术、威灵仙、甘草、牛膝各10克。水煎取药汁。每日1剂，分2次服用。清热解毒，疏风除湿，益气活血。适用于梅毒，症见元气虚弱者，或胸腹、四肢、面颈部形成皮疹，或初起发热、头痛、咽痛、骨节酸痛。

香鳔汤

茜草、麻黄、乌药、细茶、鱼鳔各10克，炒槐子、花椒各15克，乳香3克，生姜5片，葱5根。水煎取药汁。每日1剂，分2次服用。祛风解毒。适用于杨梅疮遗毒，症见筋骨疼痛，日久不愈。

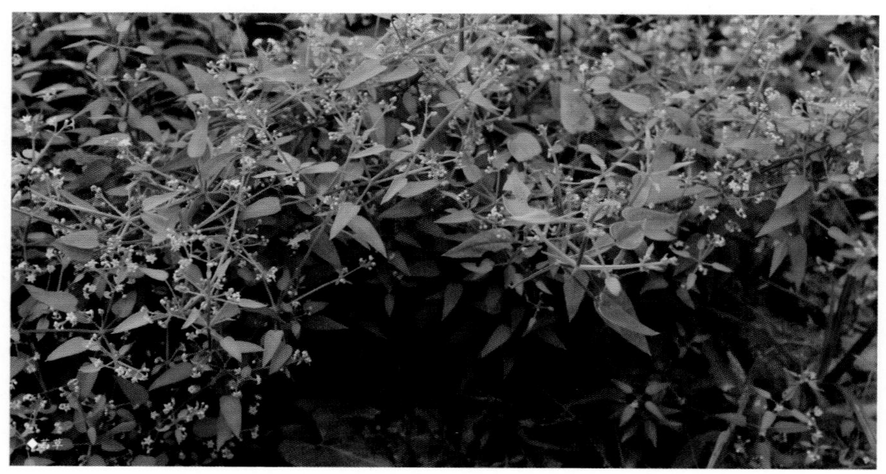
◆茜草

活血解毒丸

大枣肉60克，乳香、没药、儿茶、丁香各30克，阿魏、白花蛇、血竭各12克，白面（炒焦黄色）1000克，炼蜜、香油、大枣各适量。取前8味共研细末，加炒白面、炼蜜180克，烧热香油120毫升，与大枣肉泥拌匀共和为丸，如弹子大。每服1丸；用土茯苓60克，水1000毫升，煎至500毫升，将药丸入内，再煎至250毫升，沥后去渣待温顿服。活血，祛瘀，解毒。适用于杨梅疮后肿块多年，破而难愈，以致垂危，百方不效者。

蠲毒换肌饮

土茯苓120克，瓜蒌（连仁杵烂）1个，黄芪10克，白芍、当归各4.5克，木瓜、白芷、海风藤、白鲜皮、贝母、天花粉、穿山甲、皂角刺、甘草各3克，汉防己2克，黑芝麻6克，金银花10克，猪胰30克。水煎取药汁。每日1剂，顿服。祛风清热，活血解毒。适用于杨梅疮初起，症见头面四肢皮疹，伴头痛发热，咽痛、骨节酸痛。

土茯苓防风汤

土茯苓120克，防风、荆芥、川芎、当归、天花粉、金银花、沙苑子、牛膝、薏苡仁、威灵仙、栀子、黄连、连翘、葛根、白芷、甘草各10克，黄芩6克。水煎取药汁。每日1剂，分2次服用。清热疏风，散瘀解毒。适用于杨梅结毒，症见毒发无定处，外侵皮肤，内伤筋骨、肌肉，筋骨疼痛，肌肉溃烂。

养生知识

梅毒患者生活须知

梅毒患者在日常生活中，需要做到以下几点：

1. 早治疗，足量用药，配合医生。梅毒治疗越早，并发症发病的概率就越小。

2. 注意生活细节，防止传染他人。早期梅毒具有较强的传染性，晚期梅毒虽然传染性逐渐减小，但也不能忽视。梅毒患者自己的内裤、毛巾应及时单独清洗，煮沸消毒，不与他人共用洗脸盆、浴盆。

3. 禁止房事。早期梅毒患者严禁房事，患病2年以上者也应该尽量避免性生活，如果有性接触，一定要使用安全套。

4. 二期梅毒发生期间，患者会出现全身反应，这时应卧床休息，加强营养补充，以增强自身的免疫力。

5. 患病期间，梅毒女患者不宜妊娠。患者一旦发生妊娠，治疗要尽早开始。

银屑病

银屑病是一种常见的易于复发的慢性炎症性皮肤病，特征性损害为红色丘疹或斑块上覆有多层银白色鳞屑。皮损主要分布于头皮和四肢身侧，可泛发全身。除累及皮肤外，还可侵犯关节，即为关节炎型银屑病；少数患者在红斑基础上还可出现脓疱，即为脓疱型银屑病。病程呈慢性，容易复发，难治愈。青壮年发病最多，男性发病多于女性，北方多于南方，春冬季易发或加重，夏、秋季多缓解。病因和发病机制未完全明确，研究发现，本病的发病与遗传因素、感染链球菌、免疫功能异常、代谢障碍及内分泌变化等有关。

银屑病中医称为“松皮癣”“牛皮癣”“干癣”等，多因风邪外侵、情志内伤、饮食失节等引起，总结了内治、外治、针灸等多种治疗方法。本病的防治偏方秘方如下。

复方斑蝥液

斑蝥12只，大黄、芒硝、金银花、白蒺藜、地肤子、荆芥、苦参各30克，土茯苓60克，白鲜皮20克。上药除芒硝外，加水2500毫升，煎30分钟，去渣，纳入芒硝，搅拌至溶化，备用。用药汤趁热烫洗皮损部位，每日1次。清热解毒，祛风止痒。适用于银屑病。

白鲜皮合剂

徐长卿、蛇床子、苦参、狼毒、白鲜皮、土茯苓、地肤子、补骨脂各20克，木通、当归各15克，白芷12克，细辛、红娘子各6克，轻粉10克，山西老陈醋1000毫升。上药（红娘子、轻粉、老陈醋除外）加老陈醋浸泡7日，再加入红娘子、轻粉，装瓶备用。用时，取适量药液涂于皮损处，每日3次，16～20日为1个疗程。活血燥湿，杀虫止痒。适用于银屑病。

清燥油茶膏

煅蛤粉、煅石膏各30克，青黛12克，黄柏末、轻粉各15克，香油适量。上药共研细末，以香油、茶水各半调成药糊，备用。取适量药糊均匀涂敷于皮损处，每日2次。清热燥湿。适用于银屑病。

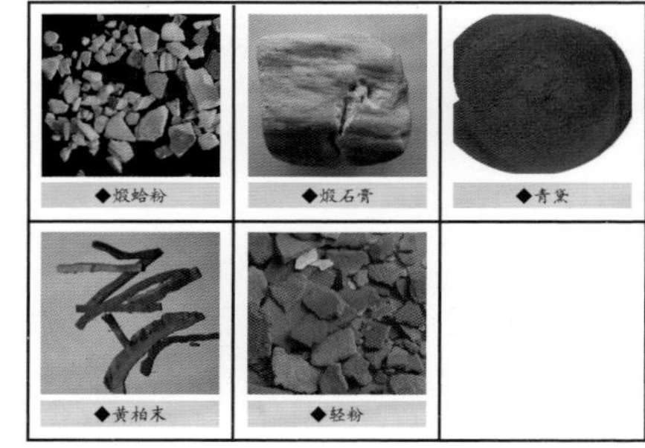
◆煅蛤粉 ◆煅石膏 ◆青黛 ◆黄柏末 ◆轻粉

复方土黄剂

土大黄、蛇床子、土槿皮各30克，水杨酸5克，苯甲酸12克，药用75%乙醇1000毫升。将土大黄、蛇床子、土槿皮用乙醇浸泡10日，过滤取药液，再加水杨酸、苯甲酸，混匀备用。取适量药液外涂皮损处，每日2次。清热解毒，活血化瘀。适用于银屑病。

通络散毒液

蜈蚣5条，乌梢蛇、三棱、莪术、乌梅、红花、石榴皮、木香各20克，紫草、黄柏、金银花藤各30克，菜油500毫升。上药浸泡2小时，然后用小火煎煮，煮至草药发黄微黑时，滤渣取汁。以药汁搽洗皮损处，每日2～3次，1个月为1个疗程。活血散毒，祛风止痒。适用于银屑病。

三根汤

生甘草3克，连翘、赤芍、牡丹皮各6克，金银花、芦根、白鲜皮、生地黄各12克，桔梗、山豆根各4.5克，麦冬、板蓝根、玄参、大青叶各9克，蒲公英15克。水煎取药汁。每日1剂，分次温服。清热解毒，养阴生津。适用于小儿银屑病。

温经散寒酊

斑蝥15个，肉桂、丁香、细辛、高良姜、吴茱萸各15克，药用75%乙醇300毫升。上述各种药材用乙醇浸泡7日，每日摇晃1次。用脱脂棉蘸药液涂搽皮损处，每日1～2次，1个月为1个疗程。温经散寒。适用于银屑病。

硫附甲珠膏

硫黄、附子、炮甲珠各15克，药用凡士林80克。上药分别研为极细粉末，混合均匀，备用；凡士林加热熔化，离火后趁热加入药末反复搅匀，冷却后装瓶备用。治疗时先将患部洗净，晾干片刻，再涂适量药膏于患处，每晚1次；为防止油污衣被，可用纱布裹缠。解毒疗疮，散寒止痒。适用于银屑病。

马钱朱桃散

马钱子、水银各35克，朱砂6克，核桃仁12个，香油适量。马钱子用香油炸鼓，压成粉末；朱砂、核桃仁放入铁锅内，炒成似糊状。将上述3味药材拌匀，加水银做成15个药丸，大如鸡蛋黄（水银先单独放研钵内研磨好后，再与药材拌匀制丸）。治疗时，先洗净肚脐，再将1粒药丸放入肚脐固定，24小时后更换新药丸；切记，水银、马钱子、朱砂均带毒性，慎用。逐风，祛湿，攻毒。适用于银屑病。

复方南星酊

胆南星、红花、斑蝥各25克，蟾酥1克，冰片10克，甘油100毫升，药用95%乙醇1000毫升。上述各种药用乙醇浸泡，即成。取适量药液涂搽皮损处，早、晚各1次。祛风，活血，止痒。适用于银屑病。

驱风解毒汤

生地黄、白鲜皮、地肤子、当归、黄柏、赤芍、杏仁、牡丹皮、麻黄、甘草、防风各15克，苦参、川芎、青黛各20克，蜈蚣2条。上药加水1000毫升，小火煎取200毫升。早、晚各服100毫升，儿童药量减半；服药期间忌食辛辣、腥腐、肥腻之品。祛风解毒，和营养血。适用于银屑病。

生地饮

生地黄、土茯苓各30克，连翘、滑石各20克，牡丹皮、黄芩、赤芍、生栀子各15克，防风、蝉蜕各12克，甘草10克。水煎取药汁，药渣留用。每日服1剂，分服；药渣以1000毫升陈醋浸泡2小时，然后擦洗皮损处；20剂为1个疗程。凉血息风，活血解毒。适用于银屑病。

中药填脐方

升麻、丹参、甘草、大枫子、水牛角粉各9克，赤芍10克，葛根、生地黄各30克，冰片6克。上药共研细末，过120目筛，备用。治疗时，患者平躺露出肚脐，以药粉填实脐窝，再用胶布固定，42小时更换1次，7次为1个疗程。清热解毒，活血祛瘀。适用于银屑病。

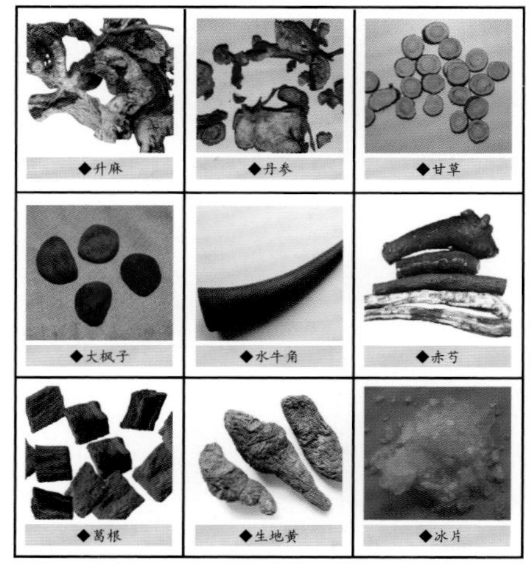
◆升麻　◆丹参　◆甘草
◆大枫子　◆水牛角　◆赤芍
◆葛根　◆生地黄　◆冰片

凉血汤

紫草、白鲜皮、防风、赤芍、知母、丹参各15克，生地黄、生石膏各30克，牡丹皮、大青叶、板蓝根、乌梢蛇、生甘草各9克。水煎取药汁。每日1剂，分次温服。清热凉血，祛风活血。适用于银屑病。

温燥止痒液

苦参20克，当归、花椒、桂枝、何首乌各10克。水煎取药汁。以药汁熏洗患处，每日2次，每次30～60分钟；每剂药夏季用3日，冬季用5日。活血温经，燥湿止痒。适用于银屑病。

乌蛇汤

乌梢蛇、白鲜皮、连翘、川芎、蛇床子、生地黄、荆芥穗、防风、桃仁、浮萍、刺蒺藜各10克，红花、地肤子各6克，丹参15克。水煎取药汁。每日1剂，分次温服；久病气虚者，加黄芪10克；痒甚者，加花椒3克。祛风，活血，止痒。适用于银屑病。

养生知识

治疗银屑病应远离五类药

一些药物可以诱发或加重银屑病，这些药物包括：

一是抗疟药，如氯喹、羟氯喹等，它们可引起皮肤色素沉着、红皮病、掌跖角化症等，并加重银屑病皮疹的病情。

二是β受体阻滞药，如心得宁、普萘洛尔，可使银屑病对治疗药物产生抗性，使皮疹顽固难治。

三是四环素类抗生素，如四环素、多西环素等。该类药物对皮肤有特别的亲和力，易诱发银屑病。

四是含金属锂药物，如碳酸锂、醋酸锂等，长期用药后会导致皮肤出现溃疡、红皮病、脱发等不良反应，诱发或加重银屑病。

五是非甾体消炎药，如吲哚美辛、保泰松、布洛芬等，可加重银屑病的病情，使皮疹对治疗产生抵抗。

养阴解毒汤

生地黄、栀子、玄参、板蓝根各15克，蒲公英、野菊花、天花粉、桔梗、当归、赤芍各10克，贝母、地丁草、土茯苓各12克，甘草6克。水煎取药汁。每日1剂，分次温服。清热解毒，养阴活血，燥湿止痒。适用于初发局限型银屑病。

复方消银汤

生地黄、白鲜皮各30克，川芎、防风、蝉蜕、荆芥、当归、牡丹皮、赤芍各10克，苦参、牛蒡子、大青叶各15克。水煎取药汁。每日1剂，分次温服，30剂为1个疗程。养阴活血，清热解毒。适用于银屑病。

小青龙汤

麻黄、干姜、甘草各6克，桂枝、半夏、白芍、黄芩、栀子各9克，细辛3克。水煎取药汁。每日1剂，分次温服。温中化痰，宣肺利湿。适用于银屑病。

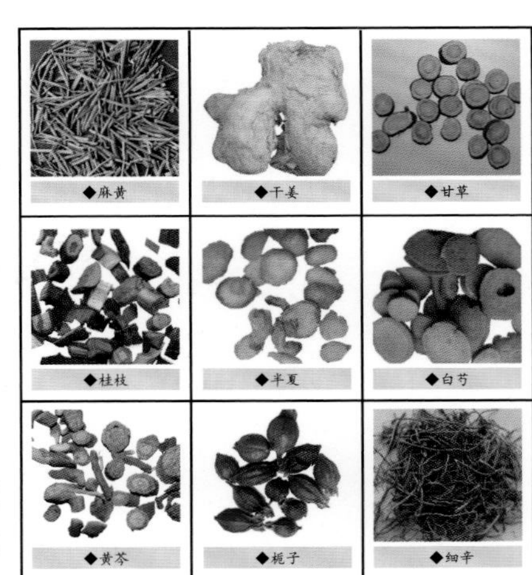

复方土苓汤

土茯苓、补骨脂、莪术、牛蒡子、山楂、丹参各25克，乌梢蛇15克。水煎取药汁。每日1剂，分次温服。除湿解毒，活血祛风。适用于银屑病。

益气通络汤

当归、黄芪、牡丹皮各15克，红花、栀子、荆芥穗各12克，生地黄、丹参各25克，萆薢、金银花、白鲜皮各20克。水煎取药汁。每日1剂，分次温服。益气活血，清热养阴，祛风止痒。适用于银屑病。

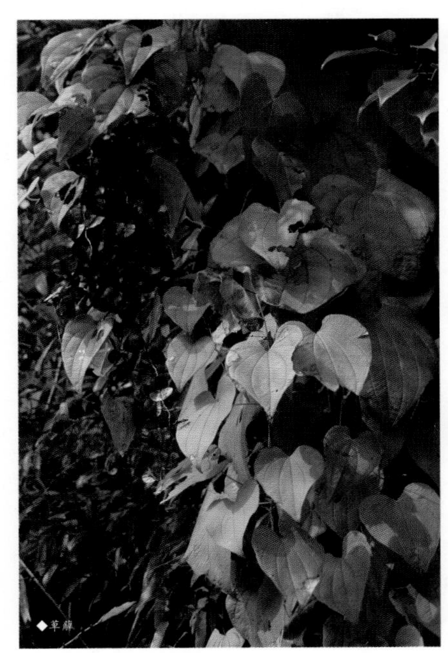

苦参鲜皮汤

苦参、生地黄、牛蒡子、浮萍各12克，黄柏18克，薏苡仁、白鲜皮、滑石各30克，赤芍、地肤子各15克，甘草10克。水煎取药汁。每日1剂，分次温服；服药后加衣被，令汗微出，以助药力；服药期间，禁食葱、蒜、酒、虾及刺激性食物。清热活血，祛风除湿。适用于银屑病。

乌蛇通络汤

乌梢蛇20～30克，金银花、生地黄各25克，生百部、牡丹皮、赤芍、生甘草各10克，露蜂房5克，蝉蜕、苦参、槐花各15克，白鲜皮20克。乌梢蛇研碎，放铁锅内用香油焙黄脆，碾细末备用；余药水煎2次，兑入蛇粉后，即成。药汤分3次服用，每日1剂。清热活血，燥湿养阴。适用于银屑病。

清热解毒汤

金刚刺20克，白花蛇舌草、板蓝根、白术、半枝莲各15克，莪术、合欢皮、红花、三棱、丹参各9克。水煎取药汁。每日1剂，分次温服；同时配合5%硼酸软膏外涂伤损处。清热解毒，通络止痒。适用于银屑病。

苦鲜通络汤

苦参40克，白鲜皮30克，蜈蚣2条，全虫20克，蛇床子、地肤子、僵蚕各15克，荆芥10克。水煎取药汁。每日1剂，分次温服。疏风通络，燥湿止痒。适用于银屑病。

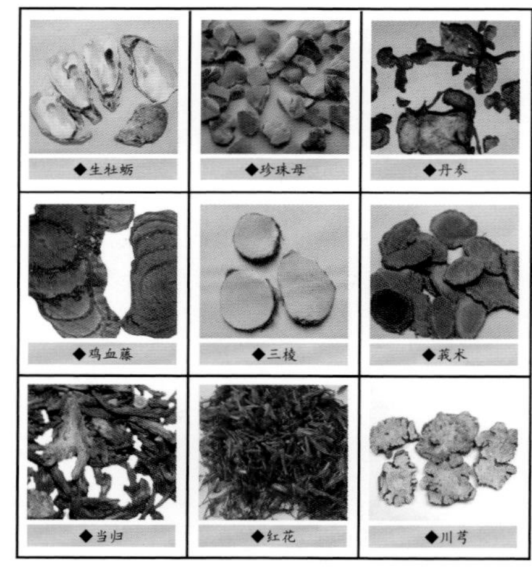

牡蛎珍珠汤

生牡蛎、珍珠母各30克，丹参、鸡血藤、三棱、莪术各9克，当归、红花、川芎12克。水煎取药汁。每日1剂，分次温服，4周为1个疗程。活血化瘀。适用于银屑病。

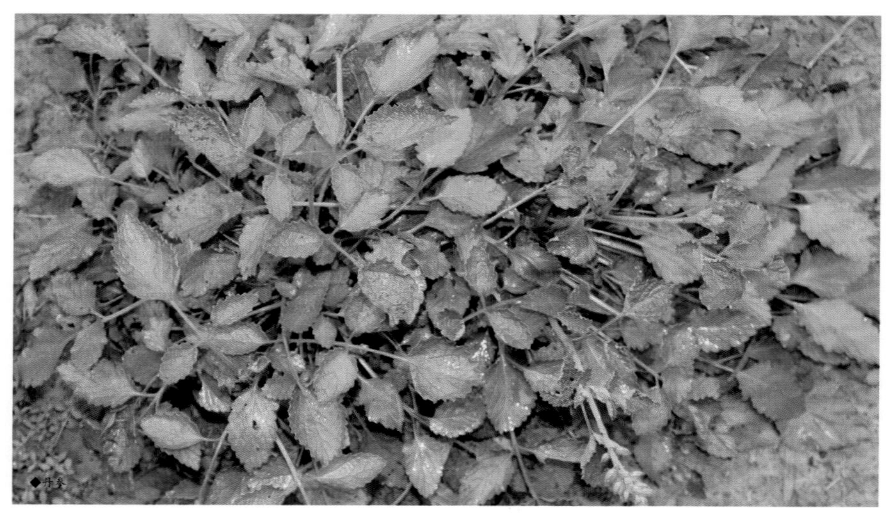

益气疏散汤

黄芪20克，木通、防风、当归、白芍、炙甘草、桂枝、大枣、荆芥各10克，细辛6克。水煎取药汁。每日1剂，分次温服。疏风散寒，益气活血。适用于风寒型银屑病。

祛风通络散

乌梢蛇300克，白花蛇、白扁豆、川贝母、白鲜皮、山慈菇各100克，牛黄400克。上药共研细末，过120目筛，加牛黄拌匀，备用。饭后15分钟冲服，每次8克，每日3次。祛风通络，燥湿止痒。适用于银屑病。

狼毒参胶囊

狼毒90克，三七粉30克，苦参60克，麝香1克。上药共研细末，装入胶囊，每粒0.3克。饭后服用，每次1粒，每日1次；5日后每日2次；无不良反应，每日3次。燥湿杀虫止痒。适用于银屑病。

养生知识

银屑病患者应适当多吃蔬菜

银屑病患者在日常饮食中宜食用一些具有清热解毒作用的蔬菜。

白菜：具有清热解毒、安神的作用，而且含有胡萝卜素、维生素C等多种维生素。

胡萝卜：含有大量的胡萝卜素，可以为人体补充维生素A。

白萝卜：含有钙、磷、胡萝卜素、维生素C等多种营养，性味甘凉，可清热润肺，化痰止咳。

茄子：含有丰富的蛋白质、钙、磷、胡萝卜素、维生素C等营养成分，性味甘凉，具有活血凉血、逐风消肿的食用价值。

芋头：性味甘辛，具有清热解毒、祛瘀消肿、消炎止痛的作用，而且含有丰富的营养成分，如蛋白质、钙、磷、铁及维生素类等，食用价值颇高，是现代人必不可少的养生菜。

空心菜：性味甘凉，具有化瘀消肿、清热解毒的食用价值。另外，它的蛋白质、钙、磷、胡萝卜素、维生素C等营养成分含量丰富，食之对人体大有补益。

苦瓜：性味苦凉，具有清热解毒的作用，而且含有人体必需的蛋白质、钙、磷、胡萝卜素、维生素C等营养成分，对维持身体健康大有帮助。

另外，土豆、油菜、黄瓜、丝瓜这几种蔬菜也具有清热解毒的作用，适宜于银屑病患者食用，有利于提升身体的抗病能力。

白癜风

白癜风是一种后天性色素脱失的皮肤病。症状是身体暴露、易受摩擦等部位出现白斑，特别是脸部、颈部、腰腹部、手指背部等处。无自觉症状，但日晒后皮损处可出现灼痛感。皮损为局部色素脱失斑，斑为近圆形、椭圆形，随着病情的迁延，皮损不断扩大。白斑内的毛发变白，边界清楚，日晒后局部发红或起水疱。

目前认为，白癜风可能与遗传、自体免疫、精神因素和内分泌等因素有关。本病发展缓慢，一般无自觉症状，患处皮肤知觉、分泌和排泄功能正常。患者要保持心情舒畅，树立战胜疾病信心，宜食高维生素食物，忌烟酒。本病治疗时宜活血祛风。本病的防治偏方秘方如下。

乌蛇酒

乌梢蛇180克，白蒺藜、防风、桂心、五加皮各60克，枳壳、天麻、牛膝、羌活各90克，熟地黄120克，白酒1000毫升。上药捣为粗末，用纱布包好后放入酒坛内，倒入白酒，浸泡7日，取汁。饮药酒，每日3次，每次15～20毫升；服食期间勿食猪肉、鸡肉等食物。益肾通络，祛风活血。适用于白癜风。

参芪防风消白方

党参15克，黄芪、茯苓、丹参、何首乌、刺蒺藜各20克，白术、山药、红花、当归、防风、白扁豆各10克，砂仁6克。水煎取汁200毫升。每日1剂，分早、晚2次服用；儿童用量酌减。调和脾胃，通络和营，润肤祛斑。适用于白癜风。

养阴活血汤

女贞子、墨旱莲、制何首乌、丹参、赤芍、生地黄各30克，粉丹皮、白芷各15克，川芎、紫草、刺蒺藜各12克。每剂3煎，每次浓煎取汁500毫升。每日1剂，分次于饭前温服。养阴，活血，行血。适用于白癜风。

盐煮绿豆

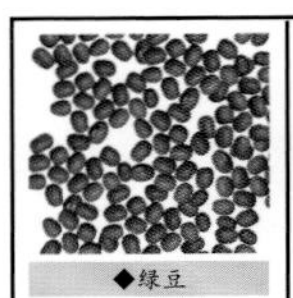
◆绿豆

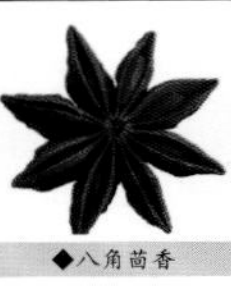
◆八角茴香

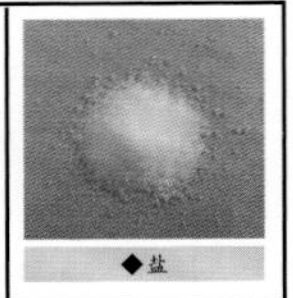
◆盐

绿豆500克，八角茴香、盐各适量。将绿豆用水泡软后，放锅中，加八角茴香、盐、水适量，煮熟烂即成。每日2次，早、晚各吃绿豆25克，10日为1个疗程。益阴清热。适用于白癜风。

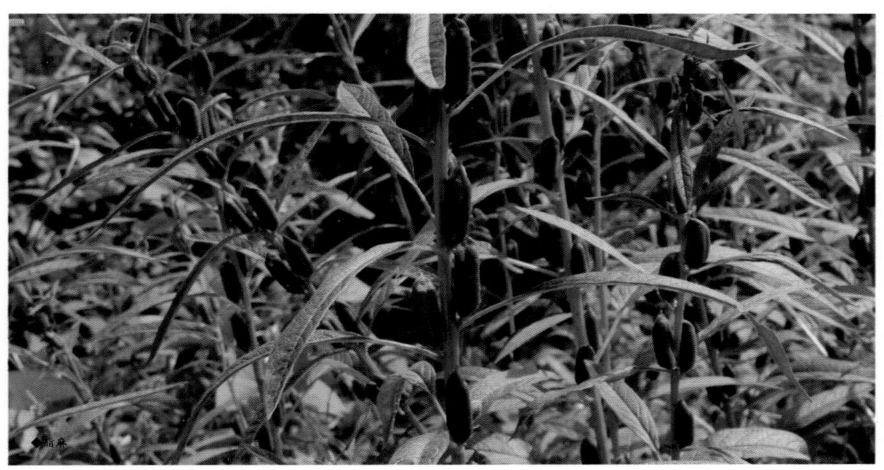
◆脂麻

二白乌麻丸

制何首乌、刺蒺藜、白鲜皮、黑芝麻各等量。上药共研细末，和蜜为丸，每丸重6克。早、晚各服1丸，儿童减量，3个月为1个疗程。滋补肝肾，养血祛风。适用于白癜风。

生芝麻油饮

生芝麻油30毫升，优质白酒30毫升。将2味和匀即可。每次20毫升，每日3次，连饮2个月为1个疗程。增肤色，去白癜。适用于白癜风。

加减通窍活血汤

桃仁、川芎、白芷各9克，红花6克，葱3根（切碎），赤芍、鲜姜各10克，大枣7枚（去核）。将上述所有药物投入温热水约250毫升，浸泡30分钟，小火煎熬10分钟后复煎第2次，方法同前；将两次煎煮所获药液混合后，加黄酒100毫升再煎2沸。早、晚2次分服；儿童酌减；1个月为1个疗程，两个疗程间隔5日。通络开窍，行血活血。适用于白癜风。

加减胡麻丸

威灵仙30克，大胡麻12克，沙苑子、菖蒲各10克，丹参、苍术、刺蒺藜各15克。上药共研末，水泛为丸如绿豆大。每次6克，饭后服，每日3次，儿童酌情减量，1个月为1个疗程。祛风散湿，补益肝肾，荣养肌肤。适用于白癜风。

祛风清斑汤

补骨脂、黑桑椹、何首乌各20克，黑芝麻30克，当归、丹参、刺蒺藜、防风、川芎各15克，红花10克。水煎取药汁200毫升。每日1剂，分早、晚2次服用，30日为1个疗程；服药期间停用其他药物。补益肝肾，祛风消斑。适用于白癜风。

蒺藜蘸猪肝

猪肝1个，沙苑蒺藜60克，盐少许。沙苑蒺藜去杂，放锅中炒焦，然后研成细末。再将猪肝洗净，放入锅中，加适量清水，撒入盐，煮至用筷子扎猪肝不出血为度，捞出猪肝，切薄片即成。用猪肝蘸蒺藜末食之，每日2次。滋补阴血，平肝潜阳。适用于精血不足、肝木失养所引起的白癜风。

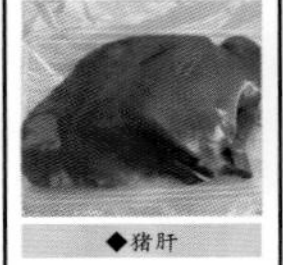
◆猪肝

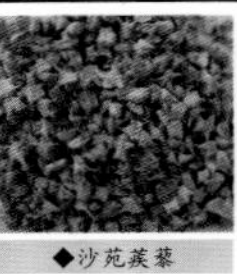
◆沙苑蒺藜

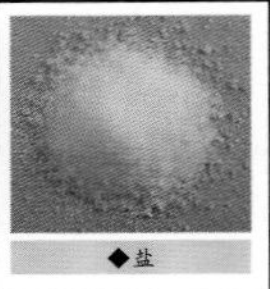
◆盐

扶正固本汤

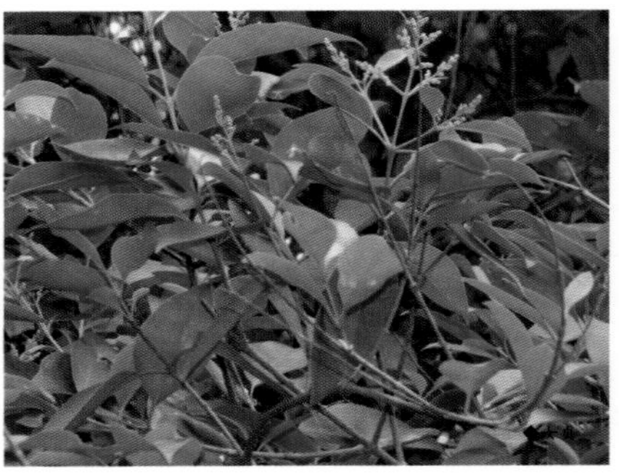

炙黄芪、制何首乌、熟地黄各30克，枸杞子、女贞子各15克，当归12克，补骨脂、桑椹、生甘草各10克。水煎取药汁200毫升。每日1剂，分早、晚2次服用；儿童用量酌减；1个月为1个疗程。补肾填精，润肤祛斑。适用于白癜风。

养生知识

防治白癜风需要做什么

为了预防和治疗白癜风病，人们应做到以下几点：

1. 锻炼身体，坚持跑步、做操。
2. 勿在阳光下暴晒。暴晒皮肤易引起皮肤炎症，皮肤黑色素受损，出现脱色斑。
3. 避免接触化学物质，尽可能减少与化肥、农药、柴机油等的接触。
4. 忌服维生素C。因为此药在黑色素代谢过程中，能阻止黑色素的生成，加重病情。
5. 控制情绪。白癜风发病与情绪波动有关，所以人们心态要好，不要随便生气。
6. 饮食要科学，不偏食。日常饮食要荤素搭配适当，多吃牛奶、蛋、肝、蔬菜、豆类食物。

皮肤癌

皮肤癌是起于皮肤的一种恶性肿瘤。皮肤癌的病因尚不清楚，可能与慢性皮肤疾病、物理化学性刺激有关，如角化病、着色性干皮病、严重的烧伤瘢痕、顽固性溃疡和瘘管、日光长期照射、放射线等。本病的易感性与种族也有关联，白色人种发病率比有色人种显著增高。皮肤癌容易早期发现及诊断，病情发展缓慢，中西医治疗方法也较多，一般可以根治，5年生存率90%以上。本病的防治偏方秘方如下。

生地归芍丹参汤

生地黄、当归各12克，赤芍、丹参、川牛膝、僵蚕、金银花各9克，蒲公英、白花蛇舌草、汉防己、茯苓皮各30克，赤小豆60克，干蟾皮6克，制乳没、甘草各4.5克。水煎取药汁。每日1剂，分2次服用。和营化瘀，利湿解毒。适用于皮肤鳞状上皮细胞癌。

参芪归芍丹参汤

党参、黄芪、当归、赤芍、丹参、川牛膝、僵蚕、金银花各9克，生地黄12克，蒲公英、白花蛇舌草各30克，赤小豆60克，茯苓皮15克，干蟾皮6克，甘草4.5克。水煎取药汁。每日1剂，分2次服用。益气化瘀，利湿解毒。适用于皮肤鳞状上皮细胞癌。

丹参白鲜皮汤

丹参、白鲜皮各20克，当归、赤芍、莪术、七叶一枝花各15克，桃仁、生何首乌、僵蚕各10克，山慈菇、土茯苓、半枝莲各30克，蜈蚣3条，川芎5克。水煎取药汁。每日1剂，分2～3次服用。活血化瘀，祛风解毒。适用于皮肤癌。

参芪当归白芍汤

党参、龙骨各15克，太子参、白花蛇舌草、乌梅、山楂、牡蛎、土茯苓各30克，当归、白芍各12克，黄芪5克，甘草10克。水煎取药汁。每日1剂，分3次服用。补益气血，除湿收敛。适用于皮肤鳞状上皮癌行冷冻疗法后。

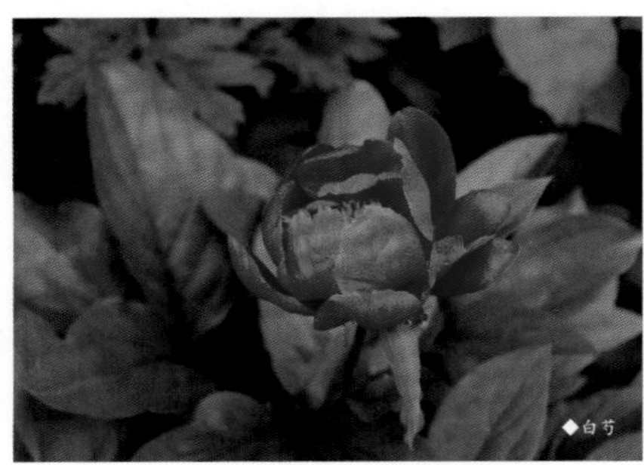
◆白芍

半枝莲大黄汤

半枝莲60克，大黄6克，川芎、藁本、蔓荆子、菊花、金银花各18克，黄芩、黄柏各9克，红花、桃仁各3克。水煎取药汁。每日1剂，分2次服用。清热解毒，活血止痛。适用于皮肤癌。

参芪白术百合汤

黄芪、白花蛇舌草各30克，太子参15克，白术、赤芍各10克，百合20克，当归12克，蒲公英25克，乳香、野菊花、没药各9克。水煎取药汁。每日1剂，分2次服用。益气活血，清热解毒。适用于正虚邪盛之皮肤癌。

薏苡仁白鲜皮汤

薏苡仁30克，白鲜皮、仙鹤草各20克，大豆黄卷、土茯苓、山豆根、牡丹皮、连翘、紫花地丁、半枝莲、大蓟、小蓟各15克，干蟾皮10克。水煎取药汁。每日1剂，分2~3次服用，可连续服用。清热凉血，祛湿解毒。适用于血热湿毒型皮肤癌。

三黄藁本汤

黄柏、黄芩9克，大黄6克，藁本、菊花、金银花、川芎、蔓荆子各18克，半枝莲60克，红花、桃仁各3克。水煎取药汁。每日1剂，分2次服用。清热解毒，活血祛风。适用于皮肤癌。

养生知识

预防皮肤癌

预防皮肤癌的发生，需要在日常生活中做到以下几点：一是尽量避免长期接触有害的化学物品，如砷化物、沥青、焦油、苯并芘等，这些具有较强的致癌性；二是防止长时间暴晒皮肤；三是远离电脑辐射；四是患有光化性角化病、着色性干皮病等癌前病变者，应尽早治疗，将皮肤癌扼杀于萌芽之时；五是加强锻炼身体，提高身体素质，提高身体的免疫力。

土茯苓银花萆薢汤

土茯苓、白花蛇舌草、薏苡仁各30克，金银花、萆薢、丹参各20克，猪苓、刘寄奴、紫草、郁金各15克，柴胡10克，甘草5克。水煎取药汁。每日1剂，分2次服用。利湿解毒，化解散结。适用于湿毒聚结型皮肤癌。

黄芪党参白术汤

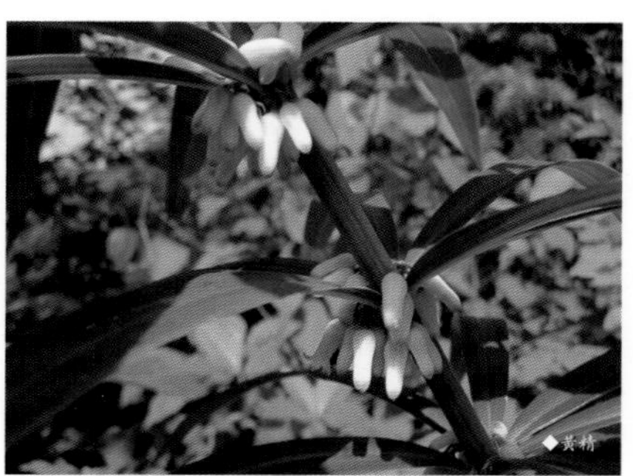
◆黄精

黄芪30克，党参、白术、黄精、茯苓各15克，山药、薏苡仁各20克，当归、川芎、牡丹皮各10克，陈皮、炙甘草各5克。水煎取药汁。每日1剂，分2次服用。益气养血，扶正祛邪。适用于气虚血瘀型皮肤癌。

银花当归汤

金银花、天花粉、当归各18克，皂角刺、乳香、没药、防风、白芷、连翘、甘草各9克，急性子、赤芍各12克，陈皮、川贝母、蛇蜕各6克。水煎取药汁。每日1剂，分2次服用。清热解毒，活血消肿，化痰祛风。适用于皮肤癌。

大黄苦参三棱汤

大黄、苦参、三棱、莪术、野菊花各30克，地榆、荆芥、枯矾各20克。上药加水煎取2000毫升药汁，备用。清洗或湿敷患处。每日1剂，分2次服用。清热解毒。适用于皮肤癌。

白花蛇舌草半枝莲汤

白花蛇舌草30克，半枝莲、石上柏、玄参、丹参、土茯苓各20克，山慈菇、连翘、赤芍、三棱、莪术各15克，甘草5克。水煎取药汁。每日1剂，分2次服用。清热解毒，化瘀散结。适用于皮肤癌。

板蓝根银翘饮

板蓝根120克，金银花、连翘、皂角刺各9克。将板蓝根、金银花、连翘、皂角刺洗净，放入沙锅中，加水煎汤。代茶饮，每日1剂。清热解毒。适用于皮肤癌。

刀豆饮

刀豆子60～120克。将刀豆洗净，放入沙锅中，加水煎汤。代茶饮，每日1剂。拔毒，燥湿，敛疮。适用于恶性黑色素瘤。

黄精饮

黄精60克。将黄精洗净，放入沙锅中，加水煎汤。代茶饮，每日1剂。拔毒，燥湿，敛疮。适用于恶性黑色素瘤。

生地黄精饮

绿豆、生薏苡仁各45克，大生地黄20克，黄精15克。将绿豆、薏苡仁、大生地黄、黄精洗净，放沙锅中，加水煎汤。代茶饮，每日1剂。调理脾胃，滋阴补肾。适用于肝肾阴虚型恶性黑色素瘤。

黄药子半枝莲汤

黄药子、当归、玄参、金银花、陈皮、牡蛎、黑木耳各30克，半枝莲、夏枯草各60克，紫荆皮20克，贝母12克，儿茶15克。水煎取药汁。每日1剂，分2次服用。化痰祛瘀，软坚抗癌。适用于恶性黑色素瘤。

蛇莓半枝莲汤

蛇莓、白花蛇舌草、夏枯草、半枝莲各60克，玄参、橘红各12克，七叶一枝花、黑耳子、木贼、牡蛎、土槿皮各30克。水煎取药汁。每日1剂，分2次服用。化痰祛瘀，软坚抗癌。适用于恶性黑色素瘤。

首乌蛇莓汤

何首乌、黑木耳、七叶一枝花、狗脊、土槿皮各30克，蛇莓、白花蛇舌草、半枝莲各60克，木贼、玄参各15克，牡蛎20克。水煎取药汁。每日1剂，分2次服用。化痰祛瘀，软坚抗癌。适用于恶性黑色素瘤。

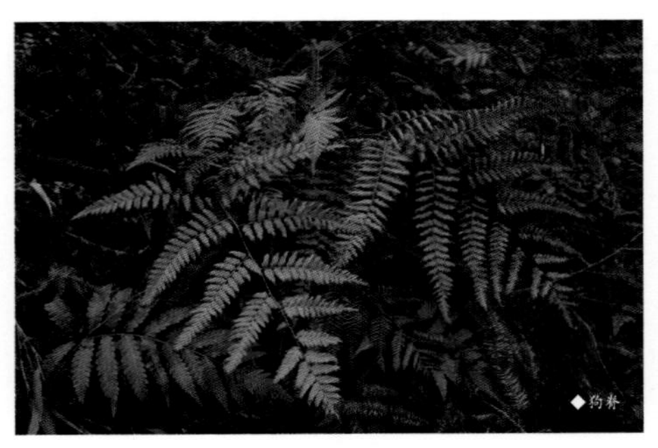
◆狗脊

养生知识

皮肤癌放射、化学治疗期间吃什么

皮肤癌放射治疗后会产生很多不良反应，如黏膜损伤、白细胞减少等。这时，患者应吃流食、半流食。放射治疗时耗损阴液，食物中应适当增加滋阴生津的甘凉之品，如猕猴桃、香蕉、梨汁、甘蔗汁、荸荠、枇杷、藕汁、葡萄、泥鳅、海参等。

皮肤癌化学治疗期间，化学治疗药物在杀伤癌细胞的同时，也会杀伤一些正常细胞，造成人体免疫功能下降、白细胞减少、消化道黏膜溃疡、脱发等毒副反应。所以，饮食中应适当增加一些养气养血之品，如白木耳、桑椹、香菇、核桃仁、菱角、黄鳝等。同时，奶类、瘦肉、鱼、动物肝脏、大枣、赤豆等高蛋白食物也不可少。

第六章

内分泌系统疾病的防治偏方秘方

人体的内分泌系统由位于全身不同部位的内分泌腺构成。内分泌腺是一种无管腺，其分泌的活性物质称为激素。激素由腺细胞释放入毛细血管和毛细淋巴管。激素进入血和淋巴后，随血液循环运送到全身各器官和组织，从而发挥其生理作用。

人体的内分泌腺主要有：丘脑下部、脑垂体、松果体、甲状腺、甲状旁腺、胸腺、胰、肾上腺和性腺（睾丸或卵巢）。

各种内分泌腺有的只分泌一种激素，有的则可分泌多种激素。各种激素对人体新陈代谢内环境的恒定、器官之间的协调以及生长发育、生殖等起调节作用。

中暑

中暑是指在高温和热辐射的长时间作用下，机体体温调节障碍，水、电解质代谢紊乱及神经系统功能损害的症状的总称。颅脑疾患的患者、老弱及耐热能力差的产妇，尤易发生中暑。

中暑的原因有很多，在高温作业的车间工作，如果再加上通风差，则极易发生中暑；农业及露天作业时，受阳光直接暴晒，再加上大地受阳光的暴晒，使大气温度再度升高，使人的脑膜充血，大脑皮质缺血而引起中暑，空气中湿度的增强易诱发中暑；在公共场所、家中，人群拥挤集中，产热集中，散热困难。

人中暑后，会有以下症状：

一是发热、乏力、皮肤灼热、头晕、恶心、呕吐、胸闷。

二是烦躁不安、脉搏细弱、血压下降。

三是重症病例可有头痛剧烈、昏厥、昏迷、痉挛。

根据病情轻重程度的不同，中暑通常分为以下3类。

第一类，先兆中暑：高温环境下出现大汗、口渴、无力、头晕、眼花、耳鸣、恶心、心悸、注意力不集中、四肢发麻等，体温不超过38℃。

第二类，轻度中暑：先兆中暑的症状加重，体温在38℃以上，面色潮红或苍白，大汗，皮肤湿冷，脉搏细弱，心率快，血压下降等呼吸及循环衰竭的症状及体征。

第三类，重度中暑：此类又可细分为以下4类情况。

情况一：中暑高热。体温调节中枢功能失调，散热困难，体内积热过多所致。开始有先兆中暑症状，以后出现头痛、不安、嗜睡，甚至昏迷。面色潮红，皮肤干热。血压下降，呼吸急促，心率快。体温在40℃以上。情况二：中暑衰竭。由于大量出汗发生水及盐类丢失引起血容量不足。临床表现为面色苍白，皮肤湿冷，脉搏细弱，血压降低，呼吸快而浅，神志不清，腋温低，肛温在38.5℃左右。情况三：中暑痉挛。大量出汗后只饮入大量的水，而未补充盐，血钠及氯降低，血钾亦可降低。患者口渴，尿少。肌肉痉挛及疼痛，体温正常。情况四：日射病。因过强阳光照射头部，大量紫外线进入颅内，引起颅内温度升高（可达41℃～42℃），出现脑及脑膜水肿、充血。故发生剧烈的头痛，头晕，恶心，呕吐，耳鸣，眼花，烦躁不安，意识障碍，严重者发生抽搐昏迷。体温可轻度升高。上述情况有时可合并出现。

中暑的防治偏方秘方如下。

受热方

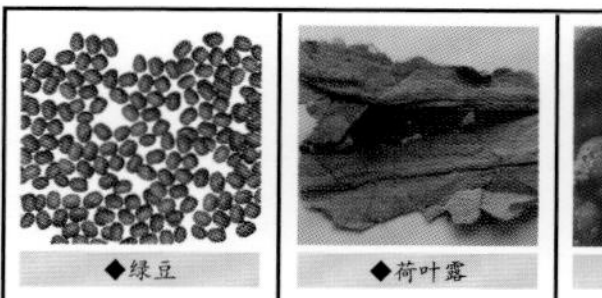
◆绿豆 ◆荷叶露

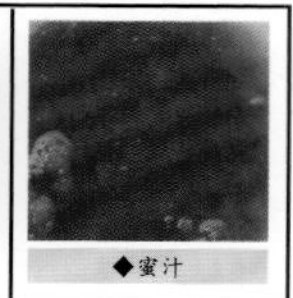
◆蜜汁

绿豆30克，荷叶露100毫升，蜜汁20毫升。绿豆煎汤，后入荷叶露、蜜汁。饮服汤汁。解暑，清热。适用于中暑。

末茶

好茶30克，绿豆粉、苦参各10克，甘草6克。苦参、甘草研末，与茶、绿豆粉拌匀。每次取适量，沸水冲焗，频饮。泻火，利湿，解暑。适用于中暑，症见头痛、口渴、恶心、心烦头晕、尿黄少。

慈禧消暑饮

金银花10克，莲子心3克，白扁豆12克，淡竹叶6克，鲜藕5片。上药加水煎汤，即成。代茶频饮，不拘时。健脾开胃，清暑利湿。适用于防治中暑或夏月纳谷不香。

三石汤

飞滑石、寒水石、杏仁、金银花各9克，生石膏15克，白通草、竹茹（炒）各6克，金汁（冲）30毫升。上药加水1升，煎成400毫升，滤渣取汁。每日1剂，分2次服用。清热利湿，宣通三焦。适用于中暑。

桂沉浆

沉香10克，鲜紫苏叶、乌梅各30克，砂糖120克，桂浆100毫升。将紫苏叶、乌梅、沉香、砂糖一同放入沙锅内，加水600毫升熬煮，熬至300毫升时过滤去渣，入桂浆100毫升，合成桂沉浆。每次30克，每日2～3次。去湿逐饮，生津止渴，顺气。适用于中暑。

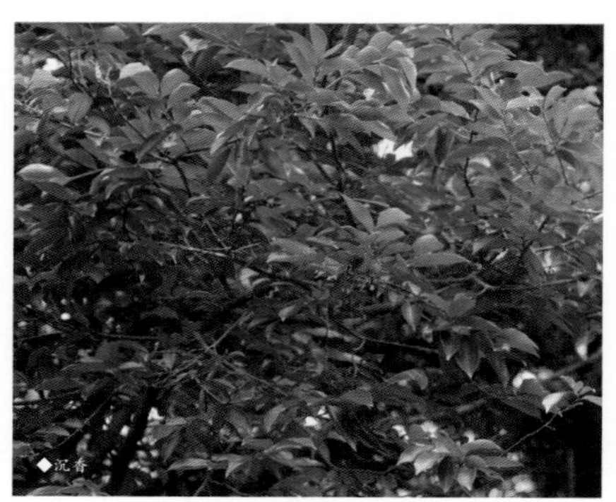
◆沉香

饮膳桂浆

生姜、白糖各1500克，赤茯苓、肉桂各90克，曲末250克，杏仁100枚，大麦15克，凉开水2000毫升。生姜洗净，绞汁；茯苓、肉桂均去皮研末；杏仁烫洗，去皮、尖，研成泥；大麦碾成末。将上述5味与曲末同白沙蜜掺在一起，加凉开水2000毫升拌匀，然后一同装入瓷罐内，油纸封口3层，再用泥巴密固，放冰窖内，3日后取出，滤药留浆。每日饮2次，每次25～30毫升；中暑时加倍饮之。生津止渴，益气和中，去湿逐饮。适用于防治夏季中暑。

代茶汤

白术1.5克，麦冬3克。上药洗净，入沙锅内，加水1500毫升沸煮20分钟，倒入杯中。代茶饮，1次饮完，每日2次。健脾止渴。适用于防暑。

益元散

滑石180克，甘草30克。上药共研为细末，装瓶备用。用时，取9克药末，温水送服，每日3次。清暑利湿。适用于中暑。

清络饮

鲜荷叶、鲜金银花、鲜扁豆花、鲜竹叶心、丝瓜皮、西瓜翠衣各6克。水煎取汁。频服，每日1～2剂。祛暑清热。适用于暑热，症见身热、口渴心烦。

急救绿豆丸

绿豆250克，车前子、甘草、大麦冬、灯心草各60克。上药共研为细末，水泛为丸，如绿豆大小，以15克朱砂为衣。每服3克，温水送服。清热解暑，生津利咽。适用于中暑。

三香散

木香、沉香、檀香各等份。上药共研为细末，装瓶备用。用时，取1.5克药末，以砂仁汤送取。行气化湿。适用于中暑。

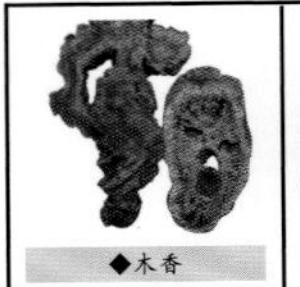
◆木香

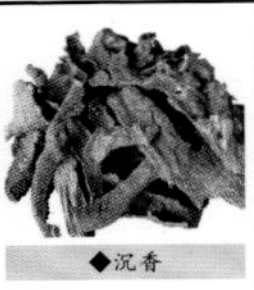
◆沉香

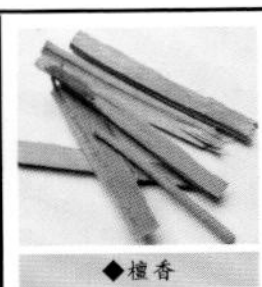
◆檀香

养生知识

夏季高温天气防中暑

夏季是中暑的高发季节，但中暑是可以预防的。首先，应注意补充水分。夏季人体水分挥发较快、较多，不能等口渴了再喝水，应随时补充。汗液会带走身体中的一些微量元素，补水可以喝一些淡盐水。其次，要补充足够的蛋白质，如鱼、肉、蛋、奶和豆类。再次，多吃具有防暑作用的新鲜蔬果，如哈密瓜、西红柿、西瓜、苦瓜等。最后，外出时一定要备好遮阳帽、防晒霜等防晒用具，最好不要在上午10点至下午4点在烈日下行走。

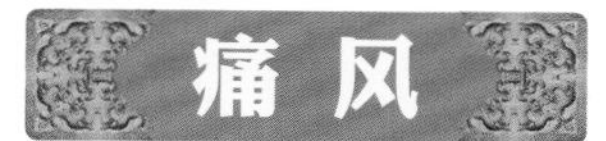

痛风

痛风又称高尿酸血症，是因嘌呤代谢紊乱及尿酸排泄减少引起的一组内分泌系统疾病，可分为原发性和继发性两大类。

痛风为嘌呤代谢紊乱引起的疾病。人体嘌呤来源有饮食和体内合成，嘌呤及代谢产物尿酸自肾脏排出体外。当体内嘌呤基产生过多，超过肾脏排泄能力时，尿酸就会在血液及组织内聚集，并可沉着于关节、结缔组织及肾脏，引起这些部位的炎症变化，也可以尿酸钠盐结晶析出，形成特征性痛风结石或尿路结石。痛风急性期，通常症状为急性间歇性痛风性关节炎，起病急剧，24～48小时达高峰，常累及关节，多有红、肿、痛、热症状。可伴头痛、发热、白细胞增高等全身症状。持续数日至数周后自行缓解，关节活动可完全恢复。慢性期患者关节肿大、畸形及僵硬，约半数患者有痛风史。本病的防治偏方秘方如下。

消痛饮

当归、防风各12克，牛膝、防己、钩藤各15克，泽泻、赤芍各18克，忍冬藤25克，木瓜25克，桑枝30克，甘草5克。水煎取药汁。每日1剂，分2次服用。活血，通络，止痛。适用于痛风。

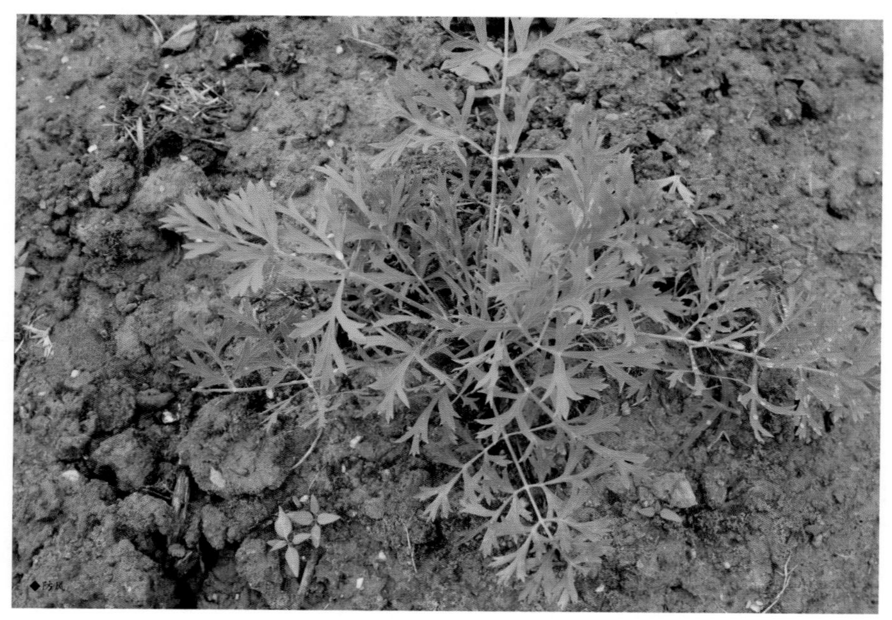

◆防风

痛风定痛汤

金钱草30克，赤芍12克，车前子、泽泻、防己、黄柏、生地黄、地龙各10克。水煎取药汁。每日1剂，分2次服用。清热化湿，宣痹止痛。适用于痛风之湿热内阻证。

凉血四物汤

生地黄、赤芍、当归、川芎、黄芩、赤茯苓、陈皮各10克，红花8克，甘草3克。水煎取药汁。每日1剂，分2次服用。清热化瘀，凉血通络。适用于痛风之瘀热内郁证。

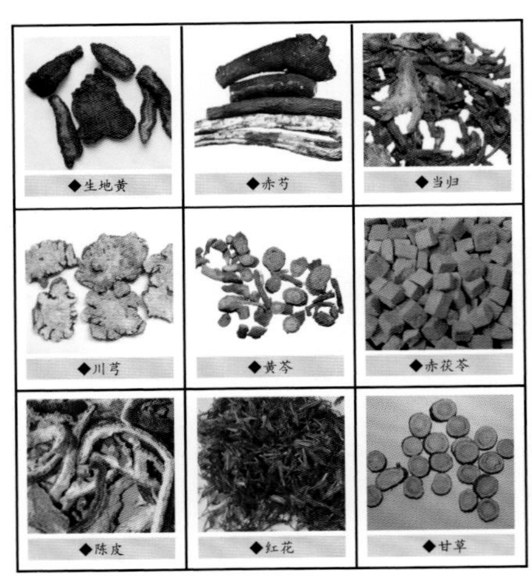

土苓降浊汤

土茯苓、萆薢、泽泻各30克，泽兰、当归各20克，薏苡仁24克，桃仁、红花各12克。上药水煎2次，每次加水500毫升，煎取药汁150毫升，共煎药汁300毫升，混匀备用。每日1剂，分2次服用。降泄浊毒，通络止痛。适用于痛风。

土茯苓萆薢汤

土茯苓、威灵仙、生薏苡仁各30克，泽泻、泽兰、桃仁、当归各10克，萆薢20克，车前子12克。水煎取药汁。每日1剂，分2次服用。泄浊化瘀。适用于痛风所致的关节肿胀疼痛。

加味五苓散

茯苓、泽泻各15克，白术、车前子各10克，桂枝、大黄各6克，川萆薢、丹参各30克。上药水煎，取药汁500毫升。每日1剂，分2次服用，3周为1个疗程。健脾利湿，活血化瘀，清热排浊。适用于痛风。

泄浊除痹汤

土茯苓30克，萆薢、生薏苡仁、威灵仙、木瓜、山慈菇、泽泻、泽兰、王不留行、牛膝、车前子各10克，生蒲黄12克。用药加水500毫升，煎取药汁200毫升。每日1剂，分2次服用，20日为1个疗程。泄浊祛邪，化湿清热，活血化瘀。适用于原发性痛风。

加味白虎桂枝汤

生石膏30克，黄柏、苍术、甘草、牛膝、赤芍、白芍、桂枝、木通各15克，茯苓、知母、车前子各25克，滑石20克。上药水煎2次，每次加水500毫升，煎取药汁150毫升，共煎汁300毫升，混匀两汁，备用。每日1剂，分2次服用。清热，通络，和营卫。适用于痛风之风湿热证。

三藤二草汤

青风藤、苍术、牛膝、忍冬藤、络石藤各15克，败酱草、老鹳草各20克，土茯苓30克，黄柏10克。上药水煎2次，每次加水500毫升，煎取药汁150毫升，共煎取药汁300毫升，混匀备用。每日1剂，分2次服用。祛风除湿清热，通络止痛。适用于痛风性关节炎。

六君子汤

人参、白术、茯苓各10克，甘草6克，陈皮9克，制半夏12克。水煎取药汁。每日1剂，分2次服用。化痰除湿，舒筋通络。适用于痛风之痰湿阻滞证。

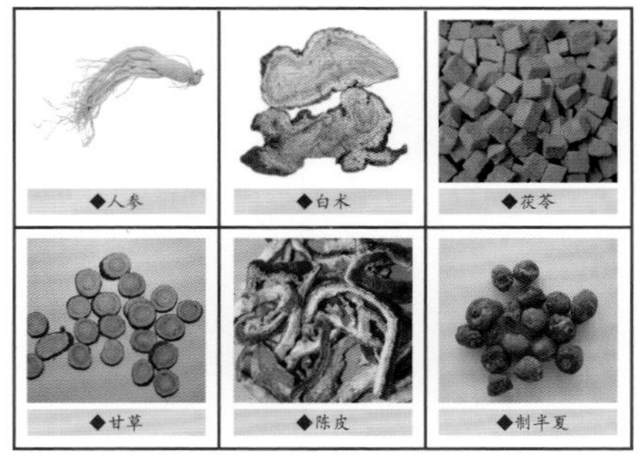
◆人参 ◆白术 ◆茯苓
◆甘草 ◆陈皮 ◆制半夏

三土汤

土牛膝、苍术各15克，土茯苓、川萆薢各30克，山慈菇10克，黄柏9克，威灵仙12克，生甘草6克。把上药水煎2次，每次加水500毫升，煎取药汁150毫升，共煎汁300毫升，混匀两汁备用。每日1剂，分2次服用，1～2周为1个疗程。清热利湿，凉血解毒，活血通络。适用于痛风性关节炎急性发作。

茵陈五苓散

土茯苓60克，猪苓、滑石、防己、牛膝各15克，泽泻、茵陈各20克，黄芪、川萆薢、白芍、白茅根各30克，延胡索12克，甘草6克。上药水煎2次，每次加水500毫升，煎取药汁150毫升，共取汁300毫升，混匀药汁备用。每日1剂，分2次服用，10日为1个疗程。清热解毒，利湿消肿，通络止痛。适用于急性痛风性关节炎。

痛风宁汤

黄柏、白术、云茯苓、苦参、猪苓、桂枝、泽泻、苍术、茵陈、栀子各10克。上药加水煎2次，每次加水500毫升，煎取药汁150毫升，共煎药汁300毫升，混匀备用。每日1剂，分2次服用，1周为1个疗程，连服2～3个疗程。清热解毒，消肿止痛。适用于痛风性关节炎。

补肾痛风汤

党参、茯苓、杜仲、枸杞子、菟丝子、丹参、威灵仙各20克，生黄芪、生薏苡仁各30克，苍术、黄柏、独活、当归、泽泻、桂枝各10克。上药水煎2次，每次加水500毫升，煎取药汁100毫升，共取药汁200毫升，混匀备用。每日1剂，分2次服用。健脾补肾，泄浊通络。适用于早期痛风性肾病。

杞菊地黄丸

枸杞子、菊花、茯苓各10克，熟地黄20克，山茱萸、山药各12克，牡丹皮9克。水煎取药汁。每日1剂，分2次服用。滋补肝肾，舒筋通络。适用于痛风之肝肾阴虚证。

雷公藤甘草汤

雷公藤根（去皮）15克，生甘草5克。水煎取药汁。每日1剂，分2次服用，14日为1个疗程。祛湿通络。适用于风寒湿痹型痛风。

黄芪人参附子汤

黄芪30克，人参、附子、羌活、白芍、半夏、淫羊藿、萆薢、当归、酸枣仁、白术、茯苓各10克，炙甘草、肉桂、防风、细辛、独活、川芎各5克。水煎取药汁。每日1剂，分2次服用。益气活血，除湿止痛。适用于痛风性关节炎。

黄芪牛膝当归汤

黄芪、牛膝各10克，当归、独活、桂枝、石菖蒲、木瓜、龟甲胶、蝉蜕、炙甘草各5克。水煎取药汁。每日1剂，分2次服用。益气活血，通络止痛。适用于痛风性关节炎。

乳香桃仁当归汤

乳香、生甘草各6克，桃仁、当归、五灵脂、牛膝、羌活、香附各10克，地龙12克。水煎取药汁。每日1剂，分2次服用。活血化瘀。适用于痛风之气滞血瘀证。

四妙丸

苍术15克，川牛膝、板蓝根、黄柏各12克，薏苡仁30克，金银花、土茯苓各20克，山慈菇10克，熟大黄6克。水煎取药汁。每日1剂，分2次服用。清热化湿，宣痹止痛。适用于痛风之湿热痹阻证。

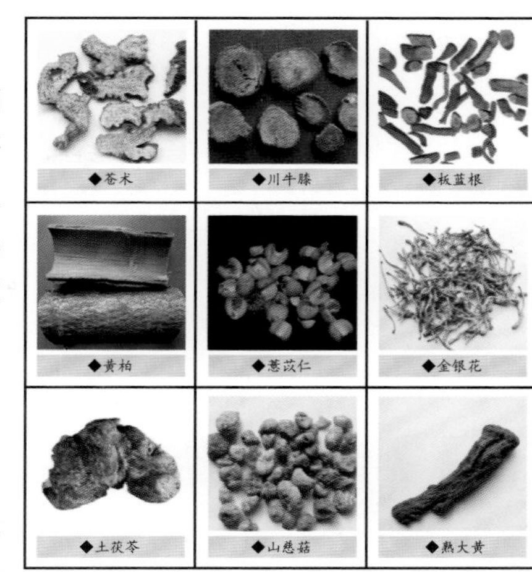
◆苍术 ◆川牛膝 ◆板蓝根 ◆黄柏 ◆薏苡仁 ◆金银花 ◆土茯苓 ◆山慈菇 ◆熟大黄

慈军散

山慈菇、生大黄、水蛭各200克，玄明粉300克，甘遂100克。上药共研细末，装瓶备用。取药末3～5克，以薄荷油调匀，外敷患处；隔日1次。清热活血，除湿通络。适用于痛风。

二藤苍术荆芥汤

忍冬藤、鸡血藤各50克，苍术、荆芥、防风、独活、羌活、桂枝、秦艽、威灵仙、牛膝、当归、川芎、赤芍各15克，乳香、没药、附子、川乌各5克。水煎取药汁。每日1剂，分2次服用。活血化瘀，通络止痛。适用于痛风性关节炎。

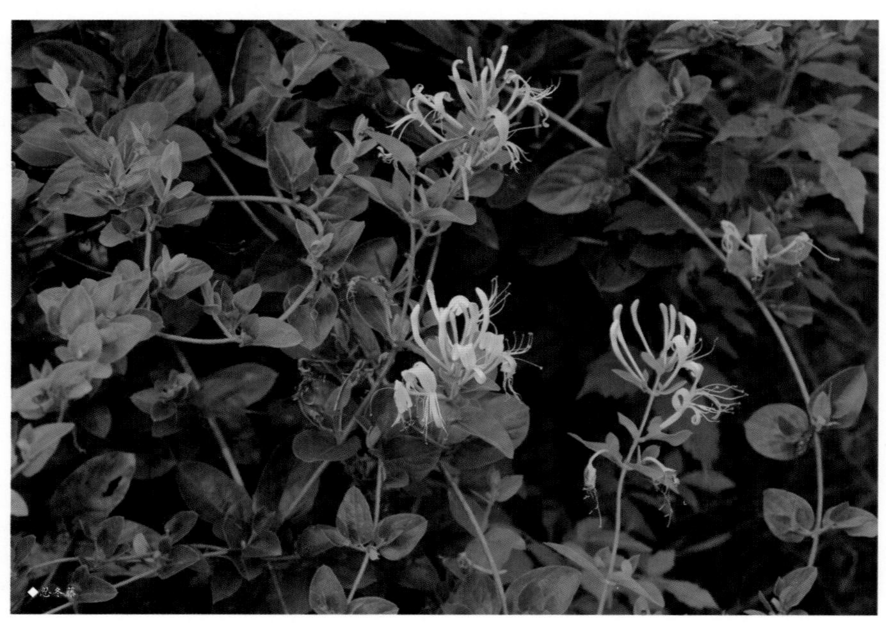
◆忍冬藤

利湿通络汤

土茯苓60克，黄柏12克，牛膝、苍术各15克，丹参、青风藤、薏苡仁各30克，牡丹皮10克。水煎取药汁。每日1剂，分2次服用，15日为1个疗程。清热利湿，凉血化瘀，舒筋通络。适用于痛风性关节炎。

加味玉女煎

生石膏、金银花、赤芍、熟地黄各30克，知母、牡丹皮、麦冬、牛膝各10克，丝瓜络20克，生甘草6克。上药水煎2次，每次加水500毫升，煎取药汁150毫升，共煎汁300毫升，混匀两汁备用。每日1剂，分2次服用。清热滋阴，活血通络。适用于急性痛风性关节炎。

清热通痹汤

土茯苓、制半夏、秦艽、生甘草各10克，山慈菇、桑枝、忍冬藤、黄柏各12克，全蝎、苍术各6克，丹参20克，牛膝9克，生薏苡仁15克。上药水煎2次，每次加水500毫升，煎取药汁150毫升，共煎汁300毫升，混匀两汁备用。每日1剂，分2次服用。清热利湿，通络活血。适用于急性痛风性关节炎。

加味中焦宣痹汤

木防己、杏仁、滑石、连翘、栀子、半夏、制乳香、炒甲珠、川牛膝、赤芍各10克，赤小豆、金银花各30克，薏苡仁、晚蚕沙（包煎）、丹参各15克。上药水煎2次，每次加水500毫升，煎取药汁150毫升，共煎汁300毫升，混匀两汁备用。每日1剂，分2次服用。清热祛湿，通络止痛。适用于急性痛风性关节炎。

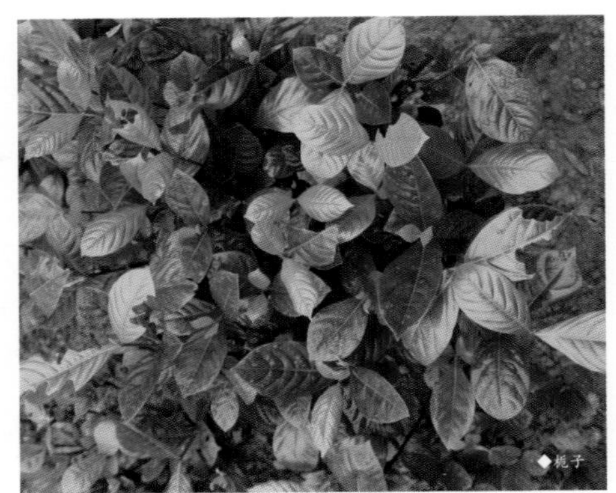
◆栀子

加味麻黄连翘赤小豆汤

炙麻黄6克，牛膝、连翘各15克，赤小豆、生地黄各30克，地龙10克，白茅根20克，甘草5克。上药水煎2次，每次加水500毫升，煎取药汁150毫升，共煎汁300毫升，混匀两汁备用。每日1剂，分2次服用。清热通络，活血除痹。适用于急性痛风性关节炎。

羌活汤

羌活、茯苓、当归各12克，苍术、半夏、陈皮各10克，黄芩、赤芍各15克，香附、木香各9克，甘草6克。上药水煎2次，每次加水500毫升，煎取药汁150毫升，共煎汁300毫升，混匀两汁备用。每日1剂，分2次服用，2周为1个疗程。清热利湿，行气止痛。适用于急性痛风性关节炎。

五土五金汤

土茯苓、金刚刺、金银花各20克，土牛膝、海金沙、土黄连、土大黄各15克，土鳖虫、金莲花各10克，金钱草30克。上药水煎2次，每次加水500毫升，煎取药汁150毫升，共煎汁300毫升，混匀两汁备用。每日1剂，分2次服用。清热活血，祛湿除痹。适用于急性痛风性关节炎。

通痹雷公藤汤

雷公藤、红花、秦艽、桃仁、川萆薢、徐长卿、僵蚕、海风藤、海桐皮各10克，板蓝根、蒲公英、薏苡仁、赤小豆、土茯苓各30克，蜈蚣2条，甘草5克。上药水煎2次，每次加水500毫升，煎取药汁100毫升，共煎汁300毫升，混匀两汁备用。每日1剂，分3次服用，30日为1个疗程。祛风除湿，活血通痹。适用于急性痛风性关节炎。

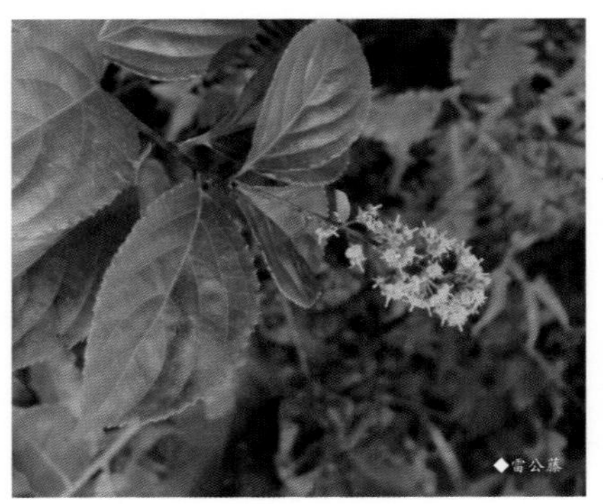
◆雷公藤

养生知识

痛风患者的饮食原则

痛风患者首当忌食含嘌呤多的食物；痛风者体内尿酸产生过多，为控制病情，宜食用具有利尿作用的饮食；因尿酸在碱性液体中易于溶解并排出体外，而在酸性溶液中易发生沉淀而加重病情，因此，宜食用些碱性食物；宜多食用水和含水多的饮食，以增加排尿量，促进尿酸排泄，防止形成尿酸结石；也可多食用含维生素C、维生素B_1、钾盐较多的瓜果蔬菜。忌食用高能量和高脂肪饮食，防止体重过重和肥胖。急性期痛风多属中医“热痹”范畴，症状为关节红肿热痛，宜食用具有清热凉血、消肿止痛作用的食物，忌食用辛辣刺激性食物和温热性食物，更忌烟酒。

肥胖

肥胖是一种营养障碍性疾病，表现为体内脂肪（主要指三酰甘油）积聚过多或脂肪组织与其他软组织的比例过高。无明显病因者称单纯性肥胖，有明确病因者为继发性肥胖。肥胖症病因复杂，由遗传与环境因素相互作用所致。肥胖的发病率尚难以确定，随着人民生活水平不断提高，其发病率也迅速增加。肥胖可见于任何年龄，多见于40～50岁，女多于男。女性脂肪分布以腹、臀部及四肢为主，男以颈及躯干为主。一般轻、中度肥胖无明显自觉症状，但潜伏糖尿病、动脉粥样硬化、冠心病、骨关节炎、痛风、胆石症以及对应的功能低下，不能抵抗各种感染，不能耐受麻醉、手术等许多合并症。肥胖症的治疗须坚持严格的饮食管理和加强锻炼，而预防比治疗更为重要和有效。

肥胖包括下以症状。低换气综合征：气促、脉快、无力、易倦、嗜睡、发绀，二氧化碳分压升高，氧分压、动脉氧饱和度下降；肥胖的合并症：高脂血症、糖尿病、动脉粥样硬化及冠心病、高血压、胆石症、脂肪肝、骨关节炎；内分泌代谢紊乱：高胰岛素血症、糖耐量降低、女性不孕、闭经、男性阳痿，怕热、多汗。

治疗肥胖必须坚持四项原则，即合理饮食，减少热量摄入；体育锻炼，增加机体热量消耗；辅助药物治疗；治疗过程必须持之以恒。需要强调的是，对肥胖的治疗必须个体化，应根据患者完整的家族史、环境因素、饮食习惯、食欲和体力活动强度以及合并症的情况来决定，盲目偏信各种减肥药以及不合理的禁食都是有害而无利的。本病的防治偏方秘方如下。

清宫仙药茶

上等茶叶3克，紫苏叶、石菖蒲、泽泻、山楂各12克。后4种研粗末，与茶叶混合，收储备用。每次适量，开水泡，当茶饮。消脂减肥。适用于单纯性肥胖症，兼治高脂血症。

荷叶泽泻煎

荷叶、白术各12克，泽泻、茯苓、草决明、薏苡仁、防己各15克，陈皮10克。上药加水煎2次，混合两煎所得的药汁。每日1剂，分3次服，一般连续用药15～45日。消脂瘦身。适用于单纯性肥胖。

首乌槐角茶

槐角、冬瓜皮各18克，何首乌30克，山楂肉15克，乌龙茶3克。将前4味中药共煎，去渣取汁，以药汁泡乌龙茶。代茶饮用。消脂减肥。适用于肥胖症。

黑白牵牛子首乌丸

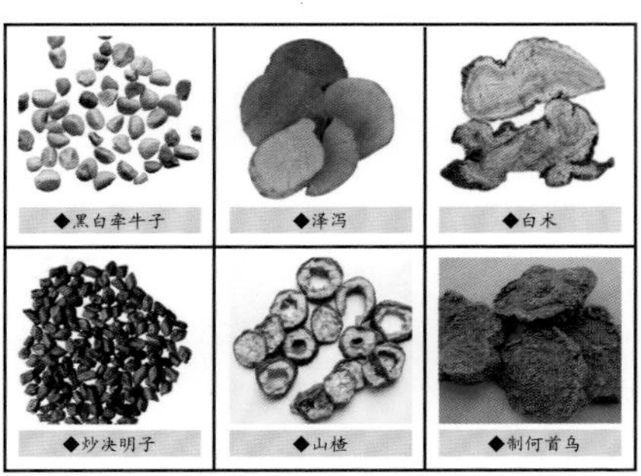

黑白牵牛子10～30克，泽泻、白术、炒决明子各10克，山楂、制何首乌各20克。上药研成细末，炼蜜为丸，如梧桐子大，备用。口服，早、晚各服20～30粒。减肥去脂，消食化瘀。适用于肥胖症。

轻身散

黄芪30克，党参、苍术、丹参、山楂、大黄、海藻、荷叶各15克，白术、柴胡、陈皮、姜黄、泽泻、决明子各10克。水煎取汁。每日1剂，分3次服用，早、中、晚饭前半小时各服1次，1个月为1个疗程，以2～3个疗程为佳。活血理气，通腑导滞，降浊化饮。适用于肥胖症。

山楂槐花饮

山楂30克，槐花5克，草决明10克，荷叶15克，白糖少许。上药水煎，待山楂将烂时，将其用汤勺碾碎，再煮10分钟，滤渣取汁，加入白糖即成。代茶频饮。降脂减肥。适用于肥胖症。

轻身一号

黄芪、何首乌、茵陈、水牛角各15克，防己、白芷、川芎各9克，泽泻、山楂各10克，丹参20克，淫羊藿6克，生大黄3克。水煎取药汁。每日1剂，分2次服用。化湿利尿，活血祛瘀，健脾消积，行气通经。适用于单纯性肥胖症。

养生知识

减肥时4种食物不能吃

要想减肥成功，4类比较流行的食物最好不吃。

第一是可乐。一瓶600毫升的可乐含有1170.96焦耳左右的热量，等于2碗米饭的热量。如果一个人每日都喝一瓶可乐的话，一年下来就会增肥10千克。可乐的口味还会刺激人比平时进食更多的食物，所以经常喝可乐的人多发胖，腰、腹、腿等部位堆积大量的脂肪。

第二是巧克力制品。巧克力含有大量的热量，就拿6块巧克力饼干来说，所含有的热量超过1254焦耳，连续吃一年的话，会让人增重近15千克。

第三是啤酒。啤酒有“液体面包”之称，含有大量的热量，常喝会让人发胖，特别容易出现“将军肚”。

降脂饮

枸杞子、草决明、山楂、何首乌各15克。上药放沙锅内水煎，滤渣取汁。代茶频饮，每日1剂。消食化积，除脂降脂。适用于肥胖症。

海藻轻身汤

海藻、薏苡仁各12克，茵陈、柴胡各9克，泽泻、夏枯草、山楂各15克，白芥子6克，甘草5克。上药水煎，煎取药汁200毫升。每次口服100毫升，每日2次。化痰祛脂，健脾利湿，调理气机。适用于女性青年肥胖症。

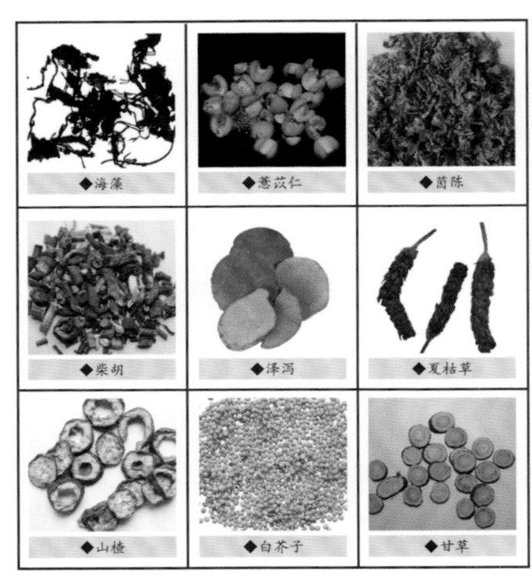

淫羊藿叶消脂方

淫羊藿50克，藿香叶、二丑各30克，肉桂、艾叶、硫黄各15克（后入），麻黄、磁石各10克（后入）。上药除磁石、硫黄外，煎煮后提取、烘干研成粉；将磁石、硫黄研成细末，与前面的药粉拌匀，装入用薄布制成的8厘米×8厘米的药芯，外用绸缎布制成肚兜。将药肚兜穿在身上，紧贴肚脐处，药芯每隔15～30日更换1次，更换3个药芯为1个疗程。助阳去滞，芳香化浊，固本消胖。适用于老年性肥胖。

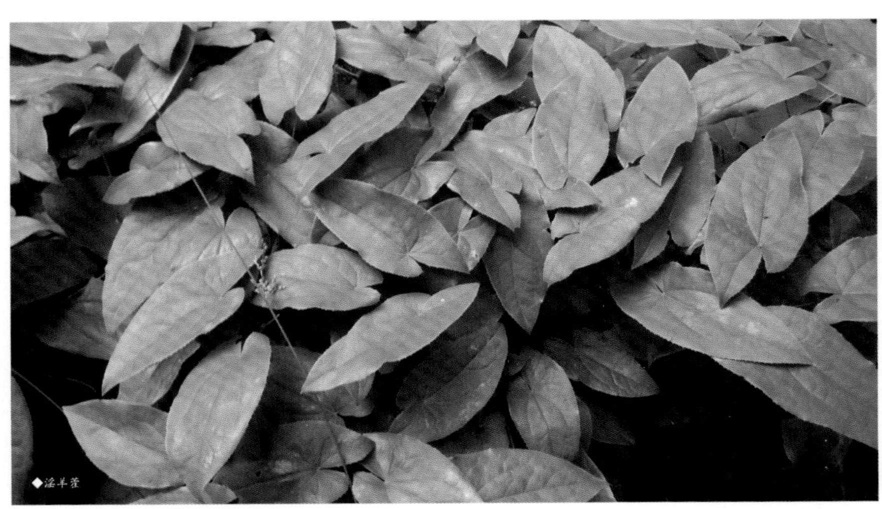
◆淫羊藿

妇女瘦身方

佩兰20克，广木香、独活各10克，苍术、白芷、桂枝各15克，艾叶、花椒各5克。上药共煎煮，提取物烘干，研成极细粉，装入用薄布缝制的8厘米×8厘米的药芯，外用绸缎布制成肚兜。穿上药肚兜，使其紧贴肚脐处，15～20日更换1次药芯，3～6个药芯为1个疗程。助阳通经，除寒化湿，消胀祛浊。适用于妇女脾虚淡湿导致的肥胖症。

茉莉玫瑰饮

茉莉花、玫瑰花、枳壳、草决明、荷叶各10克，何首乌、补骨脂、桑椹各15克，泽泻、泽兰各12克。水煎取药汁。每日1剂，分2次服用。消脂降脂。适用于肥胖症。

番泻饮

番泻叶1.5克，决明子、泽泻各12克。水煎取药汁。每日1剂，分2次服用。泻热导滞，降血脂。适用于肥胖症。

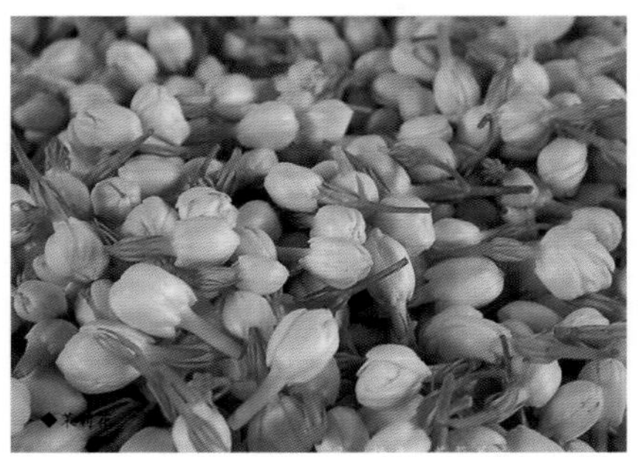

川芎荷叶饮

玫瑰花、茉莉花、荷叶、川芎各5克。上药用沸水冲泡15分钟。代茶饮，晚上服用。减肥降脂。适用于肥胖症。

养生知识

有氧运动减肥效果好

什么运动减肥最快呢？低强度长时间的有氧代谢运动。这种运动包括快速走、慢跑、骑车、滑冰、跳绳、游泳、爬楼梯、健美操等，持续运动20分钟以上，使心率保持在一定的水平。有氧运动的主要目的是连续地让心跳加快，锻炼心脏，加快血液循环，从而消耗体内多余的脂肪和能量。

有氧运动的最佳时间是在早晨未吃早饭前。要想达到减肥效果，每次运动的时间不能小于40分钟。

糖尿病

糖尿病是常见的内分泌代谢病之一，是指血中胰岛素绝对或相对不足，导致血糖过高，出现糖尿，进而引起脂肪和蛋白质代谢紊乱。

总结发现，糖尿病的典型症状为“三多、一少、二高”。

“三多”是指食多、饮多、尿多。食多，患者常有饥饿感，饭量是自己未患病前的1倍以上；饮多，患者常感口干烦渴，一日喝大量开水；尿多，患者排尿多，喝下的水不久便全部排出。正常人每日尿量不超过2000毫升，糖尿病患者的尿量会大于这个数值。

“一少”是指体重减少。正常人吃得多，体重一般会增加，可是糖尿病患者却恰恰相反，他们的体重不断减轻，一年内体重会减10～20千克。随着身体的消瘦，患者体力下降，常觉全身疲倦乏力。

“二高”是指血糖高和尿糖高。血糖高，指患者血液中含糖量（称为血糖）超过正常值（人体的血糖正常值是5.83毫摩尔/升）。尿糖高，指患者排出的尿液中含葡萄糖量（称为尿糖）超过正常值。正常人每日24小时排出的尿液中含葡萄糖总量为32～93毫克。

糖尿病至今还无法治愈，有“不死的癌症”之称。随着病情的加重，一些患者常发生酮症酸中毒等急性并发症或血管、神经等慢性并发症。

糖尿病属于中医“消渴病”范畴，显然是根据糖尿病的典型症状命名的。本病的防治偏方秘方如下。

降糖汤

黄芪、生地黄、山药、玄参各30克，丹参、苍术各20克，赤芍、枸杞子各15克。上药加水煎2次，每次用小火慢煎，取药汁200毫升，两煎药液混合共400毫升。每日1剂，每日服2次，每次200毫升，30日为1个疗程。益气健脾，养阴滋肾，活血化瘀。适用于糖尿病，调理尿糖代谢。

养阴化瘀汤

丹参、党参、元参、天花粉、山药、山茱萸各20克，红花、赤芍、桃仁、苍术各10克，川芎5克。上药加水煎2次，用小火慢煎，每次煎取药汁150毫升，混合两次所得药液共300毫升。每日1剂，上午、下午各服150毫升，连服30日为1个疗程。益气养阴，活血化瘀。适用于糖尿病。

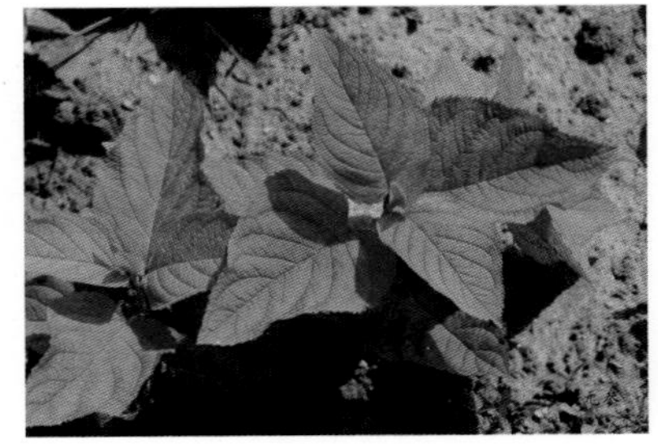

地黄滋肾汤

生地黄、山药各30克，山茱萸20克，黄芪、石斛、枸杞子、赤芍各15克，牡丹皮、黄芩各10克。上药加水煎2次，首煎时，先取清水600毫升浸泡诸药30分钟，然后用小火慢煎至200毫升，取药汁；接着进行第二次水煎，加水500毫升，小火煎至200毫升，将两次煎得的药液混合，共400毫升。每日1剂，分2次服用，15日为1个疗程。益气养阴，壮水制火，活血化瘀。适用于糖尿病，症见“三多”症状、血糖升高、尿糖高。

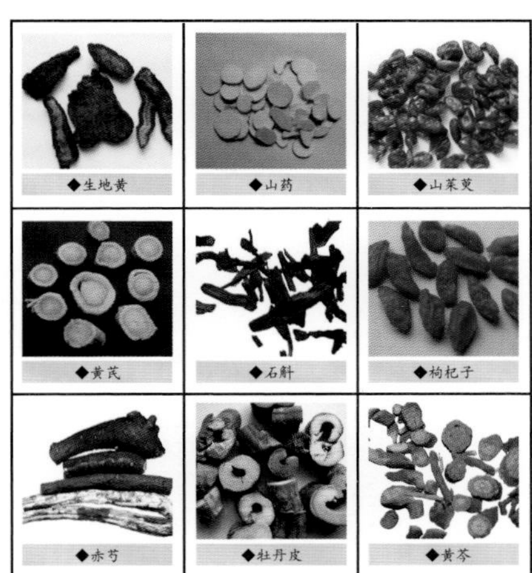
◆生地黄 ◆山药 ◆山茱萸
◆黄芪 ◆石斛 ◆枸杞子
◆赤芍 ◆牡丹皮 ◆黄芩

补肾降糖汤

生地黄、黄芪、玉竹各20克，山茱萸、山药、菝葜、葛根各15克，菟丝子、蚕茧、牡丹皮、泽泻、茯苓、天花粉、麦冬、玄参、苍术各10克。水煎取药汁。每日1剂，分2次服用。补肾滋阴，生津润燥。适用于2型糖尿病。

疏肝滋阴煎

醋柴胡、苍术各6克，牡丹皮、醋白芍、山茱萸、熟地黄、生地黄、葛根、山药各10克，生龙骨、生牡蛎各15克，黄芪30克。水煎取药汁。每日1剂，分2次服用。疏肝滋阴。适用于2型糖尿病，尤其适合平素性情不稳定者。

桃竹山玉饮

红花、生何首乌、生黄芪、生山药各30克，猪苓18克，山茱萸、牡丹皮、玉竹、蚕茧、玉米须各10克。水煎取药汁。每日1剂，分4次服用。益肾化瘀，清热凉血，健脾养肺，利湿泄浊，润肠降糖。适用于老年性2型糖尿病。

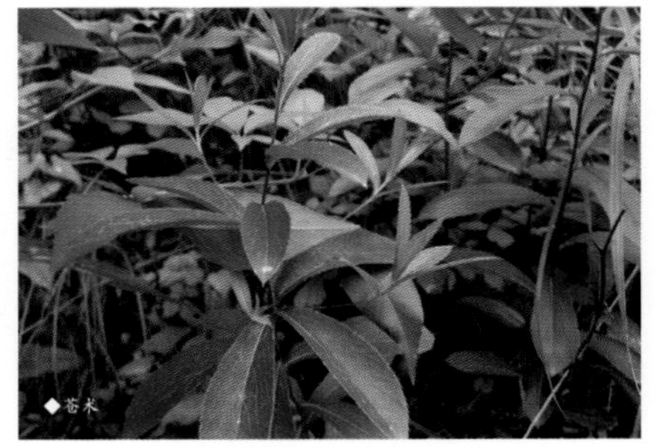
◆苍术

降糖生脉方

生黄芪、生地黄、熟地黄各30克，生山楂、北沙参各15克，麦冬、五味子各10克，天花粉20克。水煎取药汁。每日1剂，分2次服用。益气养阴，强心复脉，降糖降脂。适用于2型糖尿病。

益肾降糖消脂饮

生地黄、枸杞子各20克，鬼箭羽18克，何首乌15克，泽泻12克，陈皮、水蛭各10克。水煎取药汁。每日1剂，分2次服用。益肾填精，活血化痰。适用于2型糖尿病伴高脂血症。

太芪饮

太子参、生黄芪、生地黄、熟地黄、山药、丹参、葛根、枸杞子各30克，菟丝子、当归、山茱萸、仙灵脾各15克，炙甘草6克。水煎取药汁。每日1剂，分2次服用。滋肾温阳，活血化瘀。适用于老年性2型糖尿病。

养生知识

糖尿病患者要吃得科学

糖尿病至今还无法治愈，最好的方法是通过饮食调节来控制病情。糖尿病患者该如何科学进食呢?

首先，进餐定时定量，讲究规律。一日至少吃三餐饭，而且要定时、定量，两餐之间间隔4～5小时。

其次，多食用粗粮和蔬菜，尤其是富含高纤维的蔬菜、豆类、全谷物等。每餐糖类摄入量应占总热量的55%～60%。单糖类食物，如蔗糖、麦芽糖、葡萄糖及其制品等，要严格限制摄入量。

再次，所吃的菜肴应少油、少盐。糖尿病患者宜吃清淡类食品，烹调菜肴时用蒸、煮、凉拌、涮、炖、卤等方式。不吃动物食用油，多吃植物油，尽量减少赴宴。

最后，少吃肉。肉类食物进入到人体后，也会转变成糖和脂肪。糖尿病患者每日胆固醇的摄入量应控制在200毫克以内，尽量少吃猪、鸡、鸭、肝、肾等动物内脏。还要少吃油炸、油煎的食物。

四妙散加减方

山药、苍术、牛膝、益母草各30克，薏苡仁25克，丹参、黄柏、鸡内金、泽泻各15克，黄连3克，佩兰、川芎各10克。上药加水煎2次，混合两煎所得药汁；首煎前，先用清水浸泡诸药30分钟。每日1剂，上午、下午各服1次，连服4周为1个疗程。健脾祛湿，活血化瘀。适用于湿热中阻型糖尿病，症见口干但不欲饮、善饥但食后脘腹胀满、下肢微肿、全身困倦乏力、血糖高、尿糖高。

肤愈散

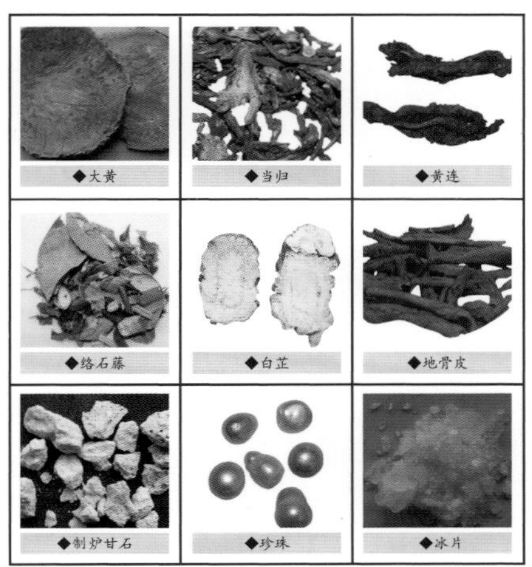

大黄、当归、黄连各50克，络石藤、白芷各30克，地骨皮60克，制炉甘石20克，珍珠粉10克，冰片15克。取上药烘干研细末，过80目筛，混合后紫外线消毒，装瓶备用。溃疡Ⅰ度，先以生理盐水冲洗后用庆大霉素涂于创面，将肤愈散均匀敷患处，消毒纱布绷带包扎固定，隔日换药1次；溃疡Ⅱ度清创后，双黄连水冲洗，创面上用庆大霉素、胰岛素均匀喷洒，敷肤愈散包扎固定，每日换药1次；溃疡Ⅲ度清创后，用甲硝唑液冲洗，予盐水纱条（生理盐水浸泡）引流，肤愈散敷溃疡面，包扎固定，每日换药2次。活血化瘀，化腐消肿，收敛生肌。适用于糖尿病足部溃疡。

花粉杞淮汤

天花粉、枸杞子各30克，山药适量。将山药洗净，放入锅内蒸熟；取枸杞子、天花粉煎汤。食山药，喝汤。每日2次。降糖消渴。适用于糖尿病。

活血益肾汤

生大黄8克（后下），益母草、制何首乌、生黄芪、菟丝子、黄精各15克，当归、川牛膝、牛膝各12克，丹参、山药各30克，川芎20克。用上药浓煎，取药汁。每日1剂，分2次服用。活血化瘀，益肾通络。适用于糖尿病、肾病。

益气活血降糖方

黄芪、葛根各20克，党参、丹参、麦冬、天花粉、石膏各15克，知母10克，山药、牡丹皮、山茱萸各12克，红花6克。水煎取药汁。每日1剂，分2次服用。益气活血，滋肾养阴。适用于肾亏血瘀型糖尿病。

益肾化瘀汤

生黄芪、太子参、生山药、炒薏苡仁、丹参、益母草各30克，白术、茯苓各20克，当归15克，陈皮10克，法半夏12克，生大黄6克。水煎取药汁。每日1剂，分2次服用。补益脾肾，化瘀降浊。适用于糖尿病肾病。

气虚血瘀方

人参（另煎）、丹参各30克，麦冬、五味子、玄参、玉竹、赤芍、延胡索各10克，生地黄20克。水煎取药汁。每日1剂，分2次服用。补气滋阴，活血化瘀。适用于糖尿病合并急性心肌梗死。

清热滋阴明目汤

麦冬、枸杞子、北沙参、谷精草、青葙子、当归、川楝子各10克，生地黄、熟地黄、葛根各15克，丹参、决明子各30克，菊花12克。水煎取药汁。每日1剂，分2次服用。清热消渴，滋阴明目。适用于糖尿病合并视网膜病变。

胜甘降糖方

山茱萸、丹参、五味子各30克，黄芪40克。水煎取药汁。每日1剂，分2次服用，30日为1个疗程。降糖消渴。适用于糖尿病。

养阴益气活血方

黄芪、山药、地鳖虫、牡丹皮各20克，黄精、牛膝各15克，白茅根25克，石斛10克，三七粉2克（冲服）。水煎取药汁。每日1剂，分2次服用，30日为1个疗程。滋肾益精，活血散瘀。适用于糖尿病合并视网膜病变。

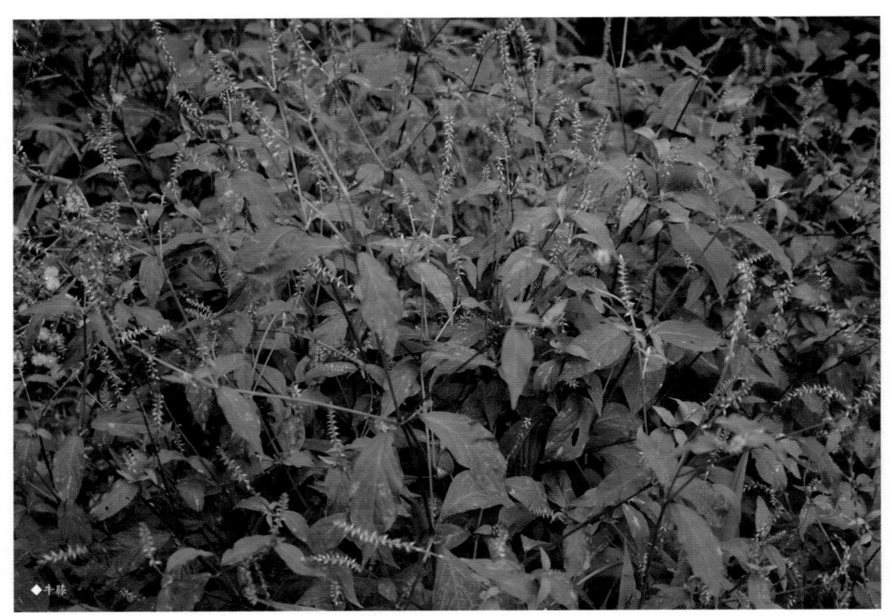

◆牛膝

花粉山药知母汤

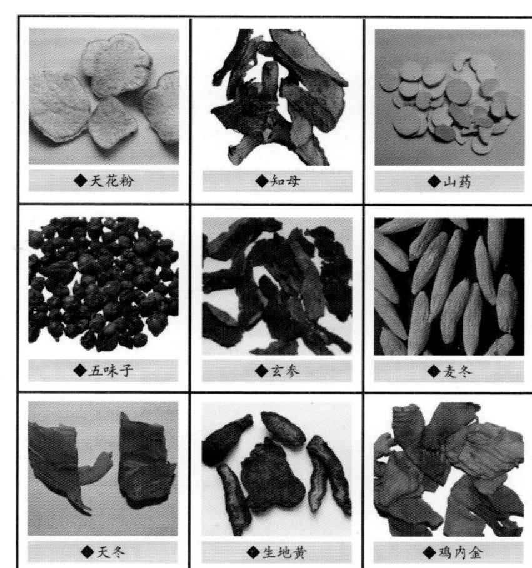

天花粉、知母各30克，山药50克，五味子、玄参、麦冬、天冬各15克，生地黄、鸡内金各20克。水煎取药汁。每日1剂，分2次服用。生津止渴，固本培元。适用于老年性糖尿病。

养肝明目汤

生地黄、熟地黄、芡实各20克，天花粉、知母、麦冬、天冬、女贞子、五味子各10克，山药、沙参、黄精、玄参、石斛、枸杞子、台参（五台山党参）各15克。水煎取药汁。每日1剂，分2次服用。滋阴养肝，明目化瘀。适用于糖尿病并发白内障。

养生知识

糖尿病患者的用药禁忌

糖尿病患者不是什么药都能吃，如下是药物忌用：

1. 糖皮质激素类。如泼尼松、地塞米松、氢化可的松、倍他米松、醋酸可的松和曲安西龙等。这些药能增加肝糖原形成和糖新生，从而对抗胰岛素和口服降血糖药的作用。

2. 避孕药。包括雌激素和黄体酮样衍生物。这些药具有升高血糖和减少糖耐量的作用，因此，患糖尿病的育龄妇女不能服用这类药避孕。

3. 甲状腺激素类药、利尿酸、呋塞米、氨苯蝶啶、氯噻酮、大剂量烟酸及吩噻嗪类药（如氯丙嗪、氯普噻吨、奋乃静及异丙嗪等）。这些药具有升高血糖和对抗降血糖药的作用。

4. 异烟肼与磺酰脲类降血糖药不能合用，否则出现糖尿和高血糖，甚至产生不可逆的糖尿病。

5. 氯霉素与胰岛素和磺酰脲类口服降血糖药不能合用，可引起低血糖。

6. 忌用四环素、苯丙酸诺龙、单胺氧化酶抑制药。这些药都能增强降血糖药的作用，导致低血糖。

7. 忌用降血脂药如安妥明（冠心平）、降脂酰胺等，不能与磺酰脲类药合用。

8. 水杨酸类药物（如阿司匹林）、保泰松、磺胺异嘧唑不能与磺酰脲类药和甲苯磺丁脲合用。

9. 甲基多巴与口服降血糖药合用可加重血质不调。

10. 四环素类药物禁与盐酸苯乙双胍合用，否则产生乳酸酸中毒，甚至死亡。

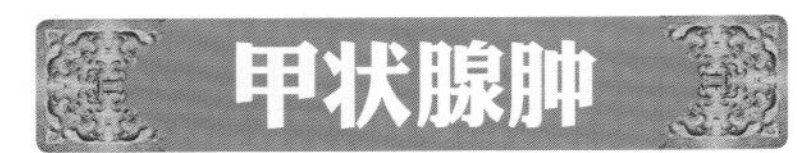

甲状腺肿

甲状腺是人体最大的内分泌腺，包裹在气管的前面。如果甲状腺肿大了，就会压迫到临近的组织。症状轻者，无法用肉眼看出来，用手摸才能发现。症状重者，脖子会变得粗大，触目惊心，故一些人把甲状腺肿称为“大脖子病”。甲状腺肿分为两种，一种是单纯性的，即由人体缺乏碘引起的；另一种是散发性的，是由多种疾病引起，如甲状腺功能亢奋。本病的防治偏方秘方如下。

四海舒郁汤

柴胡、陈皮、枳壳各9克，昆布、黄药子、海藻各12克，青木香6克，制香附、厚朴各10克，半夏3克，海螵蛸、海蛤壳各15克。水煎取药汁。每日1剂，分2次服用。疏肝理气，解郁消肿。适用于甲状腺肿。

加味逍遥散

当归、柴胡、茯苓各15克，昆布、海藻、赤芍各20克，焦白术、青皮、陈皮、郁金各12克，枳实8克，牡蛎30克。水煎取药汁。每日1剂，分2次口服，10日为1个疗程。疏肝理气，健脾化痰，活血消瘿。适用于甲状腺肿。

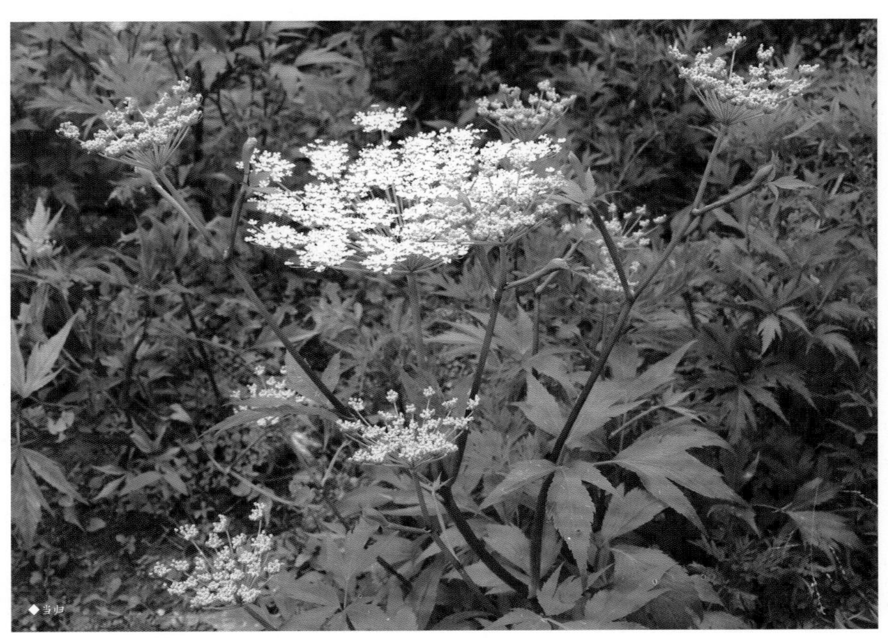

◆当归

散瘿消瘤汤

柴胡、昆布、海藻各12克，川贝母、青皮、香附、赤芍、川芎、当归、延胡索、黄药子、制乳香、没药各9克，三棱、莪术各8克。水煎药汁。每日1剂，分2次服用。疏肝理气，活血化瘀，化痰散结。适用于甲状腺肿。

消瘿丸

香附20克，玄参、丹参、贝母各60克，紫草120克，夏枯草、白芷各30克，干姜15克。上药共研极细末，水泛或炼蜜为丸。每服6克，每日2次。理气解毒，化痰活血。适用于甲状腺肿。

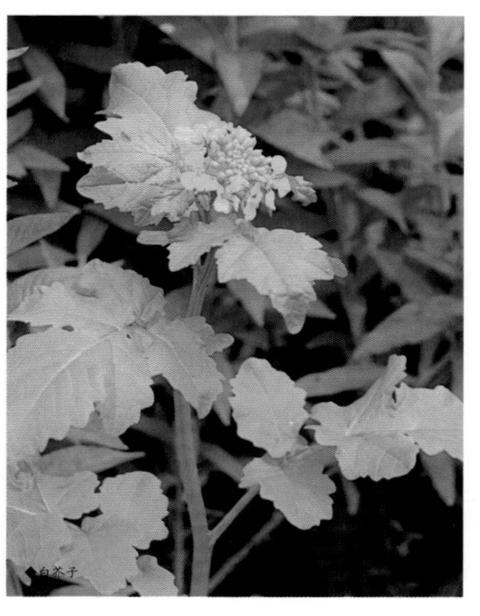
白芥子

二子消痰汤

白芥子、牛蒡子各20克，夏枯草、浙贝母、玄参各15克，连翘、川芎、当归、陈皮、香附各10克，牡蛎30克（先煎），甘草6克。水煎取药汁。每日1剂，分2次服用，15剂为1个疗程。消痰散结，理气化痰，清热消肿。适用于甲状腺肿。

养生知识

会诱发甲状腺肿的蔬菜

一些蔬菜会诱发甲状腺肿。

萝卜：萝卜中含有硫脲类的致甲状腺肿的物质，久食可能引起甲状腺肿。

卷心菜：卷心菜中含有有机氰化物，其能影响甲状腺激素的合成，继而引起甲状腺代偿性增大。所以，卷心菜不能常吃。

马铃薯：马铃薯中也含有有机氰化物，这种东西进入人体后，会阻碍甲状腺摄取碘，从而引起人的甲状腺肿。所以，天天吃土豆的人应小心。

大豆：大豆进入人体后，在肠道内消化过程中会妨碍肠道吸收甲状腺激素，造成甲状腺激素过多地排出体外，从而导致人体甲状腺激素不足，甲状腺就此发病。所以，大豆也不能久食。

豌豆：豌豆进入人体后，可产生一种5-乙烯-2-硫氧氮五环的物质，它可作用于甲状腺，致甲状腺肿。

甲状腺功能亢进症

甲状腺功能亢进症简称甲亢，是由多种因素引起的甲状腺激素分泌过多所致的一种常见内分泌病。主要症状为人体代谢率增高和神经兴奋。代谢率增高的具体表现是：食欲亢进，体重减轻，心率加快，疲乏无力，潮湿多汗，有的还伴有胸闷气短、腹泻便溏等现象。神经兴奋的具体表现为：神经过敏，性情紧张，急躁，易激动，失眠多梦。大多数甲状腺患者还具有甲状腺肿、眼球突出等症状，这也可以作为诊断病症的初步依据。

甲状腺功能亢对身体危害很大，如果不及时治疗，可引起骨质疏松、心力衰竭、皮肤病变等多种并发病，甚至造成生命危险。是什么导致甲状腺病变呢？研究认为，本病与人的精神因素关系最为密切。爱生闷气、爱发脾气等，易引起甲状腺功能发生突变。另外，甲亢的诱发还与自身免疫、遗传和环境等因素有关。

甲亢属于中医“瘿瘤”范畴，认为其发病原因主要在于患者素体阴亏，肾阴不足，水不涵木，肝阴失敛。治疗时宜从肝经入手，疏肝养阴，清热凉血。本病防治偏方秘方如下。

育阴汤加减方

麦冬、昆布、沙参、海藻、天冬、天花粉、生地黄各15克，五倍子、大贝母各10克。水煎取药汁。每日1剂，分2次服用。养阴解郁，软坚散结。适用于甲亢。

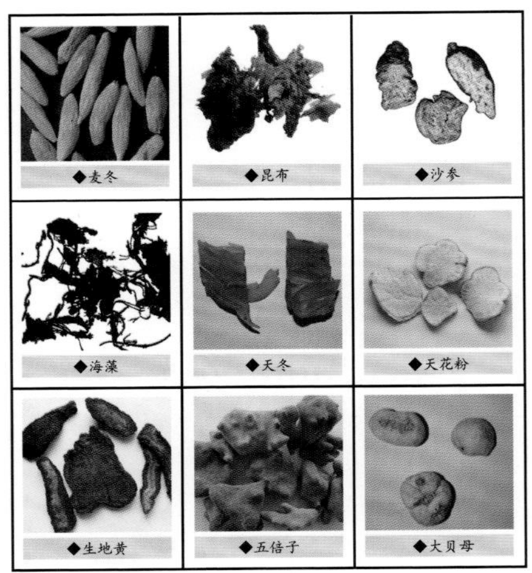
◆麦冬 ◆昆布 ◆沙参 ◆海藻 ◆天冬 ◆天花粉 ◆生地黄 ◆五倍子 ◆大贝母

加味平复饮

生牡蛎、白芍各20克，当归、香附、柴胡、郁金各15克，海藻、昆布、夏枯草各25克。水煎取药汁。每日1剂，分2次服用。软坚散结，疏肝解郁，养血和血。适用于甲亢。

抑亢丸

羚羊角2克（先煎），生地黄、沉香、白芍、莲子心、黄药子各15克，天竺黄20克，紫贝齿、白蒺藜各25克，珍珠母50克，香附10克。水煎取药汁。温服，每日1剂，早饭前服1次，晚饭后30分钟服1次，服药期间停服一切中西药物。平肝清热，消瘿散结。适用于甲亢，症见心悸、汗出、心烦、消瘦、易怒、两眼突出等。

甲亢平

太子参、生牡蛎各30克，麦冬、玄参各10克，生蛤壳、生地黄各15克，川石斛、浙贝母、夏枯草各12克。水煎取药汁。口服，每日1剂。养阴生津，健脾润肺，化痰软坚。适用于甲亢。

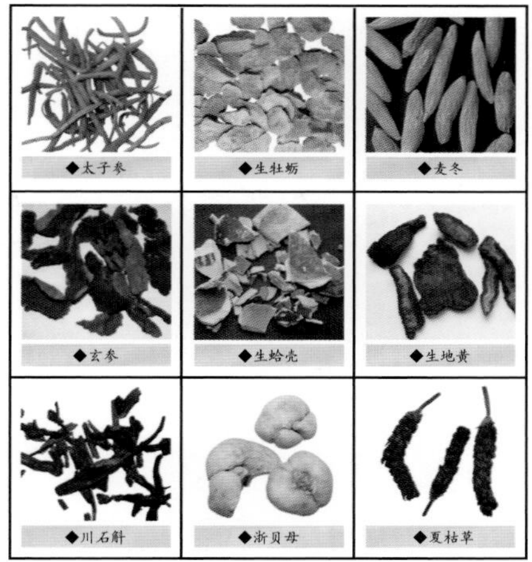
◆太子参 ◆生牡蛎 ◆麦冬 ◆玄参 ◆生蛤壳 ◆生地黄 ◆川石斛 ◆浙贝母 ◆夏枯草

当归六黄汤合消瘰丸加减方

当归、黄芩、浙贝母各9克，玄参12克，黄连、黄柏各6克，酸枣仁、生地黄、黄芪各15克，生牡蛎、浮小麦各30克。水煎取药汁。每日1剂，分2次服用。滋阴泻火，益气散结。适用于阴虚火旺导致的甲亢。

二陈汤加味

清半夏、昆布、海藻各15克，广陈皮10克，云茯苓、龙胆各12克，生甘草6克，白芥子3克。水煎取药汁。每日1剂，分2次服用。清热化痰。适用于痰火内扰导致的甲亢。

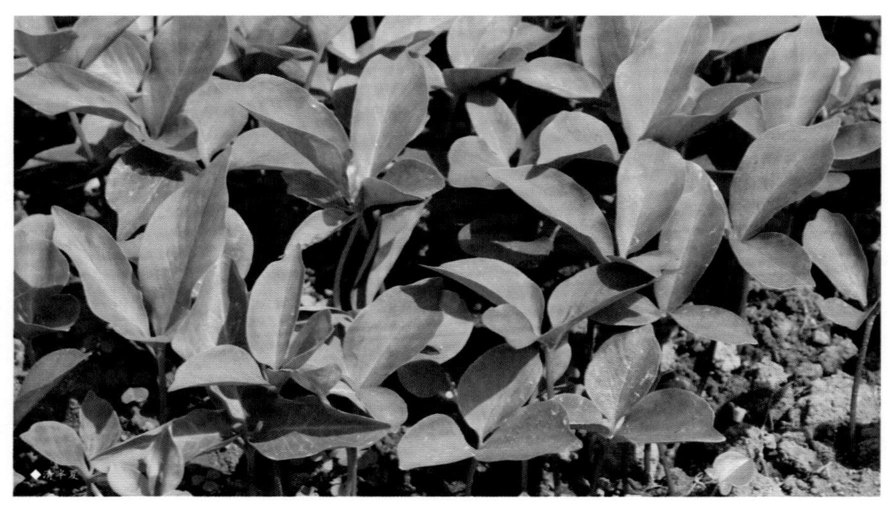
◆清半夏

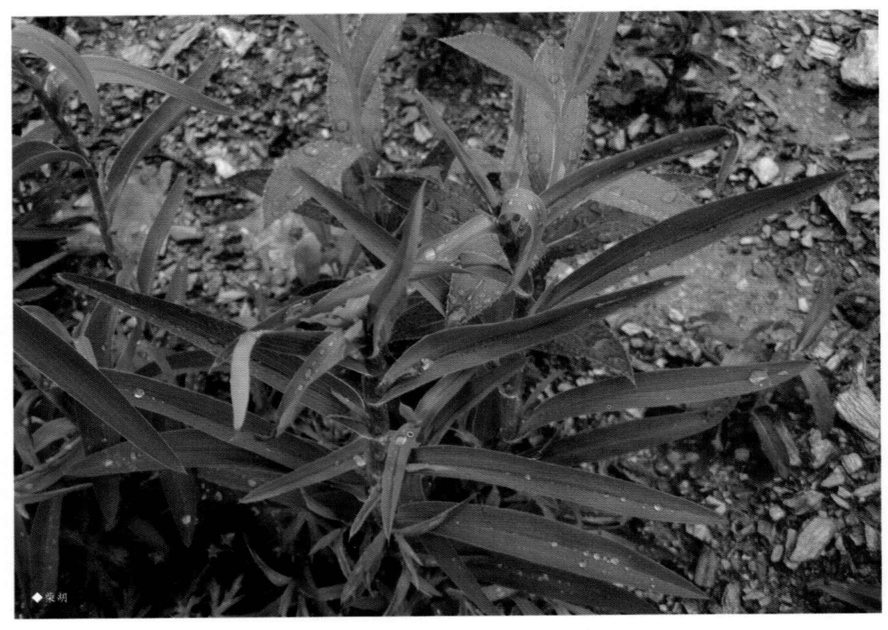
◆柴胡

甲亢疏解汤

柴胡、黄药子各12克，白梅花6克，昆布15克，夏枯草24克，生牡蛎、珍珠母、瓜蒌各30克，山慈菇、鸡内金各9克。水煎取药汁。每日1剂，4周为1个疗程，一般用药2个疗程。清热解毒，疏解表里。适用于甲亢。

养生知识

甲亢患者不能吃含碘食物

甲亢患者忌吃含碘的食物，如海带、海蜇、紫菜、海苔条和淡菜等。原因如下：

1. 碘是甲状腺合成甲状腺激素的重要原料之一，甲亢患者体内甲状腺激素的含量已高于正常人，如果再给予含碘食物，功能亢进的甲状腺将合成更多的激素，进而加重病情。

2. 甲亢患者的甲状腺对碘的生物利用能力较正常人明显增高，即使给予很少剂量的含碘食物，病态的甲状腺也可能分泌出较正常情况下更多的甲状腺激素，加重病情。

3. 正常机体摄入过多的含碘食物后会将过剩的碘排出体外，以免产生过量的甲状腺激素。但甲亢患者的甲状腺功能异常亢进，自身保护机制失调，不仅不能去除多余的原料，反而会过度利用这些碘，合成大量甲状腺激素，使病情恶化。

由此可见，甲亢患者不仅不能补充含碘食物，反而应该尽可能忌用任何含碘食物和药物。

甲状腺腺瘤

甲状腺腺瘤是最常见的甲状腺良性肿瘤。多见于40岁以下的妇女。在颈部一侧出现一个圆形或椭圆形肿块，质地较周围甲状腺组织稍硬，表面光滑，无压痛，能随吞咽上下移动。腺瘤生长缓慢，大部分患者无任何不适。有一种乳头状囊性腺瘤，有时可因囊壁血管破裂而发生囊内出血，此时，肿瘤体积可短期内迅速增大，局部出现胀痛。甲状腺腺瘤有引起甲亢或恶变的可能，原则上应早期切除。治疗时宜理气化痰，活血行瘀、软坚散结。本病的防治偏方秘方如下。

甲瘤汤

柴胡、甲珠、浙贝母、皂角刺各10克，青皮、僵蚕、法半夏各6克，当归、海藻、夏枯草各12克。水煎取药汁。每日1剂，分2次服用。疏肝理气，和血散结。适用于甲状腺腺瘤。

甲状消肿汤

柴胡、栀子、玄参、白术、郁金各9克，土贝母、薄荷各6克，昆布、海藻各12克，川楝子、夏枯草各15克，甘草3克。水煎取药汁。每日1剂，分2次服用，7剂为1个疗程，服完后休息1周。解郁化痰，软坚散结。适用于甲状腺腺瘤。

加味消瘰汤

生地黄、昆布、海藻、玄参、海浮石各15克，牡蛎20克（包），浙贝母、夏枯草、天葵各10克。水煎取药汁。每日1剂，分2次服用。软坚散结。适用于甲状腺腺瘤。

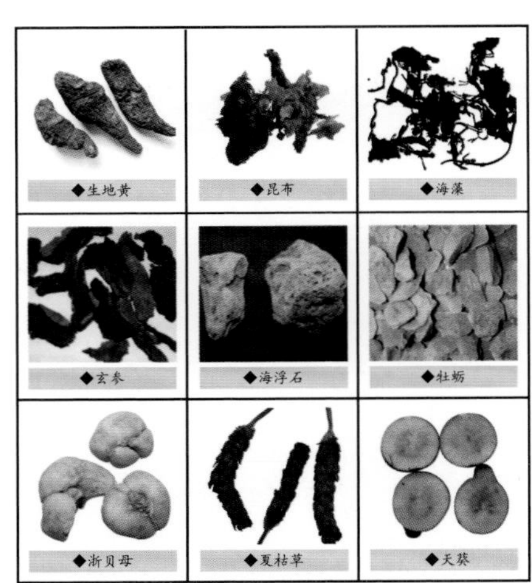
◆生地黄 ◆昆布 ◆海藻
◆玄参 ◆海浮石 ◆牡蛎
◆浙贝母 ◆夏枯草 ◆天葵

消瘿瘤汤

海藻、昆布各20～30克，夏枯草12克，木香6克（研末冲服），桔梗6～10克，玄参、三棱各15克，浙贝母、生牡蛎各30克，炮穿山甲6～9克，莪术10克。以凉水800毫升浸泡1小时，再以小火煎至300毫升，每剂共煎3次。以3次药汁混匀后，再等分为2～3份，分服，每日1剂，隔日再服。理气软坚，活血消结。适用于单纯性地方性甲状腺肿与甲状腺腺瘤。

消囊汤

控涎丹（分吞）2.5克，陈海蜇12克，昆布、紫苏子、夏枯草、炒天虫、海藻各6克，海浮石9克，炒白芥子4.5克，象贝10克，桔梗2克，地栗2枚。水煎取药汁。每日1剂，分2次服用。宣络消痰。适用于甲状腺腺瘤。

消瘿散瘤汤

夏枯草、海藻、瓦楞子、白芥子、三棱、莪术、半枝莲各15克，连翘、赤芍、制半夏、浙贝母各10克，牡蛎30克，玄参12克。水煎取药汁。每日1剂，分2次服用，3个月为1个疗程。化痰清热，破瘀散结，消瘿除瘤。适用于甲状腺腺瘤。

内消腺瘤汤

土茯苓30克，苦参、天花粉、皂角刺、半夏、桔梗、夏枯草、郁金、柴胡各10克，陈皮、甘草各6克。水煎取药汁。每日1剂，分2次服用。涤痰清热，理气散结。适用于甲状腺腺瘤。

海藻消瘿散

海藻、夏枯草各15克，香附、郁金、浙贝母、制南星、三棱、青皮、莪术各10克，生牡蛎30克（先煎）。水煎取药汁。每日1剂，分2次服用。理气解郁，化痰软坚，活血祛瘀。适用于甲状腺腺瘤。

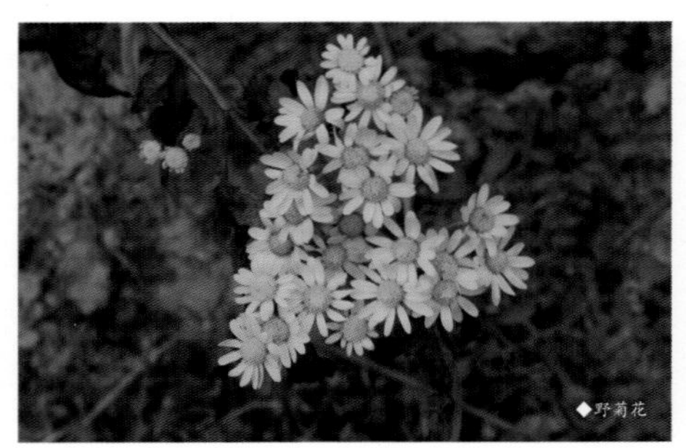
◆野菊花

养生知识

甲状腺腺瘤饮食宜忌

患有甲状腺腺瘤的患者，宜吃有消结散肿作用的食物，如油菜、芥菜、菱、芋艿、猕猴桃等；宜吃含碘量高的食物，如海带、淡菜、紫菜、发菜、干贝、龙虾、带鱼、海蜇、海参、鱼肚、甲鱼等；宜吃具有增强人体免疫力的食物，如蘑菇、木耳、核桃、大枣、山药等。另外，患者应忌食辛辣刺激性食物，如葱、姜、蒜、辣椒、花椒、桂皮、姜等；忌食肥腻、油煎的食物，如肥肉等；而且还要忌烟、酒。

第七章

泌尿生殖系统疾病的防治偏方秘方

严格地说，人体泌尿生殖系统为两个系统，即泌尿系统和生殖系统。不过，两个系统的关系密切，因此合二为一，称为泌尿生殖系统。

先来介绍一下泌尿系统。泌尿系统由肾、输尿管、膀胱和尿道构成。肾为生成尿的器官；输尿管和尿道为输送尿液的器官；膀胱为暂时储存尿液的器官。输尿管是输送尿液的肌性管道，左右各一，上连肾盂，下通膀胱，长20～30厘米。膀胱为储存尿液的器官，空虚时呈锥形，可分为顶、体、底三部分。尿道是膀胱通向体外的管道，男、女性的尿道在功能和结构上不完全相同。男性尿道为排尿和排精的共同通道，起自膀胱的尿道内口，终于阴茎头的尿道外口，全长16～22厘米，可分为壁内部、前列腺部、膜部和海绵体部。前列腺部有2个射精管的开口。女性尿道短而直，长3～4厘米，富有扩张性，起自尿道内口，开口于阴道前庭的尿道外口。

肾是泌尿系统中的重要器官，主要功能为泌尿，以维持人体内水和电解质的平衡，并保证人体内环境的恒定。肾左右各一，形似蚕豆，红褐色，表面光滑。肾的外缘凸隆；内缘中部凹陷，称为肾门，是肾动脉、肾静脉、输尿管及神经、淋巴管等的出入处。肾由肾实质和肾窦构成。肾实质分为皮质和髓质两部分。皮质位于肾实质的表层，主要由肾小体和肾小管构成。髓质位于皮质的深面，主要由15～20个锥体构成，肾锥体的尖端为肾乳头。肾门内由肾实质围成的腔隙为肾窦，可分为肾小盏、肾大盏和肾盂等。

肾的功能单位为肾单位。每个肾单位包括肾小球和肾小管。肾小球由一团毛细血管（血管球）和包在毛细血管外的肾小囊构成。当血液流经肾小球毛细血管时，血浆中的水、无机盐和各种小分子有机物通过肾小球滤过膜，进入肾小囊，形成原尿。原尿流经肾小管和集合管时，对身体有用的各种有机物和无机盐被重吸收入血，对身体无用的一些代谢废物则分泌到肾小管和集合管的管腔内，形成终尿。

生殖系统是负责人类繁殖后代，使种族得以延续的器官。男性和女性的生殖系统差异性很大，主要区别在于生殖器。男女性的生殖器按其所在部位各自分为内生殖器和外生殖器。

男性生殖器

男性内生殖器由生殖腺、输精管道和附属腺构成。生殖腺为睾丸，位于阴囊内，有产生精子和分泌雄性激素的功能。人类男性每次射精可排出2亿～3亿个精子。精子形似蝌蚪，长55～65微米，可分为头、颈、体和尾四部分。精子细胞核含有23条常染色体和一条性染色体，为X或Y。输精管道包括附睾、输精管、射精管等。附睾是储藏精子的场所。输精管和射精管是输送精子的通道。附属腺包括精囊腺、前列腺、尿道球腺等，其分泌液参与构成精液。男性外生殖器包括阴囊和阴茎。阴囊是位于阴茎与肛门之间的皮肤囊袋，内藏有附睾、睾丸和精索。阴茎为性交器官，由腹侧的1条尿道海绵体和背侧的2条阴茎海绵体构成。可分为头、体、根三部分。阴茎头有丰富的感觉神经末梢。在性冲动时，阴茎由于充血会变大变硬，称为勃起。

女性生殖器

女性内生殖器由生殖腺、生殖管道和附属腺构成。生殖腺为卵巢，左右各一，位于小骨盆腔侧壁，有产生卵子，分泌雌激素、孕激素的功能。人类的卵子呈圆球形，直径140～200微米。成熟女性在每个月经周期的中间左右排出一个卵子。卵子含有23条常染色体和一条X性染色体。

输卵管是输送卵子的通道，壶腹部为受精部位。

子宫位于盆腔中央，是孕育胎儿、产生月经的场所。女性自青春期至绝经期，子宫腔内的子宫内膜在激素的调节下，出现周期性的增厚、分泌、崩溃出血与修复。崩溃脱落的子宫内膜伴血液经阴道流出，形成月经。阴道是性交、排出月经、娩出胎儿的管道。附属腺有前庭大腺，具有分泌黏液润滑阴道口的作用。女性外生殖器包括阴阜、大阴唇、小阴唇、阴蒂和阴道前庭等。阴阜为耻骨联合前方的隆起，皮下富有脂肪，到青春期生有阴毛。大阴唇为一对纵长隆起的皮肤皱襞，富有色素并生有阴毛。小阴唇为位于大阴唇内侧的一对较薄的皮肤皱襞。阴道前庭为位于两侧小阴唇之间的裂隙，前有尿道外口，后有阴道口。阴蒂由两条较小的阴蒂海绵体外包皮肤而构成，有丰富的感觉神经末梢分布。人类新生命的诞生是非常神奇的。男女交欢，男性的精子在女性阴道中游动，与女性的卵子相结合，形成受精卵。受精卵含有44条常染色体和2条性染色体。如果性染色体为XY，则发育成男孩；XX则发育为女孩。最后，还要介绍一下女性的乳房。女性乳房是授乳器官，也属于女性生殖系统的范畴。青春期以后，女性乳房开始发育，哺乳期可增大1倍。成年未产女性的乳房呈半球形隆起，富有弹性，位于第3～第6肋，大部分在胸大肌表面。乳房中央的突起，称为乳头；乳头表面有许多输乳孔。乳头周围的皮肤颜色较深的区域，称为乳晕。乳房由乳腺和富含脂肪的结缔组织构成。经常锻炼胸肌可使乳房丰满坚挺。

遗尿症

遗尿症可简单地称为尿床，可分为两种情况：一种是神经功能不协调所致，单纯性地尿床，并没有其他器官性病变，即原发性（功能性）遗尿症；另一种是有其他器官性病变，如脑外伤、脑膜炎、泌尿系统器官病变等，致使人在清醒状态下将尿液排泄在床上，或者排泄在衣物及其他不宜排放的地方，即继发性（器质性）遗尿症。

遗尿症常见于老人和小儿。小儿尿床是最常见的。3岁以上的小儿，如果每日晚上睡觉时自己不能控制小便，总要自遗1～3次，且经年累月不愈，即可诊断为遗尿症。儿童遗尿多为先天肾气不足、下元虚冷所致。本病的防治偏方秘方如下。

芡实金樱子饮

芡实仁50克，金樱子20克。将金樱子煮汁100毫升，加入芡实仁和适量水，用大火烧沸后转用小火熬煮。每日1剂，分2次服用，温热食用。固肾缩尿，益肾固精健脾。适用于小儿肾虚遗尿及成人遗精、老年小便失禁等。

玉竹饮

玉竹50克。将鲜玉竹洗净，加水煎取药汁。每日1剂，分2次服用。补肺健脾，益气缩尿。适用于脾肺气虚之小儿遗尿。

遗尿方

菟丝子、黄芪、山药各15克，覆盆子、乌药各10克，石菖蒲、远志、柴胡各6克，甘草3克。水煎取药汁。每日1剂，分2次服用，10日为1个疗程，连服1～3个疗程。温肾固摄，补脾益肺。适用于原发性遗尿症。

止遗方

桑螵蛸、金樱子、芡实、益智、乌药、石菖蒲各12克，山药30克。水煎取药汁。每日1剂，连服7～14日。培元补肾，健脾益气，敛肺缩尿，醒脑开窍。适用于遗尿。

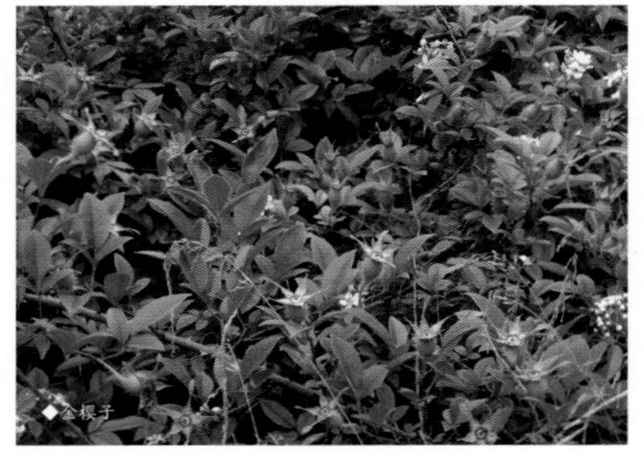
◆金樱子

外敷止遗方

益智、肉桂、乌药、黄芪、五倍

子、山药各10克，醋适量。上药共研细末，混合均匀，装瓶密封备用；每次取10克，临睡前用食醋调成糊状备用。胶布固定即可，24小时更换1次，连敷5次；然后隔日敷脐1次，每次24小时后取下，再敷5次；然后每周敷脐2次，每次24小时后取下，敷2周以巩固疗效。温补固涩。适用于遗尿。

二至交泰汤

女贞子、墨旱莲、远志、桑螵蛸各15克，肉桂6克，黄连9克，石菖蒲10克。水煎取药汁。每日1剂，早、晚分服，连服8周。交通心肾，养血安神，补肾固摄。适用于遗尿。

夜尿警觉汤

党参、益智各12克，石菖蒲、麻黄各9克，桑螵蛸15克，乌药、补骨脂、薏苡仁各8克。水煎取药汁。每日1剂，分2次服用，连服7～14日。温补肾阳，健脾益气化湿。适用于遗尿。

参蛸汤

人参、莲米各10克，桑螵蛸30克，覆盆子、大枣各20克，益智、山茱萸、山药、杜仲各15克。水煎取药汁。每日1剂，分3次服用，10日为1个疗程，连续治疗2～5个疗程。益气温阳，固摄止遗。适用于原发性遗尿症。

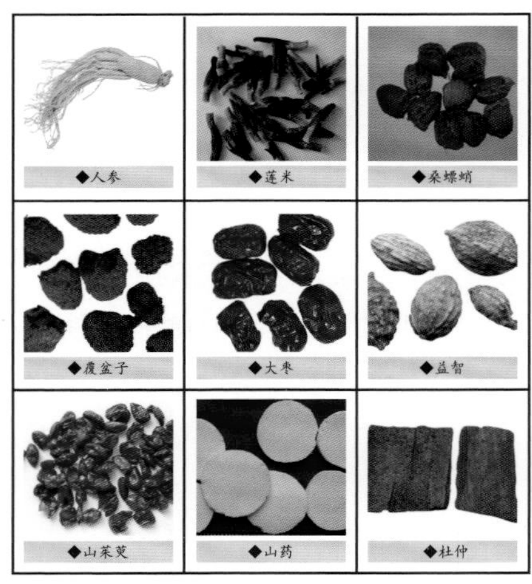
◆人参 ◆莲米 ◆桑螵蛸 ◆覆盆子 ◆大枣 ◆益智 ◆山茱萸 ◆山药 ◆杜仲

遗尿停

黄芪3～15克，麻黄、五味子、陈皮各3～10克，炒山药5～30克，菖蒲、桂枝、远志各2～10克，桑螵蛸、益智仁、焦栀子各2～8克。上药加水煎2次，混合两煎所得药汁备用。每日1剂，分2次服用，2周为1个疗程。健脾补肾，涤痰开窍。适用于遗尿症。

遗尿停

桑螵蛸、益智、覆盆子、五倍子各5克，冰片3克。上药研细末，混合后用醋调。敷于脐部，用纱布覆盖，胶布固定24小时后换1次，20日为1个疗程。固摄肾气，补益肾元。适用于遗尿。

麻黄益智肉桂饼

麻黄3克，益智、肉桂各1.5克，食醋适量。把以上前3味共研细末，每次取药末3克，用醋调成饼状，备用。将药饼敷于脐部，用胶布固定，36小时后取下，隔12小时再敷药，连用3次，然后每隔1周用药填脐1次，连续2次巩固疗效。温肾助阳，固精止遗。适用于小儿遗尿。

缩尿散

五倍子5克，五味子2.5克，菟丝子7.5克，米醋适量。将以上前3味共研细末，用醋调成糊状，备用。将药糊敷于脐部，然后用消毒纱布包扎，再用胶布固定，次日早晨取下。固精缩尿。适用于小儿遗尿。

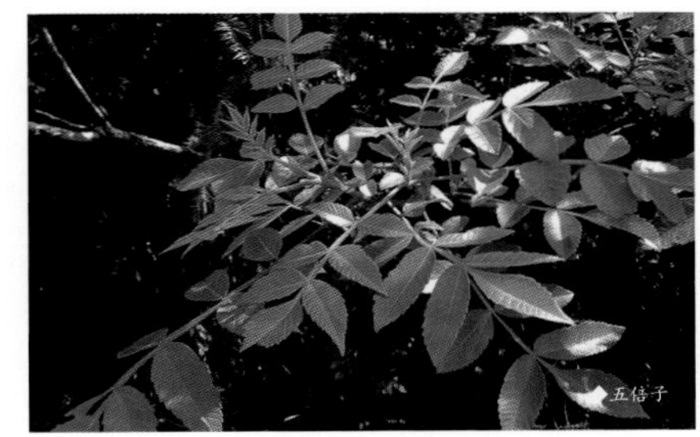
◆五倍子

葱白硫黄散

连须葱白2根，硫黄30克。用以上2味共捣烂，备用。敷于脐部，然后用消毒纱布包扎，8～10小时后去药。温阳缩尿。适用于下元虚冷而无器质性原因的小儿遗尿症。

遗尿散

党参、桑螵蛸、石菖蒲各10克，黄芪12克，炙甘草6克，升麻3克，金樱子、山药各20克，乌药15克。水煎取药汁。每日1剂，分2次服用，连服10～20日。益气培元，固涩止溺。适用于遗尿。

姜附补骨脂膏

炮附子6克，补骨脂12克，生姜30克。把以上前2味共研细末，生姜捣烂为泥，与药末调成膏状，备用。敷于脐部，然后用消毒纱布覆盖，再用胶布固定，5日换药1次。温肾壮阳，固精缩尿。适用于下元虚寒型小儿遗尿，症见面色苍白、恶寒肢冷、腰腿酸软、小便清长而频、舌质淡、脉沉迟无力等。

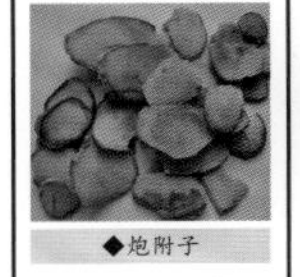
◆炮附子

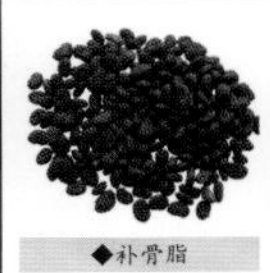
◆补骨脂

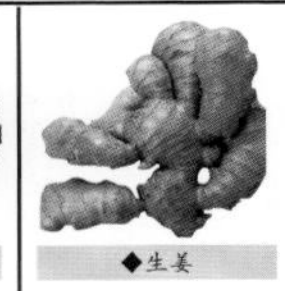
◆生姜

缩尿汤

桑螵蛸6克，益智、覆盆子、杜仲、补骨脂、菟丝子、党参各10克，辛夷5克，黄芪15克。水煎取药汁。以上为10～15岁小儿量，10岁以内减半；水煎服；消化不良加焦三仙、莱菔子各10克。补肾缩尿，升提醒脑。适用于功能性遗尿。

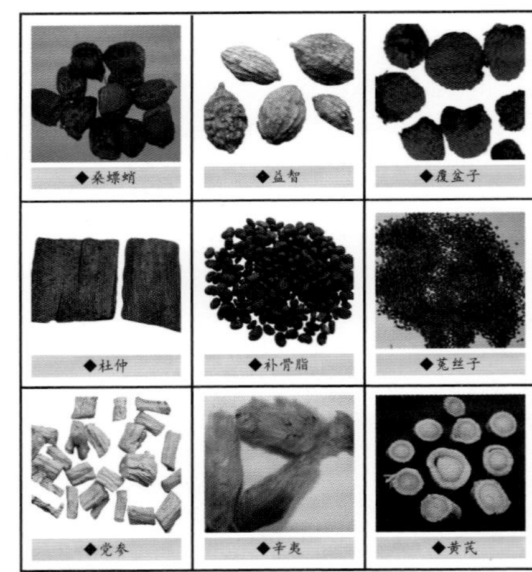
◆桑螵蛸 ◆益智 ◆覆盆子 ◆杜仲 ◆补骨脂 ◆菟丝子 ◆党参 ◆辛夷 ◆黄芪

龙骨散

龙骨15克，米醋适量。取龙骨用火煅后研末，再用米醋调为糊状，备用。敷于脐部，然后用消毒纱布覆盖，再用胶布固定，每日换药1次，连用5～7日。涩精缩尿。适用于小儿遗尿。

香桂二子散

丁香、肉桂、五倍子、五味子、补骨脂各30克。上药共研细末，每次取药末适量，用白酒调成糊，备用。敷于脐部，然后用消毒纱布覆盖，再用胶布固定，每晚换药1次。补脾肾，止遗尿。适用于脾肺气虚、下元虚冷所致的小儿遗尿。

黑胡椒散

黑胡椒粉适量。将黑胡椒研成粉，备用。敷于脐部，然后用伤湿止痛膏固定，每日换药1次，7日为1个疗程，一般用药1～3个疗程。温肾止遗。适用于非器质性的小儿遗尿。

养生知识

老年人尿失禁防治三方

老年人在咳嗽、打喷嚏、大笑或屏气用力等加大腹压动作时，常有少量尿液控制不住流到裤子上。这种现象就称为尿失禁。尿失禁对老年女性危害尤大，常会导致生殖器官被细菌感染，引发阴道炎等病变。防治尿失禁，有3个小方法。

方法一：下蹲。每日2～3次，每次10分钟。下蹲速度、频率以个人承受力为度。

方法二：提肛。屏气时提收会阴，此动作要持续数秒；呼气时放松肛门。收放动作反复进行，坚持10分钟，每日2～3次。

方法三：中断小便。排小便时有意识地中断，然后再继续排尿。

前列腺增生

前列腺增生是老年男性常见疾病，65岁以上的男性，有70%的人患有不同程度的前列腺增生症。前列腺位于膀胱的下方，大小和形状如栗子，当它增生时，体积会膨胀，如鸡蛋般大。膨胀过程中，会对其上方的膀胱底部及尿道形成挤压，使尿道变狭、拉长和弯曲，引起尿道阻塞，临床上表现为尿频、尿急、夜间尿次增加和排尿费力等症状，并能导致泌尿系统感染、膀胱结石和血尿等并发症。目前，西医对前列腺增生的致病原因还不清楚，一般认为与内分泌失调有关。中医所说的"癃闭"指的就是前列腺增生，其发病与三焦失常有关，治疗原则为补肾温阳，滋阴润肺，清热利水，活血化瘀。本病的防治偏方秘方如下。

三黄桂甲汤

黄芪、生地黄各30克，党参、车前子各20克，穿山甲、王不留行、赤芍各15克，大黄（后下）10克，升麻、柴胡各6克，琥珀末（冲服）5克，肉桂（冲焗）3克。上药加水煎2次，首煎前先将药材浸泡半个小时；混合两煎所得药汁，备用。每日1剂，分上午、下午服用，10剂为1个疗程。益气健脾，滋阴温阳，宣肺清热，活血化瘀。适用于前列腺增生所致的排尿困难、尿潴留。

启癃汤

肉苁蓉30克，泽泻20克，当归、王不留行、炮穿山甲、牛膝、车前子各15克，黄柏、大黄（后下）、知母、枳壳、淫羊藿、石菖蒲各10克，桔梗6克，琥珀末（冲服）5克，肉桂（冲焗）3克。上药加水煎2次，首煎前先将药材浸泡半个小时；混合两煎所得药汁，备用。每日1剂，分上午、下午服用。补肾温阳，清热泻火，宣肺利水，活血化瘀。适用于前列腺增生症。

老人癃闭汤

党参24克，黄芪30克，茯苓、萆薢、王不留行各12克，莲子18克，车前子15克，吴茱萸5克，肉桂、白果、甘草各9克。水煎取药汁。每日1剂，分2次服用。益气健脾，温肾补阳，涩利同用。适用于老年前列腺增生。

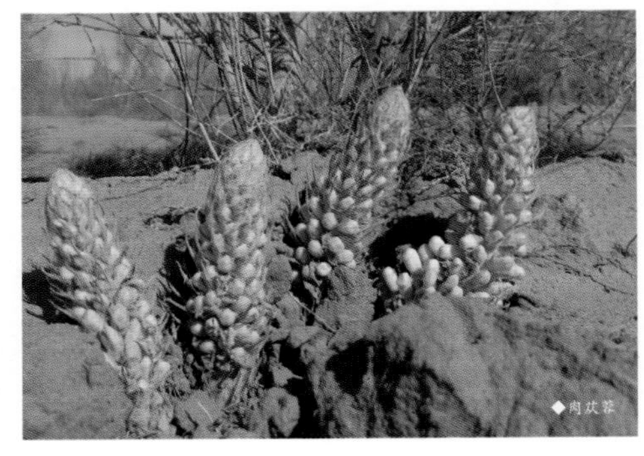

◆肉苁蓉

保元通闭汤

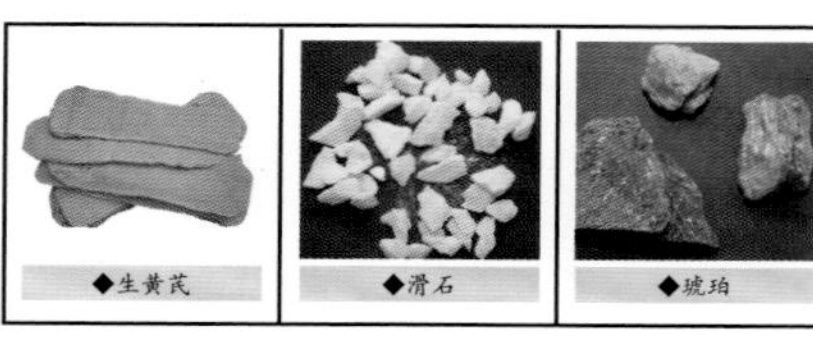
◆生黄芪　◆滑石　◆琥珀

生黄芪100克，滑石、琥珀各30克。生黄芪、滑石2味加水先煎，煎2次，取两煎所得药液和匀，再将琥珀研粉兑入，即成。每日1剂，分2次空腹服下。益气扶正，祛瘀通闭。适用于前列腺增生。

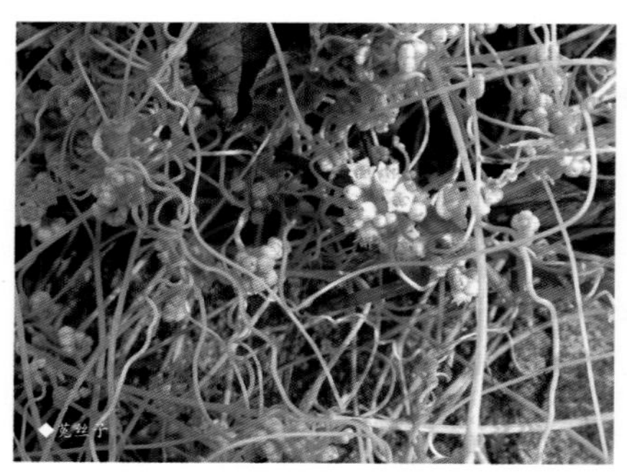
◆菟丝子

补肾祛瘀汤

菟丝子、山茱萸、王不留行、覆盆子、牛膝各15克，牡蛎（先煎）30克，黄柏10克，肉桂（冲焗）3克。上药加水煎2次，每次小火煎取药汁150毫升，混合两次所得药汁共300毫升。每日1剂，分2次服用。补肾祛瘀，清热活血。适用于前列腺增生。

理冲汤

黄芪、天花粉各30克，党参、白术、山药、知母、三棱、莪术、鸡内金、威灵仙各15克，水蛭10克。上药加水煎2次，首煎加水500毫升，浸泡诸药半小时后用小火煎取药汁150毫升；二煎加水400毫升，以小火煎取药汁150毫升；混合两煎所得药液。每日1剂，分2次服，30日为1个疗程。补气健脾，补肾和胃，祛风通阳，行血破瘀。适用于前列腺增生症。

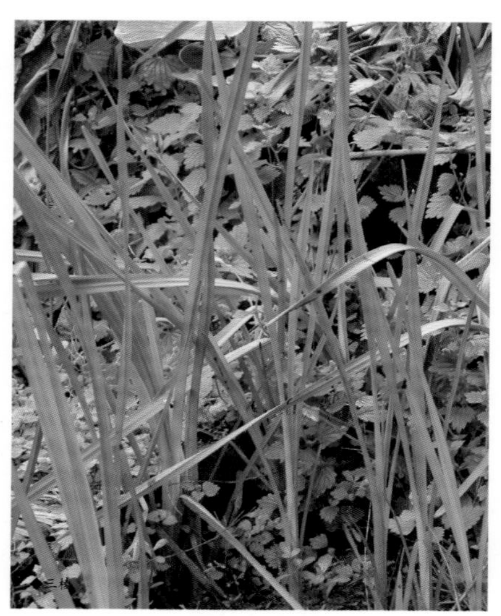
◆三棱

通腑治癃汤

大黄30克，花粉、芒硝、连翘各12克，枳实、川栀子、甘草、川黄连各9克，莱菔子24克，绿豆45克。水煎取药汁。每日1剂，内服。通腑治癃开闭。适用于前列腺增生。

知柏滋肾汤

知母20克，黄连、黄柏、炮甲粉

（分2次吞服）各12克，肉桂10克，鱼腥草、金银花、紫花地丁、千里光各30克。水煎取药汁。每日1剂，分2次服用。滋肾清热，解毒利湿，活血化瘀。适用于老年性前列腺增生。

茅根苁蓉饮

生黄芪10克，白茅根30克，肉苁蓉20克。上药加水1500毫升，用中火煮至800毫升，滤渣取汁。每日1剂，分2～3次服完。益肾祛瘀，止痛消炎。适用于前列腺增生，症见小便淋沥涩痛、血尿、便秘等。

贝母汤

贝母、苦参、党参各25克。水煎取药汁。每日1剂，分2次服用。化痰软坚，益气通尿。适用于前列腺增生，症见排尿困难。

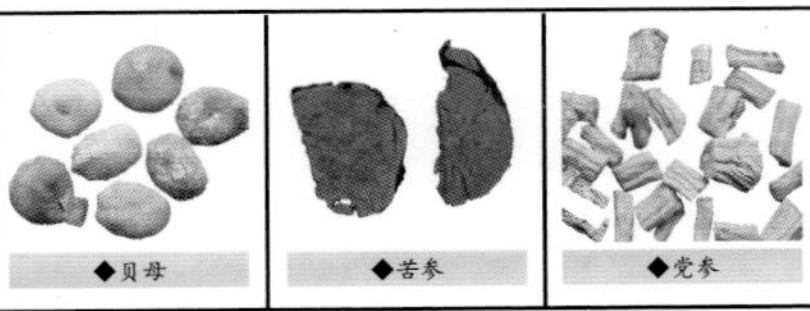
◆贝母 ◆苦参 ◆党参

祛瘀利水汤

赤芍、桃仁、甘草、石见穿、炮穿山甲、大黄（后下）各10克，海金沙20克，琥珀末（冲服）5克。上药加水煎2次，混合两煎所得药汁。每日1剂，分上午、下午服，20日为1个疗程。祛瘀利水，活血清热。适用于前列腺增生，症见排尿困难。

养生知识

前列腺增生患者不宜久坐

人端坐时，重心落于前列腺的位置，坐的时间久了，前列腺必然承受体重压力。普通人这时还可以承受，但是前列腺增生的患者就有影响了，因为增生的前列腺会被迫向尿道管扩张，压迫尿道，造成排尿困难甚至闭尿。所以，前列腺患者在久坐时，可有意识地晃动身体，让身体重心移向左臀部或右臀部，左右臀适当轮换。

前列腺癌

前列腺癌是发生于前列腺腺体的恶性肿瘤，是男性泌尿系统的常见肿瘤。本病早期症状和体征多不明显，有些癌瘤长期处于潜伏状态。临床症状一旦出现，则多属晚期，且多数发展迅速。主要症状有排尿障碍，尿流变细或尿流偏歪或尿流分叉、尿程延长、尿急、尿痛、尿意未尽感，严重时尿滴沥，发生慢性尿潴留。腰与后背疼痛，也可导致坐骨神经痛，可向会阴部或直肠部放射，晚期疼痛剧烈难忍。在治疗上应争取早期手术。1、2期可根除，3期只可姑息切除。内分泌治疗可缩小瘤体，减轻症状。不适宜手术者放射治疗有一定疗效。也可做化学药物治疗及冷冻疗法。本病的防治偏方秘方如下。

女贞子皂刺汤

女贞子、菟丝子、莪术、胆南星各15克，皂刺、红花、穿山甲、露蜂房各10克，夏枯草、丹参各30克，猪牙皂6克，酒地龙、猪苓、龙葵各20克。水煎取药汁。每日1剂，分2次服用。通经活血，软坚散结。适用于前列腺癌。

女贞旱莲草汤

女贞子、莪术、海藻、土茯苓、夏枯草、地龙各30克，墨旱莲、菟丝子、青蒿、三棱各15克，炙鳖甲20克，土鳖虫、僵蚕各12克，炙马钱子0.3克。水煎取药汁。每日1剂，分2次服用。补气，活血，通经。适用于前列腺癌。

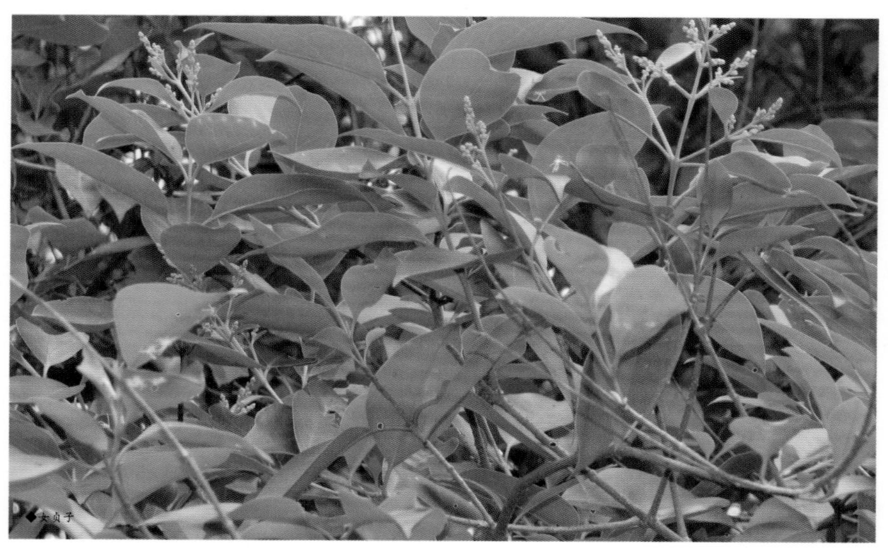
女贞子

太子参半枝莲汤

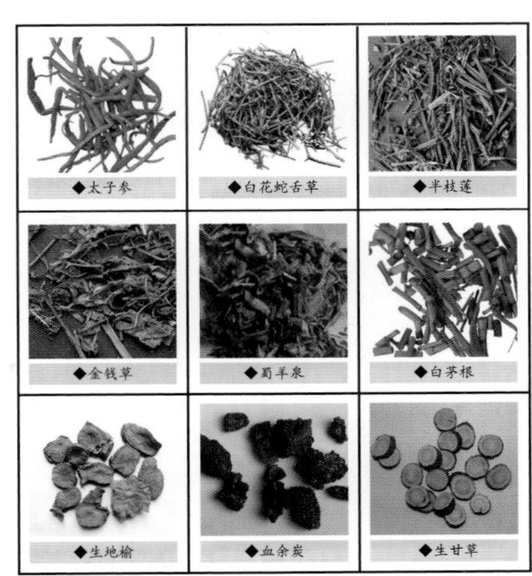

太子参20克，白花蛇舌草、半枝莲、金钱草、蜀羊泉、白茅根各30克，生地榆、血余炭各10克，生甘草5克。水煎取药汁。每日1剂，分2次服用。滋肾阴，清湿热，化瘀毒，凉血止血。适用于前列腺癌。

射干黄芪汤

射干30克，黄芪20克，蒲公英、仙鹤草、白毛藤各25克，琥珀5克（冲）。水煎取药汁。每日1剂，分2次服用。清热解毒，益气利湿。适用于前列腺癌。

野葡萄根饮

野葡萄根30～60克。将野葡萄根用水洗一下，放入沙锅中，加水煎汤。代茶饮，每日1剂。抗癌。适用于前列腺癌。

参苓麦冬枸杞汤

太子参、生黄芪、紫河车、麦冬各15克，沙参、龟甲各10克，茯苓、枸杞子、炙鳖甲、制黄精、白术各12克，麦冬、牡丹皮、鸡内金各9克，人参6克（另炖）。水煎取药汁。每日1剂，分2次服用。双补气血，扶正祛邪。适用于前列腺癌。

黄芪补骨脂汤

生黄芪18克，黄精、补骨脂、山药、益智、牡丹皮、茯苓、枸杞子各12克，女贞子、淫羊藿、党参各15克，白术、泽泻、太子参各10克，熟地黄16克，麦冬9克，甘草3克。水煎取药汁。每日1剂，分2次服用。益气补气，壮阳化水。适用于前列腺癌。

黄芪山甲土茯苓汤

生黄芪、穿山甲、土茯苓、白花蛇舌草各15克，党参、淫羊藿、枸杞子、制何首乌、牛膝、七叶一枝花、杭白芍各12克，肉苁蓉、巴戟天、制大黄、知母、炙甘草各6克，炒黄柏10克。水煎取药汁。每日1剂，分2次服用。益气补肾，化湿通络。适用于前列腺癌早期。

土鳖虫归参汤

土鳖虫、白花蛇舌草、当归、丹参、徐长卿各10克，露蜂房、炙甘草各6克，乳香、地龙、没药各9克，蜈蚣3克，党参、黄芪各12克，熟地黄、鸡血藤各15克。水煎取药汁。每日1剂，分2次服用。活血通络，益气解毒。适用于前列腺癌转移疼痛者。

海藻皂刺莪术汤

海藻、夏枯草各20克，皂刺、山慈菇、乌药各10克，莪术15克，木通6克，琥珀粉（冲服）1.5克。水煎取药汁。每日1剂，分2次服用。活血化瘀，清热散结。适用于前列腺癌湿热夹瘀者。

白花蛇舌草萹蓄汤

白花蛇舌草、半枝莲、滑石各30克，栀子、车前子、薏苡仁各15克，黄柏、泽泻、木通、瞿麦、萹蓄各10克，甘草6克。水煎取药汁。每日1剂，分2次服用。清热利湿，解毒散结。适用于湿热下注型前列腺癌。

三子知母汤

女贞子、夏枯草、覆盆子、菟丝子、三棱各30克，生、炙黄芪各15克，龙葵、酒地龙、知母、蜂房各15克，黄柏、穿山甲各10克，莪术20克，土鳖虫4克。水煎取药汁。每日1剂，分2次服用。益气养阴，破瘀散结。适用于前列腺癌。

太子参芪归汤

太子参、当归、白芍、柏子仁、枣仁各12克，半枝莲、黄芪各15克，女贞子、枸杞子、猪苓各20克，白花蛇舌草30克，焦三仙、生甘草各10克，夏枯草20克，山慈菇3克。水煎取药汁。每日1剂，分2次服用。益气养阴，活血化瘀。适用于前列腺癌。

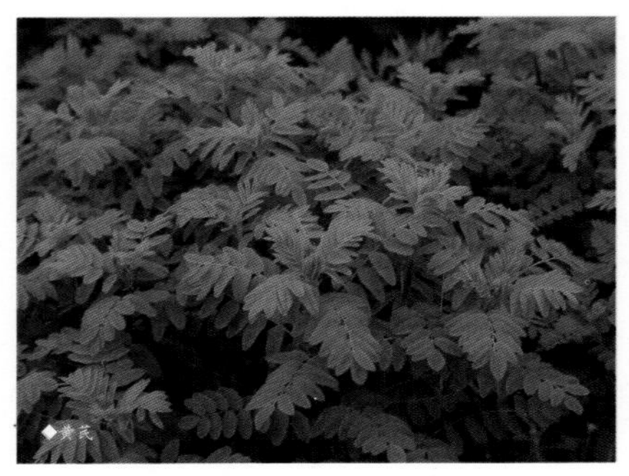
◆黄芪

参芪蓉仙汤

生黄芪、穿山甲、土茯苓、白花蛇舌草各15克，党参、淫羊藿、枸杞子、制何首乌、牛膝、七叶一枝花、白芍各12克，制大黄、肉苁蓉、巴戟天、甘草（炙）、知母各6克，黄柏（炒）10克。水煎取药汁。口服，每日1剂。益气补肾，行气散结。适用于前列腺癌，属脾肾两虚、瘀血内结证。

瞿麦饮

瞿麦60～120克。将瞿麦用水洗一下，放入沙锅中，加水煎汤。代茶饮，每日1剂。抗癌。适用于前列腺癌。

葡萄根土茯苓饮

葡萄根、半边莲、土茯苓各30克，白花蛇舌草30～60克。将葡萄根、白花蛇舌草、半边莲、土茯苓用水洗一下，放入沙锅中，加水煎汤。代茶饮，每日1剂。抗癌。适用于前列腺癌。

肿节风饮

肿节风60克。将肿节风用水洗一下，放入沙锅中，加水煎汤。代茶饮，每日1剂。抗癌消肿。适用于前列腺癌。

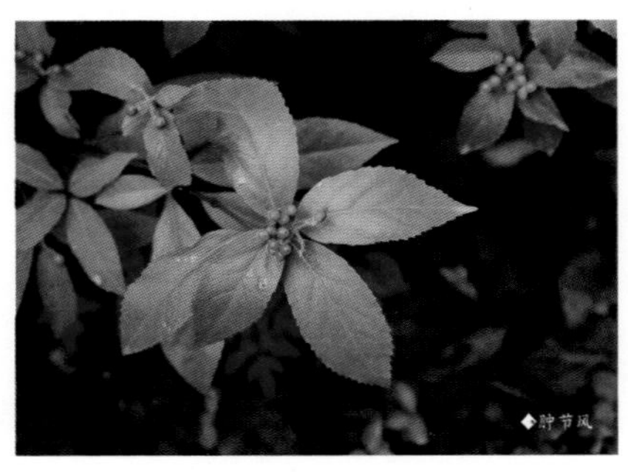
◆肿节风

马鞭草饮

马鞭草60克。将马鞭草用水洗一下，放入沙锅中，加水煎汤。代茶饮，每日1剂。清热解毒。适用于前列腺癌。

养生知识

预防前列腺癌的几种方法

方法一：多吃葱蒜。研究表明，每日吃10克以上大蒜或葱的人，比每只吃少于2克的人患前列腺癌的风险低50%。

方法二：适量喝红酒。每日一杯红酒，可有效地抵制前列腺癌细胞的生长。

方法三：游泳。每日游泳30分钟，人体免疫力会大大提高，且能够促进前列腺组织的血液循环，有助于前列腺炎的消退，降低前列腺癌的发病概率。

方法四：有规律的性生活。性生活有规律的人，患前列腺癌的概率要比无规律者小。另外，精液中含有一些致癌物质，常射精可将致癌物排出。

方法五：吃核桃仁。核桃仁可抑制前列腺癌细胞的生长和繁殖，常吃核桃仁有益。另外，吃核桃仁还可以预防乳腺癌和心脏病。

膀胱炎

膀胱炎指膀胱受细菌感染发炎，是泌尿系统的一种常见疾病。可分为急性和慢性两种，急性膀胱炎发病突然，排尿时尿道有烧灼痛，尿频且尿急，每小时可达5～6次，只是每次尿量不多，甚至只有几滴，严重时可发生尿失禁现象。尿液混浊，或出现血尿。急性膀胱炎治疗不彻底，会转为慢性膀胱炎。这时，尿频、尿急、尿痛症状长期存在，时有时无，反复发作，但症状较急性轻微。

为什么会感染膀胱炎呢？主要原因是细菌从尿道口进入膀胱；另一种情况是与肾脏炎症有关，细菌随尿液经输尿管进入膀胱；还有一种情况是膀胱造瘘后与外界皮肤直接相通，细菌经瘘管直接侵入膀胱引起感染。本病的防治偏方秘方如下。

三草花石汤

金钱草、车前草各30克，金银花15克，滑石18克，甘草3克。上药加水，浓煎至一碗，滤渣取汁，备服。每日1剂，分2次温服，每次半小碗。清热解毒，利尿通淋。适用于急性膀胱炎，症见尿频、尿急、尿痛。

蝼蛄汤

鲜荷叶2片，蝼蛄4只。水煎取药汁。口服，每日1剂。清热解毒，利水消肿。适用于膀胱炎。

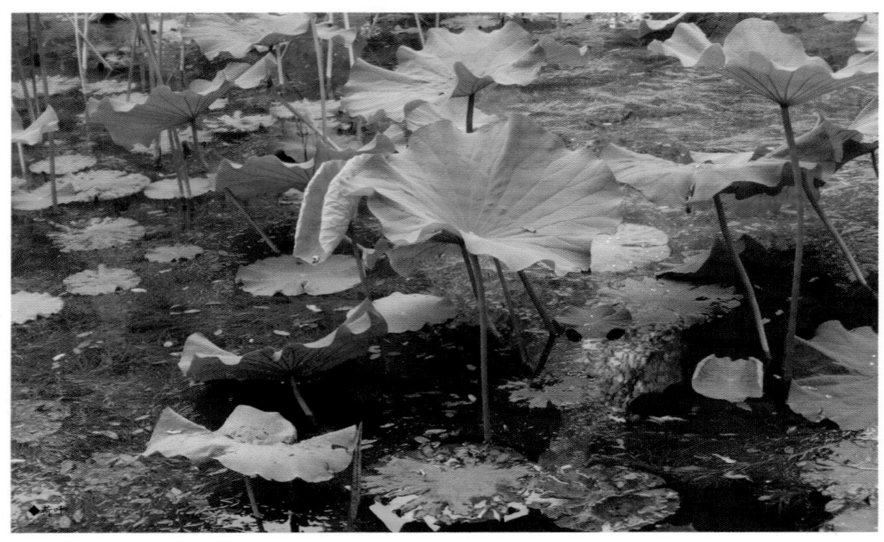

◆荷叶

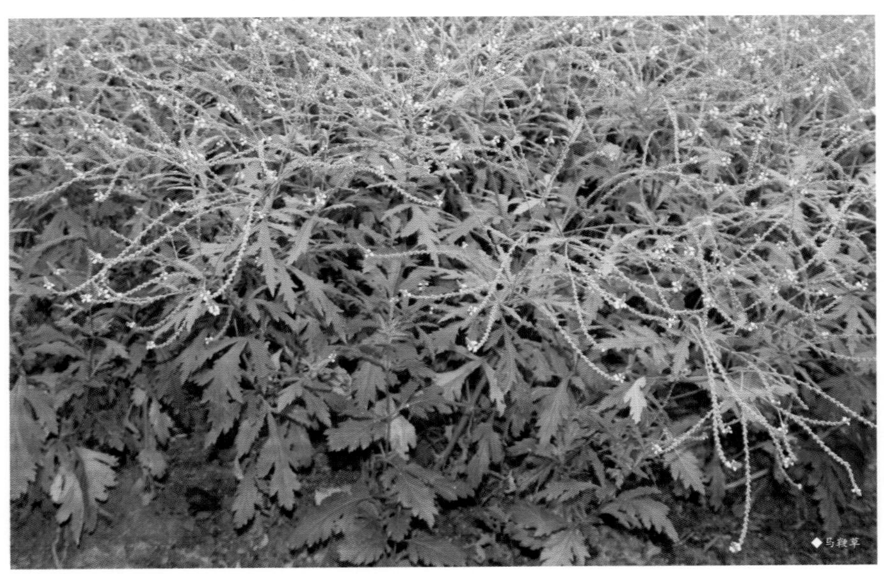
◆马鞭草

马木汤

马鞭草20克，木贼草10克。水煎取药汁。每日1剂，分2次服用。清热解毒，利湿通淋。适用于急性膀胱炎。

木蝴蝶汤

木蝴蝶（鲜品）50克，黑面神（鲜品）40克。上药洗净切片，水煎取药汁，备服。每日1剂，分3次服用。消火利尿。适用于膀胱炎。

一把篾汤

一把篾30克。水煎取药汁。每日1剂，分2次服用。散瘀活血，清热利尿。适用于膀胱炎。

小蓟汤

小蓟30克，藕节、山药各20克，生地黄、当归、甘草、滑石（包煎）各10克，连翘15克。水煎取药汁。顿服，每日1剂。消炎除肿。适用于急性膀胱炎。

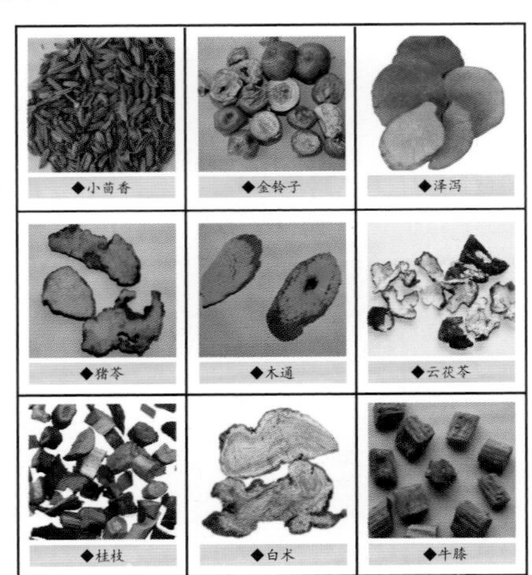

茴铃汤

小茴香、金铃子、泽泻、猪苓、木通、云茯苓各6克，桂枝、白术各3克，牛膝9克。水煎取药汁。顿服。消肿止痛。适用于膀胱炎。

青金竹叶汤

青金竹叶15克，生石膏（先煎）30克。上药分别研碎，生石膏加水先煎，再放入鲜青竹叶，煎取药汁即成。每日1剂，分3次服用。消炎止痛，利尿消肿。适用于急慢性膀胱炎。

旋车汤

旋花茄、车前草各15克。上药切碎，加水煎取药汁。每日1剂，分3次温服。解毒利湿，清热消炎。适用于膀胱炎、尿道炎。

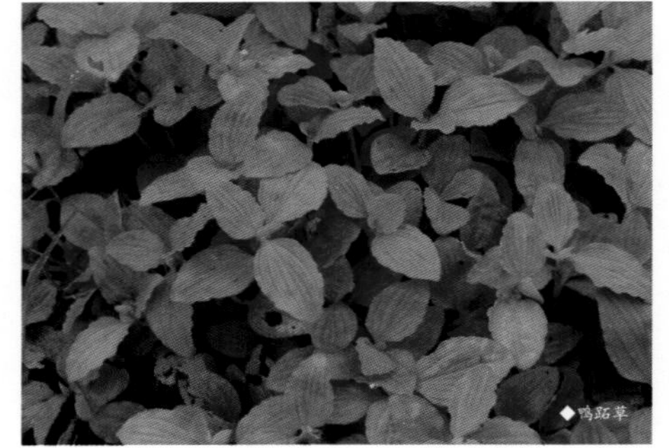

◆鸭跖草

鸭跖草汤

鸭跖草60克，天胡荽15克，车前草50克。上药加水煎2次，混合两煎所得药汁。每日1剂，分2次服用，服时加少许白糖。消炎利水。适用于膀胱炎。

养生知识

预防膀胱炎从小事做起

预防膀胱炎，第一就是要喝足够的水。每日喝6～8杯的白开水，水进入人体再从尿道排出，这一过程可以为尿道消炎。当然，不要以喝酒、咖啡等饮料来代替喝水；也不要养成憋尿的坏习惯，每隔两三小时就应该小便一次。

男女性交前后，女性要小便，利用尿液的杀毒消毒作用，防止细菌感染生殖器官。另外，在膀胱炎发作期间，最好不要有性行为，这样做除了让你的病情恶化外，还可能把病传染给对方。

不要在阴部使用刺激性的物品，如爽身粉、化学性洗剂等。女性在月经期间，应勤换卫生巾。穿棉质的内裤，不穿合成纤维制品。

肾炎

肾炎是肾脏疾病中最常见的一种，指两侧肾脏出现非化脓性的炎性病变。根据病情发展的快慢，肾炎可分为急性肾炎、慢性肾炎两种。急性肾炎是乙型溶血性链球菌等致病原感染后引起的一种全身变态反应性疾病。临床上以全身水肿、尿少、血尿、蛋白尿等为主要症状，可引起血压升高。慢性肾炎的临床症状表现为蛋白尿、血尿、水肿、高血压等，病程漫长，有的可达数十年之久，治疗困难，大多渐变为慢性肾衰竭，最终使肾受实质性损害，患者也会出现贫血、心力衰竭等病症。

肾炎发病与其他疾病有很大的关系。临床调查显示，80%以上的急性肾炎患者在发病前1～3周患过急性扁桃体炎、急性咽炎、猩红热、上呼吸道感染、中耳炎等链球菌感染的疾病。这些疾病治疗不及时，致使链球菌及其产物在体内发生非正常免疫反应，从而对肾小球形成损害。

中医没有肾炎的称法，将其归于水肿病，认为本病与肺、脾、肾三脏器有关，治疗时以健脾补肾、宣肺利水、清热祛湿为原则。

肥胖、糖尿病、遗传性疾病等患者是肾炎的高发人群。小儿也可发生肾炎，一般以急性肾炎较为多见。本病的防治偏方秘方如下。

安肾汤

黄芪、薏苡仁、金钱草、金银花各30克，白术、枸杞子、菟丝子、茯苓、鸡血藤各20克，甘草、防风、蝉蜕各10克，麻黄5克。上药加水煎2次，混合两煎所得药汁。每日1剂，每日2次。宣肺气，健脾气，补肾气。适用于急性、慢性肾炎，症见水肿、蛋白尿、尿量减少。

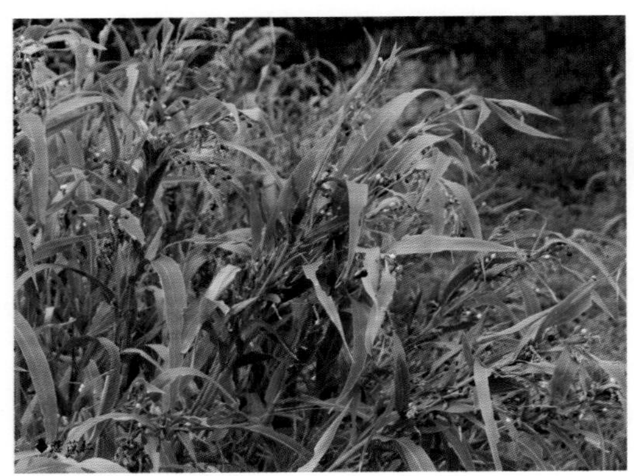

黄芪薏苡仁汤

黄芪、薏苡仁、白茅根、白花蛇舌草、益母草各30克，白扁豆、茯苓、丹参各15克，白术、防己、黄柏、淫羊藿各10克。上药加水煎2次，混合两煎所得药汁备用。每日1剂，分上午、下午服用。健脾补肾，清热祛湿，活血化瘀。适用于慢性肾炎、肾病综合征。

解毒祛瘀利水方

金银花、蒲公英、白花蛇舌草、丹参、车前子、蝉蜕各10克，益母草、白茅根各15克，赤小豆30克。水煎取药汁。每日1剂，分2次服用。清热解毒，活血祛瘀，利水消肿。适用于急性肾炎。

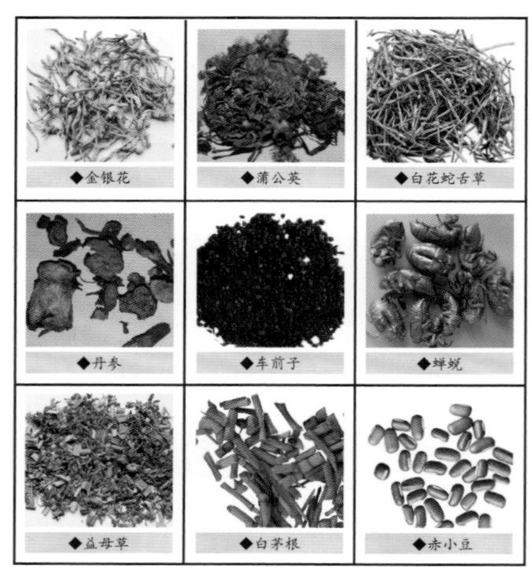
◆金银花 ◆蒲公英 ◆白花蛇舌草 ◆丹参 ◆车前子 ◆蝉蜕 ◆益母草 ◆白茅根 ◆赤小豆

补气滋阴方

黄芪12～40克，党参12～15克，白茅根15克，麦冬、生地黄、地骨皮、玄参、炒白芍、阿胶、泽泻各6～12克。水煎取药汁。每日1剂，分2次服用。补虚扶正，益气滋阴。适用于急性肾炎。

参芪草汤

太子参、丹参各20克，黄芪、白花蛇舌草、益母草、车前草、白术、山药、生地黄、菟丝子、川续断、泽泻各15克，甘草10克。上药加水煎2次，混合两煎所得药汁备用。每日1剂，分2次服用，3个月为1个疗程。扶正祛邪，固本消肿。适用于急、慢性肾炎。

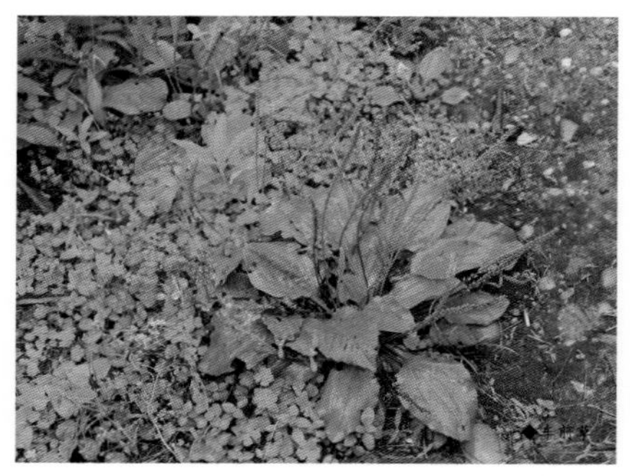
◆车前草

活血祛风汤

金银花、连翘、野菊花、赤芍各6～9克，淡竹叶4～6克，丹参、车前草各9～12克，白茅根12～15克，蝉蜕3～5克，生甘草3克。水煎2次，取药汁100～200毫升。每日1剂，分4次服用。清热活血，祛风行水。适用于急性肾炎。

地龙猪苓敷脐方

地龙、猪苓各30克，葱汁适量。取以上3味共捣为膏。敷于脐部，然后用消毒纱布覆盖，再用胶布固定，每日换药1次。清热利水消肿。适用于小儿肾炎。

健脾补肾汤

黄芪、山药、丹参、益母草各30克，山茱萸、茯苓、车前子、当归、枸杞子、杜仲、菟丝子、泽泻各15克。上药加水煎2次，混合两煎所得药汁备用。每日1剂，分上午、下午服用。补益脾肾，清利化浊。适用于慢性肾炎，症见水肿、蛋白尿、尿量少。

车前荔枝草饮

车前草30克，荔枝草15克，蜂蜜50毫升。将车前草、荔枝草分别洗净，共置锅内，加适量的水，煎浓，弃渣取汁，与蜂蜜调匀。每日1剂，1～2次服用完，连服10～15剂。清热利湿。适用于急性肾炎。

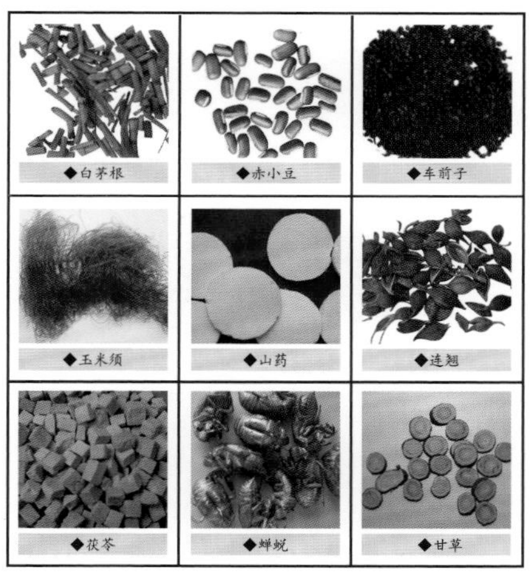
◆白茅根 ◆赤小豆 ◆车前子 ◆玉米须 ◆山药 ◆连翘 ◆茯苓 ◆蝉蜕 ◆甘草

茅根蝉苓汤

白茅根、赤小豆各10～30克，车前子6～10克，玉米须、山药、连翘、茯苓各10克，蝉蜕3～5克，甘草3克。水煎取药汁。每日1剂，分2次服用，4周为1个疗程。祛风清热解毒，健脾益气利水。适用于急性肾炎。

养生知识

慢性肾炎患者吃什么

慢性肾炎患者的饮食很重要。适当补充优质蛋白质，每日摄入60～70克为宜，糖类每日300～400克。慢性肾功能不全者应控制蛋白质摄入量，太多的话会导致血液中氮质增加，从而加重肾的负担，加速肾衰竭。

多食含钠低的食物，如薏苡仁、粳米、面粉、丝瓜、黄瓜等。多食用富含无机盐和维生素的食物，因为含维生素A、维生素B_2、维生素C及铁丰富的食物对维持肾脏的健康均有作用。此外，宜多食含钙、磷丰富的食物，如绿叶蔬菜、虾皮等。

含钠高的食物，如盐、味精、酱菜、咸菜、咸蛋等忌食。烈性调味品，如胡椒、芥末、辣椒等，也忌食。尿过少、血钾增高的患者，忌食榨菜、蘑菇、紫菜、苋菜、荸荠、香椿、鲜橙汁等含钾高的食物。

肾结石

肾结石就是肾脏中长有结石，石头多形成于肾盂或肾盏，有时可排入输尿管和膀胱。肾结石最典型的症状就是腰部绞痛。绞痛通常发生在运动后或夜间，从一侧起，刀割似的，向下腹部、大腿内侧辐射，同时可伴有恶心呕吐、面色苍白等症状。另外，肾结石通常还会产生血尿、肾积水、发热等情况。

肾结石的形成原因很多，有遗传性因素、代谢性因素、饮食因素、药物因素等，发病机制也十分复杂。

肾结石属于中医“淋证”范畴，因一些患者常可从尿道中排出小结石，所以称为石淋。治疗时，有清热、利湿、通淋、排石等多种方法。本病的防治偏方秘方如下。

温阳利水汤

肉桂、吴茱萸各3克，补骨脂、川续断各9克，泽泻、车前草各30克。上药加水煎2次，混合两煎所得药汁，备服。每日1剂，分2次服用，15日为1个疗程。温阳，利水，排石。适用于肾结石。

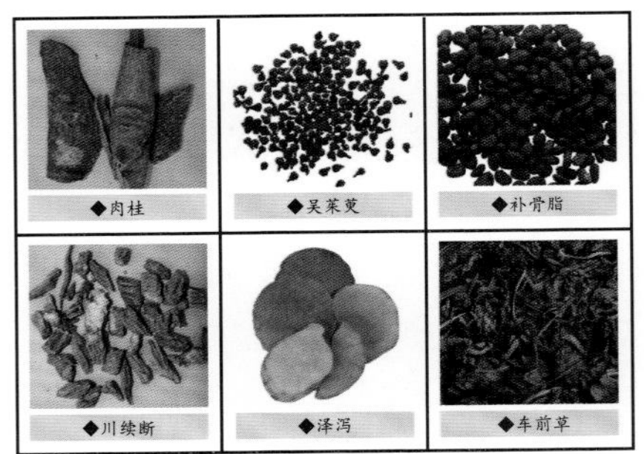
◆肉桂 ◆吴茱萸 ◆补骨脂 ◆川续断 ◆泽泻 ◆车前草

猫须草汤

猫须草鲜品20克。上药洗净切片，水煎取汁。内服，每日3次。清热祛湿，排石利水。适用于肾结石。

化瘀排石汤

三棱、莪术、赤芍各15克，穿山甲、皂角刺、川牛膝、青皮各9克，厚朴、乳香、没药各6克，金钱草30克。上药加水500毫升，煎至200毫升，取药汁。每日1剂，分2次饭后服用。活血化瘀，行气散结，利尿排石。适用于肾结石。

草珊瑚汤

草珊瑚30克。水煎取药汁。每日1剂，分2次服用。清热解毒，活血消肿，消炎止痛。适用于肾结石。

金血汤

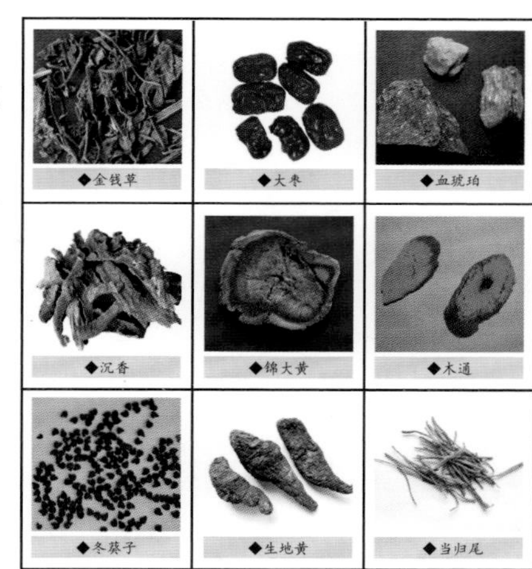

金钱草、大枣各18克，血琥珀、沉香各3克，锦大黄6克，木通、冬葵子、生地黄各12克，当归尾9克。上药加水1000毫升，煎至300毫升。每日1剂，分2次服用。清热利湿，解毒排石。适用于肾结石。

四六利湿汤

党参、菟丝子、白茅根各12克，茯苓、生地黄、泽泻、牛膝、茵陈、白术、知母各9克，甘草3克。水煎取药汁。每日1剂，分2次服用。益气滋阴，清热利湿。适用于肾结石。

鸡内金方

鸡内金150克。将鸡内金焙干，研为细末备用。每日早晨空腹时，取鸡内金粉15克，以300毫升沸水冲泡，15分钟后饮用，顿服。喝完后，慢跑步，以助排石。理气化湿，通淋化石。适用于多发性肾结石。

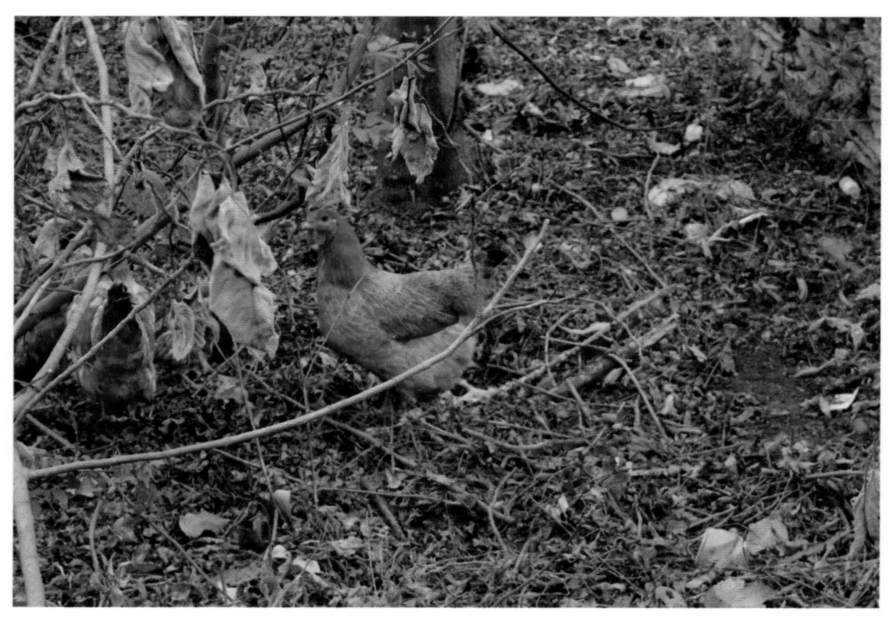

八角金盘汤

八角金盘（研吞）、琥珀（吞）、陈皮、甘草各5克，益母草15克，冬葵子、滑石各10克，芦根、赤小豆各30克。水煎取药汁。每日1剂，分2次服用。利湿化痰，活血消瘀，清热解毒，缓急止痛。适用于肾结石。

补肾消石汤

金钱草30克，石韦、王不留行、鸡内金各10克，川续断、杜仲、滑石、牛膝各15克，琥珀3克（冲服）。水煎取药汁。内服，每日1剂，20日为1个疗程。清热利尿，行气活血。适用于肾结石。

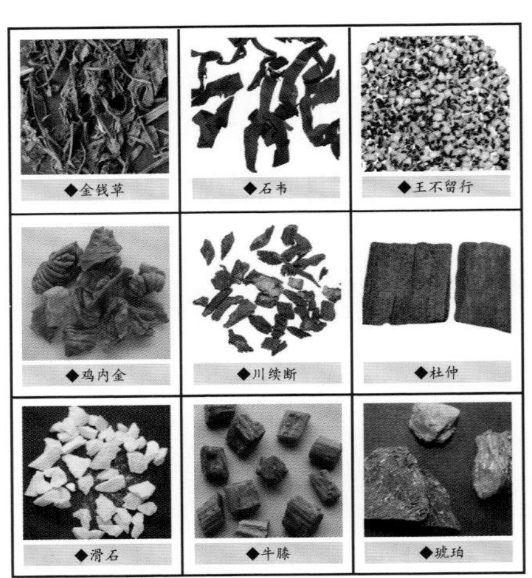
◆金钱草 ◆石韦 ◆王不留行 ◆鸡内金 ◆川续断 ◆杜仲 ◆滑石 ◆牛膝 ◆琥珀

二茴汤

大茴香、小茴香各4.5克，大黄6克，金钱草（后下）18克，萹蓄30克。水煎取药汁。内服，每日1剂。理气止痛，清热去湿，消肿化石。适用于肾结石。

养生知识

肾结石患者要多运动、多喝水

肾结石症状轻者，可以通过多做运动来排石。跳跃是很好的运动方式，原地双脚跳跃5分钟，通过人体组织的震动，有利于将小块的肾结石排出体外。当然，肾结石重症者，特别是血尿者，就应减少运动，尤其是剧烈运动。剧烈运动可使结石在肾脏中晃动剧烈，伤到肾脏。

肾结石患者一定要多喝水，喝水可以控制肾结石形成。特别是夏季，老人、高血压患者，都应多喝水，以防肾结石形成。喝水应喝白开水，不能以喝甜饮料代补水。甜饮料大量饮用后，反而会使尿中钙离子浓度、草酸含量和尿的酸度增加，诱发结石。

阳痿

阳痿是性功能障碍之一，指性生活时阴茎无法勃起，或勃起不坚，无法完成正常的性交活动。男性勃起是一个复杂的活动，涉及大脑、激素、肌肉、神经、情感等多种因素，所以阳痿致病原因分为多种。不过，它所造成的伤害是一样的，会影响男性生育，给患者造成心理负担，给夫妻感情带来伤害，等等。本病的防治偏方秘方如下。

补肾壮阳丸

人参、枸杞子、肉苁蓉、淫羊藿各30克。上药共研极细末，炼蜜为丸，丸重约2克。每日2丸，分2次服用。补肾壮阳。适用于阳痿。

鲜淫羊藿汤

鲜淫羊藿200克。将鲜淫羊藿剪碎，烧干，加水煎取药汁。口服，每日3次。壮阳。适用于阳痿。

启痿灵

淫羊藿、肉桂、当归、仙茅各等份。上药共研极细末，备用。先用水清洗阴部，擦干水，然后取1克药末均匀地搽阴茎、龟头；为了大范围均匀用药，搽药时须拉直阴茎；每日1次，10日为1个疗程。疏肝补肾。适用于肾气不足或肝气郁滞所致的阳痿。

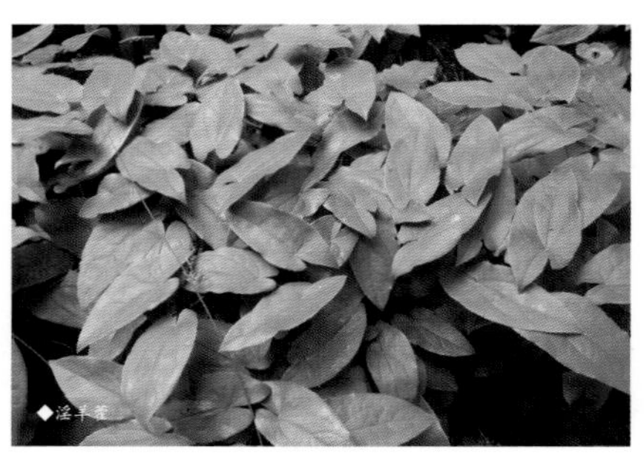
◆淫羊藿

鹿茸散

鹿茸（去毛，涂酥，炙令微黄）60克，羊踯躅（酒拌，炒令干）、韭菜子（微炒）、附子（炮裂，去皮、脐）、桂心、泽泻各30克。上药捣研为极细末，装瓶备用。空腹服用，每次用粥汤送服6克。温补肾阳。适用于阳痿。

壮阳起痿丸

潞党参、炒白术、枸杞子、冬虫夏草、熟地黄、阳起石、韭菜子各12克，炙鳖甲、炙龟甲各30克，杜仲、制锁阳、淫羊藿、当归身、川续断、肉苁蓉、破故纸、紫河车、炙甘草各9克，菟丝子15克。上药分别研成细末，然后混合在一起，炼蜜为丸，如梧桐子大，金铂为衣。每日3次，每次3～6克，1个月为1个疗程。益肾壮阳。适用于阳痿。

增精汤

蛇床子12克，淫羊藿、桑螵蛸各15克，九香虫6克，露蜂房10克，五味子20克。水煎取药汁。每隔2～3日服用1剂；服药后如果出现无力及头昏症状，立即停药。温肾壮阳。适用于阳痿。

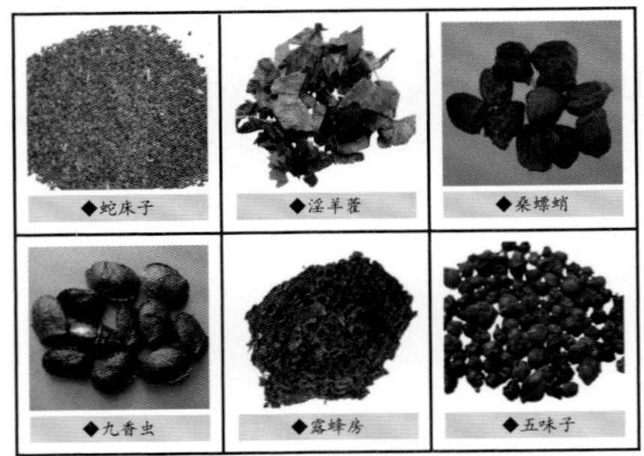
◆蛇床子 ◆淫羊藿 ◆桑螵蛸 ◆九香虫 ◆露蜂房 ◆五味子

附桂汤

制附子、肉桂各3克，熟地黄12克，仙茅、枸杞子、白芍（酒炒）、当归、党参、巴戟天各9克，川芎、白术各6克，黄芪24克。水煎取药汁。每日1剂，分次服用。壮阳。适用于阳痿。

黄芪附子汤

黄芪、制附子（先煎）、鹿衔草各30克，补脂骨12克，枸杞子20克，菟丝子、赤芍、川芎各10克，韭菜子、鹿角霜各6克。水煎取药汁。每日1剂，口服。壮阳。适用于阳痿和早泄。

菟丝地黄汤

菟丝子、熟地黄各30克，山茱萸、巴戟天各15克。水煎取药汁。每日1剂，分次服用。益肾壮阳。适用于阳痿。

蛤蚧汤

蛤蚧1对，海马、鹿茸各10克，枸杞子50克，丹参15克，五味子、淫羊藿各30克。上药洗净，泡入2500毫升白酒中，密封7日，取上清液即可饮用。每晚睡前饮药酒35毫升，2个月为1个疗程。壮阳。适用于阳痿。

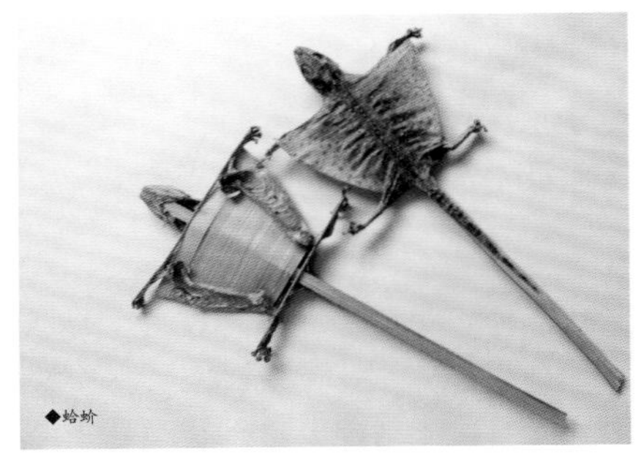
◆蛤蚧

蜘蜂丸

花蜘蛛（微焙）30只，炙蜂房、紫河车、淫羊藿、肉苁蓉各60克，熟地黄

90克。上药共研细末，炼蜜为丸，丸大小如绿豆。每次服用6～9克，早、晚分用。滋阴壮阳。适用于阳痿。

赞育丹

熟地黄（蒸捣）、白术各250克，当归、枸杞子各180克，蛇床子（微炒）、制附子、肉桂各60克，山茱萸、仙茅（酒蒸1日）、肉苁蓉（酒洗，去甲）、巴戟天（甘草汤炒）、淫羊藿（羊脂拌炒）、杜仲（酒炒）、韭子（炒黄）各120克。上药共研细末，炼蜜为丸。每次用温开水送服9克。温肾补阳。适用于阳痿。

枸芡莲药汤

枸杞子、芡实、莲子、山药各30克，山茱萸、覆盆子各12克，五味子10克。水煎取药汁。口服，每日1剂。壮阳。适用于阳痿、早泄。

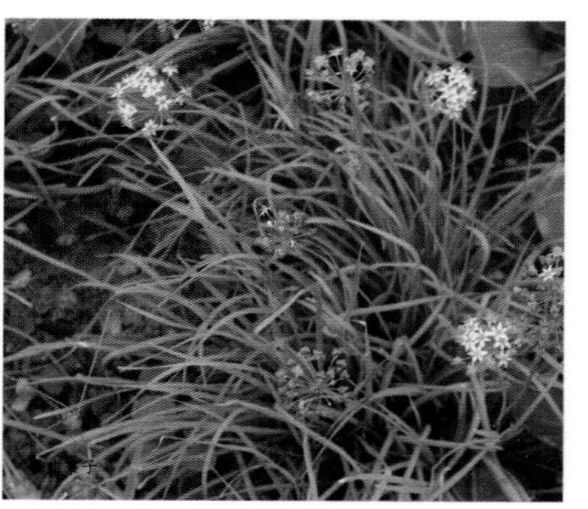

韭菜子鸡内金粉

韭菜子60克，鸡内金30克。上药共研极细末，装瓶备用。每次服用2克，每日2次。壮阳。适用于阳痿。

养生知识

吃药也可致阳痿

一些人患上阳痿，会服食大量的药物来治疗。殊不知，有的药物不仅无法起到治疗作用，而且还可能加重阳痿。能引起阳痿的药物包括以下几类：

第一类，作用于心血管的药物。具有降压作用的利舍平、胍乙啶、甲基多巴，具有调节心脏功能的普萘洛尔、地高辛，具有利尿作用的氢氯噻嗪、螺内酯、呋塞米，等等。

第二类，激素类药物。如安宫黄体酮，它抵消了雄激素的作用。

第三类，镇静、麻醉、止痛类药物。例如，具有镇静催眠作用的氯氮革、地西泮；具有麻醉、止痛作用的吗啡、美沙酮、海洛因等，这些药物不仅抵制性兴奋，而且使用时间过长的话，还会令人上瘾，离不开它们。

另外，其他药物如吲哚美辛、甲氧氯普胺、西咪替丁、麦角新碱、阿托品等，需遵医嘱服，胡乱服用亦可致阳痿。

精囊炎

精囊炎是青壮年时期男性比较多见的疾病，是由大肠埃希菌、克雷伯菌属、变形杆菌及假单胞菌等引起的炎症。当精囊邻近器官，如前列腺、后尿道、结肠等有感染或任何情况下导致前列腺、精囊充血时，为非作歹的细菌就会乘机捣乱，侵及精囊，诱发精囊炎。精囊炎，尤其慢性精囊炎合并慢性前列腺炎，易致病程迁延，治病应持之以恒，切不可丧失战胜疾病的信心，放任病情发展，延误治疗，造成继发性不育等并发症，以致遗憾终生。本病的防治偏方秘方有以下几种。

澄精汤

大黄（后下）、桃仁、红花、当归、萆薢、茯苓、泽泻、牛膝各10克，丹参、王不留行各15克，甘草、三七粉（冲服）、芒硝（烊化）各6克，天龙1条，赤小豆、白茅根各30克。水煎取药汁。口服，每日1剂。活血祛瘀，解毒泄浊。适用于慢性前列腺炎、精囊炎败精浊瘀阻滞、精液红色、射精涩痛。

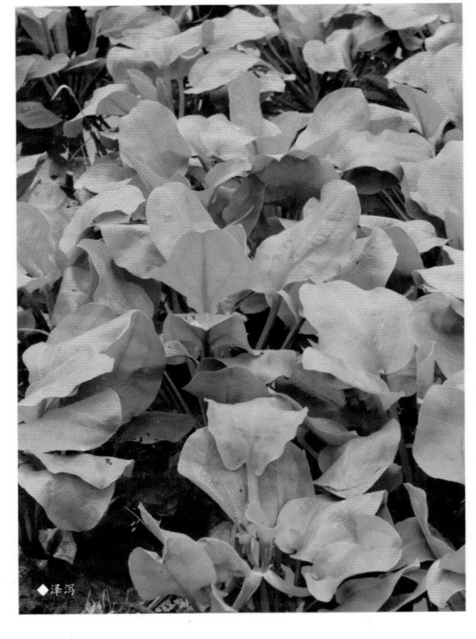
◆泽泻

清精理血汤

白花蛇舌草30克，金银花、萆薢、连翘、生地榆、茜草各15克，虎杖、金钱草、白茅根各20克，车前子、赤芍、牡丹皮、知母、黄柏各12克，三七粉（冲服）、生甘草梢各10克。水煎取药汁。口服，每日1剂，20剂为1个疗程，连服3个疗程。清热解毒利湿，凉血活血止血。适用于精囊炎湿热之邪伤及精室血络、精液带血、小便黄赤。

女贞旱莲茜草汤

女贞子、墨旱莲、生地黄、白茅根、仙鹤草各15克，牡丹皮、茯苓、泽泻、山茱萸、山药各10克，藕节20克，茜草、知母、黄柏各12克。水煎取药汁。口服，每日1剂。滋阴降火，凉血止血。适用于阴虚火旺型精囊炎。

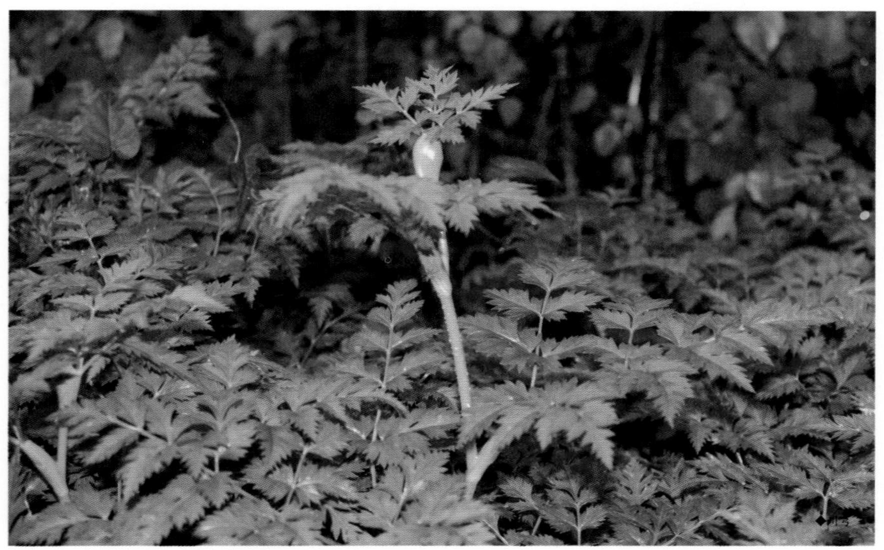

香桂当归丹参汤

小茴香、当归、川芎、赤芍、蒲黄（包煎）、五灵脂、没药各10克，肉桂3克（后下），生地黄12克，丹参15克。水煎取药汁。口服，每日1剂。活血化瘀止血。适用于瘀血阻络型精囊炎。

参芪白术大枣汤

党参、黄芪各20克，白术、当归、血余炭、侧柏炭各12克，木香、茯苓、酸枣仁、阿胶（烊化）、大枣各10枚，山药15克，陈皮、炙甘草各5克，远志6克。水煎取药汁。口服，每日1剂。益气摄血。适用于脾不统血型精囊炎。

柴胡归芎桃仁汤

柴胡、当归、川芎、桃仁、红花各10克，赤芍、生地黄、川牛膝、女贞子、墨旱莲、丹参各15克。水煎取药汁。口服，每日1剂。活血化瘀止血。适用于瘀血阻络型精囊炎。

夏枯草丹皮汤

夏枯草、紫草、牡丹皮、红花、桃仁、泽兰叶、三棱、莪术各9克，赤芍、白芍各12克，木通、小茴香各6克。水煎取药汁。口服，每日1剂。解毒软坚，活血消痈。适用于精囊炎。

贯众牛膝饮

贯众90克，川牛膝10克，云南白药适量。水煎取药汁。口服，每日1剂，空腹送服云南白药1克。活血化瘀，消肿止痛。适用于精囊炎。

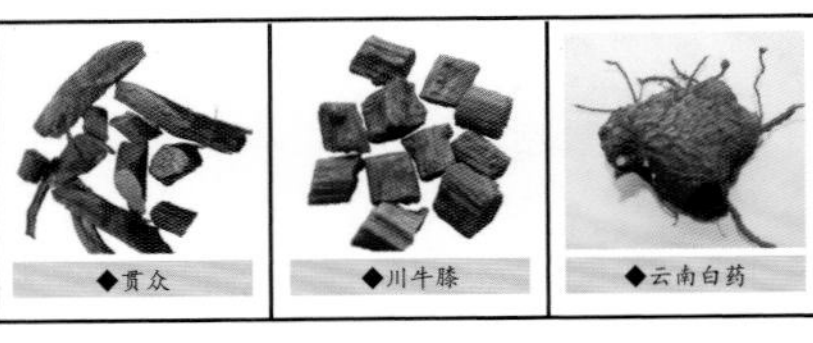
◆贯众　◆川牛膝　◆云南白药

桃仁三棱归芍汤

桃仁、三棱、莪术、柴胡、当归各9克，赤芍、川芎、红花、香附各6克，小茴香3克。水煎取药汁。口服，每日1剂，分3次服。活血化瘀，疏肝理气。适用于精囊炎。

柏术牛膝薏苡仁汤

黄柏、苍术、牛膝、生地黄、小蓟根、车前子（包煎）、茜草各15克，薏苡仁30克，木通、牡丹皮、栀子、蒲黄（包煎）各10克，藕节、碧玉散（包煎）各20克。水煎取药汁。口服，每日1剂。清利湿热。适用于湿热蕴结型精囊炎。

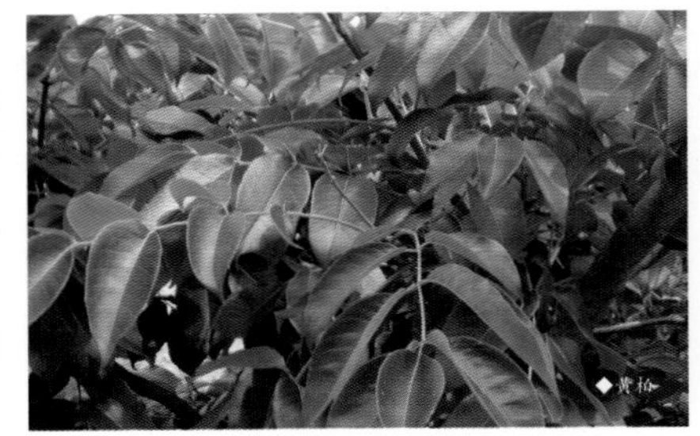
◆黄柏

养生知识

精囊炎会导致不育

精囊炎患者的精液中含有细菌，又有许多白细胞，甚至夹杂着脓液。这种复杂状况无疑提高了精液的黏稠度，使精液不易液化，精子活力下降。精液中的细菌还会与精子发生“争夺”精浆中营养成分的大战，使精子无法摄取充足的营养，丧失活力。精囊炎病发后，精浆中的酸性物质增加，而精子只有在正常精浆酸碱度为7.2～8.9时才能活动自如，酸碱度的改变，让精子大量夭折。各种情况表明，精囊炎让精子很“受伤”，让男性生育能力大大降低。

另外，精囊炎治疗不及时的话，还会引起睾丸炎、前列腺炎等。该病还会影响到男性的正常性生活，导致男性阳痿、早泄等性功能障碍。

精子活力低

人类的精子因环境恶化、食物污染、理化因素等方面的不良影响，导致精子活力不断下降，男性不育患者多了起来。因此在滋阴补肾、生精壮阳的基础上，佐以活血化瘀、利湿解毒的中药，在提高精子数量、降低精子死亡率、增强精子活动力等方面具有显著疗效。本病的防治偏方秘方如下。

育精求子灵丸

菟丝子、蛇床子、五味子、补骨脂、肉苁蓉、何首乌、桑椹、当归、黄精、白术各60克，玄参45克，陈皮30克。上药共研细末，炼蜜捣和为丸。每日3次，每次10克，开水送服。益气，补肾，强精。适用于精子活力降低。

助精汤

菟丝子、枸杞子、桑椹、覆盆子、车前子、五味子、女贞子各12克，仙茅、当归、淫羊藿各15克，黄芪、党参、熟地黄各30克，川续断18克，山羊睾丸1具。水煎取药汁。口服，每日1剂。益气补肾助精。适用于精子活力降低。

雄蚕蛾丸

雄蚕蛾30～50克，鹿角胶80～200克，淫羊藿、牛膝、覆盆子各20～35克，炮附子、石斛、韭菜子各25～35克，菟丝子、肉苁蓉各30～60克。上药共研细末，炼蜜为丸，每丸9克。早、中、晚各服1丸，白开水送下。益肾增精。适用于精子活力降低。

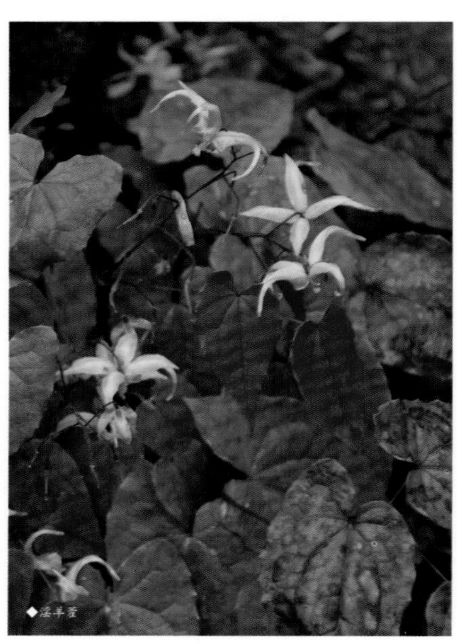
◆淫羊藿

熟地山药活精汤

熟地黄24克，山药、山茱萸各12克，杜仲、枸杞子、川续断、补骨脂各10克，附子、肉桂、甘草各5克。水煎取药汁。口服，每日1剂，分2次服用。滋阴补肾，壮阳填精。适用于肾阳不足所致的精子活力降低。

柴胡白芍活精汤

柴胡、白芍各9克，枳壳、牡丹皮、炙甘草、香附、陈皮各6克，桔梗、川芎、红花、桃仁各3克。水煎取药汁。口服，每日2次。疏肝理气，化瘀通络。适用于肝郁气滞所致的精子活力降低。

熟地山药茱萸丸

熟地黄、山药、山茱萸、枸杞子、菟丝子、金樱子、覆盆子、五味子、紫河车、淫羊藿、肉桂、全当归、黄芪、土鳖各100克，牡丹皮、泽泻各50克，茯苓30克，鹿茸、红参各10克，蜂蜜适量。上药共研细末，炼蜜为丸，每丸重10克。白开水送服，每次1丸，每日3次，3个月为1个疗程。益肾填精，补气养血。适用于精子活力降低。

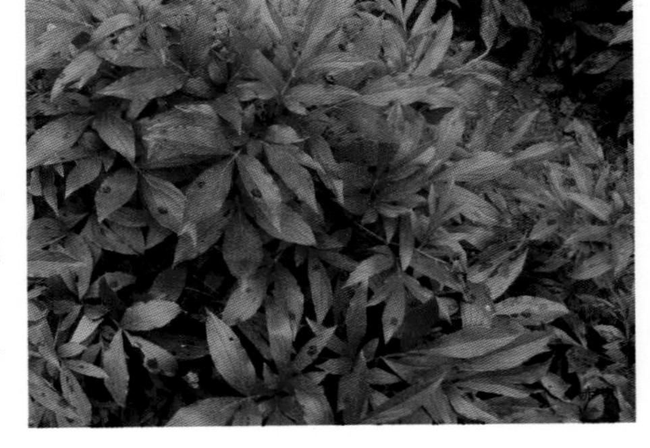

生地赤芍萆薢汤

生地黄、赤芍、萆薢、肉苁蓉、菟丝子各15克，黄柏、牡丹皮各10克，车前子、淫羊藿各20克，枸杞子12克。水煎取药汁。口服，每日1剂。滋阴壮阳。适用于精子活力降低。

养生知识

提高精子活力的技巧

提高精子活力应从以下几点做起：

1. 多参加体育锻炼。男性过度肥胖会导致腹股沟处的温度升高，损害精子的成长，因此一定要控制体重。体育锻炼的方式也很重要。精子需要凉爽的环境，马拉松跑、长距离的骑车等会使睾丸的温度升高，不利于精子的正常成长。

2. 少蒸桑拿。蒸桑拿会直接伤害精子，抑制精子生成。

3. 忌用毒品、麻醉药。这些东西对精子危害极大，而且持续作用时间也长。

4. 放松心态，为精神减压。

5. 手机远离阴囊。一些人习惯将手机放在裤子口袋里，这种习惯对精子的生成有一定的影响。

6. 戒烟。吸烟可致精子数量下降，因此男人最好戒烟。

少精症

少精症是指成年男子精子计数低于2000万个/毫升。中医认为，少精症属于虚证，归属于精冷、精清、少精、精竭等范畴。本病的防治偏方秘方如下。

助育汤

熟地黄、山药、菟丝子、枸杞子、楮实子各15克，淫羊藿、泽泻各12克，牡丹皮、山茱萸、茯苓各10克。水煎取药汁。口服，每日1剂。滋补肝肾，生精助育。适用于男性不育、精子过少。

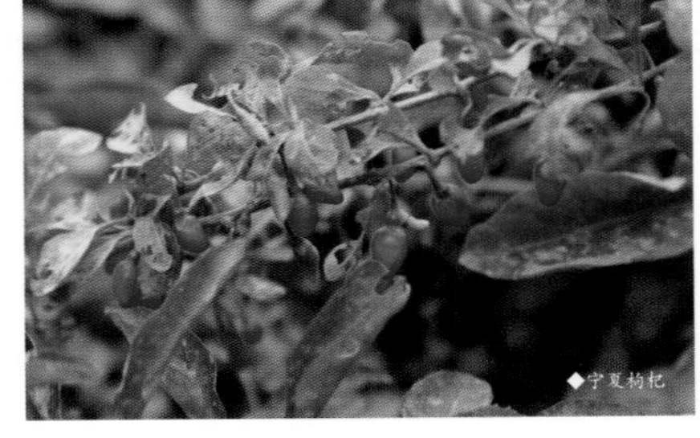
◆宁夏枸杞

补肾益精汤

熟地黄30克，枸杞子、山药、茯苓、巴戟天、党参、补骨脂、仙茅、淫羊藿、山茱萸各15克，蜂房、蛇床子各10克。水煎取药汁。口服，每日1剂。补肾生精。适用于男子不育、精子过少。

加减地黄汤

熟地黄、山茱萸、巴戟天各12克，山药15克，枸杞子、淫羊藿、泽泻各10克，肉桂、川黄连各2克。水煎取药汁。口服，每日1剂。益肾补精。适用于男性不育、精子过少、肾阴虚弱、肾精不足。

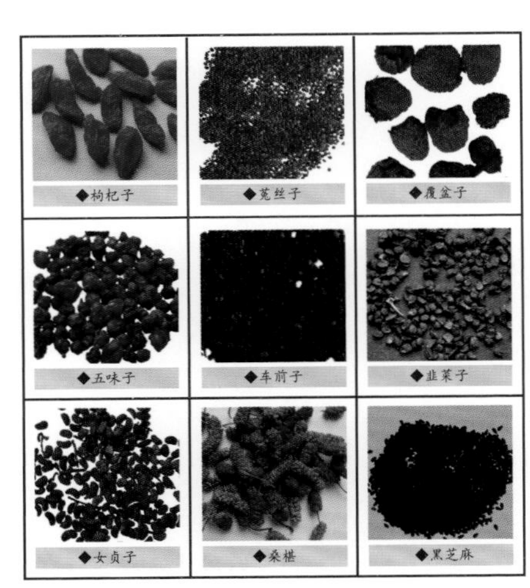
◆枸杞子 ◆菟丝子 ◆覆盆子 ◆五味子 ◆车前子 ◆韭菜子 ◆女贞子 ◆桑椹 ◆黑芝麻

增精散

枸杞子360克，制黄精、菟丝子、肉苁蓉各180克，黑狗肾1具，盐15克。上药焙干，共研细末。早、晚空腹各服1次，分12日服完。壮肾阳，益肾精，增加精子。适用于男性不育、精子过少、肾阳虚亏。

九子生精丸

枸杞子、菟丝子、覆盆子、五味子、车前子、韭菜子、女贞子、桑椹、黑芝麻各等份。上药共研为细末，炼蜜捣和为丸，丸重9克。每日2次，每次1丸，淡盐汤送下，3个月为1个疗程。补益肾气，调和阴阳。适用于先天肾气不足、真阴真阳失济、生精功能低下、精子过少。

生精赞育汤

淫羊藿、制何首乌各30克，菟丝子、枸杞子、蛇床子各12克，五味子、仙茅、紫河车粉（冲服）各10克，熟地黄20克，肉苁蓉、黄芪、当归、茯苓、牛膝各15克，鹿角胶（烊化冲服）5克。水煎取药汁。口服，每日1剂。补肾壮阳，生精助育。适用于无精子或少精子及精子成活率低下者。

聚精丸

黄精、枸杞子各20克，肉苁蓉、熟地黄、露蜂房、当归各15克，川续断、菟丝子、刺蒺藜、紫河车、知母、黄柏、女贞子、何首乌各10克。上药焙干共研细末，炼蜜为丸。每日3次，每次15克，淡盐开水送服。填精补髓，补肾壮阳，清降相火。适用于男性不育、精子过少。

仙子生精汤

淫羊藿、黄芪各30克，附子、菟丝子、蛇床子各10克，白术、熟地黄、枸杞子、龙骨（布包）各15克，桂枝6克。水煎取药汁。口服，每日1剂。壮阳滋阴，益肾生精。适用于男性不育症、精子稀少、精清精冷。

四二五台方

当归、淫羊藿、五味子、枸杞子、菟丝子、覆盆子、白芍、熟地黄各15克，川芎、仙茅、蛇床子各10克。水煎取药汁。口服，每日1剂。早、晚空腹温服，3个月为1个疗程。益气补血，温肾壮阳。适用于男性不育、精子过少、死精、气血两虚、肾气亏损。

调奇汤

鹿角片9克，肉苁蓉、菟丝子、枸杞子各12克，巴戟天、熟地黄、何首乌、山茱萸、山药、车前子各10克，淫羊藿15克，黄芪20克。水煎取药汁。口服，每日1剂。调补奇经。适用于男性不育、精子过少、奇经空虚。

◆肉苁蓉

益精灵

红参、当归、山茱萸、白术各10克，生黄芪、菟丝子各20克，淫羊藿、熟地黄、山药、茯苓、巴戟天各15克。水煎取药汁。口服，每日1剂。补肾生精。适用于男性不育、精子过少、肾阴肾阳不足、脾肾两虚。

益肾生精汤

山茱萸、淫羊藿各12克，熟地黄20克，茯苓15克，山药、枸杞子各18克，高丽参6克，牡丹皮、甘草各10克。上药加水800毫升，小火煎至400毫升。每日1剂，早、晚分2次服。益肾生精。适用于男性不育、精子过少、肾气虚衰、腰膝酸软或乏力。

填精汤

黄芪、鸡血藤各30克，当归、白术、枸杞子、菟丝子、潼蒺藜、淫羊藿、补骨脂、巴戟天各15克，黄柏10克。水煎取药汁。口服，每日1剂。温补肾阳，补益气血。适用于男性不育，症见精子减少、肾阳虚衰、气血不足。

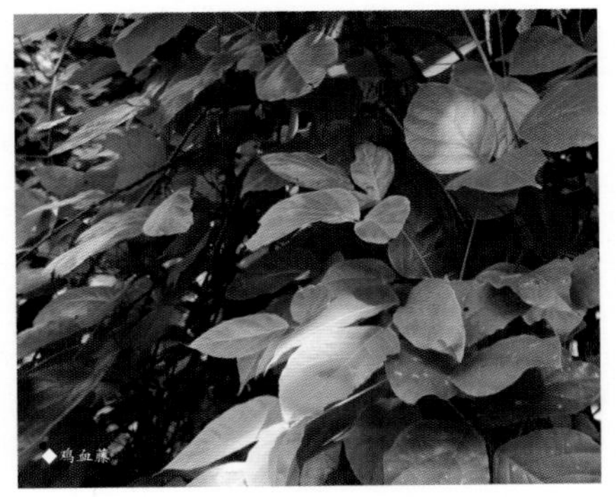
◆鸡血藤

生精汤

熟地黄40克，山茱萸、山药、五味子各20克，淫羊藿30克，泽泻、茯苓、牡丹皮、龟甲胶、鹿角胶、车前子各15克，枸杞子、覆盆子、菟丝子各25克。水煎取药汁。口服，每日1剂。益肾生精。适用于男性不育、精子过少、肾阴肾阳不足、腰背酸楚、头晕。

五子二仙补血汤

菟丝子、五味子、枸杞子、覆盆子、车前子、何首乌各12克，当归、川续断各15克，黄芪30克，附子、仙茅、淫羊藿各10克，紫河车粉（冲）5克。水煎取药汁。口服，每日1剂，30日为1个疗程。补肾填精，益气养血。适用于男性不育，精子过少、肾精亏虚型。

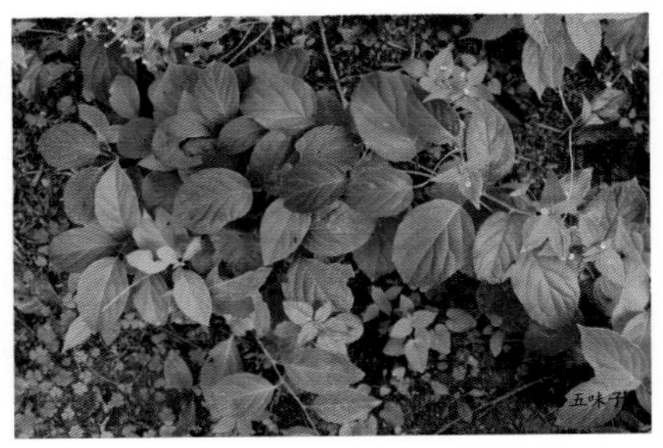
五味子

八子生精汤

附子、五味子各9克，韭菜子、车前子、女贞子各10克，枸杞子、覆盆子各12克，菟丝子15克。水煎取药汁。口服，每日1剂。补肾生精。适用于男性不育、精子过少。

益肾壮阳丸

花蜘蛛、熟地黄、当归、制何首乌各90克，红参须50克，焦白术80克，枸杞子、菟丝子、肉苁蓉、沙苑子、仙茅、淫羊藿、蜂房各120克，巴戟天100克。上药共研细末，水泛为丸。每日2次，每次5克，淡盐水送服。温补肾阳，益肾生精。适用于男性不育、精子过少、特发性少精症、功能性不射精。

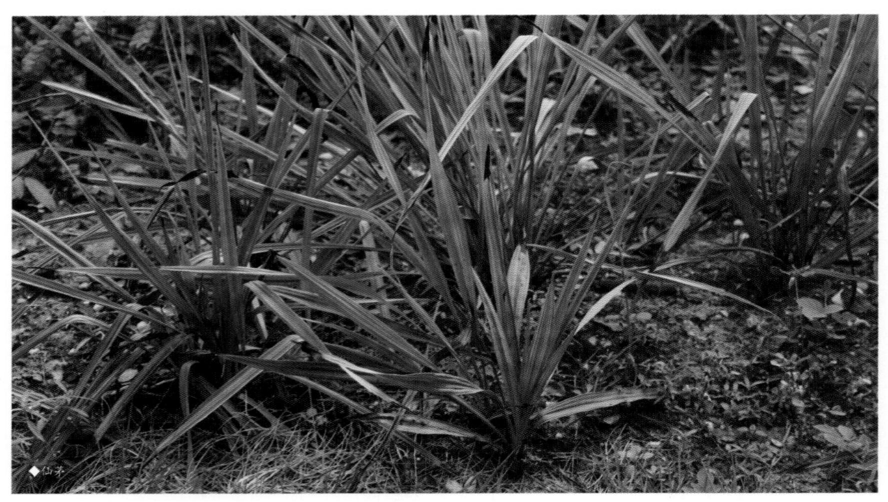

◆仙茅

养生知识

少精症应补充微量元素

在日常饮食中，精子稀少的人宜多吃含钙、锌、镁等微量元素丰富的食物。镁不仅能够提高男性的生育能力，还能调节心脏活动、降血压，预防心脏病。含镁较多的食物为燕麦粥、通心粉、大豆、马铃薯、核桃仁、叶菜和海产品等。钙与精子活力密切相关，缺钙会使精子运动迟缓，活力降低，所以应常喝牛奶和食紫菜、虾皮、海带、芥菜、芫荽、甜杏仁、葡萄干等含钙丰富的食物。男性生殖功能正常离不开锌，而且锌也是产生精子的主要因素。含锌丰富的食物有牡蛎、虾、蛤、贝类、动物肝、核桃仁、牛乳、豆类、麸皮及莲子等。不过，锌不能补过量，每日剂量应控制在15微克以内，补锌过量会影响人体对其他矿物的吸收。

无精症

成年男子在做精液（连续3次以上）检查时未发现精子者，称为无精症。无精症按病因分为梗阻性无精子症和睾丸生精障碍性无精子症。一般输精管增粗或呈串珠状，附睾结节，或两者缺如，提示为梗阻性无精子症；而隐睾、无睾等提示睾丸功能不良。本病的防治偏方秘方如下。

四君八味汤

熟地黄50克，山药、牡丹皮、泽泻、附子、柴胡、白芍各10克，枸杞子25克，云茯苓、白术各15克，人参20克，当归30克，甘草5克。水煎取药汁。口服，每日1剂。益肾健脾，平肝。适用于先天肾气亏损、后天脾气不健、肝失生发之令、精虫不生。

冬蛤生精饮

麦冬、白芍、石菖蒲、合欢、茯苓、淫羊藿各15克，枸杞子、知母各20克，山药10克，蛤蚧（去头足与皮，烘干碾成细末，分4份入汤药）1对。水煎取药汁。口服，每日1剂。气血双补，益肾生精。适用于无精子、遗精、滑精、头晕、耳鸣、腰酸乏力等症。

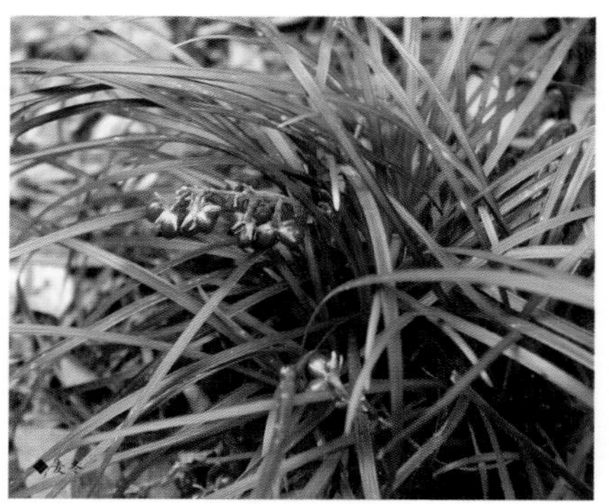
◆麦冬

解郁复精汤

柴胡、当归、半夏各12克，白芍、枳实、香附、石菖蒲各15克，淫羊藿、菟丝子各20克，甘草、穿山甲（炮）各10克。水煎取药汁。口服，每日1剂。理气化痰。适用于无精子、头昏乏力、胸闷嗳气、腰膝酸软、房事淡漠、阳举乏坚。

生精活血汤

山药、枸杞子、楮实子、沙苑子、丹参、刘寄奴、牛膝、茯苓、淫羊藿、太子参、女贞子各10克，补骨脂、鸡血藤、熟地黄各12克，王不留行、路路通各8克，桂枝梢（后下）、炙甘草各3克。水煎取药汁。口服，每日1剂。滋补阴阳，活血化瘀。适用于睾丸炎后无精子症、肾阴阳两虚症。

益肾生子汤

人参6克，党参、麦冬、牛膝、玉竹、仙茅、当归、何首乌、菟丝子、肉苁蓉、鹿角胶（烊冲）、黄精、沙苑子、补骨脂、山药、徐长卿、王不留行各10克，附子（制）8克，甘草3克。水煎取药汁。口服，每日1剂。益肾填精，活血通瘀。适用于睾丸炎后无精子症，肾精不足型。

强精煎

淫羊藿、蜂房、制黄精、鹿角片各10克，肉苁蓉、当归各12克，制何首乌、熟地黄各15克。水煎取药汁。口服，每日1剂。补肾强精。适用于无精子、肾精亏损、头晕目眩、两耳耳鸣。

滋阴生子汤

熟地黄、山药、楮实子、黄精、泽泻、牛膝、枸杞子、太子参、白术（焦）、王不留行、何首乌、肉苁蓉、紫石英、茜草、茯苓、麦冬、当归各10克，龟甲12克。水煎取药汁。口服，每日1剂，服药前先服半碗大米粥。滋补肝肾，益气血，逐瘀。适用于睾丸炎后无精子症，肝肾阴虚型。

香附桃仁生精汤

桃仁、小茴香、干姜、沙苑子、红花各10克，穿山甲6克，香附、熟地黄各12克，山药、淫羊藿、菟丝子各15克，甘草9克。水煎取药汁。每日1剂，分2次服用。益气消滞化瘀。适用于气滞血瘀之无精症。

鱼鳔胶三子汤

鱼鳔胶、五味子各10克，沙苑子20克，淫羊藿、甘草各30克，枸杞子、党参各15克。水煎取药汁。每日1剂，早、晚各服1次。补肾生精。适用于肾虚型无精子症。

二参刘寄奴牛膝汤

党参、丹参、刘寄奴、牛膝、王不留行、桃仁、红花、炮穿山甲（先煎）、补骨脂、沙苑子各10克，水蛭3克，柴胡、枳壳各5克。水煎取药汁。口服，每日1剂。活血化瘀，理气行滞。适用于气滞血瘀型无精症。

◆刘寄奴

熟地参归生精汤

熟地黄、人参（另煎）、当归、白芍、制何首乌、黄精、山茱萸、沙苑子、鹿茸、鱼鳔胶各10克，炙甘草5克，菟丝子15克。水煎取药汁。口服，每日1剂。益肾填精。适用于肾精不足型无精症。

熟地山药萸肉汤

熟地黄、鹿角胶（烊化）、龟甲胶（烊化）、枸杞子、山药、莲子、核桃仁各15克，山茱萸、补骨脂、牛膝各10克，菟丝子30克，附片（先煎）、五味子各6克，肉桂3克（后下）。水煎取药汁。口服，每日1剂。滋阴壮阳。适用于阴阳俱虚型无精症。

太子参熟地当归汤

太子参20克，熟地黄、黄精、制何首乌、炙龟甲（先煎）各15克，当归、枸杞子、王不留行、麦冬、泽泻、茜草、茯苓、白术、紫石英（先煎）各10克，肉苁蓉30克，牛膝40克。水煎取药汁。口服，每日1剂。滋补肝肾，益气逐瘀。适用于肝肾阴虚型无精症。

柴核桃仁五味汤

柴胡、桃仁、五味子各9克，白芍、菟丝子各15克，川楝子、路路通、枸杞子、沙苑子、女贞子、墨旱莲各12克，红花6克，炮穿山甲3克，山药20克。水煎取药汁。每日1剂，分2次服用。补肾强精。适用于肾精不足、肝郁血瘀之无精症。

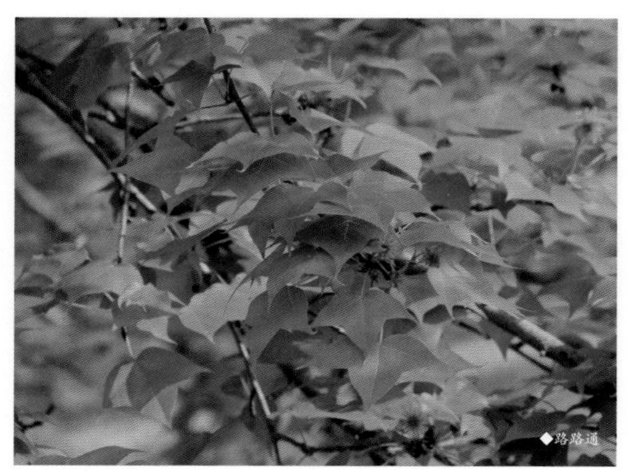
◆路路通

茱萸覆盆子山药汤

山茱萸、覆盆子各10克，牡丹皮、泽泻、知母、黄柏各6克，熟地黄、山药各15克，胡芦巴、菟丝子各12克。水煎取药汁。每日1剂，分2次服用。滋阴补肾。适用于肝肾阴虚、精血不足之无精症。

炮姜茴香官桂汤

炮姜、官桂、五灵脂、川芎各6克，小茴香、蒲黄各9克，菟丝子、杜仲、枸杞子各15克，当归10克。水煎取药汁。每日1剂，分2次服用。温下焦，散寒凝，补肾精。适用于无精症。

柴胡当归半夏汤

柴胡、当归、半夏各12克，炒白芍、炒枳实、石菖蒲、香附各15克，菟丝子、淫羊藿各20克，炮穿山甲、甘草各10克。水煎取药汁。每日1剂，分2次服用。利气化痰。适用于无精症，属痰湿内阻者。

红花皂角地龙汤

红花、皂角刺、地龙、车前子（包煎）、泽泻、牛膝、赤芍、泽兰、香附各10克，夏枯草、金银花、蒲公英各15克，黄柏、黄芩各6克。水煎取药汁。每日1剂，分2次服用。化瘀清热。适用于瘀热交阻之无精症。

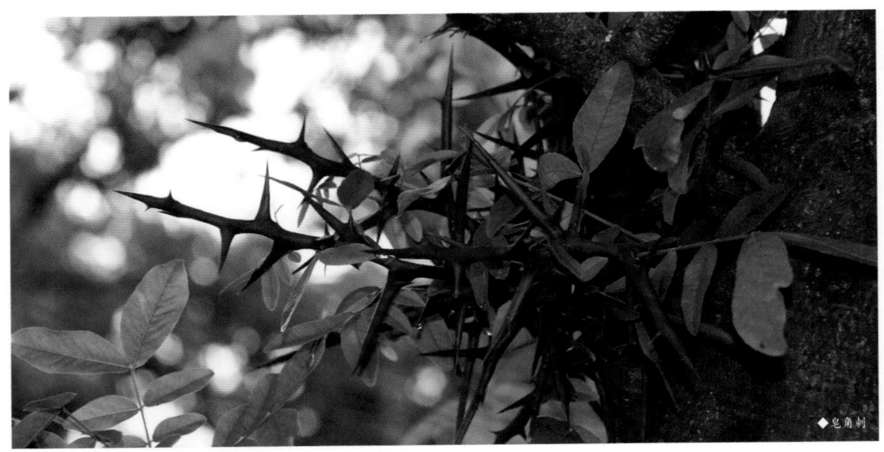
◆皂角刺

养生知识

哪些习惯会引发无精症

1. 长时间与电脑、微波炉等电子产品接触，人体会遭受大量的电磁波以及荧光频射线伤害，造成男性无精子或精子异常。

2. 乱性使人易患上淋病、梅毒、生殖器疱疹、艾滋病等性病，造成严重的男性生殖功能障碍，使精子存活率减少。

3. 穿紧身内衣不但压迫男性生殖器官，影响睾丸正常发育，还会因阴部不能及时散热而影响精子的生存。

4. 挑食和偏食常致人体无法摄入充足的营养成分，导致精子异常。

另外，洗澡的水温不能太热，不能长时间骑自行车，抽烟者最好戒烟。

死精症

死精症是指排出的精子成活率减少，而死亡数量过多，甚或全部死亡。在正常情况下，射精后1小时死亡精子在40%以下；或排精后6小时内死亡精子在80%以下，如果精液检查显示死亡率高于此数者即为死精症。因为病因不同，死精症的临床表现也不一致，有的无症状；有的可出现尿频、尿急、尿痛；有的伴有神经衰弱，性欲低下，或遗精早泄等性功能障碍。中医认为，治疗本病应注意卫生，加强营养，忌食棉籽油、戒酒禁烟、忌劳累过度，积极治疗原发疾病，性生活应有规律性，适当节制房事，以蓄锐气，养精子。本病的防治偏方秘方如下。

知柏银参活精汤

金银花、丹参各30克，蒲公英、生地黄、川续断各15克，当归12克，知母、黄柏、赤芍、白芍、生甘草各9克。水煎取药汁。口服，每日1剂。清热活血，健脾利湿。适用于死精子症、下焦湿热、大便干、小便黄、阴囊痒、舌红苔黄。

活精散

巴戟天、枸杞子、覆盆子、菟丝子、熟地黄、车前子、淫羊藿各60克，山药、山茱萸、龟甲、五味子各40克。上药共研细末，装瓶备用。每日3次，每次10克。益肾健脾，固精补髓。适用于男性不育、死精子症、肾阴亏损、阴损及阳、肾阳不足。

益肾壮精汤

淫羊藿、黄芪各15克，菟丝子、当归各12克，熟地黄30克，桃仁9克，红花、川芎各6克。水煎取药汁。口服，每日1剂。补肾壮阳，活血壮精。适用于死精子过多，属肾亏气虚、瘀血内阻者。

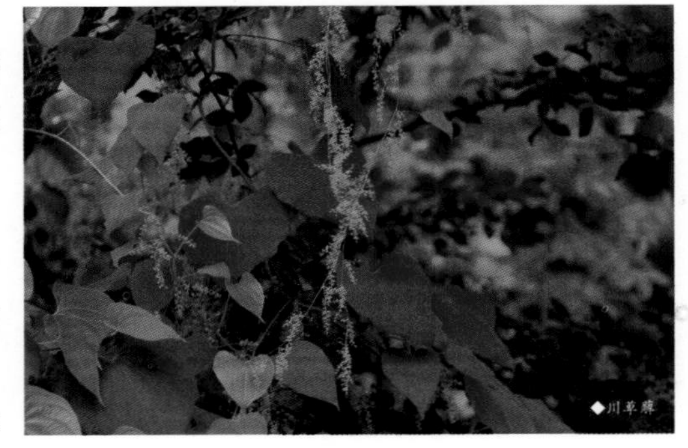
◆川萆薢

生精汤

生地黄、赤芍、川萆薢、肉苁蓉、菟丝子各15克，黄柏、牡丹皮各10克，车前子、淫羊藿各20克，枸杞子12克。水煎取药汁。口服，每日1剂。清热利湿，滋阴降火，补肾养精。适用于死精子症，湿热蕴结下焦、热灼伤阴型。

生精种玉汤

淫羊藿、川续断各15克，何首乌、当归各12克，黄芪30克，菟丝子、枸杞子、车前子、覆盆子、桑椹、五味子各9克。水煎取药汁。口服，每日1剂。益肾养精，生发育子。适用于男性死精子、肾气虚、多年不育、精子成活率低型。

淫羊藿汤

淫羊藿、车前子各30克，肉苁蓉、山茱萸、白芍、女贞子、墨旱莲、黄芪、枸杞子各15克，制何首乌、菟丝子、当归、续断各20克，甘草6克。水煎取药汁。口服，每日1剂。温肾壮阳，滋阴益肾。适用于死精子症，肾阳虚衰型。

知柏女贞生精汤

知母、黄柏、女贞子、枸杞子、山药、茯苓、党参、巴戟天、补骨脂、仙茅、淫羊藿、山茱萸、墨旱莲各15克，白薇、地骨皮、青蒿各10克，鳖甲、熟地黄各30克，蜂房、蛇床子各10克。水煎取药汁。每日1剂，分2次服。补肾益气，养血生精。适用于肾阴两虚型死精症。

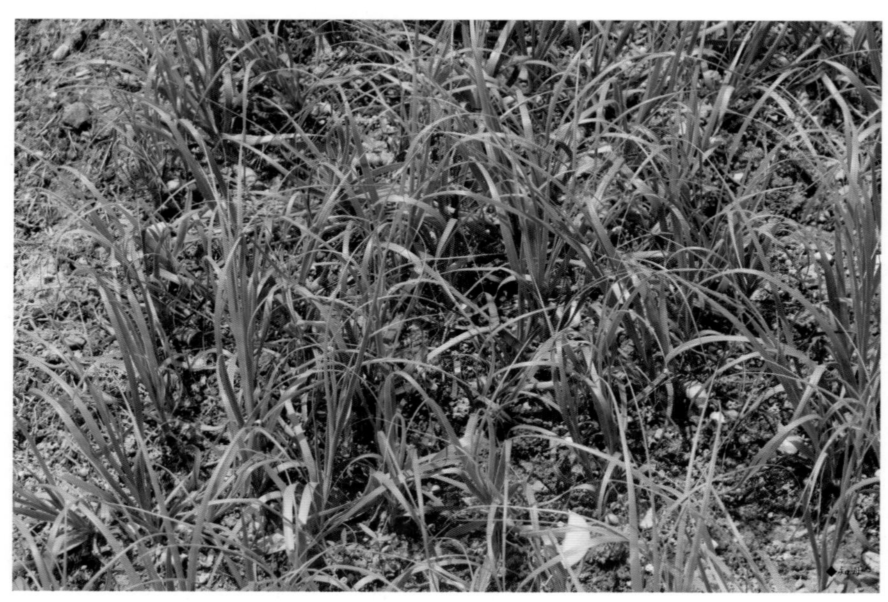

嗣育汤

党参、生地黄、茯苓、当归、肉苁蓉、淫羊藿各15克，白术、紫河车（研末冲服）、川芎各10克，白芍20克，牡丹皮12克，菟丝子18克，甘草5克。水煎取药汁。口服，每日1剂。调气，补肾，生精。适用于男性不育，精子成活率低下、气血失和、肾精不足型。

养阴生精汤

萆薢30克，车前子20克，远志10克，石菖蒲、枸杞子各12克，肉苁蓉、菟丝子、淫羊藿各15克，生地黄10克，黄柏6克。水煎取药汁。口服，每日1剂。养阴化痰。适用于死精子过多、头昏健忘、心烦寐差、口苦咽干、性欲亢进。

附桂熟地枸杞汤

附子、茯苓、仙茅、党参、枸杞子、山药、巴戟天、补骨脂、淫羊藿、山茱萸各15克，肉桂3克，熟地黄30克，露蜂房、蛇床子各10克。水煎取药汁。每日1剂，分2次服用。补肾益气，养血生精。适用于肾阳两虚型死精症。

仙茅淫羊藿当归汤

仙茅、淫羊藿各15克，当归、白芍各12克，香附10克，柴胡、台乌药、橘核各9克，甘草7克，沉香3克。水煎取药汁。口服，每日1剂，分2次服用。疏肝解郁，温阳生精。适用于死精症、无精子症等。

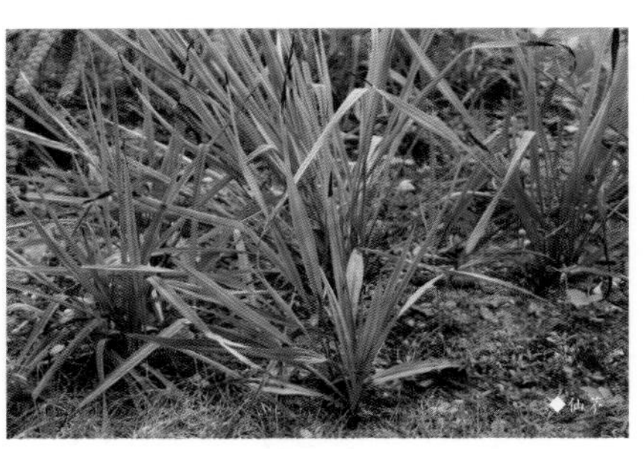
◆仙茅

养生知识

死精症患者适合吃什么食物

下列食物可以作为死精症患者的日常选择。

1. 韭菜。韭菜又称起阳草，温中益脾、壮阳固精，对死精症有很好的辅助治疗作用。

2. 富含赖氨酸的食品。赖氨酸是精子生成的必要成分，鳝鱼、泥鳅、山药等含赖氨酸较多，宜食。

3. 含锌丰富的食品。男人缺锌，性功能会下降，精子数量下降，所以一定要补锌。

4. 海产品。海产品含多种不饱和酸，能增强身体的免疫力。

5. 畜禽血。猪、鸭等动物血液可以吞噬人体内有害物质，有助于治疗死精症。

疝气

疝气俗称“小肠气”，指腔体内容物向外突出的病症。因发病部位不同，一般分为腹股沟疝、股疝和小儿脐疝等。临床表现为阵发性腹痛、恶心、呕吐、局部隆起或阴囊坠胀，腹部有囊状肿物，咳嗽时可对肿物产生冲击，平卧时肿物缩小或消失。

中医认为，疝气多与肝经有关，故有“诸疝皆属于肝”之说。本病的防治偏方秘方如下。

茯苓白术桂枝汤

茯苓、台乌药、白术各9克，桂枝6克，炙甘草3克。水煎取药汁。口服，每日1剂。温经通脉，燥湿健脾。适用于小儿疝气。

朴硝肉桂饼

朴硝40克，肉桂、丁香各4克，五倍子8克。上药共研细末，装瓶备用。用时取5～8克药末，以米醋调制成药饼，敷贴于脐部，用胶布固定，上加棉垫避免药物泄漏。隔3日换药1次。温中散寒，消肿生肌。适用于小儿脐疝。

槟榔佛手汤

槟榔、佛手各18克，吴茱萸、香附、荔枝核、黄芪各15克，小茴香、橘核各12克，干姜10克，肉桂、甘草各6克。水煎取药汁。口服，每日1剂。疏肝理气，散寒止痛。适用于疝气。

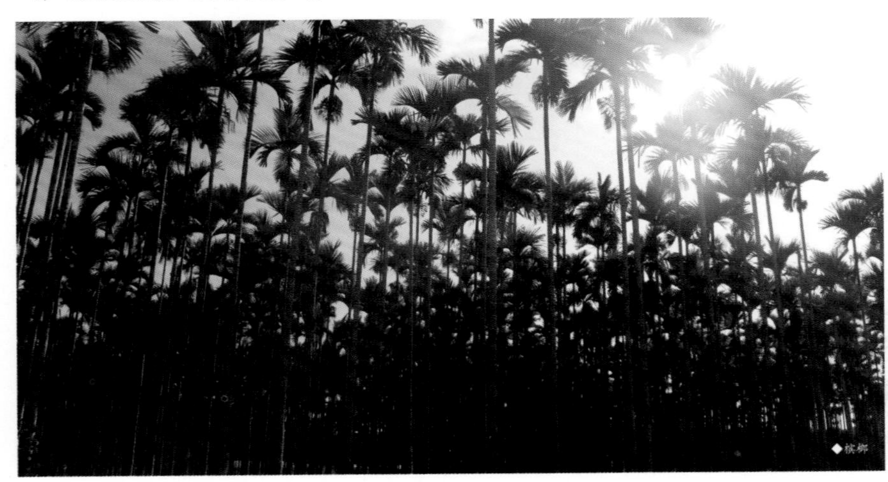

◆槟榔

完疝汤

柴胡、甘草、北五味子各6克，白芍、铁线草、茜草根各15克，枳实、黄芪、荔枝核各12克，黄芩10克。水煎取药汁。每日1剂，每日3次。升陷降气。适用于小儿疝气。

三核附子大黄汤

川楝子9克，苍术4.5克，小茴香5克，荔枝核6～9克，制附子、青木香、熟大黄各3克。各药用水浸泡10分钟，再水煎2次，每煎煮30分钟，混合两煎所得药液。每日1剂，早、晚各服1次。消核软坚，理气散结，活血化瘀，湿散寒湿。适用于小儿睾疝。

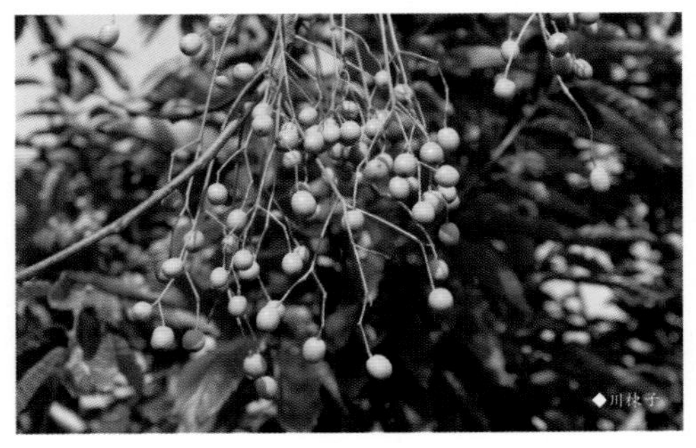
◆川楝子

水疝方

桃仁、川牛膝、地龙干、荆芥穗、甘草各3克，益母草、茯苓各6克，车前子、泽泻各5克，红花1.5克，麻黄0.9克。水煎取药汁。每日1剂，分次服用。活血利水。适用于水疝。

暖肝煎

枸杞子、当归、茯苓各15克，小茴香、乌药、肉桂各10克，海沉香5克。水煎取药汁。内服，每日1剂，7日为1个疗程。滋补肝肾，调虚止寒，止痛散结。适用于疝气。

养生知识

老人常抬腿防疝气

老年人是疝气高发人群，这是因为他们的腹壁肌肉、肌腱退化，肌肉力量下降，小肠或大网膜易从腹壁薄弱处凸出。所以，老年人应有意识地加强腹肌锻炼，增强肌肉，以防疝气发生。增强腹肌的简单方法就是抬腿运动。具体做法是：躺在床上，双臂平放在躯体两侧，两腿并拢缓缓上抬30°～90°，然后放下双腿。如此动作重复做30次。

急性乳腺炎

急性乳腺炎指乳腺的急性化脓性感染。本病多发于哺乳期妇女，尤其是初产妇，哺乳期的任何时间均可发生。发病前，大多数都先有乳头皲裂现象。为婴儿哺乳时，乳头刺痛，部分乳管阻塞不通，出现乳汁郁积现象。继而乳房的某一部分出现胀痛和硬结，同时伴有全身不适，胃纳减少，大便秘结，有时头痛和发热，甚至畏寒或寒战。这时治疗措施得力，症状就此好转。否则，症情就会恶化下去，乳房肿胀乃至化脓，疼痛加剧，并有全身寒战高热、倦怠不适等表现。

急性乳腺炎属于中医“乳痈”范畴，以清热解毒、消肿散结、疏肝理气、活血化瘀等为治疗原则。

本病的防治偏方秘方如下。

马兰汁方

鲜马兰120克，白糖适量。将鲜马兰捣烂取汁，加白糖调匀；马兰药渣备用。每日1剂，药汁分3次服用。药渣局部外敷。清热凉血，利湿解毒。适用于急性乳腺炎。

公英苦楝汤

蒲公英12克，大贝母、炒当归尾、苦楝子各9克，炙没药、制香附、炙穿山甲片、炒延胡索、桃仁泥、赤芍、炙乳香、酒炒牛膝各6克，橘络、柴胡、广木香各2克，橘皮4.5克。上药加水适量，煎汤。每日1剂，分2次服用。清热解毒。适用于急性乳腺炎。

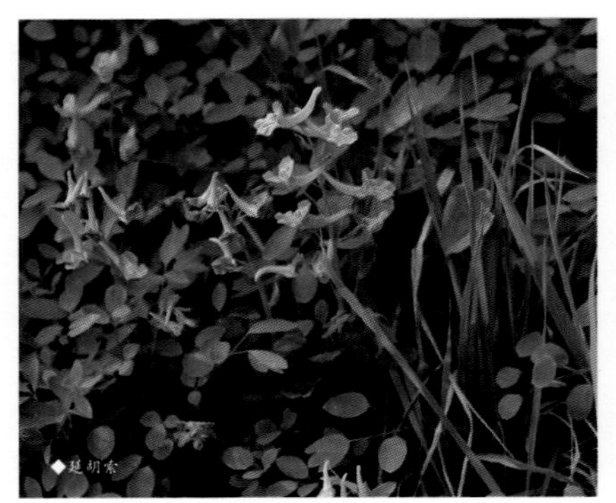
◆延胡索

当归清营汤

当归、生地黄、栀子、赤茯苓、白芍各9克，柴胡、川芎、甘草各3克，贝母4.5克，牡丹皮、天花粉、连翘各6克。水煎取药汁。每日1剂，分次服用。疏肝养血，滋阴润燥。适用于乳腺炎。

公英柴胡汤

蒲公英30克，甘草6克，瓜蒌、青皮、赤芍、枳实各12克，柴胡、丹参各15

克。水煎取药汁。每日1剂，分2次温服。活血凉血，化痰理气。适用于急性乳腺炎。

消化汤

金银花60克，当归30克，紫背天葵15克，天花粉、生甘草各9克，通草3克。水煎取药汁。每日1剂，分次服用。清热解毒，活血消痈。适用于乳腺炎。

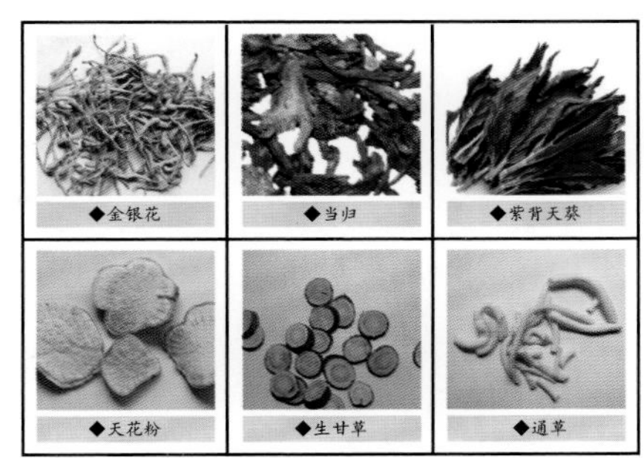

麝香雄黄丸

麝香2克，乳香、没药各12.5克，冰片25克，雄黄87.5克，枯矾72.5克。上药共研为细末，炼蜜为丸，丸重7.5克。每次服食1丸，每日2～4次。清热解毒，消肿止痛。适用于急性乳腺炎。

土茯苓公英方

土茯苓15克，蒲公英、败酱草、紫地丁、半枝莲、王不留行子各12克，忍冬藤30克，瓜蒌皮、广郁金、牛蒡子、连翘各9克，川楝子、生栀子各6克。上药浓煎，取汁600毫升。每日1剂，分3次服用。清热解毒，疏通乳络，消肿散结。适用于急性乳腺炎。

砂仁塞鼻方

砂仁10～20克，糯米饭适量。将砂仁研细末，装瓶中备用。取砂仁末少许，与适量的糯米饭共拌匀，然后搓成索条状，外裹消毒布（必须为棉织品），塞入鼻孔。左乳患病，塞右鼻；右乳患病，塞左鼻；每隔12小时换药1次，直至病愈。行气散结，宽胸消肿。适用于乳腺炎。

银花甘草汤

金银花90克，生甘草15克，皂角刺12克，鹿角片10克，白酒50毫升。上药加水煎2次，混合两煎所得药汁。每日1剂，分2次温服。清热解毒，活血消痈。适用于急性乳腺炎。

瓜蒌银花汤

瓜蒌壳15～20克，金银花20～30克，皂角刺30～50个，没药、生甘草、乳香各6～10克，蒲公英30～60克，当归尾9～15克，青皮9克，浙贝母9～12克（冲服）。水煎取药汁。每日1剂，分2次服用。清热解毒，疏肝理气，消肿散结，活血散瘀。适用于急性乳腺炎。

蜂房银花汤

蜂房6克，金银花藤（鲜品）60克，丝瓜络15克。上药加水煎2次，首煎所得药液备用；次煎所得药液备用。每日1剂，首煎药液分3次内服；次煎药液外用，反复热敷患处。清热消肿，通络解毒。适用于急性乳腺炎。

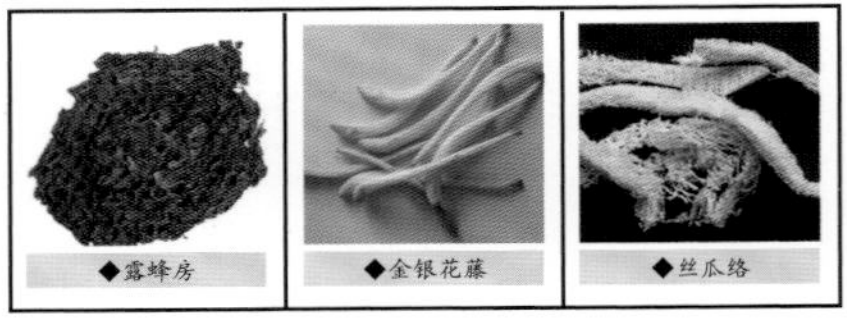
◆露蜂房 ◆金银花藤 ◆丝瓜络

当归清营汤

当归、生地黄、栀子、赤茯苓、白芍各9克，柴胡、川芎、甘草各3克，贝母4.5克，牡丹皮、天花粉、连翘各6克。水煎取药汁。每日1剂，分次服用。疏肝养血，滋阴润燥。适用于乳腺炎。

乳痈汤

蒲公英30克，漏芦、橘核各20克，金银花、白芷、瓜蒌、连翘各15克，青皮、当归、柴胡各12克，甘草6克。水煎取药汁。每日1剂，分次服用。疏肝清热，理气通络。适用于急性乳腺炎。

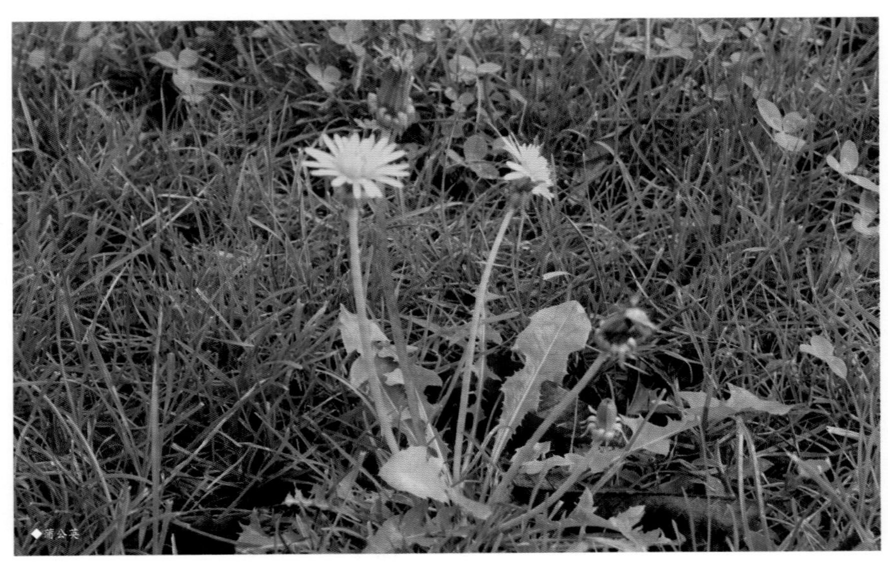
◆蒲公英

消痈汤

皂角刺90克，柴胡、杭白芍各10克，生甘草6克。水煎取药汁。每日1剂，分次服用。疏肝理气，化痰通乳。适用于急性乳腺炎。

野葡萄外敷方

新鲜野葡萄根的内皮、米醋各适量。上药切碎，捣烂，加入米醋拌匀，备用。将调制好的药外敷患处，每日2次。祛风湿，清湿热，消肿毒。适用于急性乳腺炎，兼治背痈。

急性子外敷方

急性子25克，鲜蟾皮1张，朴硝50克，白酒、炒面各适量。前3味药共捣成泥，加白酒、炒面共拌和调成干糊状，备用。将药糊敷患处，上盖敷料和油纸；待觉患处痒甚时可取下，隔日加酒重调，再敷。散瘀消肿，通络止痛。适用于急性乳腺炎初起。

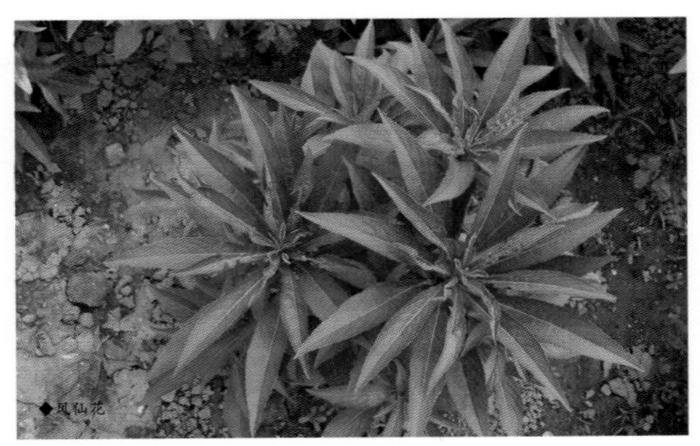
◆凤仙花

全蝎方

全蝎2只，馒头1个。用馒头将全蝎包住，备食。饭前吞服。解毒散结，化瘀定痛。适用于急性乳腺炎。

养生知识

急性乳腺炎的按摩方法

用按摩方法来治疗乳腺炎，具有一定的效果。按摩方法有如下几种。

方法一：揉压法。用手掌上的小鱼际或大鱼际按患部处，然后轻轻揉压，直至肿块柔软为止。

方法二：推抚法。患者取坐位或侧卧位，在患侧乳房上撒些滑石粉，然后用全掌由乳房四周沿乳腺管方向，轻轻推抚50～100次。

方法三：捏拿法。可用右手五指抓起患侧乳房部，施以揉捏手法，一抓一松，重复动作10～15次。

乳腺增生

乳腺增生中医称为乳癖，单侧或双侧乳房出现肿块，月经来潮时肿胀加重，经行之后减轻。患者可自我检查乳房，如发现乳房有界限不清的粗条索状肿块，质韧、稍硬，有压痛，与皮肤及深部组织之间无粘连，可推动，即为乳腺增生。乳腺增生与人情志有关，当人过度郁怒、忧思时，常致气血痰湿郁乳络，最终结聚成核。治疗本病，应以疏肝解郁、活血化瘀、消痰散结为主。本病的防治偏方秘方如下。

消癖散

蒲公英、薄荷、白芷、木香、当归、栀子各30克，黄芪、瓜蒌、紫花地丁、郁金各18克，麝香4克。上药共研细末，装瓶备用。每次取药末适量，以米醋调匀，敷肚脐处，外用纱布覆盖，胶布固定，隔2日换药1次，8次为1个疗程。疏肝行气，通络散结。适用于乳腺增生。

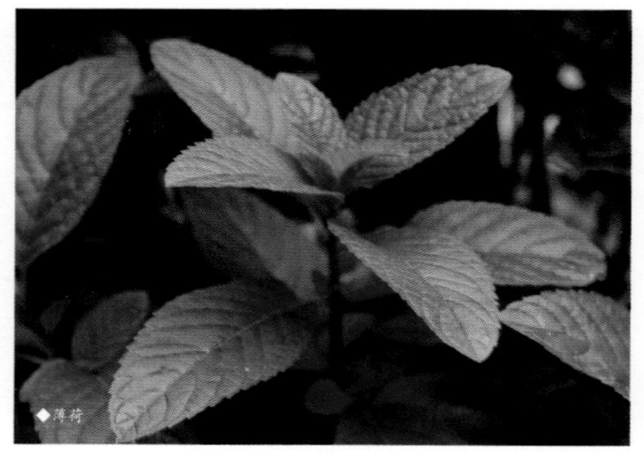
◆薄荷

天麻散

天麻适量。天麻研成细末，装瓶备用。将天麻粉填入肚脐内，外用医用纱布和医用胶布固定，每日晚上贴，早晨取下。平肝息风，消肿散结。适用于乳腺增生。

乳核饮

柴胡、白芍、香附、郁金各12克，青皮、丹参、三棱各9克，夏枯草、生牡蛎（先煎）各30克，白花蛇舌草、黄芪各15克。水煎取药汁。每日1剂，分2次服用。疏肝理气，活血化瘀，消痰散结。适用于乳腺增生。

乳块消汤

瓜蒌、生牡蛎、夏枯草、昆布、海藻、丹参各15克，柴胡、天冬、三棱、莪术、橘叶、橘核、半夏各9克。水煎取药汁。每日1剂，分2次服用。疏肝解郁，活血祛瘀，去痰散结。适用于乳腺增生。

芒硝膏

芒硝60克，生天南星、蜂房各20克，乳香、没药各15克，凡士林适量。上药共研细末，以凡士林调为糊状，即成。取药适量，外敷于乳腺增生处，敷料包扎，胶布固定，每日1次。活血通络，消肿散结。适用于乳腺增生。

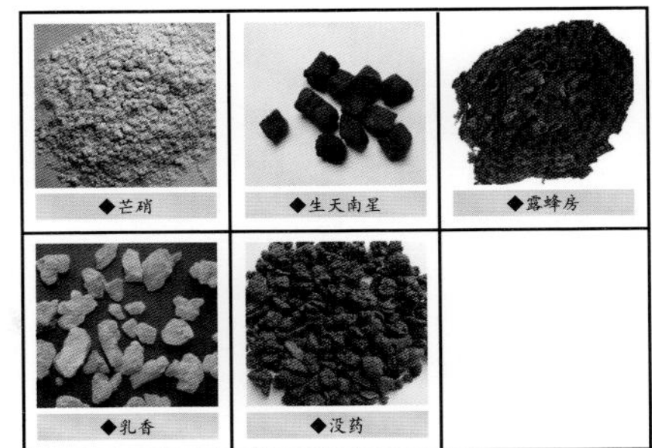
◆芒硝 ◆生天南星 ◆露蜂房 ◆乳香 ◆没药

二藤膏

藤梨根、川芎、桑寄生、红花、鸡血藤、丝瓜络、香附、泽兰、大黄、连翘、瓜蒌、芒硝各30克。上药共研细末，用两个布袋分装，置锅中蒸热，洒酒少许即成。将药袋乘热敷在患侧乳房、肚脐处，热敷30分钟，每日2次，1剂药用10次，10日为1个疗程。疏肝活血，通络化结。适用于乳腺增生。

消癖汤

柴胡、赤芍、川芎、橘核、荔枝核各15克，穿山甲、川贝母、青皮、香附、半夏各10克，全瓜蒌、当归、茯苓各20克，丝瓜络30克。上药加水煎2次，混合两煎所得药汁。每日1剂，分早、晚2次温服。疏肝解郁，消痰散结，软坚通络。适用于乳腺增生。

乳腺消瘤汤

蒲公英30～60克，七叶一枝花、炙鳖甲、橘核各15克，夏枯草、牡蛎各15～30克，穿山甲、僵蚕、青皮、橘叶、桃仁、赤芍各10克。水煎取药汁。每日1剂，分次服用。清热解毒，疏肝理气，化痰消瘀，软坚散结。适用于乳腺增生。

归藤双白方

当归、鸡血藤各12克，白芍、白术、茯苓、柴胡、王不留行、香附、麦冬、路路通、丹参各10克，玄参15克，甘草6克。水煎取药汁。每日1剂，分次服用。疏肝理气，活血化瘀，滋阴通络。适用于乳腺增生。

白芥祛痰汤

白芥子60克，白附子10克，生半夏5克，制蜈蚣3条，炙水蛭2克，炙甘草、熟地黄、茯苓、海藻、生麦芽各9克。水煎取药汁。每日1剂，分次服用，2个月为1个疗程。祛痰散结，理气通络。适用于乳腺增生。

鹿甲消乳方

鹿角、丹参各15克，穿山甲3克，三棱、莪术各9克，当归、没药、延胡索、淫羊藿、牡蛎各10克，黄芪20克。水煎取药汁。每日1剂，分次服用。活血祛瘀，化痰软坚。适用于乳腺增生。

消乳腺肿块方

醋炒柴胡9～15克，橘核、荔枝核、赤芍各30克，夏枯草、山慈菇、僵蚕、王不留行、三棱、莪术各15～30克，煅牡蛎30～60克，鹿角霜15克，甘草6克。水煎取药汁。每日1剂，分次服用。疏肝理气，软坚消核，活血通络。适用于乳腺增生。

归柴白芍方

当归、白芍、柴胡、茯苓、白术、香附各10克，枳壳、瓜蒌壳、丹参、郁金各12克，牡蛎30克，薄荷、甘草各6克。水煎取药汁。每日1剂，分次服用。理气解郁，和营消肿，软坚散结。适用于乳腺增生。

瓜蒌乌药散结汤

瓜蒌15克，香附、木香、郁金、皂角刺、甲珠、乌药各9克，甘草、没药各3克，当归、延胡索各12克。水煎取药汁。每日1剂，分3次温服；月经来潮前1周用药，持续到月经停止。疏肝理气，通络散结。适用于乳腺增生。

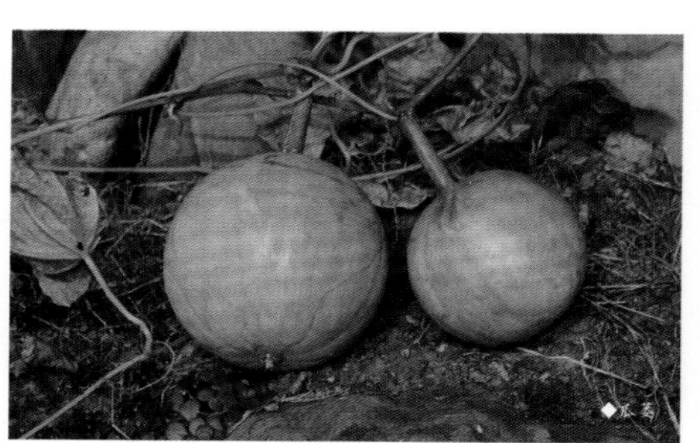
◆瓜蒌

养生知识

“笑掉”乳腺增生

糟糕的情绪是乳腺增生的主要原因，赶走坏情绪的最佳办法就是开怀大笑。人开怀大笑时，心血管系统加速运行，胸肌伸展，胸廓扩张，肺活量增大，血液中的肾上腺素会增多。血液循环通畅了，患乳腺增生的概率也随之降低。

乳腺癌

乳腺癌是女性常见的恶性肿瘤之一，严重危害妇女健康，发病率占全身恶性肿瘤的7%～10%，在女性中仅次于宫颈癌，居第二位。乳腺癌的病因复杂，是多种因素作用的结果。本病的早期临床症状常表现为乳房发现异常变化，如摸到包块或增厚、胀感，出现微凹（酒窝征），皮肤变粗发红，乳头变形、回缩或有鳞屑等，乳头溢液、疼痛或压痛。还有极少数人，首先发现的是腋窝淋巴结肿大，虽不是早期临床表现，常提示乳房内的隐匿性癌。本病的治疗仍以手术为主。应根据病情与病期的不同选择不同的手术方案。此外还有化学药物治疗、放射治疗、激素治疗、免疫治疗和中医药治疗。中医治疗乳腺癌的原则是祛邪扶正、活血化瘀、消毒散结。本病的防治偏方秘方如下。

全蝎蛇蜕散

全蝎、蛇蜕各30克，蜂蜜适量。取前2味晒干或烘干，碾成细粉，混合均匀，瓶装备用。口服，每日3次，每次6克，蜂蜜送服。清热解毒，散结抗癌。适用于热毒蕴结型乳腺癌。

土贝母香附散

土贝母500克，香附、甲珠各250克。上药共研细粉，瓶装备用。口服，每日2次，每次3克。清热解毒，行气消肿，散结抗癌。适用于热毒蕴结型乳腺癌。

龙葵白芷蒲公英汤

龙葵、白芷、蒲公英各30克，蛇莓、薜荔果、七叶一枝花各15克。水煎取药汁。每日1剂，分2次服用。抗癌。适用于乳腺癌。

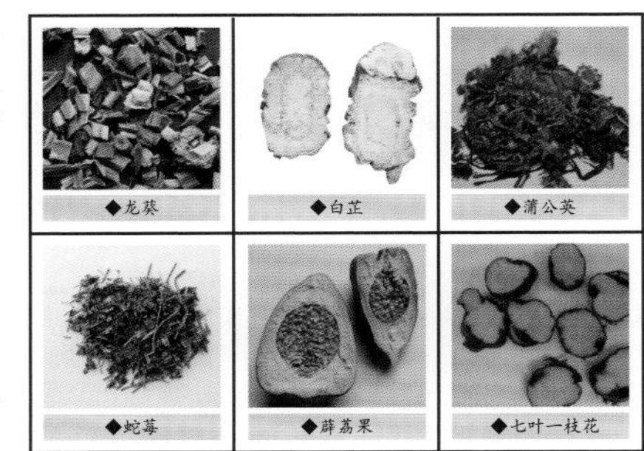
◆龙葵 ◆白芷 ◆蒲公英
◆蛇莓 ◆薜荔果 ◆七叶一枝花

瓜蒌生地活血散

瓜蒌、生地黄各150克，贝母、生香附、煅牡蛎各120克，漏芦、白芥子、茯苓、炒麦芽各90克，王不留行、制半夏、当归、橘叶、炒白芍、小青皮、陈皮各60克，炮穿山甲、木通、川芎、甘草各30克。上药共研细末，装瓶备用。口服，每日3次，每次6克。理气化痰，活血散结。适用于乳腺癌。

天冬饮

天冬8克，绿茶2克。将天冬拣杂，洗净，晾干或晒干，切成饮片，与绿茶同放入杯中，用沸水冲泡，加盖闷15分钟，即可开始饮用。代茶频饮，一般可冲泡3~5次，饮至最后，天冬饮片可嚼食咽下。养阴清火，生津润燥，防癌抗癌。适用于早期乳腺癌。

黄芪银花当归汤

生黄芪、金银花、当归各30克，全瓜蒌50克，柴胡20克，穿山甲、青皮、陈皮、甘草各9克。水煎取药汁。每日1剂，分2次服用。益气扶正，理气活血，解毒散结。适用于湿疹样乳头癌。

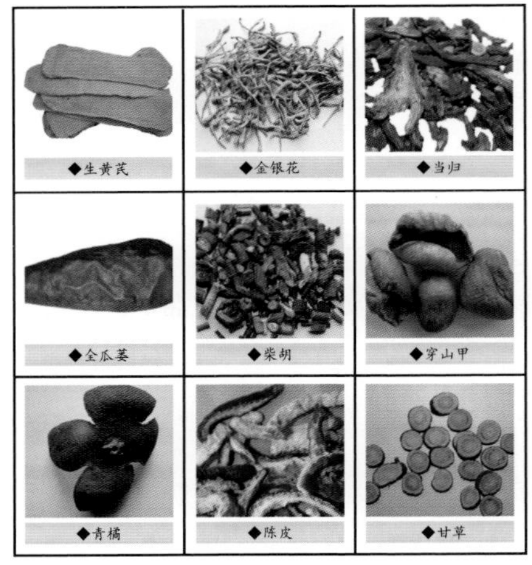
◆生黄芪 ◆金银花 ◆当归 ◆全瓜蒌 ◆柴胡 ◆穿山甲 ◆青橘 ◆陈皮 ◆甘草

全蝎瓜蒌散

全蝎160克，瓜蒌25个。将全蝎晒干或烘干，碾成细粉，均匀地纳入瓜蒌，焙干存性，碾成细粉，瓶装备用。口服，每日3次，每次3克，连服1个月。清热解毒，化痰散结，通络抗癌。适用于热毒蕴结型乳腺癌。

银花黄芪当归汤

金银花、黄芪各15克，当归25克，甘草5克，枸橘叶10克。上药以水、酒各半煎汤。每日1剂，分2次服用。清热解毒，扶正抗癌。适用于蕴结型乳腺癌。

王不留行黑豆汁

黑豆60克，王不留行15克，红糖适量。取王不留行焙干研粉备用；黑豆加水煮汁，调入王不留行粉及红糖，略煮即可。每日1剂，分2次服用，可连服10~15日。活血利水，祛风止痛。适用于乳腺癌疼痛症状较明显者。

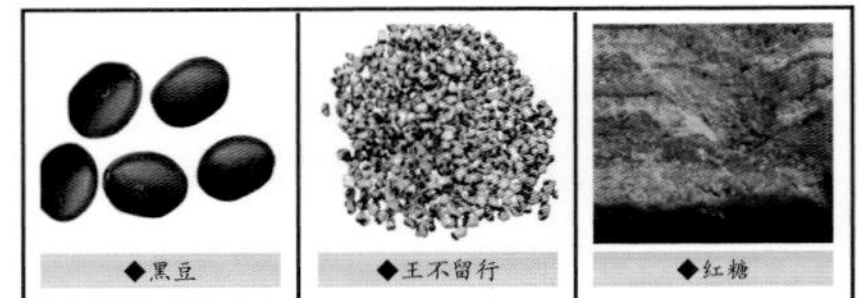
◆黑豆 ◆王不留行 ◆红糖

银花山甲当归汤

金银花15克，穿山甲、当归、桃仁、天花粉各9克，防风、甘草、红花、乳香、没药、贝母、皂角刺各6克，白芷4.5克。水煎取药汁。每日1剂，分2次服用。活血消肿，解毒散结。适用于乳腺癌。

皂角刺青皮蜜饮

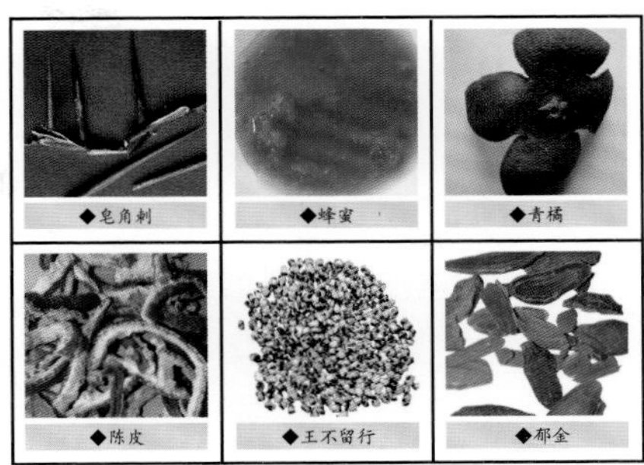

皂角刺30克，蜂蜜适量，青皮、陈皮、王不留行各20克，郁金15克。将皂角刺、青皮、陈皮、郁金分别拣杂，洗净，晒干（或烘干）后切碎，备用。将王不留行择洗干净，晾干后敲碎或研碎，与切碎的皂角刺、青皮、陈皮、郁金一同放入沙锅，加水浸泡10分钟，煎煮30分钟，用洁净纱布滤渣取汁，倒入容器，待其温热时兑入蜂蜜，调匀即成。早、晚2次分服。活血化瘀，行气止痛。适用于瘀血凝滞、气滞血瘀型乳腺癌疼痛。

女贞子半枝莲汤

女贞子、半枝莲、刘寄奴、龙葵各30克，墨旱莲、生地黄、玄参、山慈菇、丹参、全瓜蒌各15克，山茱萸、海藻各10克。水煎取药汁。每日1剂，分2次服用。滋补肝肾，化痰逐瘀。适用于乳腺癌。

芪苓延胡索汤

黄芪60克，茯苓、延胡索、五灵脂各15克，当归、肉苁蓉各30克，穿山甲、乳香、露蜂房、重楼、蛇蜕各9克，蜈蚣2条，参三七3克。水煎取药汁。每日1剂，分2次服用。理气活血，解毒散结。适用于乳腺癌。

猫爪草公英汤

猫爪草、蒲公英、全瓜蒌、生黄芪各30克，芙蓉叶20克，山慈菇、七叶一枝花、生地黄各15克，玄参、当归各12克，刘寄奴、露蜂房各10克。水煎取药汁。每日1剂，分2次服用。解毒化瘀，扶正祛邪。适用于乳腺癌。

夏枯草银花汤

夏枯草、金银花、连翘各18克，菊花15克，瓜蒌皮30克，山慈菇12克，陈皮、乳香、没药、山豆根各9克。水煎取药汁。每日1剂，分2次服用。理脾清肝，清热解毒，开结消积，利气化痰。适用于乳腺癌。

露蜂房山甲汤

露蜂房、穿山甲各9克，石见穿、王不留行、莪术、黄芪、当归各15克，三七粉3克（吞）。水煎取药汁。每日1剂，分2次服用。益气活血解毒。适用于乳腺癌。

◆露蜂房

土贝母熟地黄汤

土贝母15克，熟地黄30克，肉桂、生甘草各3克，麻黄、姜炭各2克，鹿角胶9克，白芥子6克。水煎取药汁。每日1剂，分2次服用。温阳解毒。适用于乳腺癌。

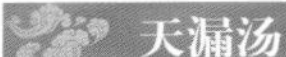

天漏汤

天葵子、芸薹子、木馒头各30克，漏芦15克，八角莲、土鳖虫、白蔹、金雀花各9克。水煎取药汁。每日1剂，分2次服用。活血化瘀，解毒散结。适用于瘀毒内阻型乳腺癌。

归芍香附汤

当归、白芍、香附、天花粉、防风、甘草、蒲公英、紫花地丁、小蓟、青皮各15克，熟地黄25克，川芎10克，金银花20克。水煎取药汁。每日1剂，分2次服用。养血和血，理气解毒。适用于乳腺癌。

茯苓黄芪人参汤

茯苓9克，青皮、黄芪各4.5克，人参、川芎、柴胡、甘草、皂角子各3克，当归、白芍、生地黄、木瓜各6克。水煎取药汁。每日1剂，分2次服用。清热解毒，活血化瘀。适用于乳腺癌。

夏枯草天冬蜜饮

夏枯草20克，天冬15克，蜂蜜适量。将夏枯草、天冬洗净，入锅，加水适量，煎煮2次，每次30分钟，合并两煎所得汁液，过滤取汁，待药液转温时调入蜂蜜即成。上午、下午分服。清肝解郁，散结抗癌。适用于肝郁化火型乳腺癌。

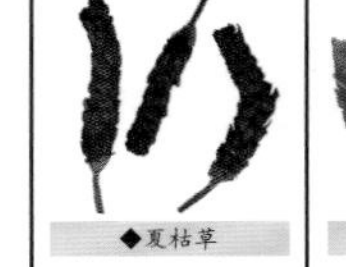

◆夏枯草

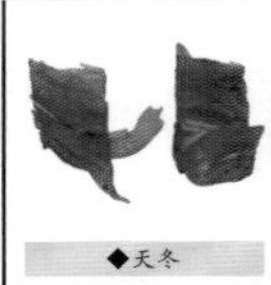

◆天冬

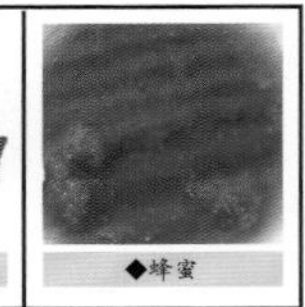

◆蜂蜜

健脾化痰汤

党参、茯苓、半夏各12克，象贝母、白术各10克，木香、陈皮各8克，砂仁（冲）4克，生薏苡仁30克，牡蛎20克。水煎取药汁。每日1剂，分2次服用。健脾化痰，消肿散结。适用于脾虚痰湿型乳腺癌。

三橘煎

青橘皮、青橘叶、青橘核各25克，黄酒适量。将诸药置锅中，水、酒各半，煎浓汤。每日1剂，分2次温服。行气化痰，止痛散结，破滞消积。适用于气滞血瘀型乳腺癌初起未溃者，已溃者不宜使用。

蒲公英延胡索蜜饮

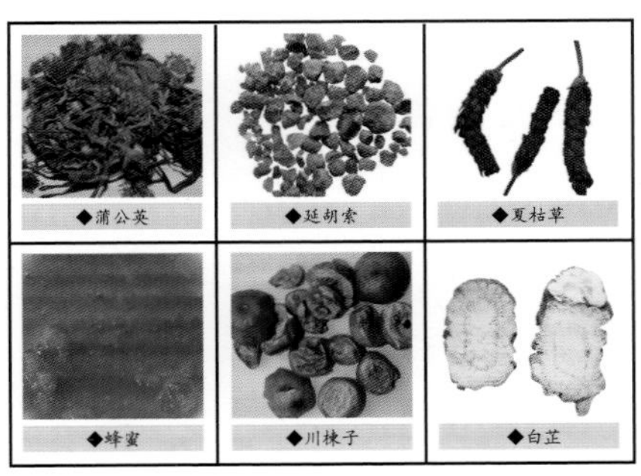

蒲公英、延胡索、夏枯草各30克，蜂蜜适量，川楝子20克，白芷10克。将蒲公英、延胡索、夏枯草、川楝子、白芷分别拣杂，晒干或烘干，切碎或切成小段，一同放入沙锅，加水浸泡片刻，煎煮30分钟，用洁净纱布过滤，去渣，收取滤汁放入容器，待其温热时兑入蜂蜜，拌匀即成。早、晚2次分服。清热解毒，行气止痛。适用于乳腺癌之热毒内积、气滞血瘀引起的疼痛等。

养生知识

远离乳房癌的饮食建议

肥胖是促使乳腺癌发生的一大诱因。研究显示，超重或肥胖的妇女，尤其是绝经后妇女，患乳腺癌的概率明显高于正常体重的妇女。所以，控制肥胖是保护乳房健康的重中之重。

远离肥胖，人们需要在饮食上科学选择，少摄入动物脂肪，常食用大豆。大豆富含蛋白质，可与肉类相媲美，而且大豆中的大豆异黄酮还有类似雌激素的作用，在一定程度上具有预防乳腺癌的功效。

日常饮食时，更要注重粗粮细粮的搭配，多吃蔬菜水果。缺乏维生素C、维生素A和硒、碘、锌、铜、锰等微量元素，可增加乳腺肿瘤的发生率，而粗粮、水果、蔬菜中富含这些人体必需的营养素，从而起到预防细胞癌变的作用。

月经不调

月经不调又称月经失调，是一种常见的妇科疾病，致病原因不同，疾病表现也不同。月经不调主要表现为月经过多、月经过少、月经延长等。

月经过多系由气虚、血热使冲任不固，或因瘀血内阻，血不经，致月经量较正常明显增多，而周期基本正常的病，又称“经水过多”。正常情况下，一般每次行经排出的经血总量为50～100毫升。

月经过少系由精血衰少，血海不盈，或痰阻瘀滞，血行不畅，致使经期虽准，但经量较正常明显减少，或经期不足2日、经量少的月经病，又称“经量过少”“经少”。本病相当于西医的功能失调性子宫出血、多囊卵巢综合征、卵巢早衰或人工流产手术后子宫腔粘连或大失血后等疾病。

经期延长系阴虚内热、瘀阻冲任、血不归经致使经期虽基本正常，但行经时间超过7日，甚至淋漓半个月方净的月经病。另外，经期延长也可能是由子宫内膜炎、子宫内膜息肉、子宫黏膜下肌瘤或宫颈息肉等病引起的。本病的防治偏方秘方如下。

地榆汤

生地黄、侧柏叶各15克，炒白芍、当归、生地榆、牡丹皮各10克，生栀子、茜草各12克，制大黄9克，生甘草5克。水煎取药汁。口服，每日1剂。清热凉血，调经止血。适用于实热之月经过多。

干鸡冠花饮

干鸡冠花5～10克，白糖25克，绿茶1克。将鸡冠花加水400毫升，煎沸，趁沸加入绿茶、白糖。每日1剂，分3次服用。凉血止血。适用于月经过多。

莲花甘草饮

莲花（取含苞待放的莲花蕾）20克，甘草5克，绿茶3克。将莲花、甘草水煎取汁泡茶饮。分3次饮服，每日1剂。活血凉血，益气调经。适用于月经过多。

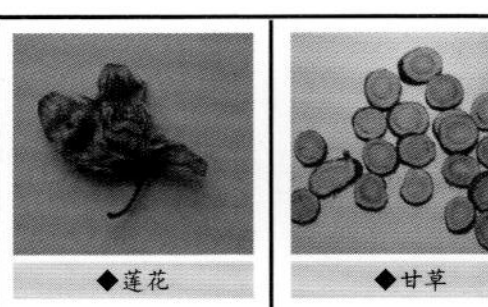
◆莲花

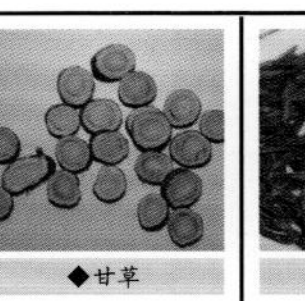
◆甘草

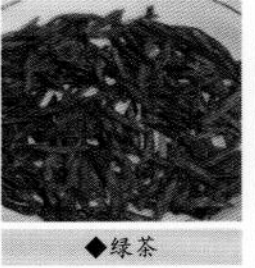
◆绿茶

十全大补汤

党参、黄精、当归身、熟地黄、炒白芍各12克，煅牡蛎（先煎）、仙鹤草、黄芪各30克，炒白术、茯苓各10克，墨旱莲15克，阿胶（烊冲）9克。水煎取药汁。口服，每日1剂。补气摄血，调经止血。适用于气虚型月经过多。

地骨皮饮加减方

当归、阿胶（烊冲）各9克，麦冬、炒栀子、青蒿、地骨皮各10克，墨旱莲、小蓟草、生地黄炭、炒白芍各15克，川芎5克，生地榆12克，炙甘草3克。水煎取药汁。口服，每日1剂。滋阴清热，调经止血。适用于阴虚之月经过多。

天冬饮

天冬15～30克，白糖适量。将天冬放入沙锅，加水500毫升煎至250毫升，趁沸加入白糖，调匀即成。月经前每日1剂，分3次温饮，连服3～4剂。清热凉血。适用于血热型月经过多。

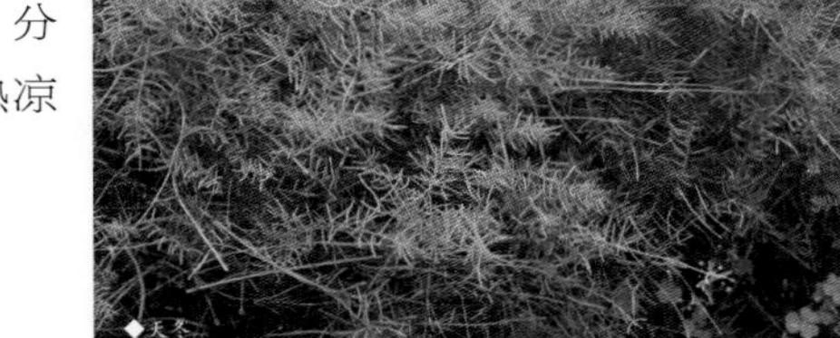
◆天冬

墨旱莲白茅根饮

墨旱莲9克，白茅根10克，茶叶、红糖各适量。将2味煮一碗白茅根浓茶，去渣，放红糖溶化后饮用。每日2次服用。滋阴补肾，清热调经。适用于月经过多。

失笑散加味

生蒲黄（包煎）、牛角腮、五灵脂、茜草各12克，益母草、仙鹤草各30克，制大黄炭、焦山楂各10克，制香附9克，炙甘草3克。水煎取药汁。口服，每日1剂。活血化瘀，调经止血。适用于血瘀之月经过多。

青蒿牡丹皮饮

青蒿、牡丹皮各6克，茶叶3克，冰糖15克。将前2味洗净，加茶叶，置茶杯中，用开水浸泡15～20分钟，加入冰糖令溶即得。不拘量，代茶饮用。清热凉血止血。适用于月经过多。

仙鹤草荠菜饮

仙鹤草60克，荠菜50克，茶叶6克。水煎取药汁。代茶随饮。每日1剂。清热凉血，收敛止血。适用于月经过多。

加味八珍汤

党参、大白芍、熟地黄、黄芪、鸡血藤、茯苓各12克，炒白术10克，川芎6克，淫羊藿、当归、山茱萸各9克。水煎取药汁。口服，每日1剂。养血，和营，调经。适用于血虚所致的月经过少。

养生知识

月经过多防贫血

月经过多的患者，很容易发生缺铁性贫血。为此，这些人需要在饮食方面进行调补。有利于改善贫血症状的食物有以下几类。

1. 含优质蛋白质的食物：瘦肉类、蛋类、乳类、鱼类、虾及豆类等。

2. 含维生素C丰富的食物：维生素C可以参与造血，并促进人体对铁的吸收和利用。这类食物主要指新鲜的果蔬，如苦瓜、青椒、酸枣、杏、山楂等。

3. 含铁丰富的食物：鸡肝、猪肝、瘦肉、黑芝麻、黑木耳、黄豆、海带、蘑菇、芹菜等。铁是构成血液的主要成分，人体缺铁必然导致贫血。

4. 富含铜的食物：如海蜇、鱼、牡蛎、虾、西红柿、果仁以及豆类等。铜具有参与造血的生理功能，适当补充是必须的。

归芎益母草饮

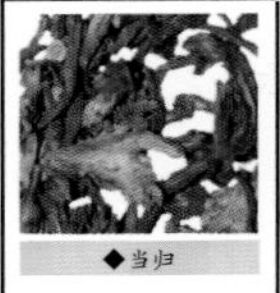
◆当归

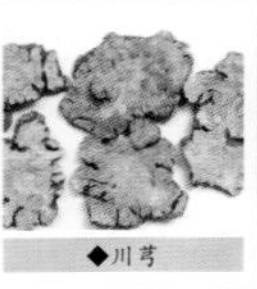
◆川芎

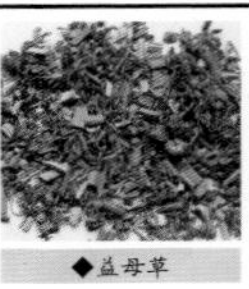
◆益母草

当归60克，川芎10克，益母草45克。将以上3味加水煎汤，去渣取汁。代茶饮。月经前每日1剂，连用5剂。补血调经，活血和血，行气止痛。适用于月经过少。

活血调经散

桃仁、红花、当归、香附、肉桂、白芍、吴茱萸、小茴香、郁金、枳壳、乌药、五灵脂、蚕沙、蒲黄、熟地黄各等量，白酒适量。上药共研细末，用酒调成膏状，备用。敷于脐部，用消毒纱布覆盖，再用胶布固定，每2日换药1次。养血调经，活血祛寒。适用于血脉空虚、阴寒内盛所致的月经量减少。

归肾丸

菟丝子、山药、枸杞子各12克，杜仲、白茯苓、熟地黄、巴戟天、淫羊藿各10克，山茱萸、当归、补骨脂各9克。水煎取药汁。口服，每日1剂。补肾养血调经。适用于肾虚所致的月经过少。

桃红四物汤

桃仁、赤芍、生地黄、香附、失笑散（包煎）、乌药、荆三棱各9克，红花、川芎各6克，当归10克，泽兰叶12克。水煎取药汁。口服，每日1剂。活血化瘀调经。适用于血瘀所致的月经过少。

黑豆苏木饮

黑豆100克，苏木10克，红糖适量。将黑豆、苏木加适量水炖至黑豆熟透，去苏木，加红糖深化后即成。以汤代茶，黑豆亦可食，每日2次，月经前每日1剂，连用5剂。补肾活血。适用于月经过少。

苍附导痰方

白茯苓、丹参各12克，法半夏、胆南星各10克，陈皮6克，炙甘草3克，苍术、香附、枳壳、六神曲各9克。水煎取药汁。口服，每日1剂。燥湿，豁痰，通络。适用于月经量少。

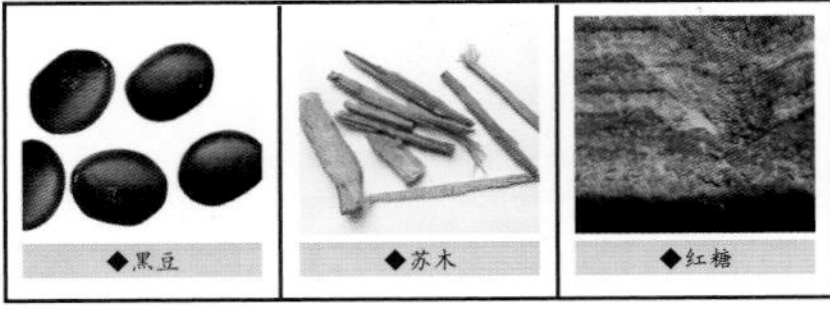

◆黑豆 ◆苏木 ◆红糖

归脾汤加减方

党参12克，黄芪、仙鹤草各15克，白术、木香、阿胶（烊冲）各9克，茯苓、当归、巴戟天各10克，炮姜5克，煅牡蛎（先煎）30克。水煎取药汁。口服，每日1剂。健脾益气，调经止血。适用于脾虚之经期延长。

益母草饮

益母草60克，红糖50克。将益母草加水煎汤取200毫升，再加入红糖溶化。顿服，服后以热水袋暖腹部。活血调经。适用于月经过少。

黄芪饮

黄芪25克。将黄芪加水400毫升，煮沸5分钟。代茶饮，月经前每日1剂，连用5剂。温补肾阳，活血调经。适用于月经过少。

加味两地汤

生地黄15克，玄参、炒白芍、墨旱莲、茜草炭各12克，麦冬10克，地骨皮、阿胶（烊冲）各9克。水煎取药汁。口服，每日1剂。养阴清热，调经止血。适用于阴虚之经期延长。

茯苓牛乳饮

茯苓粉10克，牛奶200毫升。将茯苓粉用少量凉开水化开，再将煮沸的牛奶冲入。早晨代茶饮。月经前每日1剂，连用5剂。补肾，活血，调经。适用于月经过少。

银藤汤

金银花、川厚朴、枳壳各9克，红藤、丹参各15克，薏苡仁20克，败酱草、茜草炭、生蒲黄（包煎）、地榆炭各12克，六一散（包煎）10克。水煎取药汁。口服，每日1剂。清热利湿，调经止血。适用于湿热之经期延长。

膈下逐瘀汤加减方

当归、赤芍、牡丹皮、桃仁、乌药、五灵脂各9克，川芎、红花各6克，枳壳10克，炙甘草3克。水煎取药汁。口服，每日1剂。活血理气，调经止血。适用于血瘀之经期延长。

公英小蓟草饮

蒲公英60克，小蓟草30克。水煎取药汁。代茶饮。清热祛湿。适用于湿热之经期延长。

党参仙鹤草饮

茜草、墨旱莲各30克，大枣10枚。水煎取药汁。代茶饮。滋阴益气。适用于阴虚之经期延长。

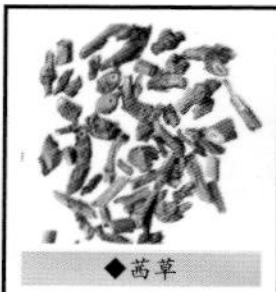
◆茜草

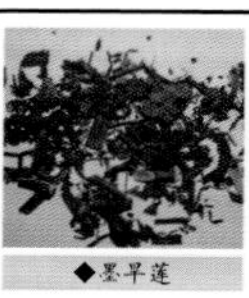
◆墨旱莲

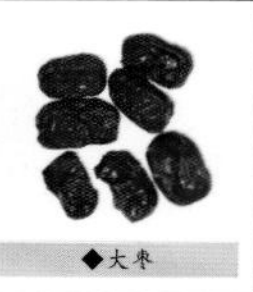
◆大枣

养生知识

月经过少症的保健要点

在经期要注意保暖，忌涉水，不宜过食生冷寒凉之物，以免凝滞气血。经期要保持心情舒畅，注意调情志、适劳逸，以免气滞血瘀。平时要注意营养、加强锻炼，不断增强体质，以预防因气血不足导致的月经过少。做好计划生育，尽量少做人工流产，以减少对子宫内膜的损害。预防结核感染，一旦感染应及时治疗。一旦出现月经过少，应及时针对病因治疗。

痛经

痛经系由情志所伤，六淫为害，导致中任受阻；或因素体不足，胞宫失于濡养，导致经期或经行前后呈周期性小腹疼痛的月经病，又称“经行腹痛”。本病应注意个人卫生保健，这是预防痛经的有效措施。女性要学习掌握月经卫生知识，生活起居要有一定规律，在经期不要吃生冷酸辣的饮食，锻炼身体提高健康水平，同时积极进行妇科病的诊治。总之，预防痛经，要从月经初潮之前开始积极进行，直至绝经之后方可避免痛经的发生。本病的防治偏方秘方如下。

温经汤

淡吴茱萸、牡丹皮各6克，当归、煨木香、川芎各10克，生蒲黄（包煎）、炒白芍各12克，桂枝、炙甘草各5克，生姜5片，延胡索15克。水煎取药汁。口服，每日1剂。温经和营，调经止痛。适用于寒凝之痛经。

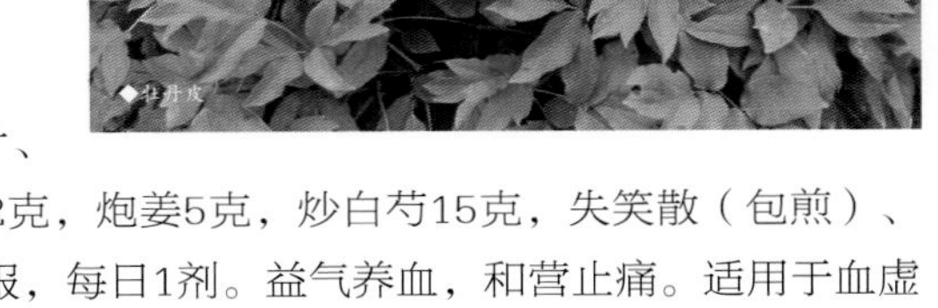
◆牡丹皮

胶艾汤

陈阿胶9克（烊冲），艾叶、川芎各6克，当归、熟地黄各12克，炮姜5克，炒白芍15克，失笑散（包煎）、香附各10克。水煎取药汁。口服，每日1剂。益气养血，和营止痛。适用于血虚之痛经。

吴茱萸汤

当归、牡丹皮、肉桂、麦冬、吴茱萸、制半夏各6克，细辛、茯苓、木香、藁本、炙甘草、防风、干姜各3克。水煎取药汁。每日1剂，分2次服用。祛风散寒，温经止痛。适用于寒湿凝滞型痛经。

桃红酱灵汤

桃仁、牡丹皮各9克，当归、川楝子各12克，川芎6克，赤芍、五灵脂各10克，败酱草30克，红藤15克。水煎取药汁。口服，每日1剂。清热除湿，化瘀止痛。适用于痛经。

加味乌药汤

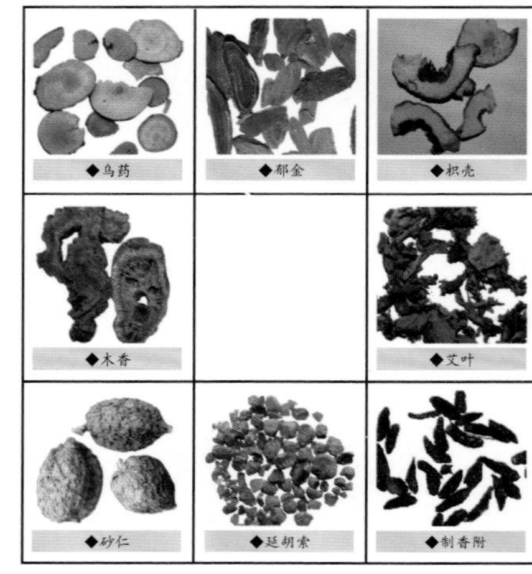

乌药、失笑散（包煎）、郁金、枳壳、木香各10克，艾叶、砂仁（后下）各3克，延胡索12克，制香附15克。水煎取药汁。口服，每日1剂。疏肝理气，调经止痛。适用于气滞之痛经。

少腹逐瘀汤

小茴香、没药、干姜、血竭各6克，肉桂3克，当归、川芎、赤芍、制香附、五灵脂各10克，延胡索15克，生蒲黄（包煎）、焦山楂各12克。水煎取药汁。口服，每日1剂。活血化瘀，通经止痛。适用于痛经。

益母草饮

绿茶1克，益母草干品20克。上药用沸水冲泡，加盖浸5分钟。痛经时代茶饮；孕妇忌服。活血调经，降压利水。适用于原发性痛经。

山楂饮

绿茶1.5克，山楂片25克。将以上2味加水400毫升，煎沸5分钟，取药汁。代茶饮；孕妇忌服。活血散瘀，消滞止痛。适用于痛经。

涤热逐瘀汤

丹参15克，通草、香附、三棱、槟榔、莪术、延胡索各6克，大黄3克，生地黄、牡丹皮各9克。水煎取药汁。温服，每日1剂。清热祛瘀，行气定痛。适用于湿热瘀结型痛经。

石英汤

紫石英、丝瓜络、麦冬、炒杜仲、桑寄生、全当归各9克，橘核12克，白芍6克，肉桂1.5克，川椒、吴茱萸各2.4克，乌药3克，橘叶4.5克。水煎取药汁。每日1剂，分3次服用。温经脉，调冲任，止疼痛。适用于寒凝之痛经。

◆丝瓜络

茶树根茴香饮

茶树根、凌霄花根各30克，小茴香20克，红糖12克。水煎取药汁。每日3次；孕妇忌服。行气化瘀止痛。适用于气滞血瘀型痛经。

姜糖饮

茶叶2克，炮姜3克，红糖10克。用沸水冲泡，加盖浸泡10分钟。代茶饮；阴虚火旺及热盛者忌用。补中缓肝，活血祛湿，散寒止痛。适用于痛经。

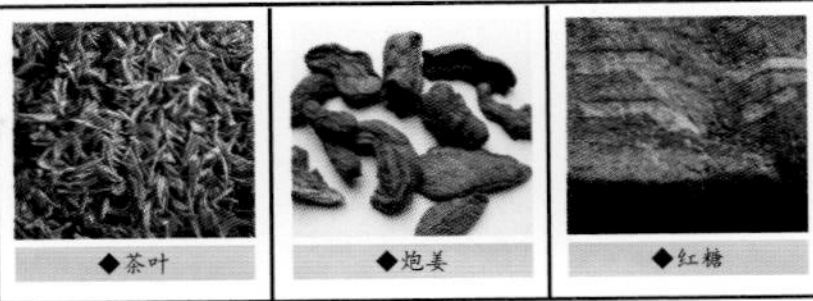
◆茶叶 ◆炮姜 ◆红糖

川芎饮

川芎3克，茶叶6克。将上2味加水400毫升，煎至200毫升即可。饭前热服，每日1～2剂，孕妇忌服。活血祛瘀，行气止痛。适用于痛经。

加减八物汤

当归身、生地黄、人参、川芎、醋炒香附、白芍、白术、茯苓各3克，木香、炙甘草各1.5克，生姜3片，青皮2.1克，大枣2枚。水煎取药汁。每日1剂，分2次服用。健脾养血，行气解郁。适用于气血虚弱导致的痛经。

二香饮

广木香、香附、川芎、当归各3克，青皮、枳壳、生地黄、牡丹皮、蓬莪术各3.6克，生姜8片。水煎取药汁。空腹服用，每日1剂。行气活血。适用于气滞血瘀型痛经。

泽兰汤

泽兰、香附、续断各14克，红花2克，赤芍、当归、柏子仁各12克，牛膝6克，延胡索8克。水煎取药汁。每日1剂，甜酒为引。疏肝解郁，活血调经。适用于气滞血瘀型痛经。

月季花红饮

红茶1～1.5克，月季花3～5克，红糖25克。将红茶、月季花加水300毫升，煎沸5分钟后加入红糖即成。分3次饭后服，每日1剂，可于每次月经前5日起服，至月经量最多时止，连服3～4个月；孕妇忌服。活血，调经，止痛。适用于痛经。

红花当归汤

红花、当归、牛膝、苏木各3克，麸炒枳壳1.8克，川芎1.5克，赤芍、三棱、芫花、莪术各2.4克。水煎取药汁。临睡前服用。破瘀活血，调经止痛。适用于气滞血瘀型痛经。

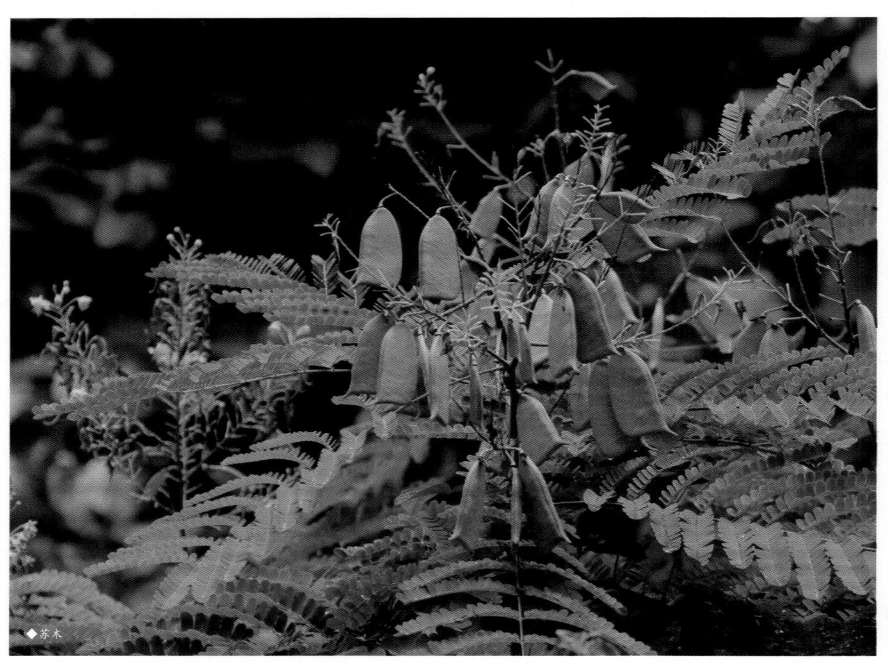
◆苏木

养生知识

摆脱痛经的小方法

痛经时，女性朋友可以在肚子上放一个热水袋，采用热敷的方法来解缓疼痛。

补充钙、钾及镁这些矿物质，可促进体内电离子的平衡，减轻子宫肌肉过度收缩导致的疼痛。所以，在经期前，尝试增加钙等的摄入量。补钙的好方法是喝酸奶或牛奶。

在脚踝两边凹陷处，有反射区，与女性骨盆气路相通，以手指轻轻揉捏此处数分钟，然后顺着小腿肌向上做揉捏动作，也能减轻痛经。

闭经

闭经是一种常见的妇科病，分为原发性闭经和继发性闭经两种。原发性闭经是指年满18岁以上，月经仍未来潮的症状。这种闭经多见于性腺发育不良，常与染色体异常有关。继发性闭经是指月经周期建立之后，因妊娠、哺乳等原因，又未到绝经期，月经突然停止而超过3个月以上仍未来潮的症状。继发性闭经多与精神、内分泌异常有关。

中医认为，闭经分为虚实两类。虚证多与先天精气不足有关，加上后天有失补养所致。实证指气滞血瘀，经脉不畅，多受外邪或饮食失节所致。本病的防治偏方秘方如下。

淮山药玄参汤

山药50克，牛膝、玄参各25克，白术、牛蒡子、桃红各15克，生鸡内金、大黄各10克，土鳖虫7.5克。上药加水煎2次，混合两煎所得药汁。每日1剂，分早、午、晚3次服用。推陈下瘀。适用于经闭。

复经汤

柴胡、牡丹皮、绿萼梅各10克，当归、川牛膝、桃仁、川芎、香附各12克，月季花6克，白芍、红参、白术、茯苓、酸枣仁、茺蔚子、菟丝子各15克，熟地黄18克，鹿角霜20克。水煎取药汁。每日1剂，分3次温服，30日为1疗程。疏肝化瘀，益气养血，调补冲任。适用于原发性闭经、继发性闭经、月经量少等病。

红糖姜枣汤

红糖、大枣各100克，生姜25克。水煎取药汁。代茶饮。补血活血，散寒调经。适用于闭经。

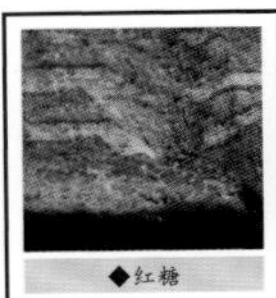

◆红糖

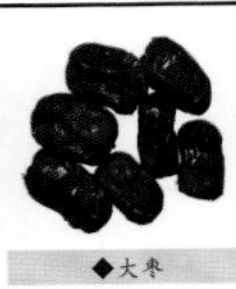

◆大枣

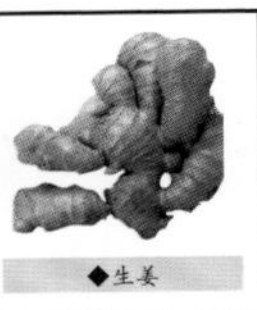

◆生姜

益母草乌豆水方

益母草30克，乌豆60克，黄酒、红糖各适量。将益母草、乌豆同放锅内，加水600毫升，煎至200毫升，放红糖、黄酒冲饮。每日1次，连服7日。活血，祛瘀，调经。适用于闭经。

蚯蚓粉

蚯蚓4条，黄酒适量。蚯蚓焙黄，研末备用。以黄酒送服，每日1剂，连服5日。通络。适用于多日不来月经、经闭。

香附桃仁散

香附2克，桃仁1克，水蛭1条。将香附、桃仁研为细末，然后与水蛭捣成膏状，备用。将药膏敷于脐部，外贴伤湿止痛膏，每隔2～3日换药1次。活血祛瘀。闭经。

桑椹鸡血藤汤

桑椹25克，鸡血藤20克，红花5克，黄酒适量。上药加水煎煮，取汁。每日1剂，分2次温服。补血行血，通滞化瘀。适用于闭经。

蒲黄穿山甲散

蒲黄、五灵脂、穿山甲各2克。上药共研细末，备用。先把药末撒到防湿止痛膏上，再将药膏贴于脐部。活血散结。适用于闭经。

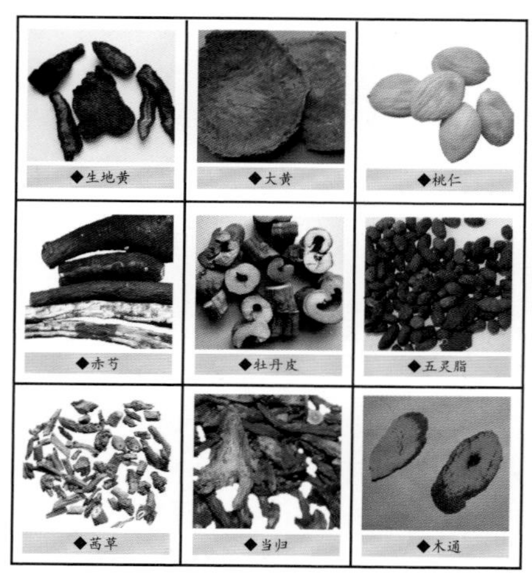

◆生地黄 ◆大黄 ◆桃仁 ◆赤芍 ◆牡丹皮 ◆五灵脂 ◆茜草 ◆当归 ◆木通

生地当归汤

生地黄、大黄、桃仁、赤芍、牡丹皮、五灵脂、茜草、当归、木通各15克。上药加水1500毫升共煎，滤渣取汁。药汤放温，淋脐下，每日1次，每次30分钟，7日为1个疗程。清热通络。适用于热结所致的闭经。

养生知识

可致闭经的药物

一些药物也可致妇女患上闭经症，这些药物包括：

1. 避孕药。避孕药可抵制子宫内膜的生长，而使月经减少，甚至发生闭经。特别是长效避孕药，对妇女月经影响更厉害。

2. 降压镇静类药物。如利舍平、氯丙嗪等。

3. 肾上腺皮质类激素。这类药物如泼尼松，具有抑制促性腺激素分泌的作用，常可引起闭经。

4. 一些寒凉、收涩类的中药，也可让妇女发生闭经。这类药物包括苦丁茶、紫草根、绿豆等寒凉性药物，五倍子、诃子、乌梅等收涩类药物。

阴道炎

女性阴道炎主要分为4种类型，即细菌性阴道炎、滴虫性阴道炎、假丝酵母菌阴道炎和老年性阴道炎。

细菌性阴道炎是指由一般的病原菌（例如葡萄球菌、链球菌、大肠埃希菌、变形杆菌等）引起的阴道炎。多发生于身体衰弱及卫生条件较差的妇女。患者要注意饮食营养；宜多食新鲜蔬菜和水果，以保持大便通畅；宜多饮水；防止合并尿道感染。忌食辛辣刺激之品，如辣椒、葱、大蒜、芥末等。

滴虫性阴道炎是滴虫生长在阴道里引起的炎症，是一种性传播疾病，是常见的阴道炎之一。传播方式除性交外，还可通过被污染的浴池、浴巾、游泳池、衣服、污染的器械、坐式马桶边等间接传播。所以要加强卫生宣传，提倡淋浴，废除盆浴，不与家人共用同一洗浴盆具及毛巾，上厕所后洗手，并冲净坐便器。患病期间不到游泳池去游泳，以免传染给他人；健康者不到消毒不严的游泳池去游泳。讲究卫生，应保持外阴清洁，每日清洗1～2次，勤换洗内裤；为避免重复感染，内裤及洗涤用毛巾、盆具煮沸10分钟可消灭病原，个人内裤应单独清洗，不穿化纤内裤。医院所用各种器械、被服，妇科检查用具应严格消毒，诊察台上的垫单应每人更换1副，防止交叉感染。

假丝酵母菌阴道炎是由白假丝酵母菌感染所致的阴道炎。为常见妇科病，也是一种传染性疾病。一般认为主要从肛门传染而来，与手足癣无关。患者要勤换内衣裤，注意经期卫生，忌食辛辣、肥甘之品，忌饮酒；瘙痒时避免搔抓，以免抓破后感染而加重病情。

老年性阴道炎不但常见于老年妇女，还见于卵巢功能衰退、手术切除卵巢或盆腔放射治疗后的中、青年妇女。患者要注意保持阴部清洁，勤换内衣裤，避免穿化纤内衣裤。保持乐观情绪，避免紧张、焦虑等不良情绪刺激。饮食搭配合理，多吃富含蛋白质食物及新鲜蔬菜，忌食辛辣等刺激性食物，忌烟、酒。

阴道炎类型不同，治疗方法也不同。常用的防治偏方秘方如下。

知柏地黄汤

知母、黄柏、生地黄、山药、山茱萸、牡丹皮、泽泻各10克，茯苓12克。水煎取药汁。口服，每日1剂。滋阴，清热。适用于肝肾阴虚型细菌性阴道炎。

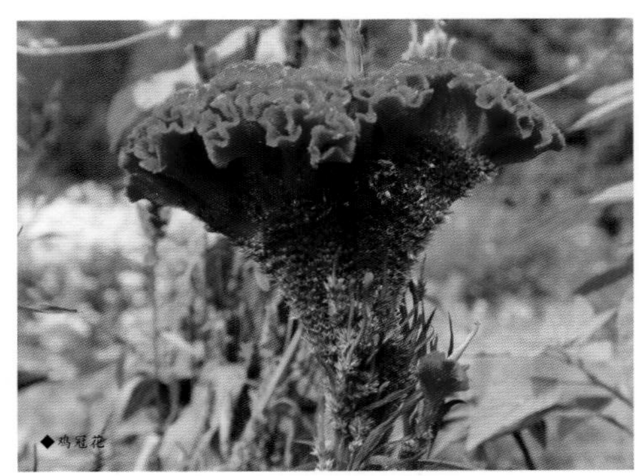
◆鸡冠花

鸡冠白果金樱饮

鸡冠花30克，金樱子15克，白果10个。把上3味洗净，一起放入锅中，加水适量，大火煮沸，改小火煲30分钟。代茶频饮。健脾固肾。适用于脾肾两虚型老年性阴道炎，症见腰酸耳鸣、带下量多清稀、食欲欠佳、疲倦乏力。

肉苁蓉饮

肉苁蓉20克。水煎取药汁。代茶饮，每日早、晚各服1次。温阳补肾。适用于细菌性阴道炎。

双蛸饮

桑螵蛸8克，海螵蛸、沙苑子、鹿角霜、金樱子各15克，白术10克。水煎取药汁。代茶饮，每日1剂。温肾健脾，固精止带。适用于细菌性阴道炎，证属肾虚；症见带下增多、清稀透明，伴腰酸膝软、头晕耳鸣、大便溏薄等。

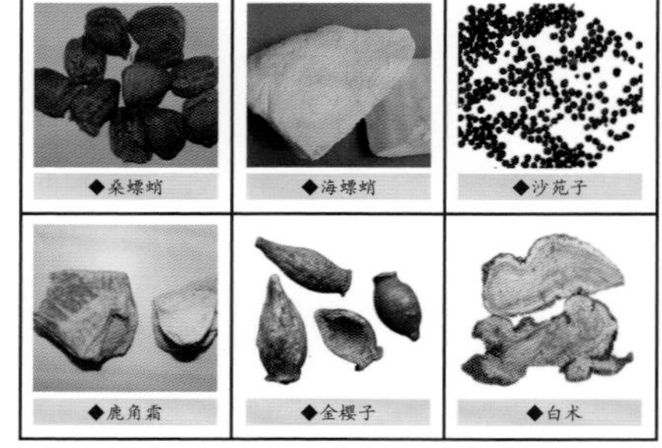
◆桑螵蛸 ◆海螵蛸 ◆沙苑子 ◆鹿角霜 ◆金樱子 ◆白术

丹栀逍遥散加减方

牡丹皮、炒栀子、当归、白芍、白术、茯苓各10克，薏苡仁30克，车前子12克，柴胡18克，茵陈15克。水煎取药汁。口服，每日1剂。疏肝清热，健脾利湿。适用于肝郁脾虚型细菌性阴道炎。

鸡冠花藕汁速溶饮

鲜鸡冠花、白糖粉各500克，鲜藕汁500毫升。将鸡冠花洗净，加水适量，煎煮，每20分钟取煎液1次，加水再煎，共煎3次，合并煎液，再继续以小火煎煮浓缩，将要干锅时加入鲜藕汁，再加热至稠黏时，停火，待温，拌入干燥的白糖粉把煎液吸净，混匀，晒干，压碎，装瓶备用。每次取10克，以沸水冲化。顿服，每日3次。清热解毒，止带。适用于滴虫性阴道炎。

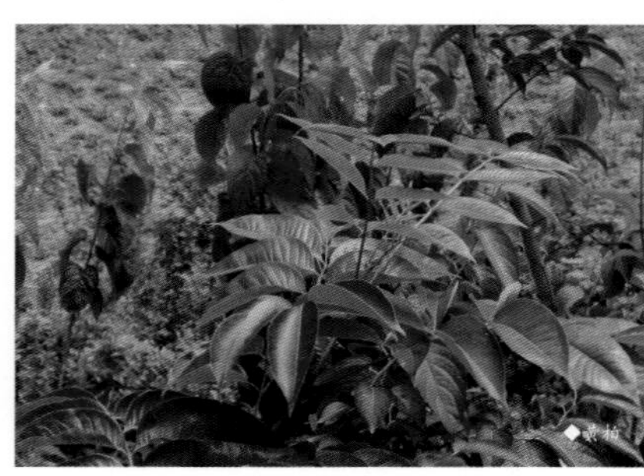
◆黄柏

萆薢渗湿汤

萆薢、赤茯苓各12克，黄柏、薏苡仁、牡丹皮、泽泻、木通、苍术、白术、地肤子各9克。水煎取药汁。口服，每日1剂。健脾清热，利湿止痒。适用于脾虚湿热型滴虫性阴道炎。

马齿苋饮

鲜马齿苋50克，蜂蜜25毫升。将鲜马齿苋洗净，冷开水再浸洗1次，切小段，搅拌机搅烂，榨取鲜汁，加入蜂蜜调匀，隔水炖熟即成。分2次饮用。清热解毒，利湿止带。适用于细菌性阴道炎，证属湿热或热毒内盛者。孕妇禁用。

龙胆泻肝汤

龙胆、柴胡各6克，栀子、车前子（包）、泽泻、黄芩、木通、牡丹皮各9克，茵陈15克。水煎取药汁。口服，每日1剂。泻肝清热，杀虫止痒。适用于肝经郁热型滴虫性阴道炎。

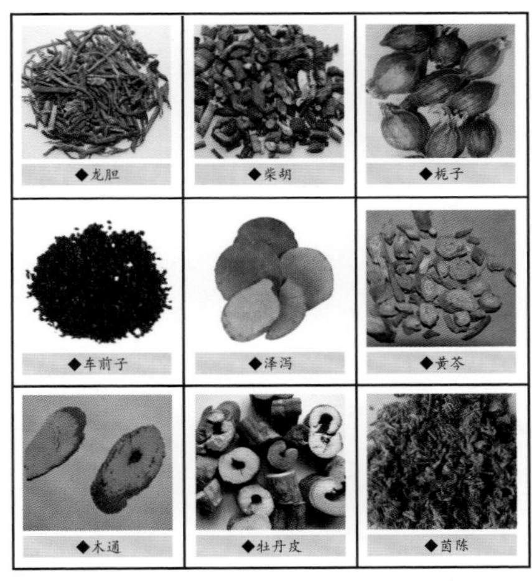

萆薢渗湿汤

萆薢、赤茯苓、土茯苓各12克，黄柏、苍术、白术、车前子（包）、通草、苦参各9克。水煎取药汁。口服，每日1剂。清热解毒，燥湿止痒。适用于脾虚湿热之念珠菌性阴道炎。

冬瓜白果饮

冬瓜子30克，白果10个。将其洗净，然后将冬瓜子、白果加水适量，一起入锅煮，煮好食用。频频代茶饮，不宜久服。清热，利湿，止带。适用于细菌性阴道炎。

石榴饮

石榴皮30克。水煎取药汁。代茶饮，每日2～3次，连服1周为1个疗程。温肾固脉。适用于细菌性阴道炎。

知柏地黄汤

知母、泽泻、黄柏、牡丹皮、茯苓、山茱萸、制何首乌各9克，生地黄、山药各12克。水煎取药汁。口服，每日1剂。滋肝补肾，清热止痒。适用于肝肾不足型老年性阴道炎。

知母黄柏汤

知母、黄柏各10克，牡丹皮、山茱萸各12克，泽泻、山药、茯苓各15克，生地黄20克。水煎取药汁。口服，每日1剂。滋阴降火。适用于肝肾阴虚型滴虫性阴道炎。

龙胆泻肝汤

龙胆12克，栀子、当归、茯苓、泽泻、车前子、生地黄各10克，木通6克，柴胡8克，甘草5克。水煎取药汁。口服，每日1剂。清热利湿。适用于湿热下注型细菌性阴道炎。

苦参贯众饮

苦参、贯众各15克，白糖适量。将苦参、贯众加水煎煮，去渣取汁，服用时加入白糖。每日2次，连服5～10日为1个疗程。解毒利湿，杀虫止痒。适用于假丝酵母菌性阴道炎。

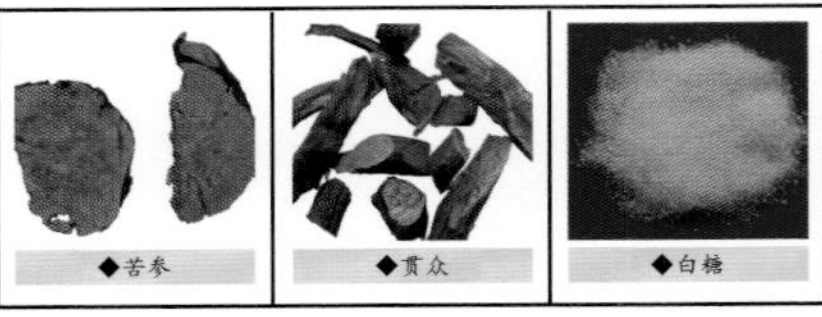
◆苦参 ◆贯众 ◆白糖

金樱子饮

金樱子30克，冰糖适量。把金樱子洗净后加水煎汁，加入冰糖稍煮。代

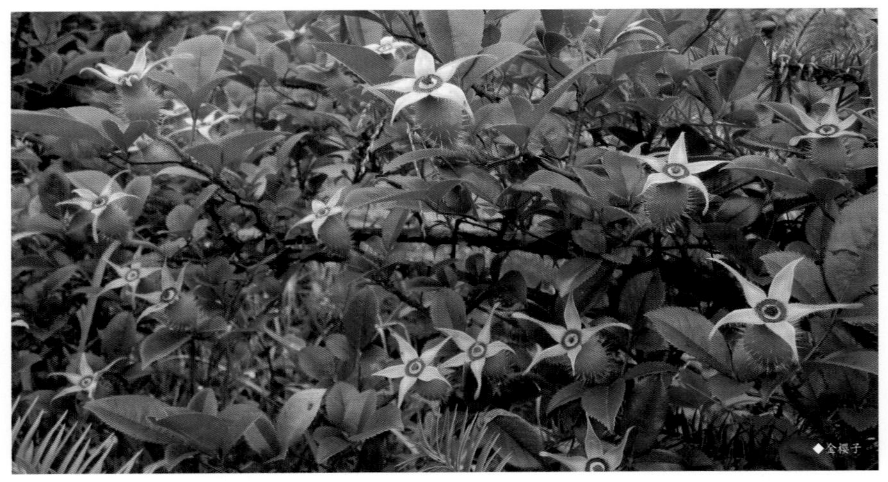
◆金樱子

茶频饮。补肾固摄。适用于肾虚失摄型老年性阴道炎，症见带下过多、腰酸耳鸣、四肢不利、夜尿频多。

秦皮乌梅饮

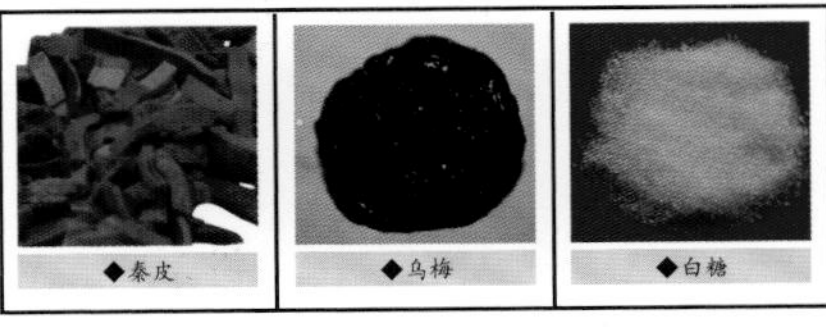
◆秦皮 ◆乌梅 ◆白糖

秦皮12克，乌梅30克，白糖适量。将秦皮、乌梅加适量水煎煮，去渣取汁，临服用时加白糖。每日1剂，早、晚空腹服用，连服5日。清热，利湿，杀虫。适用于滴虫性阴道炎，症见带下黄臭、阴痒。

止带方

党参、白术、猪苓、茯苓、泽泻、车前子（包）、黄柏、牡丹皮各9克。水煎取药汁。口服，每日1剂。健脾利湿，清热止痒。适用于脾虚湿热型老年性阴道炎。

苦参百部大蒜汤

苦参、百部各15克，大蒜10瓣，白糖适量。把上3味加水同煎，去渣取汁，加入白糖调服。每日2次，连服3～7日为1个疗程。除湿，解毒，杀虫。适用于假丝酵母菌性阴道炎。

养生知识

食物与阴道健康

大蒜具有杀菌作用，含有一种名为“蒜素”的物质，可以抑制白假丝酵母菌等菌种在阴道内过度繁殖，故能起到抗菌防病的作用。

酸奶中含有的大量活乳酸菌，也是一些滋生在阴道内的细菌的克星。

葡萄、柿子椒、苦瓜、西红柿、芥末和花椰菜等食物，具有非常强的抗氧化作用，可以提高人体的免疫力，抵抗细菌感染。

宫颈炎

宫颈炎是女性的子宫颈的炎症病变，为现代妇科常见病。

临床上，子宫颈炎有急性和慢性之分。急性宫颈炎大都发生于产褥感染、感染性流产、急性盆腔炎、宫颈裂伤等疾病，表现为子宫颈局部充血、水肿、上皮脱落、坏死，甚至形成溃疡，带下量多，呈脓样。慢性宫颈炎的主要症状是白带增多，白带呈乳白色黏液或淡黄色脓性，有的见血，如果治疗不当的话，炎症可扩散至盆腔结缔组织，引起腰、骶部疼痛，下坠感及痛经等。现代的"宫颈糜烂""宫颈肥大"等症皆属于慢性宫颈炎的范畴。

宫颈炎的危害很大，治疗不及时的话，可引起多种并发症，甚至导致不孕症、流产、宫颈癌。急、慢性宫颈炎属于中医"带下病"范畴。治疗时需根据带下的色、质、气味、症状等辨证施治。本病的防治偏方秘方如下。

五味消毒饮

蒲公英、野菊花、紫花地丁、天葵子、白花蛇舌草各10克，金银花、败酱草各15克。水煎取药汁。口服，每日1剂。清热解毒。适用于热毒型急性宫颈炎。

蒲公英半边莲饮

蒲公英、白花蛇舌草各30克，半边莲40克，金银花50克，葱白15克，红糖适量。将蒲公英、半边莲、白花蛇舌草、金银花、葱白洗净，放入锅中，加清水适量，大火煮沸后改小火煲1小时，去渣取汁，放入红糖调味。频频饮服。清热，解毒，利湿。适用于湿热型慢性宫颈炎。

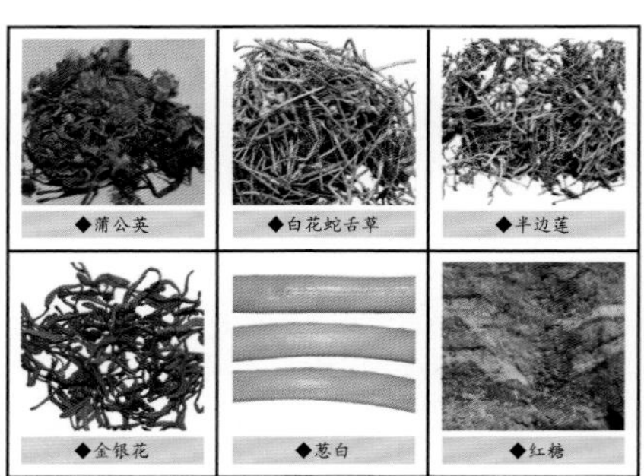
◆蒲公英 ◆白花蛇舌草 ◆半边莲 ◆金银花 ◆葱白 ◆红糖

归肾丸

熟地黄、山药、黄芪各12克，白芍、白术、淫羊藿、当归、炙甘草各9克，煅牡蛎30克（先煎），菟丝子10克。水煎取药汁。口服，每日1剂。益肾止带。适用于肾虚型慢性宫颈炎。

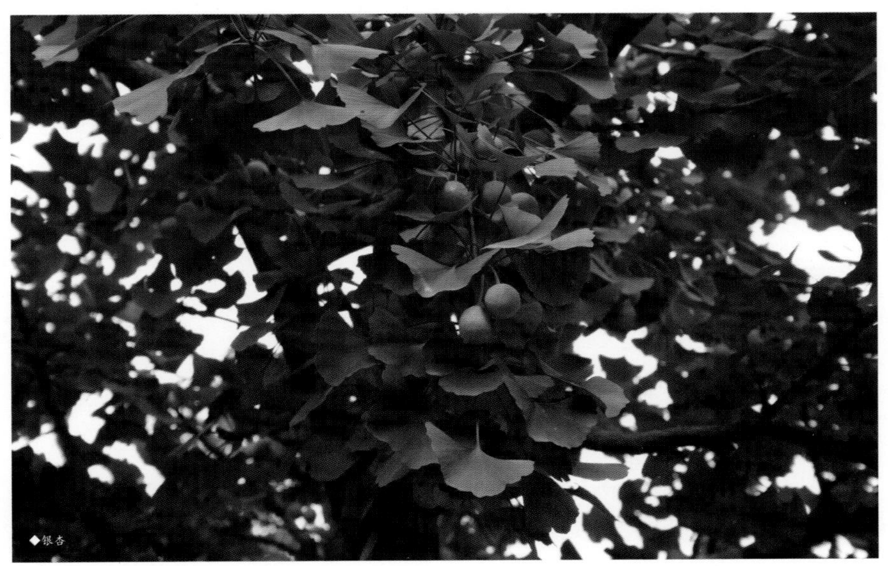
◆银杏

白果豆浆饮

白果7枚，豆浆150毫升。将白果捣烂如泥，豆浆煮沸后冲服白果泥。代茶饮用。健脾利湿。适用于慢性宫颈炎。

止带方

猪苓、车前子（包煎）、茯苓、茵陈各10克，赤芍、牡丹皮、黄柏、知母各9克，蒲公英15克。水煎取药汁。口服，每日1剂。清热，利湿，止带。适用于湿热型慢性宫颈炎。

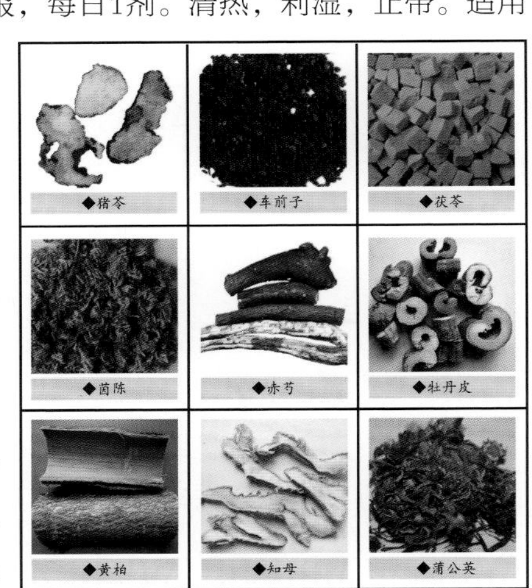
◆猪苓 ◆车前子 ◆茯苓
◆茵陈 ◆赤芍 ◆牡丹皮
◆黄柏 ◆知母 ◆蒲公英

止带方

猪苓12克，茯苓15克，车前子20克，茵陈、黄柏、牛膝、泽泻各10克。水煎取药汁。口服，每日1剂。清利湿热。适用于湿热型急性宫颈炎。

刺苋根糖饮

刺苋根30～60克，冰糖适量。将刺苋根洗净切碎，放沙锅内煎取汁液，去渣，调入冰糖。每日饮用1次。清热解毒，利湿止带。适用于湿热型慢性宫颈炎。

金银花蛇舌草饮

金银花10克，白花蛇舌草30克。把上2味洗净后一起放入药煲中，加水300毫升，水煎取汁。代茶饮，每日1剂。清热，解毒，利湿。适用于湿毒型急性宫颈炎。

马齿苋车前草饮

马齿苋、车前草各30克。将2药洗净，一起放入药煲中，加水300毫升，浸泡10分钟，煎汤。代茶饮，可连服。清利湿热。适用于湿热型急性宫颈炎。

佛手玫瑰花饮

佛手、玫瑰花各10克，败酱草40克。将上3味洗净后一起放入药煲中，加水300毫升，水煎取汁。代茶饮，每日2次。行气活血。适用于气滞血瘀型急性宫颈炎，症见白带多，或白或黄或夹血，腰骶部坠痛、下腹坠胀。

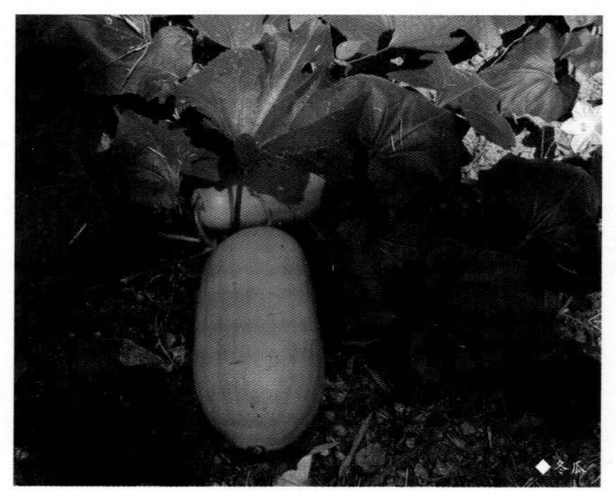
◆冬瓜

冬瓜子饮

冬瓜子、冰糖各30克。将冬瓜子洗净碾烂，冲入开水300毫升，加入冰糖，用小火隔水炖熟。每日1剂，7日为1个疗程。清利湿热。适用于湿热型急性宫颈炎。

养生知识

宫颈炎危害大

医学界有“十女九带”之说，言下之意指女性患宫颈炎症是相当普遍的。统计显示，20～50岁年龄段的妇女，有一半以上患宫颈炎；生过孩子的妇女，患病率高达90%以上。宫颈炎如此普遍，造成的结果之一就是可能导致女性不育。宫颈炎造成白带产生细菌，使阴道处于碱性环境，这些不利于精子的生存和游动。流产有时也是宫颈炎造成的。宫颈炎使子宫颈组织发生变化，弹性下降，给顺利生产带来难度。另外，宫颈炎久治不愈，极可能诱发宫颈癌。有宫颈炎的妇女，宫颈癌发病率是子宫颈健康者的10倍。因此，女性千万不要忽视宫颈炎所带来的健康隐患。

子宫脱垂

子宫脱垂为妇科常见病之一，指子宫偏离正常位置，沿着阴道下降，低于子宫颈外阴道口到坐骨棘水平以下，甚至完全脱出阴道口外。本病多见于经产妇，与生育有密切关系。妇女原本体质虚弱，气血受损，生产婴儿时用力太过，或产后过早从事重体力劳动，致使子宫松弛，从正常位置下坠。子宫脱垂病情有轻有重，重者会严重影响身体健康和日常生活。当子宫滑出阴道外时，患者站立都会感到阴部下坠，走路感到腰酸疼。再严重时，脱出物常会发生充血、水肿，也会导致阴道发炎、输尿管积水和肾盂积水等。

子宫脱垂属于中医“阴挺”“阴颓”“阴疝”等，中医认为此病根本原因为肾气衰弱，不能统固胞经所致，治疗时宜益肾补气。本病的防治偏方秘方有如下。

提宫散

制川乌、制草乌各30克，白及60克。上药共研细末，过筛，混合均匀备用。取药末1.2克，装入绢制的拇指大小的袋内，袋口用线头扎好，并留一段五寸长的线头，然后放入阴道后穹窿处；每日1袋，6～8小时取出药袋。升提固脱。适用于子宫脱垂。

马齿苋公英黄柏洗剂

马齿苋30克，蒲公英15克，黄柏10克。水煎取药汁。以药汁熏洗患处。清利，湿热，解毒。适用于合并感染的子宫脱垂。

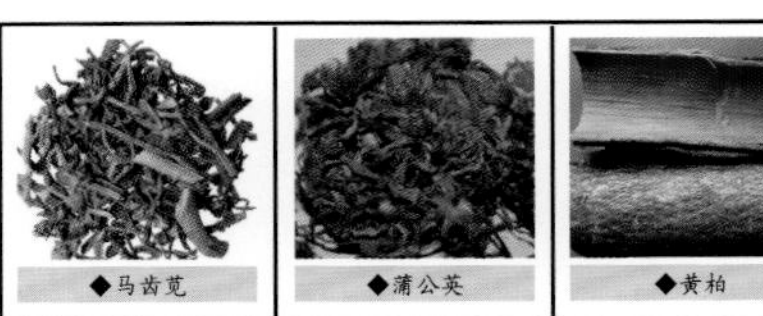
◆马齿苋　◆蒲公英　◆黄柏

龚氏升陷汤

柴胡、升麻、知母各15克，黄芪60克，桔梗20克。水煎取药汁。每日1剂，分次服用。升阳举陷，养阴清热。适用于子宫脱垂。

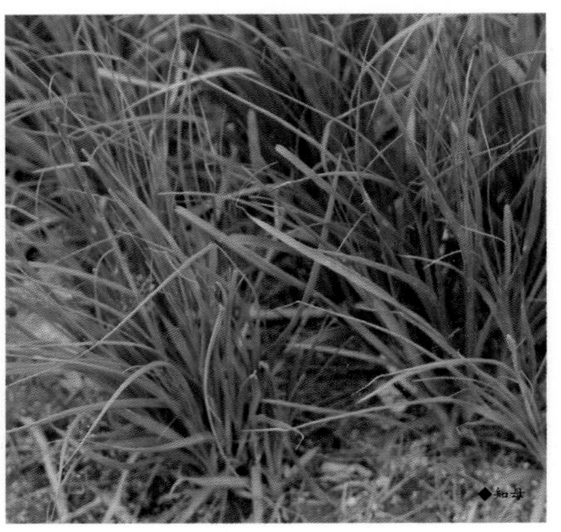
◆知母

升提固脱煎

党参、炒白术、生黄芪、炙黄精、炙龟甲、大枣各15克，枳壳90克，巴戟天20克，当归、升麻各9克，益母草30

克。水煎取药汁。每日1剂，分次服用。益气补肾，强壮任督，升提固脱。适用于子宫脱垂。

收宫散

白胡椒、附片、元桂、白芍、党参各20克，红糖60克。前5味药材共研细末，加红糖60克，合匀后分成30包，备用。每日1包，分早、晚2次，空腹用温开水送服；服前先饮一小杯黄酒，以助药性；服药期间忌食生冷食物。升提固脱，温补脾肾，除下焦寒湿。适用于子宫脱垂。

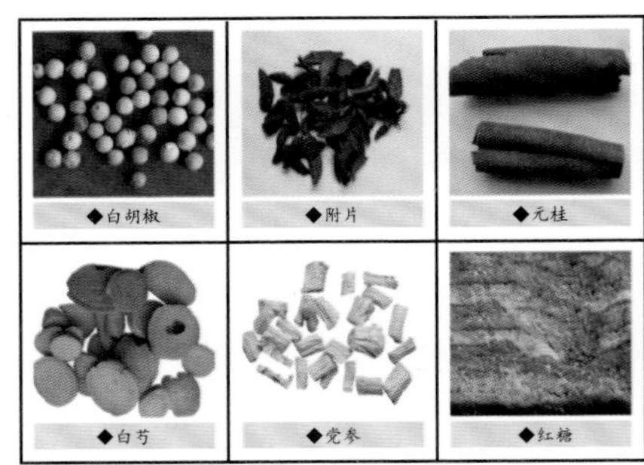
◆白胡椒 ◆附片 ◆元桂
◆白芍 ◆党参 ◆红糖

银花蒲公英洗剂

金银花、蒲公英、紫花地丁各30克，黄连、枯矾、黄柏各10克，苦参、蛇床子各15克。水煎取药汁。用药汁趁热先熏后洗，可坐浴。清热解毒。适用于子宫脱垂并发感染。

椿根皮汤

荆芥穗、藿香叶各15克，椿根皮60克。水煎取药汁。用药汁洗患处，每日数次。散寒除湿，温经止痛。适用于子宫脱垂。

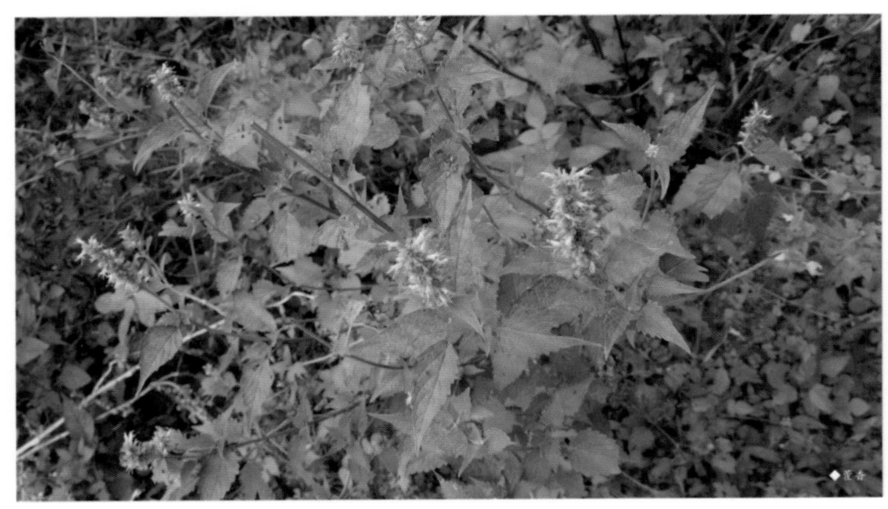
◆藿香

大补元丸

人参（别直参）、白术、白芍、山茱萸、大枣各9克，熟地黄、金樱子、山药、乌贼骨各12克，牡蛎15克，白芷、柴胡、五味子各4.5克，升麻6克。上药研成细末，制成梧桐子大的药丸。空腹服用，每日2次，每次10丸。补脾益肾，平肝升提。适用于子宫脱垂，伴有白带、夜尿频数、腰酸、易落发等。

升麻黄芪汤

升麻12克，黄芪15克。水煎取药汁。每日1剂，分次服用。清热解毒，升举阳气。适用于子宫脱垂。

升麻牡蛎散

升麻6克，牡蛎12克。上药研末，装瓶备用。每日1剂，分2～3次空腹服用。升举阳气，收敛固涩。适用于子宫脱垂。

黄芪坤草汤

黄芪12克，坤草9克，枳壳、升麻各6克，甘草4.5克。水煎取药汁。每日1剂，分次服用。益气升提，收敛固脱。适用于子宫脱垂。

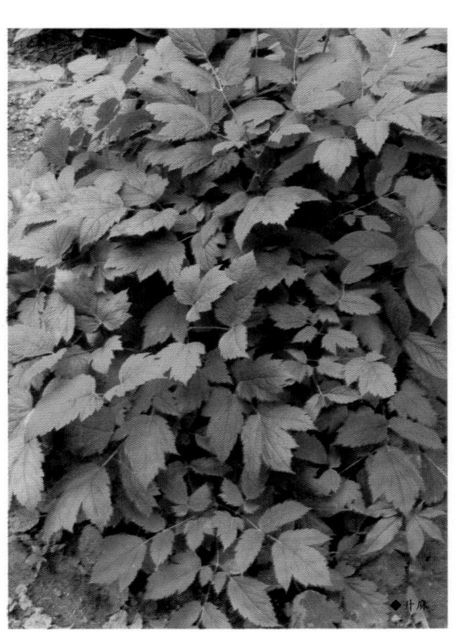
◆升麻

养生知识

子宫脱垂日常护理

子宫脱垂患者在日常生活中，需要做到以下几点，才有利于疾病的康复。饮食方面：少食多餐，多吃蔬菜，多喝水；减少咖啡、乙醇、乳制品的摄入量，因为这些东西会刺激人体内激素分泌，造成皮肤发热。保持大便通畅，每日进食蔬菜量应保持在500克。减少站立时间，避免久蹲。遵医嘱，锻炼盆底肌肉，如做提肛运动。保持规律的性生活，刺激卵巢系统，防止雌激素锐减。

子宫肌瘤

子宫肌瘤是指发生于子宫平滑肌的良性肿瘤，是女性生殖器官中最多见的肿瘤。临床上根据发病部位分为肌壁间肌瘤、浆膜下肌瘤、黏膜下肌瘤3种。本病要保持情志舒畅，经期、产后避免感受外邪，注意经期卫生，产褥保健。加强营养，宜多进食含铁量丰富及蛋白质含量高的食物。本病的防治偏方秘方如下。

加味四君子汤

党参、三棱各30克，白术24克，甘草9克，莪术60克，牛膝、茯苓各15克。水煎取药汁。每日1剂，每日2次。益气健脾，祛瘀通络。适用于脾虚湿阻型子宫肌瘤。

香棱丸合桂枝茯苓丸

木香、三棱、莪术、枳壳各10克，丁香、小茴香各6克，桂枝、茯苓、桃仁、赤芍各15克，牡丹皮12克。水煎取药汁。口服，每日1剂。行气活血，破瘀消癥。适用于气滞血瘀型子宫肌瘤。

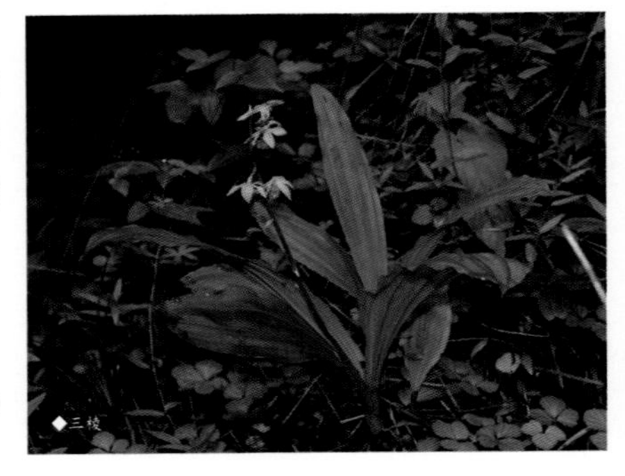
◆三棱

银花蕺菜饮

金银花、皂角刺、蕺菜、丹参各20克，土茯苓、炒荆芥、赤芍、牡丹皮、三棱、莪术各15克，生甘草10克。水煎取药汁。口服，每日1剂。解毒除湿，破瘀消癥。适用于血瘀兼湿热型子宫肌瘤。

桂枝茯苓丸

桂枝、茯苓、芍药、牡丹皮、桃仁（去皮尖）各15克。上药共研为细末，炼蜜为丸。每日10克，分早、晚服用。活血化瘀，消瘕散结。适用于气滞血瘀型子宫肌瘤。

橘叶苏梗饮

鲜橘叶20克，紫苏梗10克，红糖15克。上3味放入保温杯，加盖，以开水冲泡15分钟。代茶频饮。行气，止痛，宽膈。适用于子宫肌瘤。

玫瑰茉莉饮

干玫瑰花瓣、干茉莉花各5克，绿茶9克。用冷水500毫升，煮沸后把绿茶、玫瑰花、茉莉花放在大茶壶内，将开水徐徐冲入，等茶叶沉底后，先把茶汁倒出冷却，再续泡2次，待冷后一并装入玻璃瓶，放入冰箱冷冻成冰茶。经常饮用。理气，活血，调经。适用于气滞血瘀型子宫肌瘤。

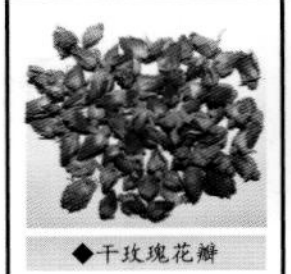
◆干玫瑰花瓣

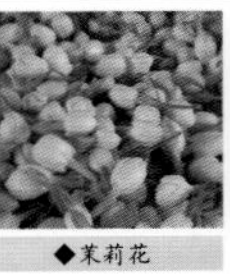
◆茉莉花

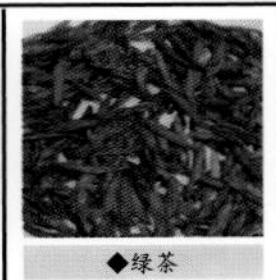
◆绿茶

荔枝香附饮

荔枝核、香附30克，黄酒30毫升。将荔枝核、香附研成细末，混合后以瓷瓶密封保存。用时，取药末6克，以适量黄酒调服，每日3次。行气活血，散结止痛。适用于气滞血瘀型子宫肌瘤。

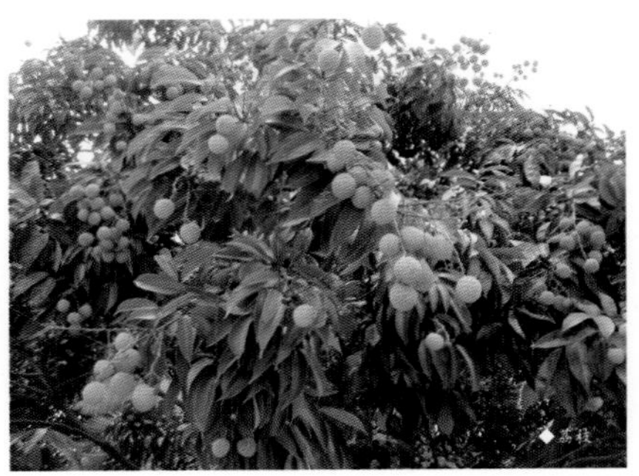
◆荔枝

养生知识

子宫肌瘤患者的注意事项

子宫肌瘤患者需要注意以下几点：注意休息，防止过度疲劳，尤其在月经期间；保持外阴清洁、干燥，穿衣须选大码；每月到医院检查1次病情，如果肌瘤增大明显，应考虑手术治疗；避免怀孕；月经量过多的话，应多吃富含铁质的食物，防止出现缺铁性贫血；不要额外补充雌激素，龙眼、大枣、阿胶等食品中含有雌激素，应该尽量少吃，特别是绝经的女性更需注意，以免子宫肌瘤长大；日常饮食以清淡为主，多吃果蔬，少吃辛辣的食物。

宫颈癌

宫颈癌是最常见的女性生殖器官的恶性肿瘤，占女性生殖器官恶性肿瘤的半数以上，严重威胁着妇女的生命和健康。宫颈癌多见于40～60岁的妇女，平均年龄为53.8岁，发病随年龄而增长，绝经期后逐渐下降。对于有宫颈癌家族史的妇女，定期检查尤为重要。本病的防治偏方秘方如下。

参芪茜草汤

丹参、黄芪、茜草各15克，海螵蛸粉、南沙参、紫花地丁、蒲公英、楮实子、制龟甲、东阿胶（另化分冲）各30克，粉甘草、白芷、制乳香、制没药、皂角刺各10克，白花蛇舌草60克。上药除阿胶外，加水六碗，煎至二碗，去渣，加蜜60毫升，熬合，阿胶烊化。隔日1剂，分2次服用。败毒去腐，托里排脓，养血滋阴，抗癌。适用于宫颈癌。

白头翁秦皮汤

白头翁12克，秦皮、甘草各5克，黄柏、玄参、黄芩各7克，黄连2克，白芍10克。水煎取药汁。每日1剂，分2次服用。清肝热，养阴血。适用于宫颈癌。

参术炮姜汤

党参、白术各10克，炮姜、附片各7克，炙甘草、枳实各3克。水煎取药汁。每日1剂，分2次服用。温中健脾。适用于宫颈癌放射治疗后引发的肠炎。

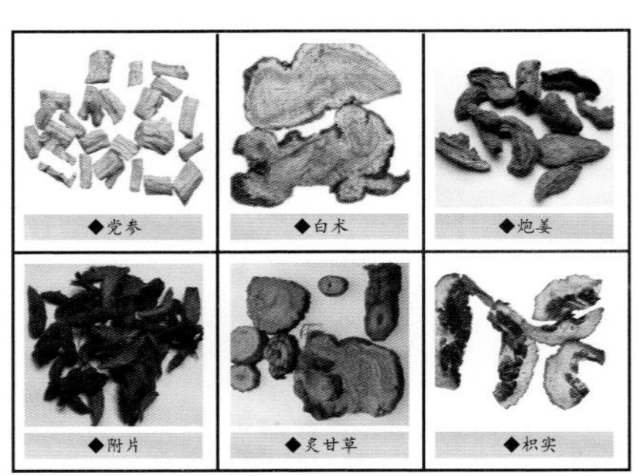
◆党参 ◆白术 ◆炮姜 ◆附片 ◆炙甘草 ◆枳实

五花饮

葛花、鸡蛋花、金银花、木棉花、甘菊花、甘草、薏苡仁、白扁豆各10克，槐花米12克，冰糖适量。将葛花、鸡蛋花、金银花、槐花米、木棉花、甘菊花、甘草、薏苡仁、白扁豆放入瓦锅中，加清水2000毫升浸约10分钟，用小火煮1小时，滤出药材，滤液中加入冰糖即成。每日2～3次，每次1小碗，连饮7～10日。清热解毒，消肿止痛。适用于宫颈癌溃疡合并感染。

参术山药丹参汤

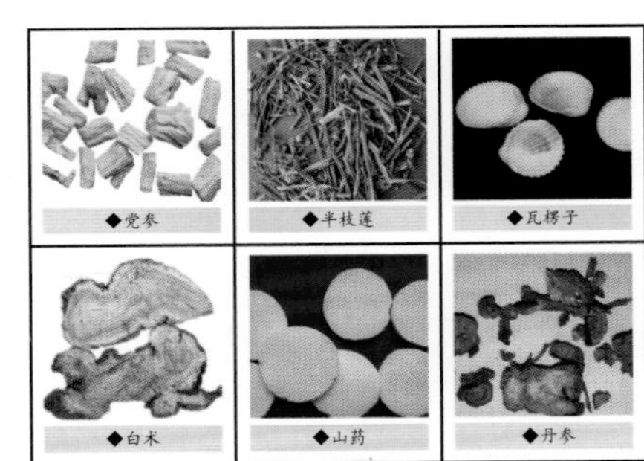
◆党参　◆半枝莲　◆瓦楞子
◆白术　◆山药　◆丹参

党参、半枝莲、瓦楞子各30克，白术10克，山药、丹参各15克。水煎取药汁。每日1剂，分2次服用。健脾益气，解毒抗癌。适用于子宫内膜癌。

七叶一枝花乌梅蜜饮

七叶一枝花、乌梅各15克，蜂蜜30毫升。将七叶一枝花拣杂，洗净，切成片，与择洗干净的乌梅同放入沙锅，加水适量，浓煎2次，每次30分钟，合并2次煎液，用洁净纱布过滤，收取滤汁放入容器，用小火浓缩至300毫升，离火，待温热时调入蜂蜜，拌和均匀即成。每日2次，每次150毫升，温服。清热解毒，生津抗癌。适用于宫颈癌。

黄芪桂圆当归汤

黄芪30克，龙眼肉、白芍各15克，当归、广陈皮、半夏各10克，甘草5克。上药同入锅中，加适量水，煎煮2次，每次30分钟，合并滤汁即成。每日1剂，分2次服用。益气养血，理气和胃。适用于宫颈癌术后气血不足、体质虚弱。

熟地黄山药茱萸汤

熟地黄、白芍、黄芪各30克，山药15克，山茱萸、泽泻各12克，牡丹皮、肉桂、炮附子各6克，人参、白术、茯苓、远志各10克。水煎取药汁。每日1剂，分2次服用。温补脾肾。适用于脾肾阳虚型子宫内膜癌。

柴胡当归白芍汤

柴胡、青皮、枳壳各10克，郁金、茯苓、白术、当归各15克，白芍、合欢皮、山药、白花蛇舌草、夏枯草各30克。水煎取药汁。每日1剂，分2次服用。疏肝解郁，健脾利湿。适用于肝郁气滞型子宫内膜癌。

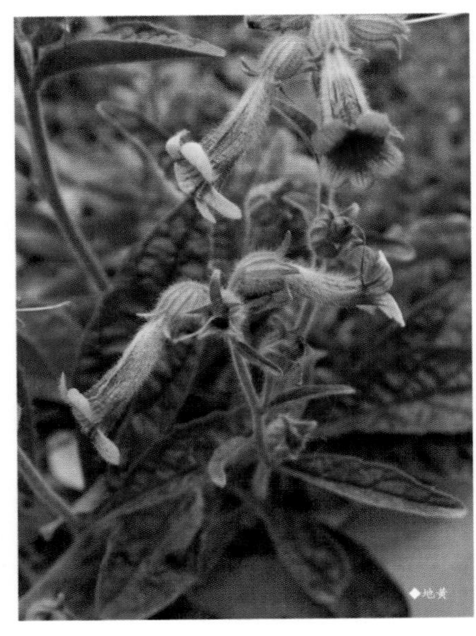
◆地黄

蛇床子苦参汤

蛇床子、半枝莲、忍冬藤各30克，苦参、地肤子各15克，黄柏、苍术各12克。上药煎汤。以药汤清洗外阴，每日1～2次，每日1剂。清热，利湿，解毒。适用于宫颈癌。

生地丹皮萸肉汤

生地黄、山药、白毛藤、茯苓各15克，牡丹皮6克，山茱萸12克，知母、黄柏各10克，蒲公英、白花蛇舌草、薏苡仁各30克。水煎取药汁。每日1剂，分2次服用。滋阴降火，清热解毒。适用于肝肾阴虚型子宫内膜癌。

参芪双甲牡蛎汤

生黄芪60克，党参、龟甲、鳖甲、蜂房、蛇蜕、牡蛎、全蝎各9克，地榆、荷叶、茜草各15克，仙鹤草30克。水煎取药汁。每日1剂，分2次服用。补气软坚，解毒抗癌。适用于子宫内膜癌。

双蓟白芷土茯苓汤

大蓟炭、小蓟炭各9克，白芷、土茯苓、苦参、木馒头、白鸡冠花、半枝莲、墓头回各12克。水煎取药汁。每日1剂，分2次服用。活血凉血，利湿解毒。适用于宫颈癌。

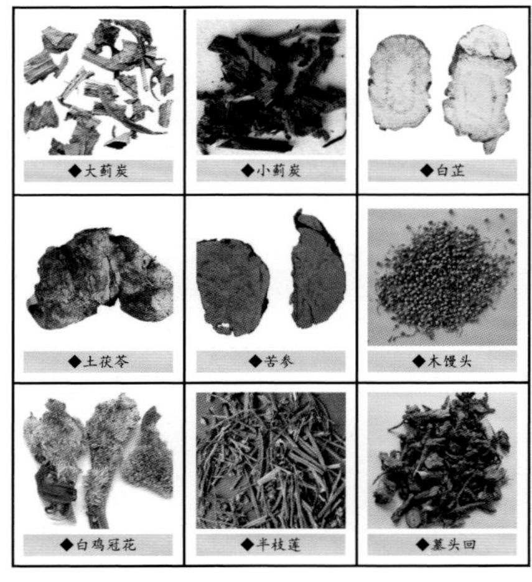
◆大蓟炭 ◆小蓟炭 ◆白芷
◆土茯苓 ◆苦参 ◆木馒头
◆白鸡冠花 ◆半枝莲 ◆墓头回

蜈蚣全蝎昆布汤

蜈蚣3条，全蝎6克，昆布、海藻、当归、续断、半枝莲、白花蛇舌草各24克，白芍、香附、茯苓各15克，柴胡9克。水煎取药汁。每日1剂，分2次服用。理气化瘀，软坚解毒。适用于宫颈癌。

黄芪当归三棱散

黄芪45克，当归、三棱、莪术、知母、桃仁各16克，鸡内金、穿山甲、党参各15克，香附12克，水蛭30克。上药共研细末，备用。口服，每次3～6克，每日2～4次。调气活血，破坚化瘀。适用于宫颈癌。

山楂胡萝卜蜜饮

新鲜山楂果30克，胡萝卜50克，白糖15克，蜂蜜10毫升。选用根头整齐、色泽鲜艳且无病虫及冻害的细长胡萝卜，择洗干净，晾干，剖条，切成片或切碎，放入凉开水中浸泡片刻，连浸泡水一起入锅，加热煮沸20分钟，备用；将新鲜完好的山楂择洗干净，切碎，不去核，放入沙锅，加水煎煮5分钟，待凉，与胡萝卜煎煮物及液汁同放入家用果汁捣搅机中，搅打成浆汁，用洁净纱布过滤，所取滤汁放入容器，加适量温开水，并加入白糖、蜂蜜搅拌，混合均匀即成。早、晚2次分服，或代茶，频频饮用。益胃消积，活血化瘀，强体抗癌。适用于宫颈癌。

益母草山楂饮

益母草10克，生山楂30克，茶叶5克。将益母草、山楂和茶叶及清水洗净，共研为粗末，用沸水冲泡，一般可连续冲泡3～5次。代茶频频饮用，每日1剂。活血化瘀，散结抗癌。适用于瘀血内阻型宫颈癌。

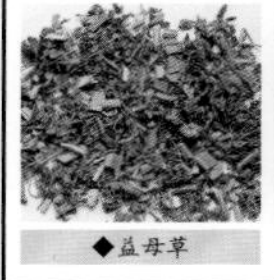
◆益母草

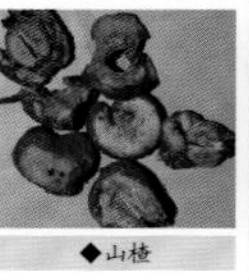
◆山楂

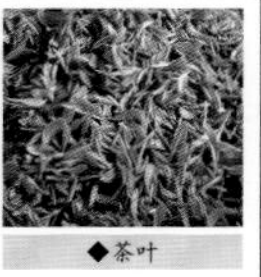
◆茶叶

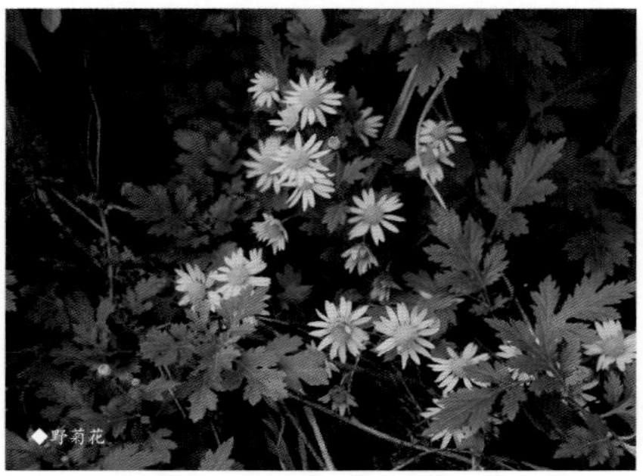
◆野菊花

公英野菊银花汤

蒲公英、金银花、土茯苓、半枝莲、薏苡仁、茵陈各30克，野菊花15克。水煎取药汁。每日1剂，分2次服用。清热解毒，化湿消痈。适用于湿热蕴毒型宫颈癌。

参芪昆藻汤

党参、海藻各12克，黄芪、煅牡蛎（先煎）、半枝莲各30克，升麻、昆布各15克，柴胡6克，续断、白花蛇舌草各20克，当归、白术、白芍各10克。水煎取药汁。每日1剂，分2次服用。补脾升提，清热解毒。适用于脾虚气陷型宫颈癌。

土茯苓糖水

土茯苓50克，白糖适量。将土茯苓放入锅中，加清水600毫升，用小火煎至200毫升，滤取药汁，加白糖即成。每日1剂，1次饮完，连饮5～7日。清热解毒除湿。适用于宫颈癌，症见白带增多。

薏苡仁菱角半枝莲饮

薏苡仁、菱角、半枝莲各30克。加水煎汤。1日分2次服用。长期服用，佐餐食用。健脾清热，抗癌。适用于宫颈癌等。

鸡冠花墓头回蜜饮

鸡冠花20克，墓头回、车前草各30克，蜂蜜20毫升。将鸡冠花、墓头回、车前草分别拣杂，洗净，晾干后切成小段，同放入沙锅，加水浸泡片刻，煎煮30分钟，用洁净纱布过滤，去渣，收取滤汁放入容器，待其温热时，兑入蜂蜜，拌和均匀即成。早、晚2次分服。清热利湿，抗癌止带。适用于湿热瘀毒之宫颈癌、白带增多。

儿茶血竭散

儿茶、血竭、铜绿、穿山甲、炉甘石、黄柏各9克，蜈蚣、冰片各3克，麝香适量。研细末，和匀备用。每日1剂，分2次服用。解毒，活血，抗癌。适用于宫颈癌结节型。

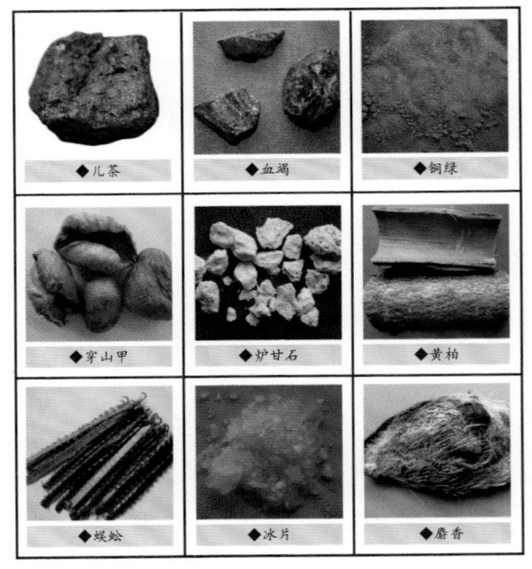
◆儿茶 ◆血竭 ◆铜绿 ◆穿山甲 ◆炉甘石 ◆黄柏 ◆蜈蚣 ◆冰片 ◆麝香

天葵海浮石汤

紫背天葵子、海浮石、生卷柏、蒲公英各10.5克，煅花蕊石、煅紫石英各12克，石韦、萆薢、制乳香、制没药各9克。水煎取药汁。每日1剂，分2次服用。利湿解毒，活血抗癌。适用于宫颈癌。

川乌延胡索蜜饮

制川乌、艾叶、延胡索各20克，蜂蜜30毫升。将艾叶拣杂，晒干或烘干，切成碎末状，备用；将制川乌、延胡索分别拣杂，洗净，晒干或烘干，切成片，同放入沙锅，加水浸泡片刻，大火煮沸，先煎煮1小时，加入艾叶碎末拌匀，再煎煮20分钟，离火，用洁净纱布过滤，去渣，取汁放入容器，待其温热时兑入蜂蜜，拌和均匀即成。早、晚2次分服。温经散寒，行气止痛。适用于宫颈癌疼痛，对寒性宫颈癌疼痛尤为适宜。

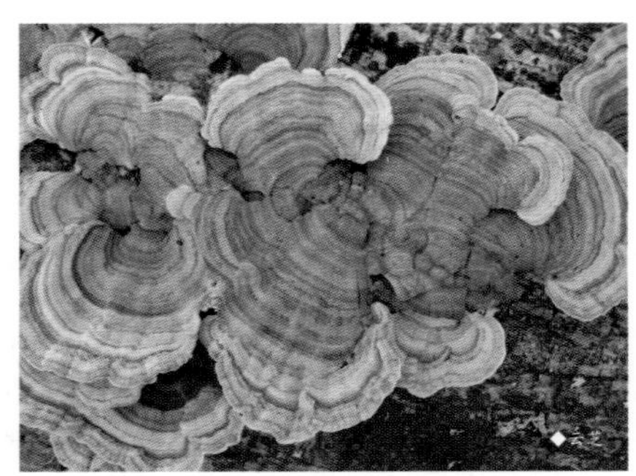
◆云芝

云芝饮

云芝30克。将云芝洗净，切片，入锅加水适量，煎煮30分钟即成。分2次饮汤，嚼食云芝片。健脾利湿，扶正抗癌。适用于宫颈癌、肝癌、胃癌等。

大小蓟薄荷蜜饮

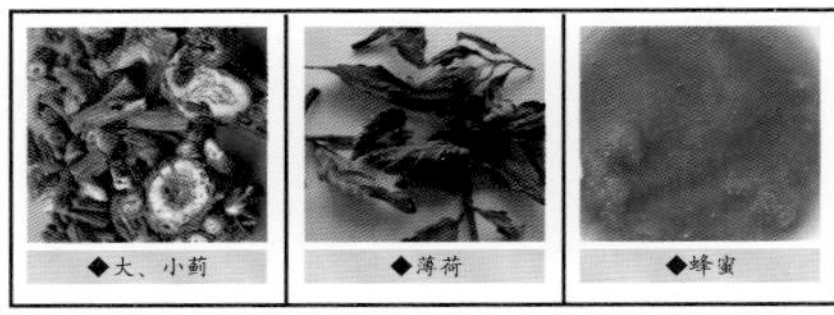
◆大、小蓟　◆薄荷　◆蜂蜜

大蓟、小蓟各18克，薄荷9克，蜂蜜适量。将大蓟、小蓟、薄荷洗净，入锅，加水适量，煎煮2次，合并滤汁即成。上午、下午分别服用。佐餐食用。清热化湿，凉血止血，散瘀抗癌。适用于湿热瘀毒型宫颈癌等。

三棱莪术黄芪汤

三棱、茜草、白头翁、桂枝、茯苓、半枝莲、莪术、黄芪各20克，黄柏、黄芩、牡丹皮、赤芍、红花、桃仁各15克。水煎取药汁。每日1剂，分2次服用。清热解毒，活血通经。适用于宫颈癌。

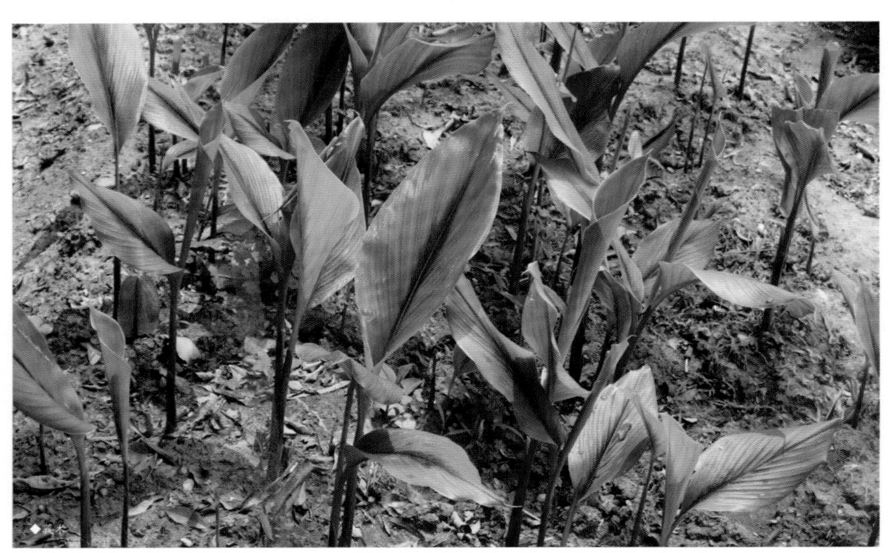
◆莪术

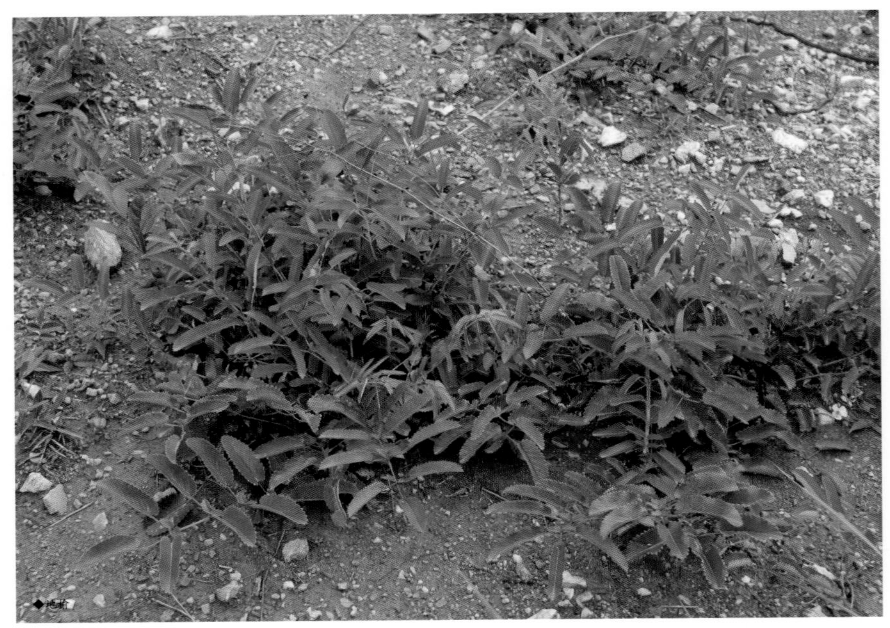
◆地榆

白槿花地榆汤

白槿花、地榆各9克，椿根皮、白鸡冠花各12克，丹参、土茯苓、败酱草各15克，牡丹皮、黄柏各6克，银杏10枚。水煎取药汁。每日1剂，分2次服用。清热解毒，凉血固涩。适用于宫颈癌。

槐耳灵芝饮

槐耳15克，灵芝30克。将槐耳、灵芝洗净，切片，入锅，加水适量，煎煮40分钟即成。分上午、下午服用，饮汤吃灵芝、槐耳。健脾益气，扶正抗癌。适用于宫颈癌。

地榆槐花蜜饮

地榆60克，槐花30克，蜂蜜30毫升。将挖取的地榆洗净，也可从中药店购买，拣杂后切成片，放入沙锅，加水适量煎煮2次，每次40分钟，合并2次浓煎液，倒入沙锅，加入槐花，视需要可酌加清水，大火再煎煮10分钟，用洁净纱布过滤，去渣，收取滤汁放入容器，待其温热时兑入蜂蜜，拌和均匀即成。早、晚2次分服。清热凉血，抗癌止血。适用于湿热瘀毒之宫颈癌阴道出血等。

茄根瓦松洗方

茄根、川椒、马兰花、委陵菜各15克，生枳壳、大戟各30克，大黄、五倍子、苦参、皮硝、瓦松各9克。以上11味加水煎煮，去渣备用。熏洗阴道，每日1次。清热解毒，抗癌止痛。适用于宫颈癌腹痛。

石见穿蜜饮

石见穿30克，蜂蜜20毫升。将石见穿洗净，切块，入锅，加水适量煎煮40分钟，去渣取汁，待药汁转温后调入蜂蜜，搅匀即成。上午、下午分服。清热化湿，活血止痛，解毒抗癌。适用于湿热瘀毒型宫颈癌。

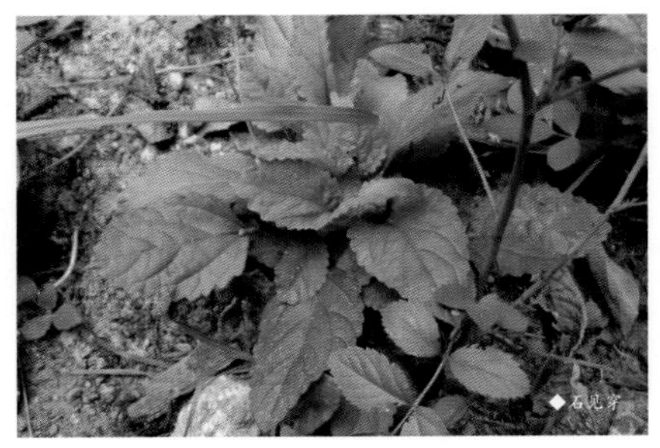
◆石见穿

山楂荷叶饮

鲜山楂15克，荷叶半张。将山楂洗净，切碎；荷叶洗净，切成小方块，与切碎的山楂同入锅中，加水适量，浓煎2次，每次20分钟，合并2次煎液。上、下午分饮。降脂祛瘀，解毒抗癌。适用于宫颈癌。

养生知识

宫颈癌的预防

宫颈癌的预防分三级。一级预防是要求女性自己做到洁身自爱，改变不良的性行为，即性行为不能过频、性伙伴不能过多等；月经前后，保证外阴卫生清洁；月经期间，禁止性生活。二级预防是当子宫颈出现不典型性增生、糜烂时，应及时治疗，不能拖延。三级预防是被确诊为早期宫颈癌后，最宜进行手术治疗。另外，在日常的生活中，须养成良好的卫生习惯来保护子宫颈，不乱用洗液，洗澡时尽量淋浴，只洗外阴，不洗阴道；夏天选穿薄衣服，穿超短裙不能随便乱坐；自己的衣物一定要单独堆放，不可胡乱地与他人的衣服堆在一起。

习惯性流产

妊娠在6个月（不足28周）以内，胎儿尚不具备独立的生存能力就产出，称为流产。自然流产连续发生3次以上，每次流产往往发生在同一个妊娠月，称为习惯性流产，中医称为“滑胎”。流产发生前，阴道通常会有少量出血，出血时间可持续数日或数周，同时伴有腰腹疼痛。

习惯性流产的发生多与孕妇患病有关。例如，孕妇患有黄体功能不全、甲状腺功能低下、先天性子宫畸形、子宫发育异常、子宫肌瘤等疾病时，会造成习惯性流产。长期服用避孕药、做过人工流产的女性，在后来的妊娠过程中也易发生习惯性流产。此外，一些晚婚的女性，患习惯性流产的比例也比较高。

习惯性流产者妊娠后要注意摄养，避免疲劳与精神刺激，禁止房事，注意预防与及时治疗外感疾病，禁止使用不利于妊娠及有损于胎儿的药物。平时多吃富于营养的食物或选用食疗，保持大便通畅。本病的防治偏方秘方如下。

加减胎元饮

黄芪15克，党参、白术、白芍、熟地黄、杜仲各10克，陈皮6克，阿胶、（烊冲）、当归各9克，菟丝子12克，炙甘草3克。水煎取药汁。口服，每日1剂。补气养血安胎。适用于气血虚弱型习惯性流产。

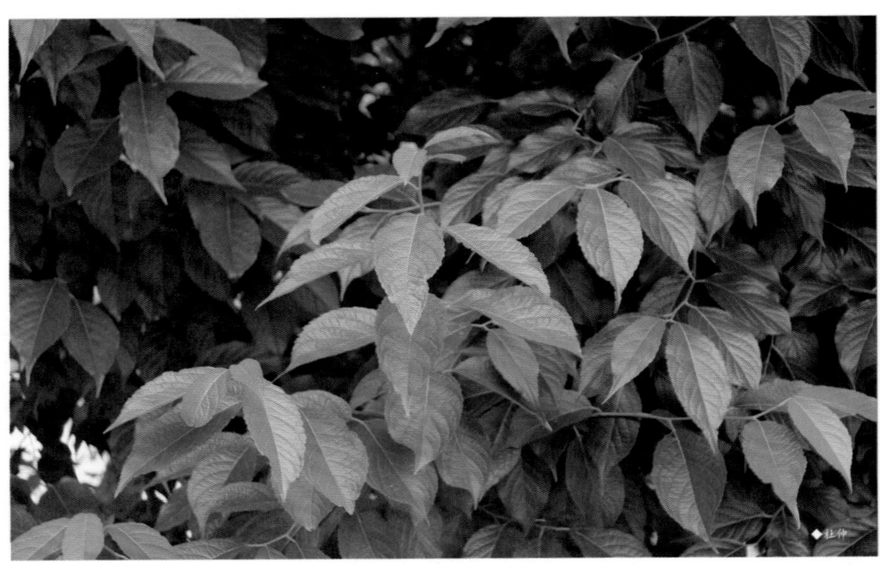
◆杜仲

泽兰大枣饮

绿茶1克，泽兰10克，大枣（剖开去核）30克。将泽兰、大枣洗净，与绿茶同放入茶杯中（有瓷化杯更好），以沸腾的开水冲泡，加盖浸30分钟即可服用。饮茶汤，最后将大枣吃完，每日数次。活血化瘀，健脾舒气。适用于习惯性流产。

寿胎丸加味

菟丝子、杜仲、川续断、狗脊、党参各12克，桑寄生、阿胶（烊冲）、巴戟天各9克，黄芪、仙鹤草各15克。水煎取药汁。口服，每日1剂。补肾，益气，安胎。适用于肾气亏虚型习惯性流产。

益母草桃仁饮

益母草60克，核桃仁15克。水煎取汁。代茶饮。安胎止血。适用于习惯性流产。

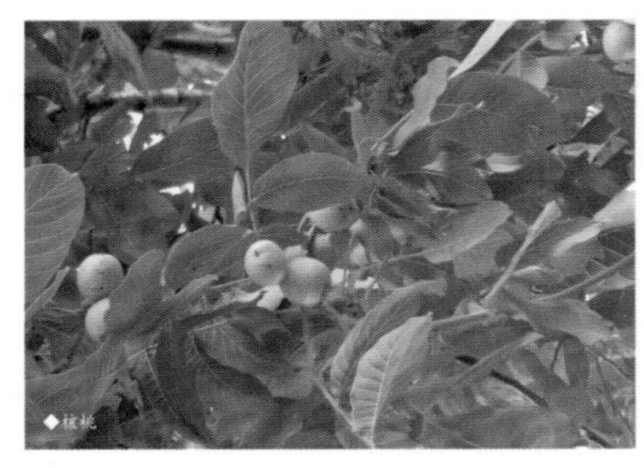
◆核桃

葡萄干蜜枣红饮

红茶1.5克，葡萄干30克，蜜枣25克。取红茶、葡萄干、蜜枣加水400毫升，煮沸3分钟后即成。分3次代茶饮，每日1剂。益气养血，调补脾胃，除烦安胎。适用于习惯性流产。

养生知识

习惯性流产注意事项

习惯性流产患者的注意事项包括以下几项。

1.定期做产前检查，以便及时发现和处理妊娠中的异常情况，确保胎儿健康发育。

2.保持心情舒畅，不大喜大悲，控制中枢神经的兴奋度。

3.生活有规律，按时起床，按时睡觉，保证每日睡眠时间达到8小时，并且要有适当的活动。

4.妊娠3个月以内、7个月以后应严禁房事。

5.在妊娠期忌烟忌酒，穿着宽松肥大的衣服，平时穿平底鞋，勤洗澡，勤换内衣。

6.多吃一些富含各种维生素及微量元素的食物，如果蔬、蛋类、豆类、肉类等。

产后出血

产妇在分娩时，随着胎盘的排出，都有一定量的出血（一般为100～300毫升），这是正常现象。如果胎儿娩出后24小时内阴道流血量达到或超过500毫升者称为产后出血。产后24小时以内发生大出血的，称为早期产后出血；分娩24小时以后，在产褥期的任何时候（一般多在产后1～2周）发生子宫大出血的，则称为晚期产后出血。因为出血过多，常导致严重贫血和失血性休克，甚至危及产妇生命。因此，要加强妊娠期保健，对贫血、血液系统疾病、病毒性肝炎或其他全身性疾病，要及时纠正或控制。本病的防治偏方秘方如下。

固本止崩汤

人参、阿胶（烊冲）、白术各12克，黄芪、仙鹤草、熟地黄各30克，当归9克，黑姜3克。水煎取药汁。口服，每日1剂。补气摄血。适用于气虚型产后出血。

清热化瘀汤

党参、黄芪各10克，当归、牡丹皮、川芎、乌药各9克，败酱草、蒲公英、仙鹤草各30克，延胡索12克，炮姜5克。水煎取药汁。口服，每日1剂。清热活血，化瘀止血。适用于外伤型产后出血。

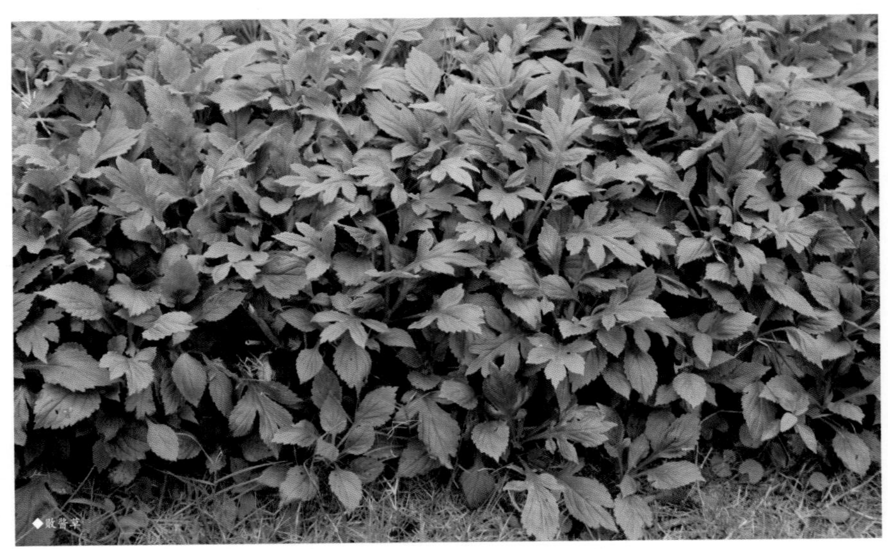

◆败酱草

逐瘀止血汤

熟地黄15克，制大黄、枳壳、赤芍各10克，三七粉3克（分吞），没药、牡丹皮、当归尾、桃仁各9克，陈阿胶12克（烊冲），黄芪30克。水煎取药汁。口服，每日1剂。益气行瘀。适用于血瘀型产后出血。

益母草饮

益母草45克。水煎取汁。代茶饮，每日1剂。活血化瘀，调经利水。适用于产后出血。

墨旱莲小蓟饮

墨旱莲30克，小蓟15克。水煎取汁。代茶饮，每日1剂。凉血止血。适用于产后出血。

仙鹤草贯众饮

仙鹤草、贯众各30克。水煎取汁。代茶饮，每日1剂。凉血止血。适用于产后出血。

蒲黄饮

蒲黄100克。水煎取汁。代茶饮，每日1剂。活血散瘀。适用于产后出血。

山楂益母草糖饮

北山楂30克，红糖、益母草各20克。将山楂、益母草洗净，放入沙锅，加清水500毫升，煮至200毫升，去渣，加入红糖，煮至红糖完全溶解即可。代茶饮。活血，祛瘀，止痛。适用于产后出血。

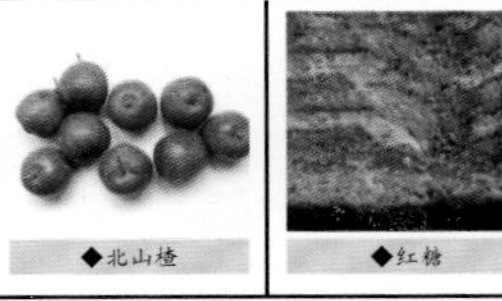

◆北山楂　◆红糖

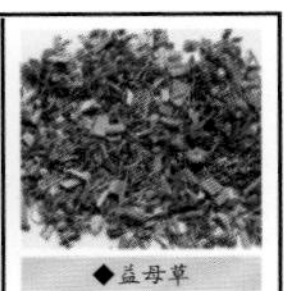

◆益母草

养生知识

产后出血调理

出血的产妇应卧床休息，以减轻疲劳感；增加营养，进食高热能、高蛋白、易消化且含铁丰富的食物。少吃多餐，宜食用一些人参粥、柿饼饮、生地黄益母汤等药膳。

产后出血主要原因是子宫张力缺乏，促进子宫收缩的最佳办法是让产妇哺婴。婴儿吮吸奶水会刺激子宫收缩，子宫收缩时会产生压力，压紧血管，从而减少出血。

产后恶露不下

产后恶露不下是以胎盘娩出后子宫内的余血浊液（恶露）停蓄不下或下亦甚少，且小腹疼痛为主要临床表现的产科常见病证。发病原因多与产妇分娩时受寒邪，或产妇身体气血虚冷，导致气滞血瘀有关。治疗时宜散寒、活血、补虚。本病的防治偏方秘方如下。

逍遥散

柴胡、当归、白芍、白术、白茯苓各30克，炙甘草15克。上药共研细末，每次6～15克，煨姜3片，薄荷少许，煎汤送服。口服，每日1剂。行气解郁。适用于气滞型产后恶露不下。

益母草当归饮

益母草5克，当归、花茶各3克。用前2味药煎煮300毫升药液，泡花茶。代茶饮用，冲饮至味淡。养血调经。适用于产后恶露不下。

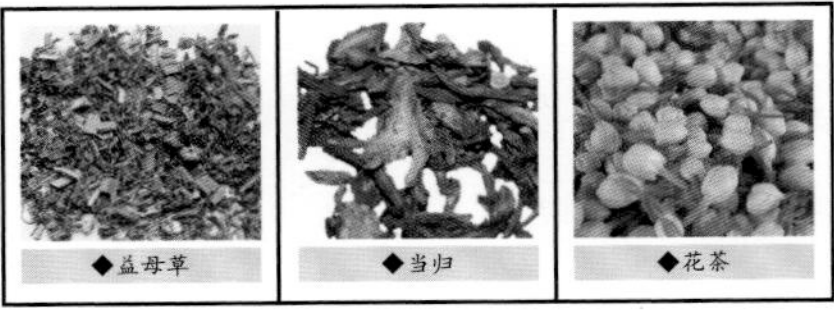
◆益母草 ◆当归 ◆花茶

三七饮

三七5克，花茶3克。用三七加水煎煮成250毫升药液，泡花茶。代茶饮用，冲饮至味淡。散瘀止血，消肿定痛。适用于血瘀型产后恶露不下。

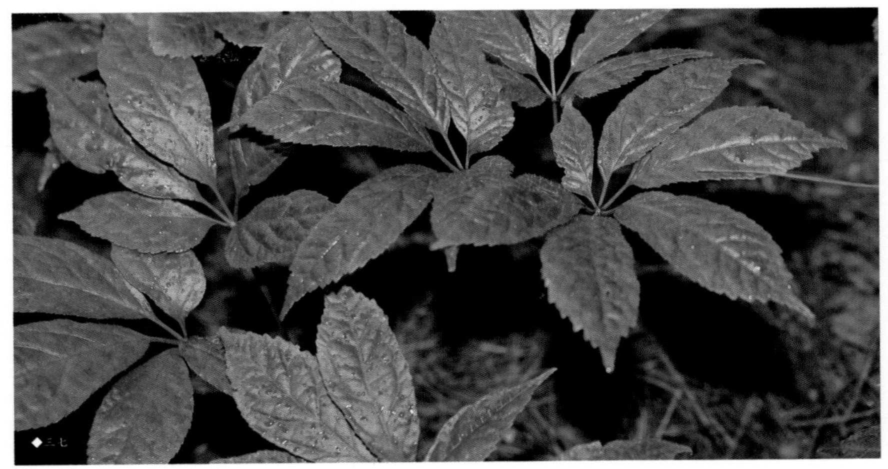
◆三七

桃仁承气汤加生化汤

桃核（去皮尖）、大黄、川芎、桂枝、炙甘草、芒硝各6克，当归10克，炮姜3克，生蒲黄5克，益母草8克。水煎取药汁。口服，每日1剂。温经散寒，活血化瘀。适用于血瘀型产后恶露不下。

卷柏饮

卷柏全草适量。卷柏洗净晒干，每次15克，加开水浸泡。代茶饮。活血化瘀。适用于血瘀型产后恶露不下。

山楂饮

山楂、红糖各30克。山楂切片晒干，加水750毫升，煎至山楂熟烂，加入红糖即可。代茶饮，一般服3～5次有效。活血散瘀。适用于血瘀型产后恶露不下。

益母草生姜红糖饮

益母草、红糖、生姜各适量。水煎取汁。代茶饮，每日1剂，连服3～7日。养血调经。适用于产后恶露不下。

圣愈汤

生地黄、熟地黄、川芎、人参各9克，当归身、黄芪各15克。水煎取药汁。口服，每日1剂。益气养血。适用于血虚型产后恶露不下。

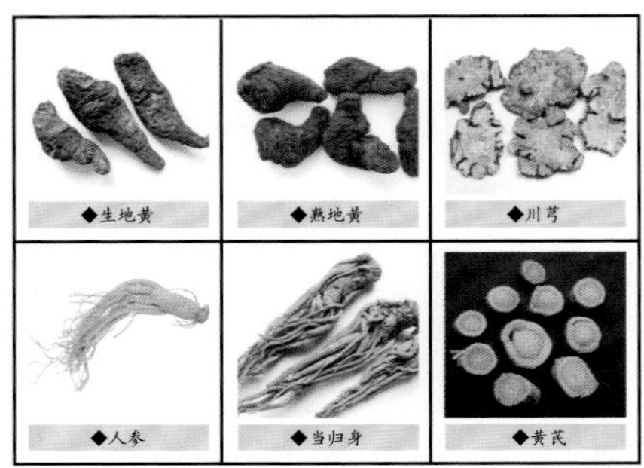
◆生地黄 ◆熟地黄 ◆川芎 ◆人参 ◆当归身 ◆黄芪

养生知识

治产后恶露不下的小方法

治产后恶露不下，可采用按摩法和热熨法。按摩法的要领是：产妇取半坐卧式，用手从心下擀至脐，在脐部轻轻揉按数遍。如此反复按摩10余回，每日2～3次。

还可以采用热熨法。此法需要选用一些药材，如柚子皮、桂皮、生姜、艾叶、川芎、红花、花椒、陈皮、葱、乳香等，任选其中两三味就可以。将选中的药材炒热或蒸热，以纱布包裹起来，外熨痛处。

女性不孕症

凡夫妻同居2年以上，没有采取避孕措施而未能怀孕者，称为不孕症。婚后2年从未受孕者称为原发性不孕；曾经有过生育或流产，又连续2年以上不孕者，称为继发性不孕。不孕症是一种常见生殖系统疾病，受影响的人数很多。不孕的原因多种多样，与男女双方都有关系，排卵障碍、精液异常、输卵管异常、子宫内膜异位等都可导致不孕，女方原因所占比例更高一些。女性的子宫颈出现问题，也可致不孕。本病的防治偏方秘方如下。

助孕育麟方

云茯苓、生地黄、熟地黄、淫羊藿、制黄精各12克，川牛膝、炙甲片、石楠叶各9克，公丁香、桂枝各2.5克。水煎取药汁。内服。益肾通络，调补冲任。适用于不孕症排卵功能异常或卵巢黄体功能不健等。

当归蜜丸

当归、白芍、紫河车各60克，枸杞子、党参、杜仲、巴戟天、菟丝子、桑寄生、鹿角胶各30克，川芎20克，鸡血藤120克。上药共研细末，炼蜜为丸。每次9克，每日3次。滋补肝肾。适用于不孕症。

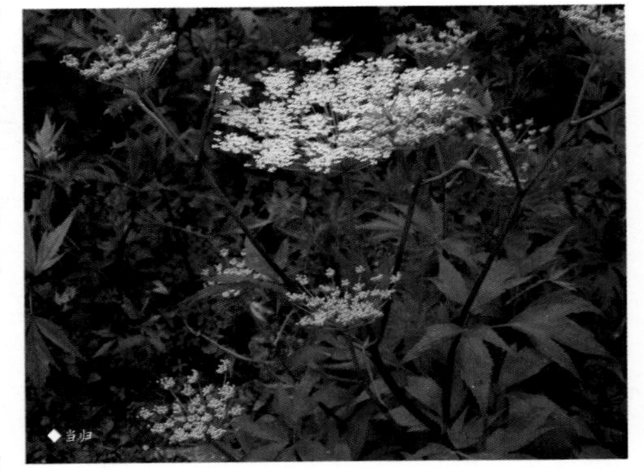
◆当归

种子丸

制附片、白及、细辛、山茱萸、五灵脂、白蔹各15克，石菖蒲、当归、生晒参、炒白术、陈莲蓬（烧存性）各50克，制香附30克。上药共研细末，炼蜜为丸，梧桐子大。在经净后服用，糯米酒送服，每日2次，每次20粒；服药7日内忌房事。温肾暖宫，补气化瘀。适用于宫寒肾虚、血瘀之不孕。

助孕汤

广木香、当归各10克，柴胡、香附各3克，紫河车、羌活、益母草、白芍各9克。水煎取药汁。在月经后第10～15日服食药汁，连服4～6剂。疏肝解郁，养血调经。适用于肝郁不孕。

通卵受孕种育丹

当归、炒蒲黄、赤芍各10克，荔枝核、延胡索各15克，干姜、川芎各8克，官桂4.5克，炒茴香3克。水煎取药汁。内服。温经暖宫，活血理气。适用于输卵管阻塞所致的不孕。

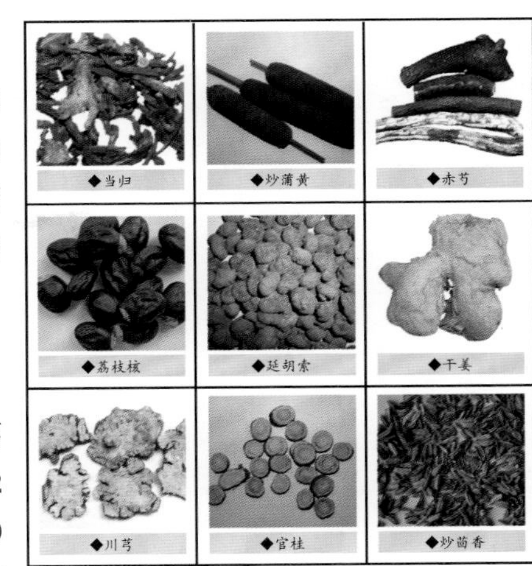
◆当归 ◆炒蒲黄 ◆赤芍
◆荔枝核 ◆延胡索 ◆干姜
◆川芎 ◆官桂 ◆炒茴香

当归葛根汤

当归、制香附、菟丝子各15克，葛根、益母草、丹参各30克，牡丹皮12克，红花、川牛膝、沉香（分吞）各10克，炒杜仲、川续断各24克。水煎取药汁。每日1剂，内服。疏肝解郁，调理冲任，通经活血。适用于不孕症。

补肾种子方

枸杞子、菟丝子、覆盆子、五味子、车前子、益智、乌药、炙龟甲各12克。水煎取药汁。每日1剂，每日服2次。补益肾气。适用于阴阳两虚所致的不孕症。

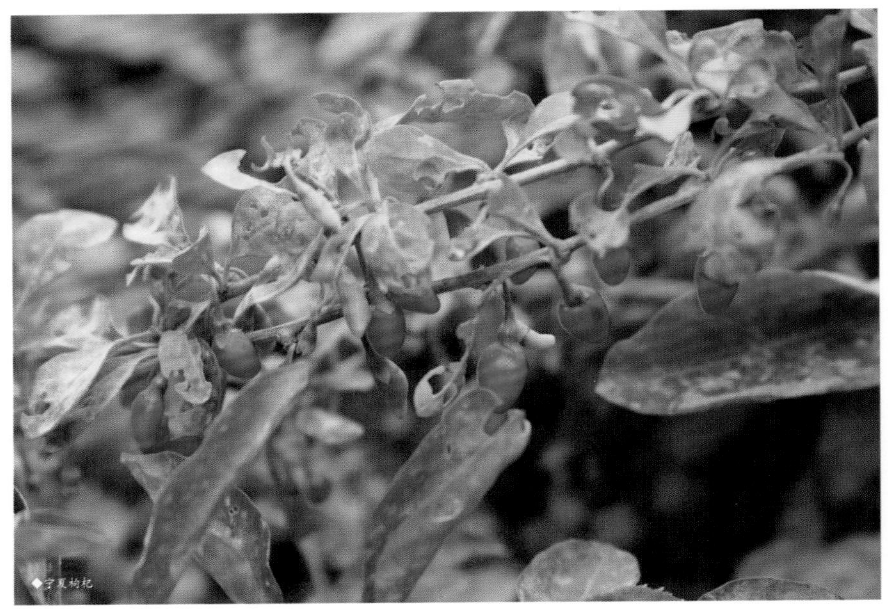
◆宁夏枸杞

开郁种玉汤

酒炒白芍30克，茯苓（去皮）、酒炒香附、酒洗牡丹皮各9克，土炒白术、酒洗当归各150克，天花粉6克。水煎取药汁。内服。解肝脾心肾四经之郁，开胞胎之门。适用于不孕症。

并提汤

大熟地黄、巴戟天（盐水浸）、土炒白术各30克，人参、生黄芪各15克，枸杞子6克，山茱萸9克，柴胡1.5克。水煎取药汁。每日1剂，每日2次。补肾气，兼补脾胃。适用于不孕症。

三七红藤汤

红藤、生米仁各30克，金银花、麦冬各10克，桃仁、香附各12克，当归15克，川芎6克，三七粉（吞）3克。水煎取药汁。内服，经期第1～10日服用。活血化瘀，清热解毒。适用于输卵管阻塞所致的不孕症。

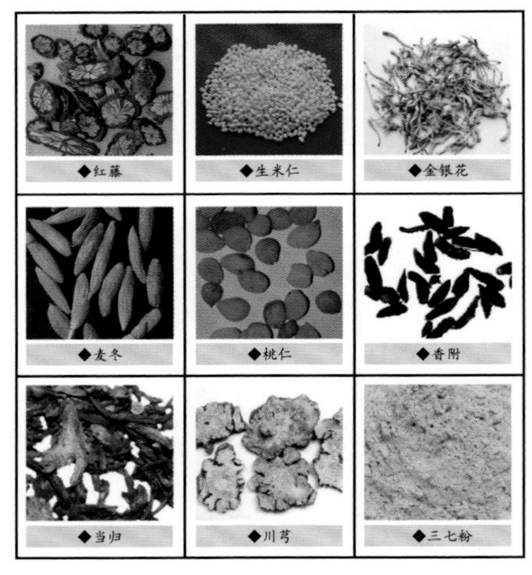

桃仁地龙汤

桃仁、当归、赤芍各10克，三棱、莪术、昆布各12克，路路通、地龙各18克，川芎6克。水煎取药汁。口服，每日1剂。活血化瘀，通经活络。适用于输卵管不通导致的不孕症。

养生知识

不孕的女人须讲究经期卫生

月经来潮期间，若不注意卫生，易得各种妇科病，如痛经、外阴炎、阴道炎、盆腔炎、子宫内膜炎、附件炎、月经不调等，这些病治疗不及时、治疗不彻底，均会影响到婚后受孕。因此，妇女在经期要保持乐观舒畅，不生气；注意休息，避免劳累；吃饭不要吃生冷的东西；起居坐行应有规律，勿在雨中行走，勿坐卧湿地；内裤和卫生巾要勤换。

第八章

呼吸系统疾病的防治偏方秘方

呼吸是维持人体生命活动的基本条件之一。呼吸系统的主要功能是进行气体交换，即吸入氧气、呼出二氧化碳。呼吸系统由呼吸道和肺构成。

呼吸道包括鼻、咽、喉、气管及支气管，为传送气体的通道。鼻还是感受气体刺激的感觉器官；咽是呼吸、消化的共同通道；喉还是一个重要的发音器官。

肺包括支气管在肺内的各级分支和大量的肺泡。肺位于胸腔内，借肺根和肺韧带固定于纵隔两侧。肺表面包有胸膜脏层，内有多边形肺小叶。肺的颜色随年龄、职业的不同而变化，小孩儿呈淡红色，成年人多呈深灰色，可见很多黑色斑点。肺内含有空气，呈海绵状，质地柔软。

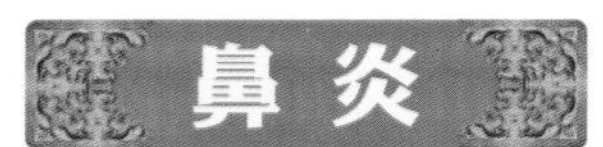

鼻炎

鼻炎指的是鼻腔黏膜和黏膜下组织产生的炎症，表现为充血或水肿，病人会有鼻塞、鼻痒、流清水涕、喉部不适、咳嗽等症状，甚至出现全身不适、食欲减退、记忆力下降、失眠等全身表现。

引起鼻腔发炎的原因很多。例如，缺乏维生素C、维生素A可引起鼻炎；长期吸入水泥、煤尘等粉尘和有害化学气体，也可导致鼻炎发生。另外，鼻炎还与一些疾病有密切关系，如感冒、贫血、慢性便秘、糖尿病等，它们均可引起鼻黏膜血管长期充血或反射性充血。

根据致病机制的不同，鼻炎可分为急性鼻炎、慢性鼻炎、干燥性鼻炎、萎缩性鼻炎、干酪性鼻炎、变应性鼻炎、药物性鼻炎等多种。

1. 急性鼻炎。多发生在秋冬或者冬春季之交，由急性感染所致，是由感冒等症引起的。病情一般经过7～14日便逐渐好转。抵抗力强者可不治自愈。

2. 慢性鼻炎。由急性鼻炎发展而来的，与合并细菌继发感染、治疗不彻底和反复发作有关，发病人群较广。慢性鼻炎进一步划分，还可分为慢性肥厚性鼻炎、慢性鼻塞炎等。

3. 干燥性鼻炎。这种鼻炎是鼻黏膜长期受刺激而发生黏液腺体萎缩、分泌减少，与气候、职业等因素密切相关。表现为鼻腔黏膜干燥不适、分泌物少，患者一般不流鼻涕。鼻腔内干燥有痒感，患者不由自主地挖鼻，遂引起鼻腔出血。

4. 萎缩性鼻炎。主要症状是鼻黏膜、骨膜和鼻甲骨萎缩，鼻腔内发干；当有细菌感染时，鼻腔内毒素及排泄物就会产生恶臭气味。患有萎缩性鼻炎的人会有呼吸受阻的不适。

5. 干酪性鼻炎。一种罕见的鼻病，鼻内干酪样物积聚，散发恶臭气味，日久侵蚀软组织和骨质，发生鼻内、外畸形。

6. 变应性鼻炎。变应性鼻炎分为两种情况，一种是因鼻黏膜敏感性过强引起，另一种是人体免疫力低下的结果，主要症状表现为突然鼻痒、打喷嚏、流清涕、鼻塞，且反复发作。有的变应性鼻炎一年四季均犯病，有的则只在固定的季节中发作。

7. 药物性鼻炎。药物性鼻炎是不恰当的鼻腔用药，损伤鼻黏膜纤毛的结构，从而影响鼻黏膜正常的生理功能所致。

本病的偏方秘方如下。

大青龙汤

麻黄、桂枝、生姜、杏仁各9克，石膏20克，紫草、石榴皮、乌梅各12克，五味子10克，大枣4枚，甘草5克。水煎取药汁。每日1剂，分2次服用。发汗解表，兼清里热。适用于变应性鼻炎。

生地当归赤芍汤

生地黄24克，当归、赤芍各15克，川芎6克，苍耳、辛夷各9克，徐长卿30克。水煎取药汁。每日1剂，分3次服用，15日为1个疗程。补血和卫，祛风散邪。适用于变应性鼻炎。

西瓜藤汤

西瓜藤30克。西瓜藤加水煎煮成汤。饮汤即可。清热宣肺。适用于萎缩性鼻炎；可防鼻息肉产生。

补中益气汤加减方

生黄芪30克，酒白芍、太子参、山药各15克，生晒参、防风、白术、葛根、蔓荆子、桂枝、苍耳子、香白芷、辛夷花各10克，炙甘草9克，北细辛3克。水煎取药汁。每日1剂，分2次服用。补中益气。适用于变应性鼻炎。

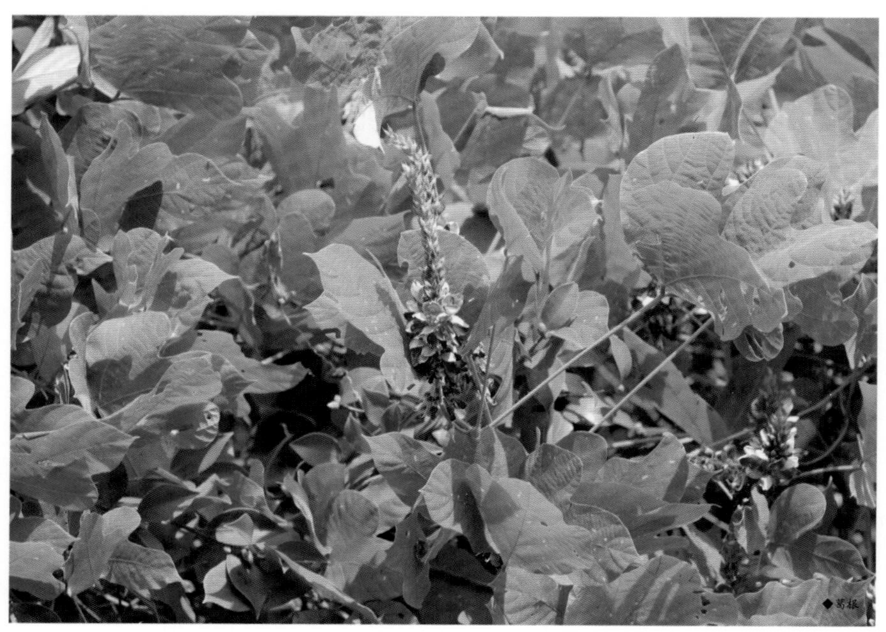
◆葛根

六味玉屏风散

黄芪20克，白术、淫羊藿各10克，北五味子、甘草各5克，防风4克。水煎取药汁。每日1剂，分2次服用。健脾补肾，益气固表。适用于变应性鼻炎。

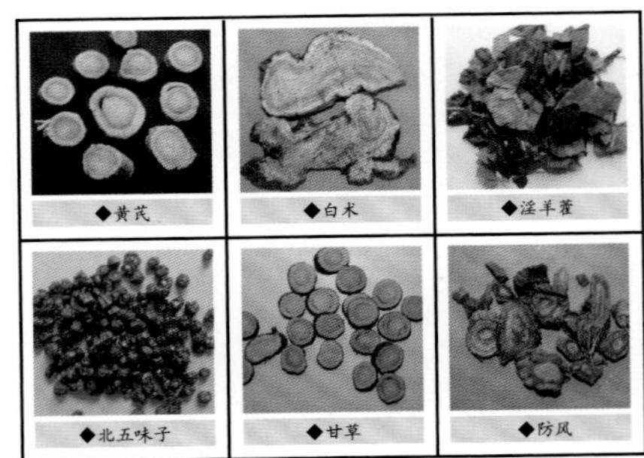
◆黄芪 ◆白术 ◆淫羊藿 ◆北五味子 ◆甘草 ◆防风

乌梅防风汤

乌梅、柴胡、防风、五味子各12克，甘草8克。水煎取药汁。每次饮用时加15毫升蜂蜜，每日1剂，分2次服用。抗过敏。适用于变应性鼻炎。

益脾升阳方

黄芪50克，党参、山药各30克，白术、桂枝各20克，甘草10克，杏仁、菟丝子、巴戟天各15克，大枣5枚，生姜3片。水煎取药汁。每日1剂，分3次服用。调补肺脾，温肾通阳。适用于变应性鼻炎。

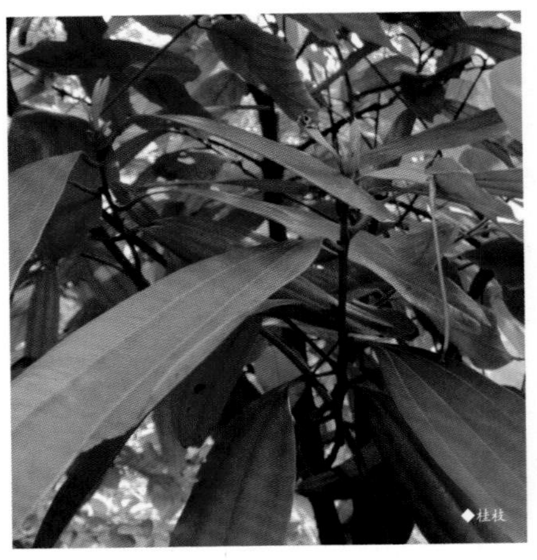
◆桂枝

养生知识

为预防鼻炎发作支招

鼻炎是小病，看似不起眼，却给患者带来大麻烦。那么，怎么样才能减少鼻炎的发病呢？请看以下妙招。

1. 预防感冒。感冒往往是鼻炎复发的罪魁祸首，所以必须积极锻炼身体，以增强免疫力，防止感冒。一旦感冒，应及早治疗。

2. 饮食多样化。多食含维生素较多的蔬菜和水果，如菠菜、胡萝卜、苹果等。

3. 适当忌口。少食辛辣、油炸等热性食物，如辣椒、生姜、炸油条。虾、鱿鱼等海鲜产品易透发炎症，最好不要食用。

4. 平日多用热水敷鼻部及额面部，促进鼻腔组织的血液循环。

5. 起居劳作有度，注意休息。

6. 保持个人良好卫生习惯，如不用手指挖鼻孔等。

急性扁桃体炎

扁桃体位于咽喉的两侧，是咽喉淋巴组织中的最大器官。是守护人体健康的第一道防线，极易被细菌、病毒侵袭，而它本身湿润，也有利于细菌、病毒的繁殖。人体患病时，它往往会第一时间做出反应，如发炎、肿大，告诉人们机体有了炎症。所以，许多人易患急性扁桃体炎，特别是青少年、幼儿。

急性扁桃体炎的特征是高热，体温可达40 ℃，甚至更高；喉咙剧痛，吞咽食物很困难，喝水时咽部亦有痛感，疼痛甚至扩散到耳部。到医院检查时，可见扁桃体肿大、充血，表面附有白色或黄色的分泌物，病情发展到一定程度会出现突起的淡黄色脓点，伴有畏寒、头痛、关节痛等全身症状。

中医对急性扁桃体炎的治疗有自己的一套理论和方法。扁桃体发炎后，肿胀形似蚕蛾，故中医称为乳蛾、咽蛾。中医认为，咽喉为肺胃所属，如果肺胃郁积热毒，加上有外邪侵入，那么内外热毒就会结于咽喉间，致使扁桃体发炎。中医对乳蛾的治疗原则为：清热解毒，凉血通腑。

不要忽视急性扁桃体炎的治疗，因为它能够引起急性中耳炎、肾炎、心肌炎等并发症。本病的偏方秘方如下。

消蛾汤

金银花10克，黄芩、连翘各5克，鱼腥草9克，芦根、蝉蜕、荆芥、柴胡各6克，木蝴蝶4克，生大黄3克（后下）。水煎取药汁150～200毫升。每日1剂，3岁以下患儿频频饮服，3岁以上的患儿分早、中、晚3次服完。清热解毒，消肿利咽。适用于小儿急性扁桃体炎，症见咽痛、吞咽困难，伴有发热、乳蛾肿大、食欲不佳、大便干结等。

加味普济消毒饮

黄芩、柴胡、桔梗、马勃、乳香、赤芍、牡丹皮、牛蒡子各5克，黄连、薄荷、甘草各3克，玄参、连翘、板蓝根各10克。水煎取药汁200毫升。每日1剂，分2次服完（剂量可据年龄酌情而定）。清热解毒，活血消肿。适用于小儿急性化脓性扁桃体炎，症见发热、咽红、乳蛾肿大或伴有脓栓等。

乳蛾汤

牛蒡子、蝉蜕、黄芩、紫苏叶、大黄（后下）、僵蚕各10克，生石膏（先煎）40克，芦根20克，山豆根、金银花、连翘、射干各15克。上药加水煎2次，混合两煎所得的药液，备用。每日1剂，分4次服用，隔4小时服1次；小儿酌情减小剂量。清热解毒，利咽消肿。适用于急性扁桃体炎，症见扁桃体红肿、有脓点、疼痛，高热，伴有头痛、浑身酸痛、大便秘结等。

加味凉膈散

薄荷（后下）6克，板蓝根30克，玄参20克，连翘、金银花各15克，黄芩、牛蒡子、栀子（打）、大黄（后下）、玄明粉（冲）各10克。上药加水煎2次，混合两煎所得的药液，备用。每日1剂，分4次服用。清上泻下，透邪解毒，增液护阴。适用于急性扁桃体炎，症见咽喉疼痛、扁桃体红肿或有脓点、高热、恶寒、头痛、全身酸楚、口干、小便黄、大便秘结。

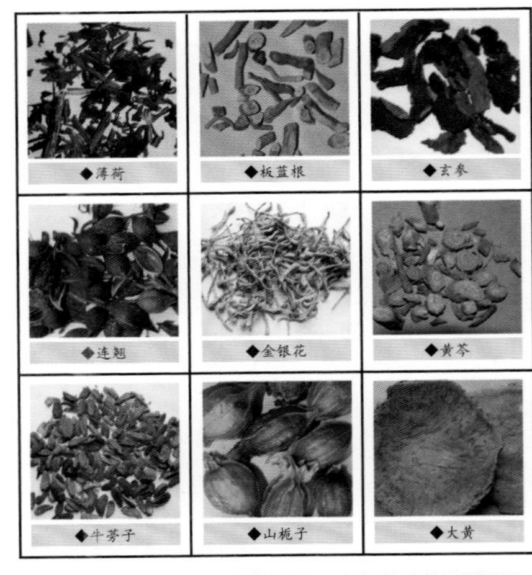
◆薄荷 ◆板蓝根 ◆玄参
◆连翘 ◆金银花 ◆黄芩
◆牛蒡子 ◆山栀子 ◆大黄

清咽排脓汤

生薏苡仁、冬瓜子各30克，金银花25克，连翘、黄芩、牡丹皮、皂角刺、青天葵各15克，白芷、当归、生甘草、大黄（后下）各10克。上药加水煎2次，混合两煎所得的药液，备用。每日2剂，每日4次，每隔4小时服1次。清热解毒，凉血通腑。适用于急性扁桃体炎，症见扁桃体红肿、化脓，高热，咽喉剧痛，并向耳部放射，头痛，全身酸楚。

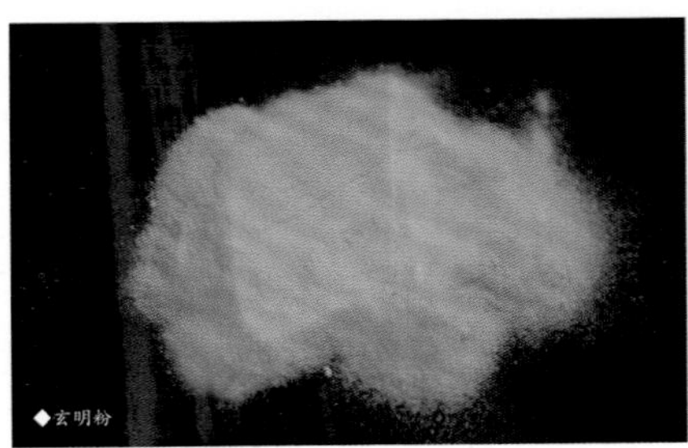
◆玄明粉

养生知识

急性扁桃体炎的防治措施

患上急性扁桃体炎的人，应采取以下措施应对：

1. 注意休息，多饮水，保持大便通畅，进流质或软食。
2. 咽痛明显时，要加大治疗力度，防止感染扩散。
3. 反复发作时或伴有相应症状时，应考虑到是否并发其他疾病，如肾炎、心肌炎、关节炎。最好的办法就是到医院进行检查，排除其他隐患。
4. 搞好居住环境卫生，室内应光线充足，空气流通，有适宜的温度和湿度。

上呼吸道感染

上呼吸道感染是一种十分常见的疾病，发病率占急性呼吸道疾病的半数以上。其发病原因大多数是因为病毒感染，少数为细菌感染。临床症状表现为：风寒证，以恶寒重、发热轻、无汗、头痛、流清涕、喉痒等为主症，治疗时宜辛温解表；风热证，以身热较显著、微恶风、汗流不畅、头胀痛、咽燥或乳蛾红肿疼痛为主症，治疗时宜辛凉解表；暑湿证，以身热、微恶风、胸闷泛呕、汗少、肢体酸重或疼痛、头昏重胀痛为主症，治疗时宜清暑祛湿解表。

急性上呼吸道感染如果治疗不及时，会引起全身并发症，最易并发支气管炎、肺炎；也可并发鼻窦炎、急性眼结膜炎、口腔炎、中耳炎等。假如感染通过血液循环播散到全身各处，可引起脑膜炎、泌尿道感染等多种化脓性病灶。本病的偏方秘方如下。

金银止咳汤

金荞麦、生石膏、金银花、鲜芦根各30克，黄芩、前胡、地骨皮、枇杷叶各12克，知母、杏仁、薄荷、桔梗、炙麻黄各9克，碧玉散（包）18克。水煎取药汁。每日1剂，分3次服用。宣肺止咳，祛邪安正。适用于上呼吸道感染，兼治咽喉炎、支气管炎、肺炎等。

清泄肺热汤

板蓝根、半枝莲、生石膏各30克，荆芥穗、枯黄芩、苦杏仁各10克。水煎取药汁。每日1剂，分2次服用，连服3日。清泄肺热，宣肺解表。适用于急性上呼吸道感染。

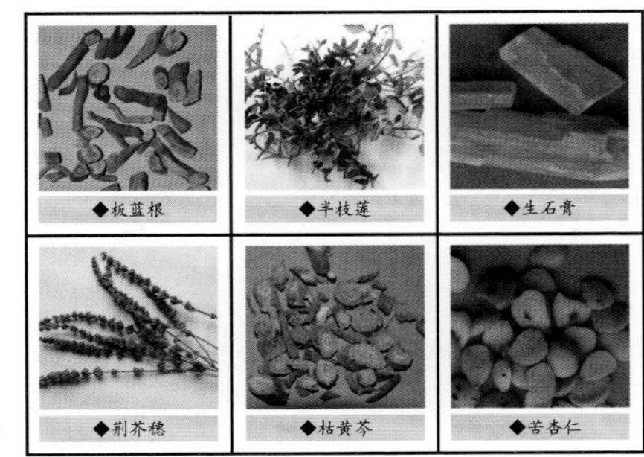
◆板蓝根 ◆半枝莲 ◆生石膏 ◆荆芥穗 ◆枯黄芩 ◆苦杏仁

解表退热汤

金银花、板蓝根、石膏（先煎）各30克，淡竹叶4克，荆芥10克，薄荷（后下）6克，连翘15克。除先煎药物外，其余药物用大火急煎，煎煮时间不宜太长，以煮沸后5分钟为宜。每日2剂，第1剂服后2小时再服第2剂，每剂药只煎服1次；服药后及时饮热粥一碗以助汗出。发汗透邪，解表退热。适用于上呼吸道感染。

银芪柴荆汤

金银花、柴胡、连翘、桔梗、前胡各5克，荆芥、防风各3～5克，黄芪5～8克，生甘草3克。水煎取药汁。每日1剂，分3次服用。清热解毒，益气固表。适用于小儿反复上呼吸道感染。

双解汤

羌活、桔梗、板蓝根、羊蹄根各6～10克，七叶一枝花10～12克，淡黄芩5克，生石膏15～30克，寒水石10～30克，生甘草1.5～3克。水煎取药汁。每日1剂，分2次服用。表里双解，清热解毒。适用于小儿上呼吸道感染。

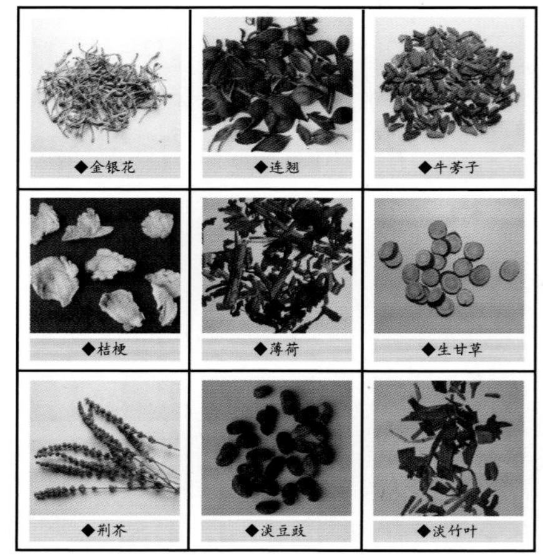
◆金银花 ◆连翘 ◆牛蒡子 ◆桔梗 ◆薄荷 ◆生甘草 ◆荆芥 ◆淡豆豉 ◆淡竹叶

银翘散

金银花、连翘各15克，牛蒡子9克，桔梗、薄荷、生甘草、荆芥、淡豆豉各6克，淡竹叶4克。水煎取药汁。每日1剂，分2次服用。辛凉解表，祛风清热。适用于上呼吸道感染之风热证。

养生知识

小儿上呼吸道感染的应对技巧

小儿上呼吸道感染常会导致身体高热，体温如果不能及时降下来，常会“烧”坏孩子。物理降温是小儿发热时常用的降温方法，究竟怎么降温呢？

1. 乙醇擦浴。用小毛巾或棉球沾上30%～50%浓度的乙醇，擦拭患儿的颈部、四肢、后背、手足心等部位，特别是腋下、肘部、腹股沟等血管丰富的部位。没有乙醇，可以用白酒代替。

2. 头部冷敷。患儿发热不超过38.5℃时，可用凉水浸湿毛巾敷额部，每5～10分钟更换一次毛巾。

3. 温水擦浴。用32℃～34℃的温水擦拭患儿的全身皮肤，重点擦拭腋窝、腹股沟等血管丰富的部位，以助降温散热。胸部、腹部等部位对冷刺激敏感，不宜擦拭。出疹的患儿，请勿用此方法。

图书在版编目（C I P）数据

常见病草药偏方彩色图鉴 / 谢宇主编. -- 长沙：湖南科学技术出版社，2017.9
（中医经典养生文库）
ISBN 978-7-5357-9379-9

Ⅰ. ①常… Ⅱ. ①谢… Ⅲ. ①常见病－验方－图集Ⅳ. ①R289.5-64

中国版本图书馆 CIP 数据核字(2017)第 163630 号

中医经典养生文库

CHANGJIANBING CAOYAO PIANFANG CAISE TUJIAN

常见病草药偏方彩色图鉴

主　　编：谢　宇
责任编辑：李　忠　王　李
出版发行：湖南科学技术出版社
社　　址：长沙市湘雅路 276 号
网　　址：http://www.hnstp.com
湖南科学技术出版社天猫旗舰店网址：
　　　　http://hnkjcbs.tmall.com
印　　刷：长沙湘诚印刷有限公司
　　　　（印装质量问题请直接与本厂联系）
厂　　址：长沙市开福区伍家岭新码头 95 号
邮　　编：410008
版　　次：2017 年 9 月第 1 版第 1 次
开　　本：880mm×1230mm　1/32
印　　张：16
书　　号：ISBN 978-7-5357-9379-9
定　　价：58.00 元